암 치유 생활백과

암 전문가들이 알려주는 증상 관리의 모든 것

암 치유 생활백과

삼성서울병원 지음

청림Life

개정판을 펴내며

암 치료의 길을 걷는 동안, 수많은 질문의 답을 찾고 계신가요? 《암 치유 생활백과》는 그 답을 주는 길라잡이입니다. 이 책과 함께 든든한 마음으로 암 치유의 여정을 시작하세요.

암을 진단받은 그날을 기억합니다. 처음에는 실감이 나지 않아 멍해졌지만, 이내 가족들을 보며 마음을 다잡습니다. "이대로 주저앉을 순 없어. 정신을 차리고 치료에 전념하면 나을 수 있어." 굳은 다짐으로 수술을 받고, 항암치료와 방사선 치료를 시작합니다. 최근에는 표적항암제, 면역항암제, 양성자 치료 등 다양한 최신 치료 방법들이 있다는 말에 안도하며, 살 수 있겠다는 희망을 품고 치료를 받습니다.

하지만 암과 함께 살아가는 삶은 처음이라 모르는 것투성이입니다. 막상 치료를 시작하고 나니 병원에 있는 날보다 집에서 보내는 시간이 훨씬 많다는 현실을 깨닫게 됩니다. 식사는 어떻게 해야 하는지, 운동은 해도 되는지, 직장 생활은 계속할 수 있는지 등, 병에 걸리기 전에는 당연하게 여겼던 작은 일상조차 이제는 모두 물음표가 되어 다가옵니다. 혹여 내 작은 행동이 재발이나 전이로 이어지지 않을까 불안하기만 합니다. 마음을 다스리기 위해 환자와 가족들은 암에 좋은 음식이나 생활 습관 등 각종 정보를 지인들에게 물어보거나 인터넷에서 찾아보지만, 검증되지 않은 정보의 홍수 속에서 정확한 답을 찾기가 쉽지 않고, 더 큰 혼란과 걱정을 초래합니다.

실제로 신문, 방송, 서적, 인터넷에서 쏟아지는 암 관련 정보들 중 절반 이상은 과학적인 근거가 부족하거나, 잘못 활용하는 경우 자신의 상황과는 맞지 않아 더 문제가 될 수 있습니다. 같은 암이라도 병의 진행 상태, 환자의 간 기능, 신장 기능, 심장 기능, 합병증의 유무, 유전자 돌연변이 유무 등에 따라 치료 방법, 대처법이 달라지기 때문이죠.

삼성서울병원 암병원은 지난 십여 년 동안 환자와 그 가족들과 함께하며 그 고충을 헤아릴 수 있었고, 정확한 정보를 제공하는 것이 얼마나 중요한지 깨달았습니다. 그러한 마음에 힘을 보태고자 2012년 처음 암 환자와 가족을 위한 《암 치유 생활백과》를 발간하였고, 2016년 1차 개정 후 2024년 2차 개정판을 준비하게 되었습니다.

《암 치유 생활백과》는 암과 관련된 우리나라 최고의 전문가들이 최신 암 치료에 맞추어 암 증상 관리, 치료 후 생활 관리, 암종별 궁금증 등 다양한 분야에서 축적한 정보를 알기 쉽게 정리한 책입니다. 백과사전이라는 이름에 걸맞게, 필요한 내용을 찾아보기 쉽도록 주제별로 구분하여 구성하였습니다. 암 환자가 겪게 되는 신체적, 정신적, 사회적 측면을 고루 담아내고 있고, 또한 암으로 인해 몸과 마음이 고통받는 환자뿐만 아니라 가족의 삶까지 조명하고자 했습니다. 암이라는 질병의 불안과 걱정을 떨쳐내고 이를 극복하는 과정에서 행복한 삶을 찾을 수 있도록 다양한 방법을 제시하였고, 암 치료를 받는 동안, 그리고 끝난 이후에도 발생할 수 있는 여러 위기 상황에 대처할 수 있는 구체적인 방안도 담고자 하였습니다. 이 책이 여러분의 어려움을 모두 담아내고 설명해 줄 수는 없지만, 여기 있는 정보를 바탕으로 의료진과 상의하면서 문제를 해결해 나가셨으면 좋겠습니다.

긴 치료 여정에는 힘든 일도 많고 예기치 못한 일들도 생기기 마련입니다. 그러나 암을 경험한 많은 사람들이 돌이켜 보면 즐거운 일도 있었고, 인생에 소중한 경험이 되는 일도 많았다고 말합니다. 힘든 여정 속에 지루했던 일상이, 주변 사람들이 그리고 내 존재가 얼마나 소중한지도 깨닫습니다.

《암 치유 생활백과》는 여러분의 치료 여정에서 따듯하고 귀중한 안내서가 될 것입니다. 사랑하는 가족과 나를 위해 암을 극복하고, 행복한 제 2의 인생을 살아갈 수 있기를 바랍니다.

마지막으로 이 책이 나오기까지 애쓰신 모든 의료진과 자원봉사자, 환자와 가족 여러분에게 진심으로 감사의 마음을 전합니다.

삼성서울병원 암병원

암을 진단받으면 누구나 당황스럽고 무엇을 어떻게 해야 할지 판단이 서지 않는다. 치료는 담당 의료진에게 맡긴다 하더라도 치료 과정 중 증상 관리는 일일이 물어보기 힘든 부분이 많은데,《암 치유 생활백과》를 통해 증상에 대한 기본적인 정보를 얻을 수 있기를 바란다.

대한암협회 회장 이민혁

암 환자를 치료하는 전문가들이 암 치료 중간 또는 치료 종료 후, 꼭 알아야 할 사항에 대해 쉽고 자세하게 다루었다. 이 책을 통해 주치의에게 미처 물어보지 못한 궁금한 점이 상당 부분 해결될 것으로 보인다. 모든 암 환자와 가족들에게 암 치료 지침서로 적극 추천한다.

대한외과학회 이사장 신응진

암 치료 중 겪을 수 있는 수많은 일들에 대해 이렇게까지 잘 정리한 책은 아직 없는 것 같다. 암 환자와 가족을 위한 생활 방법, 증상 관리 방법, 식생활, 운동법 등 모든 것을 알려주는 이 책을 통해 암 치료를 잘 이겨내고 극복해 나가길 바란다.

대한암학회 이사장 라선영

암은 누구에게나 올 수 있는 질환이다. 이 책은 암에 대한 최신 치료 및 예후에 대한 정보 외에도, 암 환자의 여러 문제들을 상담해 온 전문 간호사

들이 전체 분량의 25%를 집필하였다. 치유 과정에서 겪는 다양하고 생생한 문제들에 대해 암 전문가들이 환자와 가족을 위해 함께 곁을 지켜주는 동반자의 시선으로 알려주고 있어 위로가 되는 자료이다.

한국전문간호사협회 회장 **최수정**

암은 더 이상 불치병이 아니지만 그만큼 많은 치료를 받아야 하는 어려움이 있다. 특히 무분별한 정보 속에서 올바른 정보가 무엇인지 잘 모르고 제대로 된 선택을 하지 못했을 때 환자가 책임을 져야 하는 현실 속에서 전문적인 암 치료를 담당하는 의료진들이 이야기해 주는 정보는 너무나 소중할 것이다. 이 책은 암 환자를 돌보는 의료진들에게도 강력히 추천하고 싶은 필독서이다.

아주대학교 의료원장 **한상욱**

올바른 정보만큼 암 환자에게 중요한 것은 없다고 생각한다. 이 소중한 정보를 잘 모아서 백과를 만들었다니 대단한 일을 해내신 분들께 존경의 마음을 보낸다. 암 환자와 가족의 힘겨운 여정이 힘 나는 여정이 되도록 이 책이 도와줄 것이라 확신한다.

서울 아산병원 암병원장 **김태원**

차례

1부 | 진단 시 관리

2부 | 치료 시 증상 관리

3부 | 일상생활 관리

2장 ◇◇◇◇◇◇◇◇◇◇◇◇◇◇◇◇◇◇◇◇◇ 암 치료별 궁금증

1부

진단 시 관리

암에 걸렸다는 사실을 바꿀 수는 없어도 어떻게 암에 대처할지, 어떻게 암과 함께 살아갈지는 선택할 수 있습니다. 그러기 위해서는 지금 나에게 무엇이 필요한지 알아봐야 하고, 현재 상황에 맞는 마음 자세를 유지해야 하겠지요. 1부에서는 암 진단 후 나타나는 여러 가지 변화와 암 치료에 따른 증상, 집에서 할 수 있는 다양한 관리 방법을 알아봅니다.

암 진단 후 환자와 가족의 마음가짐

암 진단을 받았을 때 충격과 스트레스는 매우 큽니다. 가족 중에 한 사람이 암 진단을 받으면 환자도 가족도 크고 작은 변화를 겪게 됩니다. 하지만 이런 상황에서도 기억해야 할 것은 환자, 가족, 의료진이 한 팀이 돼 노력할 때 최선의 결과를 만들 수 있다는 것입니다. 암 투병을 하는 동안 가족의 보살핌과 지지는 무엇보다 큰 힘이 됩니다.

암 진단과 함께 나타난 변화 받아들이기

암 환자들은 특별한 치료를 받게 됩니다. 입원 또는 외래 진료를 반복하다 보면 환자 중심으로 가족의 역할이 바뀌고 그 때문에 불편한 문제가 생길 수 있습니다.

암의 치료 과정은 복잡하고 완치 가능성도 예측하기 어려워 환자와 가족이 느끼는 불안은 커지게 됩니다. 특히 환자는 여러 감정적 변화를 겪으면서 예전과는 다른 모습을 보이고 예민하게 반응할 수 있습니다. 불확실한 미래 때문에 예민해지고 화를 잘 내거나 불안하여 일상적인 대화가 어려울 수도 있습니다. 반면 어떤 환자들은 아무 일도 없는 듯이 예전처럼 행동하기도 합니다.

환자, 그리고 가족들은 이 점을 기억하십시오. 먼저, 암 진단이 곧 죽음을 의미하지 않는다는 것입니다. 다양한 치료를 통해 암을 치료하고 있고 새로운 암 치료법도 계속 나오고 있습니다. 또 환자가 암을 진단받은 것에 대해 죄책감을 느끼지 마십시오. 환자나 가족의 잘못으로 암이 발생한 것이 아닙니다. 더불어, 암은 다른 가족에게 전염되지 않기 때문에 환자를 격리하거나 혹시 아이들에게 옮지 않을까 고민하지 않아도 됩니다.

환자의 변화가 무척 당황스러울 수 있지만 환자와 가족은 그 변화를 받아들여야 합니다. 그리고 가족은 환자를 이해하며 지지해 줘야 합니다. 그것이 가장 중요한 가족의 역할입니다.

환자를 보살피고 지지하는 방법

환자를 잘 돌보고 지지해 줘야 한다고 생각하면서도 막상 닥치면 무엇을 어떻게 해야 할지 몰라 당황스러울 때가 있습니다. 가족들이 환자의 암 질환과 치료 관련 내용, 환자를 잘 보살피기 위한 방법, 약물 복용, 정서적 지지 등 환자와 관련된 내용을 알아두고 적절하게 대처하는 것은 매우 중요합니다.

신체적으로 보살피는 일에 주의를 기울여 주세요

암 환자의 가족은 환자의 신체적인 문제를 보살펴야 합니다. 이는 치료 과정에서 매우 중요합니다. 이 때문에 가족은 치료 중 구토로 더러워진 옷을 갈아입히는 간단한 일부터 주사를 놓거나 채혈을 할 때 사용하는 중심정맥관을 소독하고 배액 용기나 소변주머니를 다루는 어렵고 부담스러운 일을 배워야 할 수 있습니다. 이처럼 낯설고 부담스러운 상황에 처하면 환자와 가족은 불안하고 불편하고 당혹스럽기도 할 것입니다. 하지만 의료진의 교육과 지속적인 상담을 거치면서 잘 적응할 수 있습니다.

또 직장 등 사회생활을 하면서 환자를 보살펴야 하는 가족이라면 환자 간호는 더욱 부담스러울 수 있습니다. 만약 여러 명의 가족이 환자를 보살필 수 있다면 각자 업무를 나누는 것이 서로의 부담을 줄이고 환자를 효과적으로 보살필 수 있는 방법입니다.

효과적으로 환자를 돌보는 방법

• 하루 동안 할 일의 순서와 시간을 정하십시오. 계획을 세울 때는 가능한 한 환자가 참여하는 것이 좋습니다.

• 환자에게 필요한 의료 물품과 기구는 정해진 장소에 둡니다.

• 환자의 안전을 위해 실내 가구를 새롭게 배치합니다. 환자가 실내 운동을 편안히 할 수 있도록 가구를 배치해 가급적 공간을 확보해 주세요. 또 욕실에 안전 지지대와 미끄럼 방지판 등 안전 기구를 설치할 수 있습니다.

• 환자 스스로 자신의 일을 챙기도록 격려해 주십시오. 치료와 관련한 부작용과 증상, 대처 방법, 의료진에게 알려야 할 상황 등을 파악해 둡니다.

• 참고가 될 수 있는 안내 책자나 설명문을 비치하는 것이 좋습니다. 의료진에게 요청하십시오.

• 환자를 보살필 때 모르는 일이 있다면 의료진에게 적극적으로 도움을 요청하십시오. 그러기 위해 증상 관리에 대해 상담하고 도움을 얻을 수 있는 의료진의 연락처를 알아두십시오.

약물이 올바르게 투여될 수 있게 도와주세요

환자는 암을 치료하고 통증이나 메슥거림 같은 증상을 조절하거나 다른 의학적 문제들을 치료하기 위해 여러 약물을 투여받습니다. 가족은 이러한 약물이 올바로 투여될 수 있게 환자를 도와주어야 합니다.

약물을 효과적으로 투여받는 방법

- 환자가 복용하는 모든 약물의 목록을 작성하십시오. 치료제는 물론이고 비타민이나 영양제 등 의사의 처방 없이 복용하는 약물도 모두 포함하여 작성합니다.
  - 각 약물의 이름, 용량, 처방 사유, 복용 시간 등을 확인합니다.
  - 의료인에게서 받은 약물에 관한 처방전, 설명문을 보관합니다.
  - 약물의 부작용이 발생했을 때 대처 방법을 확인합니다.
  - 자가 특정 약물에 대해 과민 반응(알레르기 반응)이 있으면 기록하십시오.
  - 약물 부작용이 나타나거나, 증상이 바뀌어 약의 용량을 조절해야 할 때에는 꼭 의료진에게 확인하고 결정합니다.
  - 약물 복용에 대한 기록을 달력에 적어 투약 달력을 만드는 것도 좋은 방법입니다.
  - 환자가 의사의 처방대로 정확하게 약물을 복용하게 하십시오.
  - 외출할 때 진통제와 같은 약물은 항상 여유분을 휴대하는 것이 좋습니다.

환자는 가족의 정서적인 지지가 필요합니다

가족은 암 질환과 치료에 대해 환자가 느끼는 것을 이해하고 지지해야 합니다. 때로 환자는 자신이 느끼는 슬픔과 분노를 가족에게 쏟아붓기도 합니다. 그래서 환자도, 가족도 상처를 입곤 합니다. 이처럼 암 환자는 암 진단 시점부터 치료를 진행하는 동안 부정, 분노, 슬픔, 두려움, 공포, 우울 등 다양한 감정 변화를 경험합니다. 하지만 이는 환자가 암 진단을 받아들이고 적응하는 과정에서 정상적으로 나타나는 반응입니다. 호전되지 않는 증상, 혼자 남겨지는 것에 대한 두려움, 자기 조절 능력이나 독립심의 상실 등 신체적, 정서적 스트레스로 인해 여러 감정의 변화가 일어나는 것이죠.

이는 암 환자뿐 아니라 중증 질환을 진단받은 환자에게서도 볼 수 있는 반응입니다. 가족은 환자가 느끼는 감정과 행동의 원인을 이해하도록 노력해 보세요. 지금 환자는 그 무엇보다 가족의 사랑과 정서적인 지지가 필요합니다.

환자를 정서적으로 지지하는 방법

• 가능한 한 환자가 정상적으로 일생 생활을 유지할 수 있게 격려하십시오. 저녁 시간에 환자와 하루 동안 한 일을 정리하고 좋았던 일을 회상하는 것도 좋습니다.

• 운동이나 걷기와 같은 신체 활동은 정서적인 측면에도 긍정적인 영향을 미칩니다. 따라서 가능한 한 환자가 활동적인 상태를 유지하게 격려합니다.

• 암 질환과 상관없는 즐거운 활동을 계획해 보세요. 좋아하는 음악 듣기, 텔레비전 보기, 영화 감상, 쇼핑 등 환자와 할 수 있는 일을 찾아보세요. 이때 다른 가족이나 친구와 함께하면 더욱 좋습니다.

• 환자가 자신의 감정을 솔직히 털어놓게 격려해 주세요. 이때 무조건 잘될 거라고 말하지 말고 환자가 느끼는 것에 공감하며 경청하는 것이 필요합니다. 그리고 환자 자신이 느끼는 슬픔과 좌절은 정상적인 반응이고 자연스러운 감정이라는 것을 알게 해주세요.

- 만약 환자가 자신의 병에 대해 말하고 싶어 하지 않을 때는 환자의 생각을 존중하고 이에 대해 부담을 주지 마세요.

- 도움을 받을 수 있는 환자 지지 그룹에 참여하도록 제안해 보는 것도 좋습니다.

- 가족이 느끼는 감정에 대해서도 환자와 이야기를 나눠보세요. 불확실한 미래에 대해 솔직하게 말하고 환자와 가족은 함께라는 것을 강조해 주세요.

- 함께하는 가족이 있다는 것 자체가 환자에게 가장 의미 있는 지지일 수 있습니다. 손을 잡아주거나 안아주는 등 환자에 대한 애정 표현도 큰 위안이 됩니다.

- 기도, 명상, 이완 요법 등도 정서적 안정에 도움이 됩니다. 환자가 종교적 또는 영적 지지를 받기 원하는지 물어보세요.

- 불안과 우울은 암 환자의 공통적인 정서이지만 너무 오래 지속되거나 환자가 심각하게 힘들어하면 정신건강 전문 의료진과 의논하세요. 약물 투여, 전문적 상담이 도움이 될 수 있습니다.

가족 스스로를 보살피는 것도 잊지 마세요

환자를 두고 자신만의 시간을 갖는 것에 죄의식을 느끼거나 자신이 이기적이라고 생각하시나요? 내가 없을 때 환자에게 문제가 생길까 봐 늘 함께하려고 애쓰나요?

하지만 가족 스스로를 돌보는 것도 중요합니다. 자신을 위한 일도 고려해야 합니다. 보호자가 건강해야 환자도 돌볼 수 있는 것이니까요. 가족은 환자를 돌보는 것 말고도 해야 할 일이 많을 겁니다.

집안일, 직장 생활 등 말이죠. 가족 중 누군가가 암 진단을 받으면 지금까지 자신이 해왔던 일을 예전처럼 하기 어려워질 수 있습니다. 이 때문에 환자를 돌보는 일과 가족 스스로의 일을 균형 있게 해나갈 수 있는 방법을 찾는 게 중요합니다.

환자를 돌보는 일, 가족 스스로의 일을 균형 있게 해나가는 방법

- 환자를 돌보는 가족의 건강도 신경 써야 합니다.
- 가족 말고 환자 간호와 집안일에 도움이 될 수 있는 사람, 방법을 찾아보세요.
- 다른 암 환자의 가족과 교류하는 것도 도움이 될 수 있습니다. 그 가족은 어떻게 환자를 간호하는지, 어디서 도움을 받는지 들어보세요.
- 환자를 돌보는 가족이 수면 장애, 불안, 분노, 스트레스, 우울 등을 느낀다면 성직자, 의료진에게 도움을 요청하십시오.

의료진과 효과적으로 이야기를 나누세요

암 질환, 치료, 예후 등 궁금하고 확인하고 싶은 것이 많을 겁니다. 하지만 의료진에게 일일이 물어보기 어렵거나 왠지 물어보는 게 부담스럽지는 않나요? 의료진과 대화하는 것이 어렵고 불편하게 느껴져서 환자의 상태와 치료에 대해 잘 모르면 무슨 문제가 발생했을 때 즉각적인 대처가 힘들 수도 있습니다. 따라서 의료진과의 효과적인 의사소통은 매우 중요합니다.

효과적으로 의료진과 의사소통하는 방법

- 가족 중에 의료진과 의사소통을 담당할 사람을 한 명 정하세요. 그렇게 정해진 사람은 의료진과 면담을 통해 알게 된 환자 상태, 치료 경과 등을 다른 가족에게 알립니다. 그리고 가족으로부터 궁금한 점이나 확인하고 싶은 점 등 의견을 모아 의사와 이야기 나누세요.
- 의료진과 상담할 내용을 정리하고 목록을 만드세요. 병원을 방문하기

전에 환자나 가족이 궁금해하는 것을 모아 정리한 뒤 의료진을 만나면 보다 효과적으로 진료받을 수 있습니다.

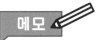

의료진과 상담할 것들

암 진단과 치료가 시작되는 시점에서는 다음 사항들에 대해 의료진과 상담하세요.

✓ 환자의 암은 어떤 종류인가?

✓ 암의 진행 정도(병기)는 어떠한가? 다른 부위로 전이됐는가?

✓ 표준 치료법은 무엇인가? 치료법에 대한 선택사항이 있는가?

✓ 치료에 소요되는 시간과 횟수는 어떠한가?

✓ 치료에 따른 부작용은 무엇이고 조절될 수 있는가?

✓ 치료와 관련해 의료진에게 연락할 사항은 무엇인가?

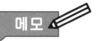메모

항암치료를 앞두고 준비하면 좋은 것들

항암제는 암세포를 죽이는 약이지만 정상세포에도 영향을 미쳐서 각종 부작용을 겪을 수 있습니다. 그렇기에 체력과 면역력을 유지하기 위한 노력이 중요합니다.

✓ 체온계: 열이 나면 바로 체온을 확인할 수 있도록 준비해 둡니다.

✓ 손소독제: 손에 있는 세균을 없애기 위해 손소독제로 손을 자주 닦아주세요.

✓ 칫솔, 치약: 항암치료로 약해진 구강 점막을 보호하기 위해 부드러운 칫솔모와 자극이 덜한 치약이 필요합니다.

✓ 컵: 신장의 건강을 위해 하루 여덟 잔 이상의 물을 마셔요.

✓ 립밤: 입술이 건조하지 않도록 수시로 발라주세요.

✓ 핸드크림: 손이 건조하지 않도록 수시로 발라주세요.

✓ 담요: 춥거나 오한이 날 때 담요가 필요합니다.

✓ 수면 양말: 손발의 체온을 유지하기 위해 수면 양말을 활용해 보세요.

✓ 사탕: 항암치료 중 울렁거릴 때는 사탕이 도움이 됩니다.

✓ 수면 안대: 눈부심 방지에는 안대가 효과적입니다.

✓ 초콜릿: 항암치료 중에는 많이 먹으면 안 되니 초콜릿 등으로 간단히 요기할 수 있습니다.

※ 위에는 포함되어 있지 않지만 준비하면 좋은 것들: 알코올이 함유되지 않은 구강청결제(가글), 항암치료 동안 볼 책이나 영상, 이어폰, 푹신한 목 베개, 추위를 잘 탄다면 목도리, 모자, 편안한 슬리퍼, 물티슈, 휴대용 휴지, 간식(바나나, 오이, 감자, 고구마)

02

아이에게 암 진단 사실 알리기

아이는 부모의 표정, 심상치 않은 집안 분위기, 친척과 지인들의 어수선한 반응만으로도 뭔가 큰일이 생겼다는 것을 알아챕니다. 누군가 말해주지 않아도 본능적으로 느낍니다. 아이는 생각보다 훨씬 민감하게 어른들의 감정과 변화를 눈치채는 존재입니다. 그렇기에 암 진단을 쉬쉬하고 감출 게 아니라 정확하게 이야기해 주는 것이 좋습니다. 상황을 숨기면 아이는 오히려 안 좋은 상상을 하며 불안감과 공포심을 키울 수 있습니다.

아이가 불안해하지 않도록 상황 알려주기

우리나라 국민이 기대 수명인 83.6세까지 살 경우, 암에 걸릴 확률은 38.1%라고 합니다. 그만큼 많은 사람이 걸리는 병이지만 막상 자기 일로 닥치면 심리적으로 큰 충격을 느끼기 마련입니다. 당사자도 그렇지만, 누구보다도 불안해하는 존재가 바로 환자의 아이입니다.

암 진단 후에는 우선 환자가 자기 마음을 진정시켜야 합니다. 그리고 마음을 가라앉힌 다음에는 자녀에게 병에 대해, 지금 일어나고 있는 일에 대해 솔직하게 말해주세요. 환자 당사자가 말해도 되고 배우자나 가까운 친척이 전달해도 됩니다. 아이가 필요 이상으로 마음의 동요를 겪지 않도록 신중하고 정확하게 이야기해 주십시오.

숨기지 않고 부드럽고 차분하게 말하는 방법

진단 결과를 말한 이후, 아이가 병에 대해 더 물어오면 당황스러울 수도 있습니다. 어디까지 어떻게 이야기를 해줘야 할지 몰라서 얼버무리면 아이는 해소되지 않은 궁금증 때문에 더욱더 안 좋은 생각을 할 수 있습니다. 반대로 지나치게 상세하게 말하면 아이가 과도하게 겁을 먹기도 합니다. 숨기지 않고 있는 그대로 솔직하게 말하되, 아이의 눈높이에서 완곡하게 설명해 주어야 합니다. 그래야 아이는 물론이고 가족 모두가 암 진단으로 인해 겪는 어려움을 줄여갈 수 있습니다.

병에 대해 솔직하게 설명해 주세요

암에 걸렸다고 하면 어린 자녀 대부분은 '암이 뭐냐'고 물을 겁니다. 그때 아이가 알아들을 수 있도록 차분하게 설명해 주십시오. 우리 몸은 여러 종류의 작은 세포로 이루어져 있는데, 세포가 저마다 자기 일을 잘해야만 우리가 건강하게 살 수 있습니다. 그런데 가끔 어떤 세포는 자기 일을 하지 않고 몸에 해가 되는 일을 하기도 합니다. 이런 세포가 늘어나면 몸이 아프게 되고, 이런 나쁜 세포가 많이 모여있는 것을 암이라고 합니다. 이렇게 암에 대한 설명은 아이의 나이에 걸맞은 수준으로, 눈높이에 맞춰서 하면 됩니다. 이때 '암'이라는 단어의 사용을 피하지 말고 부드럽게 이야기해 줍니다. 만약 아이가 무서워하거나 울면 아이를 따뜻하게 안아주면 좋습니다.

'네 잘못이 아니야'라고 말해주세요

아이들은 부모가 아픈 게 자기 탓은 아닌지 걱정합니다. 죄책감 외에도 두려움, 분노, 외로움 등 많은 감정을 느낄 수 있으니 감정을 살피면서 말해주세요. "암이란 누군가의 잘못 때문에 생기는 것이 아니야"라고요. 보통은 담배와 같은 해로운 것들이 암을 생기게 하지만 아직 암이 왜 생기는지에 대해 우리는 아는 것보다 모르는 것이 더 많습니다. 잘 모르는 부분까지 아이가 질문을 한다면, 당황하지 말고 "나도 잘 모르겠는데 같이 한번 알아볼까?" 하면서 같이 답을 찾아가면 좋습니다. 아이의 질문에는 가능한 한 신중하고 정확하게 대답해 주세요.

암은 옮지 않는다고 설명하고 안심시켜 주세요

아이는 또한 본인도 암에 걸리지는 않을까, 암이 옮지는 않을까 걱정하고 겁을 먹을 수 있습니다. 암은 감기와는 달라서 같이 있어도 옮지 않는다고 확실하게 말해주세요. 일단은 아이가 마음 놓고 부모와 함께 지낼 수 있도록, 전과 다름없이 일상을 살아갈 수 있도록 안심시켜 주는 것이 중요합니다.

치료 방법에 대해 이야기해 주세요

치료를 받는 동안 아이가 소외감을 느끼지 않도록 과정을 잘 설명해 줄 필요가 있습니다. 아무래도 수술이나 치료를 받을 때는 피로감이나 부작용이 생길 수 있고, 그 과정에서 아이와 함께하는 시간이 줄어들거나 전처럼 애정 표현을 하기 힘들어질 수 있습니다. 이제 병원도 자주 가야 하고, 잠도 전보다 많이 자야 하고, 힘든 치료 때문에 늘 같이 하던 일을 못 하게 될 수도 있다고 말해주세요. 다시 예전처럼 재미있게 놀기 위해 열심히 치료받고 있으니까 기다려 달라고 이야기해 주세요. 그리고 지금은 치료 때문에 잘 놀아주지 못하지만 아이를 사랑하는 마음은 변치 않았다고 이야기해 줍니다. 또한 암이 생기면 입맛이 없어서 살이 빠지기도 하고, 온몸이 아프기도 하고, 입안이 헐거나 머리카락이 빠지기도 하는데 이러한 변화에 대해서도 아이가 이해할 수 있도록 설명해 주세요. 머리카락은 치료가 끝나면 다시 자란다고 안심시켜 주세요. 따뜻한 말 한마디로 불안한 아이의 마음을 어루만질 수 있을 거예요.

아이가 감정이나 생각을 자연스럽게 표현할 수 있도록 도와주세요

아무리 안심을 시켜주어도 아이는 나이와 성격에 따라 다양한 감정을 느낄 수 있습니다. 아이가 자기 마음을 잘 표현하지 못하는 것은 아닌지 움츠러들지는 않았는지 등을 살펴주세요. 그리고 여러 방법으로 정서를 표현하는 것을 허용하거나 격려해 주세요. 혼란스럽고 화가 나고 두려운 것은 당연하다 말하고 아이들이 솔직하게 감정을 표현할 수 있도록 도와주세요. 솔직하게 이야기하지 않는 아이들이 더 두려워하는 경향이 있고, 심지어 상황을 바꾸고 싶어서 공상에 빠지는 경우도 있습니다. 무섭다고 말해도 괜찮고 울어도 괜찮다고 말해주세요. 또 언제든 질문을 해도 좋다고 말해주고, '암'이나 '죽음' 같은 말도 터부시하지 말고 자연스럽게 표현할 수 있도록 도와주세요.

아이가 할 수 있는 일을 말해주세요

환자인 부모 그리고 의료진이 함께 치료에 힘을 내고 있고, 많은 사람이 빨리 낫기를 기원하고 응원하고 있다고 말해줍니다. 그리고 아이도 아이 입장에서 할 수 있는 일이 있다고 알려주세요. 이전처럼 일상을 잘 꾸려가고, 엄마 아빠에게 물을 갖다주거나 동생을 돌보거나 방 청소나 숙제를 하는 등 혼자서 할 수 있는 일을 알아서 하면 힘이 된다고 말해주세요. 아이에게 어떤 걱정이나 수고를 끼쳐서는 안 된다고 여기고 과하게 보호하려 하면 오히려 역효과가 날 수 있습니다. 또 그렇다고 해서 반대로 너무 많은 책임을 지우거나 부담을 주지 않도록 유의합니다.

메모

연령대별 대처 방법

어린 자녀

병을 솔직하게 알립니다. 짧고 간결하게 말해야 아이들이 이해하기 쉽습니다. 아프지만 의료진을 비롯해 여러 사람이 도와주고 있으니 너무 걱정하지 말라고 안심시켜 줍니다. 또 아이가 잘못해서 병에 걸린 것이 아님을 분명하게 말해줍니다.

사춘기 자녀

화를 내거나 반항하고 학교생활을 잘 못할 수도 있습니다. 그래도 솔직하게 이야기해야 아이들의 죄책감과 고통을 덜어줄 수 있습니다. 이야기한 후에는 혼자만의 시간을 주고, 혼자서 혹은 친구와 함께 힘든 일에 대처해 나갈 수 있도록 도와주세요. 좋아하는 취미 생활을 계속하라고 이야기해 주세요. 사춘기 자녀에게 이야기하기 힘들다면 친척, 선생님이나 종교인의 도움을 받아도 좋습니다. 정신건강 클리닉의 의료진에게도 적절한 도움을 받을 수 있습니다.

성장한 자녀

중요한 결정은 자녀들과 함께 내리고, 치료에 대한 결정이나 미래 계획 등에 대해 상의하세요.

03

직장에 암 진단
사실 알리기

암 진단 사실을 직장에 알릴지 말지는 많은 고민을 필요로 합니다. 직장에서 불리한 상황에 처하거나 불필요한 감정 소모가 발생하지는 않을지, 다른 사람들에게 부정적인 영향을 끼치지 않을지 등 여러 가지를 고려해야 하기 때문입니다. 이 결정은 매우 개인적인 문제이기 때문에 정답이 있을 수는 없습니다. 하지만 알림으로써 정서적, 업무적으로 지원을 받을 수 있다는 점도 고려해 보세요. 그리고 일단 알리기로 결정했다면 지속적으로 대화를 유지하는 것이 중요합니다.

직장에 암 진단을 알릴지 말지 고민된다면

암 진단 사실을 직장에 알릴지 말지, 알린다면 누구에게 말할지 그리고 어디까지 알릴지 등은 매우 개인적인 문제입니다. 개인의 성향 및 선호, 근무 환경 등에 따라 직장에 알리는 것이 필요하다고 느낄 수도 있고, 반대로 가족이나 가까운 친구 외에는 알리고 싶지 않다고 느낄 수도 있습니다. 이는 지극히 개인적인 결정이며 정답은 없습니다. 다만, 다음 몇 가지 사항을 고려해 보면 도움이 될 수 있습니다.

고지 여부를 결정할 때 고려해야 할 것들

암 진단을 받으면 극도의 스트레스를 받기도 하고 치료를 하면서 불가피하게 업무에 지장이 생길 수 있습니다. 이럴 때는 진단 사실을 알리는 것을 고려할 수 있습니다. 또한 환자의 몸과 마음의 상태, 업무 성격, 직장의 규모나 규정 등을 종합적으로 고려하여 진단 사실 고지 여부를 결정하는 것이 좋습니다.

업무에 미치는 영향

암 진단으로 인한 스트레스나 치료 부작용이 업무에 영향을 미친다면 진단 사실을 알리는 것을 고려해 볼 수 있습니다. 진단 사실을 알리면 직무 책임이나 근무 환경을 조정하여 더 편안하고 생산적으로 일하는 데 도움을 받을 수 있습니다.

치료에 필요한 시간

긴 병가나 휴직을 요청하거나, 치료나 진료를 위해 자주 시간을 내야만 할 때는 진단 사실을 공개해야 할 수 있습니다.

직장의 전반적인 상황

일하는 곳의 규모, 동료와의 관계, 이전에 암 진단을 받은 동료의 사례 등을 고려하여 진단 사실을 어떻게 누구에게 알릴지 결정하는 것이 중요합니다.

알리기 전에 무엇을 준비해야 할까요

암 진단 사실을 알리면 다양한 반응이 나온다고 예상하는 것이 좋습니다. 환자 본인이나 가족이 처음 암 진단을 받았을 때 다양한 반응을 보이는 것처럼, 다른 사람들도 다양한 반응을 보일 것입니다. 하지만 그 반응에 너무 많은 의미를 부여할 필요는 없습니다. 혼란, 분노, 연민, 사랑, 이해, 동정, 불편함 등 가능한 반응을 미리 생각해 보세요. 암 진단 사실에 익숙해지는 데 시간이 조금 필요한 사람도 있을 수 있습니다. 다른 사람의 반응을 일일이 개인적으로 받아들이지 않도록 마음의 준비를 한 후 알리는 것이 도움이 됩니다.

누구에게 알려야 할까요

암 진단 사실을 알리기로 결정했다면 누가 반드시 알아야 하는지를 생각해 봐야 합니다. 먼저 가장 편안하게 이야기할 수 있거나 실질적인 해결책을 마련해 줄 수 있는 사람과 이야기를 시작해 보세요. 만약 비밀 유지를 원한다면 먼저 이를 명확하게 표현하는 것이 중요합니다.

상사에게 알리기

상사에게 진단 사실을 알리면 직장에서 유용한 지원과 지지를 얻을 수 있습니다. 또한 상사는 규정 등에 따라 관리부서나 인사과 직원들과 정보를 공유해야 할 수 있는데, 이들은 회사 정책에 대한 정보를 많이 알고 있고 다른 암 환자나 심각한 건강 문제를 겪는 직원을 지원한 경험이 있을 수 있습니다. 상사에게 진단 사실을 알리면 누구에게 더 이야기를 해야 하고 무엇을 기대할 수 있는지를 말해줄 수 있기 때문에 대개 도움이 됩니다.

동료에게 알리기

동료에게 알릴지는 개인적인 상황, 회사의 문화, 사적인 관계에 따라 달라질 수 있습니다. 가까운 동료에게 이야기를 하면 정서적 지지나 업무상의 협조를 받을 수 있으므로, 여러 사항을 고려해 신중하게 결정하세요.

환자가 고용주라면

진단을 받은 환자 본인이 고용주라면 직원들에게 알릴지 말지는 사생활과 회사의 사기 및 운영에 미칠 영향을 고려하여 신중하게 결정해야 합니다.

언제 알려야 할까요

의료진과 치료 방향을 결정한 이후가 암 진단 사실을 알리기에 가장 좋은 시기일 수 있습니다. 치료 방법과 일정이 향후 직무와 업무 스케줄에 어떻게 영향을 미칠지가 보다 명확해진 시점이기 때문입니다.

무엇을 말해야 할까요

먼저 이야기를 나눌 수 있는 편안한 상황을 마련하세요. 나누고 싶은 대화 내용이나 질문 목록을 미리 작성하는 것도 도움이 될 수 있습니다. 암 진단 사실에 대해 원하는 만큼 직설적으로 정보를 공개하고, 필요하다면 상대방이 질문할 수 있도록 허용해 주세요. 상대방이 암에 대한 직간접적인 경험이 없다면 환자가 직면한 상황을 잘 모를 수 있다는 점을 염두에 두는 것이 중요합니다.

진단 사실과 함께 전달해야 하는 사항

• 병가나 휴직이 예정되어 있다면 그 기간에 대해 알리고, 그들의 도움이 필요하면 미리 양해를 구하는 것이 좋습니다.

• 치료 일정을 공유하고, 치료 과정에서 예상되는 탈모, 체중 변화, 감정 변화 등이 있으면 알립니다.

• 무엇보다 당신이 그들을 떠나지 않을 것임을 알리고 여전히 조직의 중요한 일원으로서 계속 정보를 공유하고 소통하는 것이 중요합니다.

• 치료가 진행되는 동안 상황이 변할 수 있다는 것을 알리는 것도 매우 중요합니다. 모든 것은 유동적이기 때문입니다.

상황을 지켜보며 지속적으로 대화하기

암 진단 사실을 알렸다면 이제 상사나 동료와 지속적인 대화를 시작했다고 생각하면 됩니다. 변화하는 상황을 논의하면서 함께 계획을 수정해 나갈 수 있습니다. 이를 위해 직장과 계속 의사소통을 유지해야 합니다.

암 진단 사실을 알린 후에는 믿고 이야기할 수 있는 사람을 한 명 지정해서 전화나 이메일로 업무 상황을 지속적으로 파악하는 것이 도움이 됩니다. 정기적으로 나의 업무 계획이나 건강상의 변화를 알리고, 필요할 때 도움을 요청하세요. 이는 자신의 약점을 드러내는 것이 아니라 주어진 업무에 최선을 다하고 있다는 것을 보여주는 것입니다. 도움을 주는 동료들에게 감사의 마음을 표현하는 것도 잊지 마세요. 이런 노력이 직장에 신뢰와 안정감을 줄 수 있을 것입니다.

이렇게 알렸어요

사례 1

38세, 여성, 유방암 2기, 사무직, 휴직 후 복직

수술, 항암, 방사선, 표적, 호르몬 치료

아픈 걸 숨기시는 분도 있는데 내가 뭘 잘못해서 아픈 것이 아니라 운이 나빴다고 생각해서 아예 처음부터 오픈을 했어요. 사실 저는 진단받은 그날 눈물을 멈출 수가 없어서 사실을 말하지 않아도 눈물로 모든 분이 다 알아버렸어요. 다행히 저희 회사는 눈치를 주는 등의 일이 없어서 좀 더 빨리 복직할 수 있었고 지금까지 유지가 된 것 같긴 해요. 생각보다는 직장 생활의 만족도가 올라갔어요. 회사에서 편의를 봐주시니까 부담이 덜한데 또 규칙적인 생활을 할 수 있으니 거기서 만족도가 더 올라갔어요.

사례 2

36세, 남성, 고환암 4기, 고용주로 다수의 사업장 운영 중

수술, 항암, 방사선 치료

저는 직원들에게 암을 겪은 사람은 일을 못한다, 그냥 집에 있어야 한다는 오해를 만들고 싶지 않다는 생각에 모두에게 암 진단 사실을 알렸어요. 직원들도 처음에는 일을 해도 괜찮냐, 지금 상태가 괜찮은지 걱정을 많이 했는데, 지금은 다들 가족처럼 서로가 편해졌어요. 제가 너무 컨디션이 안 좋을 때는 이야기를 하고 집에 들어와요. 그럴 때는 사무실에서도 전화가 안 와요. 아무래도 경력자분들이고 베테랑이라 믿고 쉴 수 있죠.

사례 3

52세, 여성, 유방암 1기, 암 진단 후 창업하여 일하는 중

저는 가가호호 방문을 하는 일을 하거든요. 가서 보면 고객들이 먼저 자기가 암 때문에 아프다 이야기를 먼저 하시는 경우가 있어요. 그러시냐고, 저도 유방암이었다고 이야기를 해요. 고객과 영업자라는 관계를 떠나서 이 사람이 내가 겪었던 일로 힘들어하고 있고 아파하고 있으니까. "나도 그랬지만 지금은 잘 살고 있어요. 건강해요." 이렇게 이야기하면 "그러게요, 건강하게 잘 다니네요"라는 말을 많이들 하시거든요. 이렇게 제가 잘 살고 있는 것이 그분들에게 힘이 되거나 도움이 된다면 좋은 일이라고 생각해요. 그걸로 얻는 이점이나 영업적 이익은 없지만 내가 이렇게 에너지를 전달하고 있구나, 하는 생각은 해요.

올바른
암 정보 찾기

예전에는 병원에서 제공하는 책자나 신문, 방송, 도서 등에서 암 정보를 얻을 수 있었습니다. 하지만 요즘에는 암 진단을 받으면 제일 먼저 인터넷 검색을 통해 진단받은 암과 치료법에 대해 확인하고, 같은 암을 겪은 환자들의 이야기를 찾는 경우가 많습니다. 문제는 어떤 것이 믿을 만한 정확한 정보인지 확인하기가 쉽지 않다는 것입니다. 내가 얻은 암 정보를 암 치료에 잘 활용하기 위해서는 우선 올바른 정보인지를 아는 것이 중요합니다.

올바른 암 정보란 무엇인가요?

올바른 암 정보란 과학적으로 근거가 있는 믿을 수 있는 정보입니다. 인터넷에 올라오는 암 정보는 허황되고 과장된 내용이 많으니 무조건 믿지 말고 꼼꼼하게 알아볼 필요가 있습니다. 또한 신문이나 방송에 나온 기사나 정보라고 해서 모두 정확한 것은 아니니 나에게 맞는 정보인지 의료진과 상의하는 것이 좋습니다.

잘못된 암 정보에 현혹되어 이를 활용하면 자칫 치료 기회를 놓치거나 현재 받고 있는 치료의 부작용이 늘어나 치료 효과가 나빠질 수 있기 때문에 반드시 유의해야 합니다.

암 정보를 얻을 때 주의해야 할 점

매체의 발달로 여러 정보를 쉽게 찾을 수 있다는 것은 장점이기도 하지만, 포털사이트나 소셜미디어(SNS)에서 찾은 암 정보는 신뢰도가 떨어지고 그럴듯하게 꾸며놓은 내용이 많아서 유의해야 합니다. 정보를 접할 때는 우선 다음 사항을 검토하세요.

믿을 수 있는 정보인지 확인하세요

의료진이나 병원, 건강정보 기관에서 제작한 자료에도 모두 신뢰할 만한 정보가 담긴 것은 아닙니다. 전문기관이나 협회를 가장하거나 전문가처럼 보이는 개인사업자가 발행한 자료도 있습니다. 양심을 버리고 그럴듯한 광고성 정보를 제공하는 경우도 있습니다. 특히 어떤 정보에 대해 단정적이고 과장된 내용을 내세우거나 지나치게 편향된 설명을 한다면 주의 깊게 볼 필요가 있습니다. 거짓이나 과장된 정보 뒤에는 광고나 상업적 목적이 포함된 경우가 많으므로 각별한 주의가 필요합니다. 최근 유튜브는 공신력 있는 출처의 건강 정보에는 '공인 의료서비스 제공자'라는 인증 라벨을 부여하고 있습니다.

출처가 명확한지 확인하세요

실제 의료진도 자신이 전공한 분야 이외에는 최근 연구 결과나 치료 동향을 모르기 때문에 보통 다른 과에 자문을 구합니다. 따라서 자료를 올린 사람이 의료진 또는 기관을 표방하더라도 정보 제공자가 국가암정보센터를 비롯한 정부기관, 대한종양학회처럼 학회나 협회, 대학병원 등 신뢰할 수 있는 기관인지 정보의 출처를 꼭 확인하세요.

최신 자료에 기반했는지 확인하세요

비교적 최신 날짜에 작성된 정보라고 해도, 오래된 자료를 기반으로 한 내용이라면 주의가 필요합니다. 암 치료 방법이나 지침 등은 빠르게 발전하기 때문에 몇 년 전의 내용이라면 현재 치료 방향과 많이 다를 수 있습니다.

단정적이고 과장된 내용을 주의하세요

그럴듯하게 부풀리고 포장한 광고성 정보에 주의해야 합니다. 예컨대, 특정 약이나 성분이 만병통치약처럼 무조건 좋다는 의견만 있다면 상품 광고일 가능성이 높습니다. 왜냐하면 암은 병의 진행 상태, 조직학적 특성에 따라 그 치료 방법이나 효과가 매우 다양하기 때문입니다. 어떤 사람에게는 효과적인 방법이 다른 사람에게는 되려 해가 될 수도 있습니다.

임상 연구를 했다고 해서 모두 확실한 정보는 아닙니다

마치 연구 데이터로 실험한 결과처럼 보이지만, 자세히 보면 과학적 근거가 미비해서 허위나 과장된 내용인 경우도 있습니다. 임상 연구에는 여러 종류가 있고, 얼마나 많은 대상자를 어떻게 측정했는지에 따라 신뢰할 수 있는 정도가 다릅니다. 특히 세포나 동물 실험 결과 효과가 있었다고 해서 사람에게도 반드시 효과가 있다고는 할 수 없습니다.

또한, 논문은 연구를 진행한 기관이나 연구자가 누구인지도 따져봐야 합니다. 수치적 데이터도 마찬가지입니다. 통계 방법이나 해석에 따라 결과가 다를 수 있습니다. 연구자가 자신의 결론에 유리한 데이터, 혹은 조작된

데이터를 내보일 수 있으니까요. 어려운 문제이지만 수치적 데이터를 마주하더라도 무조건 믿기보다는 좀 더 비판적인 자세로 바라봐야 합니다.

사람들의 반응이 신뢰도는 아닙니다

마지막으로, 암 관련 영상의 구독자 수가 많고, 조회수, 좋아요 수가 높다고 해서 모두 믿을 만한 정보는 아닙니다. 유튜브는 많은 사람이 구독하고, 조회수가 많으면 수익이 발생하는 구조이기 때문에 이를 노리고 편파적인 정보를 제공하는 경우가 있습니다. 특히 암이라는 주제에는 암 환자를 현혹하는 무분별하고 근거 없는 정보가 많은 편이니 더 큰 주의가 필요합니다.

가장 신뢰할 수 있는 사람은 담당 의료진

이러한 권장 사항을 검토하더라도 여전히 어렵고 헷갈리는 부분이 있을 겁니다. 많은 정보를 보고 듣는 것도 좋겠지만 무엇보다 잊지 말아야 할 것은 자신의 암을 치료해 주는 담당 의료진을 믿고 치료를 잘 받는 것입니다. 같은 암을 진단받고 같은 방법을 사용했다 해도 누구에게는 득이 되기도 하고 실이 되기도 하는데, 환자의 치료에 가장 도움이 되는 정보가 무엇인지 도움을 줄 수 있는 사람은 누구보다 환자의 건강 상태와 치료 과정을 가장 잘 알고 있는 담당 의료진이기 때문입니다.

따라서 과학적 근거가 확보된 암 정보를 가지고 담당 의료진을 믿으면서 치료에 집중하는 것이 가장 올바르게 암을 극복하는 현명한 방법이라고 말할 수 있습니다. 암을 극복하는 데에도 '아는 것이 힘'이고 잘 알면 반드시 극복할 수 있을 것입니다.

유용한 암 정보 인터넷 검색 주소

· 국가암정보센터 www.cancer.go.kr

· 삼성서울병원 www.samsunghospital.com

· 삼성서울병원 암교육센터 www.samsunghospital.com/cec

· 대한종양내과학회 www.ksmo.or.kr

· 한국혈액암협회 www.kbdca.or.kr

· 대한간암학회 www.livercancer.or.kr

· 대한간학회 www.kasl.org

· 대한갑상선학회 www.thyroid.kr

· 대한내분비외과학회 www.kates.or.kr

· 대한대장항문학회 www.colon.or.kr/

· 대한두경부종양학회 www.kshno.or.kr/

· 대한부인종양학회 general.sgo.or.kr/html/?pmode=public

· 대한비뇨기종양학회 www.kuos.or.kr

· 대한혈액학회 www.hematology.or.kr

· 한국유방암학회 www.kbcs.or.kr

· 대한췌장담도학회 www.kpba.kr/html/

· 대한폐암학회 www.lungca.or.kr

· 중앙호스피스센터 hospice.go.kr

· 국가건강정보포털 health.kdca.go.kr

05

성인 암 환자를 위한
사회복지 정보

암 진단을 받으면 좌절, 당혹감, 분노, 위축 등 여러 가지 감정을 느낄 수 있습니다. 또한 수술이나 치료에 드는 비용 때문에 걱정에 휩싸이고 막막해하는 경우도 많습니다. 하지만 암 환자를 위한 다양한 사회복지제도가 있으니 이를 잘 활용하면 큰 도움을 받을 수 있습니다. 다만, 사회복지제도는 대상 기준과 내용, 절차 등이 변경될 수 있으니 해당 관공서 담당자나 해당 의료기관의 의료 사회복지사에게 문의해 자세한 사항을 확인하세요.

암 환자를 위한 복지제도

예전에는 집안에 암 환자가 나오면 기둥뿌리가 뽑힌다는 말이 나오기도 했습니다. 하지만 점차 사회복지제도가 확충되면서 이제는 치료비 부담이 줄어든 것이 사실입니다. 환자와 가족이 복지제도 정보를 제대로 알고 활용한다면 걱정은 덜고 치료에 더 전념할 수 있을 것입니다.

중증질환 산정 특례 제도
- 대상: 암 질환으로 진단이 확진된 환자

- **내용**: 암 진료 시 입원 및 외래 진료비 중 건강보험이 적용되는 급여분의 5%만 본인 부담 (5년간)
- **산정 특례 신청 절차**

  step 1) 산정 특례 질환으로 진단 확진(의료기관 방문)

  ※ 등록 기준에 따른 필수 검사 진행이 필요합니다.

  step 2) 산정 특례 등록신청서 작성 및 접수

  ※ 발급받은 산정 특례 등록신청서에 등록 대상자 서명 후 요양기관 또는 공단에 제출합니다.

  step 3) 등록 결과 통보(이메일, 알림 톡)

  step 4) 진료 시 특례 적용
- **산정 특례 등록 내역 확인**

  - 공단 지사 내방

  - 국민건강보험공단 홈페이지 및 모바일 앱(The건강보험)에서 본인 인증 후 로그인하여 등록자 본인의 등록 내역을 조회할 수 있습니다.
- **암 질환 산정 특례 재등록**

  - 대상: 특례 기간 종료 시점에 잔존 암, 전이 암이 있거나 추가로 재발이 확인되는 경우로서 수술, 항암치료 중이거나 항암제를 계속 투여 중인 경우

  - 재등록 신청 기한: 특례 기간 종료 3개월 전부터 종료일까지 신청

  - 재등록 절차: 산정 특례 등록 기준을 충족한 경우, 신규 등록 절차와 동일한 방법으로 접수

  ※ 자세한 내용은 국민건강보험공단에 문의하세요.

보건소 암 치료비 지원 사업

- **대상**: 의료급여 수급자, 차상위 본인부담 경감 대상자(건강보험증의 구

분자 코드 C, E)

- 질병: 모든 암종
- 지원 내용: 급여/비급여 구분 없이 연간 300만 원 한도 내 지원
- 지원 기간: 연속 최대 3년간 지원
- 문의 및 신청: 주민등록등본상 거주지 보건소

암 환자 소득공제 혜택

- 대상: 의료기관에서 중증환자 소득공제용(연말정산용) 장애인 증명서를 발급받아 항상 치료가 필요한 중증 환자라는 것이 확인된 환자
- 내용: 암 치료 중인 병원 의료진이 확인한 중증환자 소득공제용(연말정산용) 장애인 증명서를 발급받아 직장 또는 세무서에 제출
- 문의 및 신청: 국세청 세미래 콜센터(☎ 126), 한국납세자연맹(www.koreatax.org)

보건소 재가 암 환자 관리 사업(가정방문제도)

- 대상: 거주지 생활 중인 저소득 암 환자 우선 지원
- 내용: 암 환자 유형에 따라 건강 평가, 증상 조절, 특수 간호, 임종 간호 서비스 등
- 문의 및 신청: 거주지 보건소 재가 암 환자 관리 담당부서
- ※ 지역에 따라 실시하지 않는 경우도 있으니, 거주지 보건소에서 실시 여부를 확인하세요.

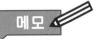

메모

암 환자와 가족을 위한 의료 사회복지 상담

의료 사회복지사는 암 환자와 가족이 치료 과정 중에 겪는 정서적·사회적·경제적 문제 등에 대한 전문 상담과 교육 및 사회복지 정보를 제공합니다. 암 치료를 받는 의료기관의 의료 사회복지사에게 필요한 상담과 도움을 받을 수 있습니다.

기타 질병 및 생활 안정을 위한 복지제도

꼭 암이 아니더라도 중증 질병에 걸려 갑자기 목돈이 들어간다거나 오랫동안 치료를 받으면 진료비에 부담을 느낄 수 있습니다. 또한 노화나 장애 등으로 고통을 겪을 수도 있습니다. 이럴 때 활용할 수 있는 복지제도도 다양하게 마련되어 있으니 활용해 보시기 바랍니다. 암 진단 시에는 앞선 제도 외에 아래의 제도를 활용할 수 있는지 추가적으로 검토해 보세요.

재난적 의료비 지원사업
- **개요**: 과도한 의료비 지출로 경제적 어려움을 겪는 가구에 모든 질환을 합산하여 의료비의 일부를 연간 5,000만 원 한도 내 지원하는 제도
- **대상**: 선정 기준(질환, 소득, 재산, 의료비 부담 수준)을 모두 충족하는 대상자
  - **질환**: 입원, 외래 구분 없이 모든 질환 합산 지원. 다만, 질환 특성과 의료적 필요성을 고려해야 하는 경우, 개별 심사 대상 항목에 한해 개별 심사를 통해 선별 지원합니다.
  - **소득 기준**: 가구 소득이 중위소득 100% 이하(소득 하위 50%이하) 중심
  - **재산 기준**: 가구의 재산 과세 표준액 7억 원 이하
  - **의료비 부담 수준**: 가구의 소득구간별로 본인부담의료비 총액이 기준금액 초과시
- **신청 방법 및 기한**
  - 환자 또는 대리인이 가까운 국민건강보험공단 지사에 신청
  - 퇴원일(최종 진료일) 다음 날부터 180일(토/공휴일 포함) 이내
- **문의 및 신청**: 국민건강보험공단 고객센터(1577-1000), 보건복지상담센터(129)
  ※ 2024년 2월 기준. 자세한 내용은 국민건강보험공단에 문의하세요.

소득 구간	의료비 부담 수준	지원 비율
기초생활수급자, 차상위 계층	본인부담의료비 총액이 80만 원 초과	80%
기준중위소득 50% 이상	(1인 가구) 본인부담의료비 총액이 120만 원 초과	70%
	(2인 가구 이상) 본인부담의료비 총액이 160만 원 초과	
기준중위소득 50% 초과 ~100% 이하	본인부담의료비 총액이 연 소득 10% 초과	60%
기준중위소득 100% 초과 ~200% 이하	본인부담의료비 총액이 연 소득 20% 초과 (개별 심사 대상)	50%

국민건강보험 노인 장기 요양보험 제도

• 대상: 혼자 일상생활을 하기에 어려움이 있는 만 65세 이상의 노인
또는 만 65세 미만의 노인성 질환자(치매, 뇌혈관성 질환, 파킨슨병 등 대통령령
으로 정하는 질병)

• 지원 내용: 재가급여 / 시설급여 / 특별현금급여 / 복지용구급여

• 장기요양인정 및 이용 절차

국민건강보험공단에 장기요양 인정 신청 → 가정 방문조사 → 등급판
정위원회에서 등급평가 → 장기요양급여 이용계약 및 서비스 제공

• 문의 및 신청: 국민건강보험공단 지사(노인장기요양보험운영센터)

국민연금의 장애연금

• 개요: 국민연금의 가입자나 가입자였던 자가 질병이나 부상으로 신

체적 또는 정신적 장애가 남았을 때, 이에 따른 소득 감소 부분을 보전함으로써 본인과 가족의 안정된 생활을 보장하기 위해 지급. 장애 정도(1급~4급)에 따라 일정한 급여를 지급

- **내용**: 초진일 요건과 국민연금보험료 납부 요건이 충족된 상황에서 국민연금관리공단에서 시행하는 장애 심사를 통해 장애등급을 받은 경우

※ 참고: 장애인복지법상 장애, 산업재해보상보험법상의 장애와는 다릅니다.

- **문의 및 신청**: 국민연금관리공단

긴급복지지원제도

- **대상**: 주 소득자의 실직으로 인한 소득 상실, 중한 질병 등 위기 사유로 생계유지 등이 어려워진 위기상황에 처한 가구로, 다음 기준을 충족하는 경우 (※ 2024년 2월 기준)
  - **소득**: 기준중위소득 75% 이하(4인 가족 기준 약 429만 원)
  - **재산**: 대도시 자산기준 2억 4,100만 원 이하인 경우(중소도시 1억 5,200만 원, 농어촌 1억 3,000만 원)
  - **금융재산**: 가구원 수별 일상생활 유지를 위해 필요한 금액에 600만 원을 합산한 금액 이하(4인 가족 기준 약 1,172만 원)
- **내용**: 위기 상황에 따른 생계, 의료, 주거, 복지시설 이용, 교육 등의 지원, 의료비의 경우 300만원 이내 지원
- **문의 및 신청**: 거주지 시/군/구청 긴급복지지원 담당부서, 보건복지가족부 희망 콜센터(☎129)

국민기초생활보장제도

- **개요**: 소득 인정액 기준 및 부양의무자 기준을 충족하는 저소득층을

대상으로 기본적인 생활 유지에 필요한 서비스를 제공하여 국민으로서의 최소한의 생활을 보장하고 자활을 돕는 제도

- **대상**: 보장 가구의 소득인정액이 다음의 급여 종류별 선정 기준 이하인 경우

    – 생계급여(기준 중위소득 32%이하), 의료급여(기준 중위소득 40%이하), 주거급여(기준 중위소득 48%이하), 교육급여(기준 중위소득 50%이하)

- **문의 및 신청**: 거주지 읍/면/동사무소(주민센터)

장애인 복지제도

- **대상**: 장애인복지법에서 규정한 장애의 종류 및 상태에 따른 장애가 있고 각 장애 유형에 따른 장애 진단 시기가 경과돼 장애진단 의료기관의 전문의에게 장애 판정을 받은 사람
- **내용**: 장애 유형별 및 기준에 따른 서비스(장애인 활동 지원) 및 공공요금 감면 혜택 등
- **문의 및 신청**: 거주지 읍/면/동사무소(주민센터)

※ 참고: 암 진단, 암 치료를 받는 것만으로는 장애인으로 등록될 수 없음. 단, 암 치료 과정 중에 나타난 신체적·정신적 장애가 장애인복지법에 규정된 장애 유형, 판정 시기에 해당되는 경우에는 가능

> ※ 각 사회복지제도는 기준과 대상 조건 등에 지속적으로 변화가 있습니다.
> ※ 현재 내용은 2024년 2월 기준입니다.

나의 암 치유 이야기

모든 것은 마음먹기 달렸습니다

안녕하십니까? 저는 지금까지 사는 동안 여러 가지 어려운 일상을 겪으면서도 건강에는 어느 정도 자신이 있었으며 관리에도 노력을 기울였습니다. 직장에서 받는 건강검진도 잘 받았고 운동도 열심히 했습니다. 그런데 정년 후 시행한 건강검진에서 엑스레이상 이상 소견이 있다고 하여 큰 병원에서 다시 정밀검사를 하니 폐암 1기라는 청천벽력 같은 이야기를 들었습니다. 정말 눈앞이 깜깜했습니다. 환우 여러분도 저와 똑같은 심정일 것입니다. 온 집안이 발칵 뒤집힐 정도로 충격적인 소식이니까요. 그러나 저는 오히려 담담하고 침착했습니다. 현대 의학의 발전을 믿었고, 훌륭한 의사 선생님을 만나 수술도 잘 받았으며, 여러 친절한 간호사 선생님의 보살핌으로 아무런 부족함 없이 치료를 받았습니다.

수술 후 6개월간 항암치료를 받고 지금은 건강이 매우 좋은 상태라고 생각합니다. 항암치료 기간에는 약간 밥맛이 없고 피로하고 의욕이 없었지만 그것은 누구나 겪는 과정입니다. 의사, 간호사 선생님의 말씀을 잘 듣고 치유한다면 좋은 결과가 있을 것이라고 생각합니다.

사람에 따라 중요하다고 생각하는 것은 다르겠지만, 가장 중요한 것은 자기 마음을 잘 다스리는 것입니다. 항상 긍정적으로 생각하고 매사 감사한 마음과 사랑하는 마음을 갖는다면 치료하는 동안 많은 효과를 볼 수 있습니다. 이는 마음을 비우고 자연에 순응하는 길이기도 합니다. 규칙적인 식사, 적당한 운동, 편안한 마음가짐 등 정신적인 측면이 매우 중요합니다. 조급하게 생각하지 말고 여유를 갖고 생활한다면 좋은 결과가 있으리라고 믿습니다.

환우를 위한 교육프로그램에 참여해 보니 마음도 편해지고 치유에도 많은 도움이 되었습니다. 저는 6개월마다 CT, 혈액 검사 등 정기적인 검진을 했는데, 아직까지 별 소견이 없는 것을 보면 건강이 많이 좋아진 것 같습니다.

우리 몸은 건강할 때 잘 지켜야 하는데 그게 어디 쉬운 일입니까? 먹고 사는 일에 정신 없다 보니 갑자기 자기도 모르는 병마가 찾아옵니다.

이제 우리는 큰 시련을 한 번 겪은 사람으로 주저할 게 없다고 봅니다. 용기를 가지시고, 암을 이겨내려 하지 말고 친구로 삼으세요. 내가 평생을 사는 동안 제발 극성부리지 말고 조용히 잠자고 있으라고 기도하며 함께 사는 것이 마음 편하다고 생각합니다.

모든 것은 마음먹기 달렸습니다. 선생님의 말씀을 잘 듣고, 정기적인 검진을 받고, 좋은 음식을 먹으면서 건강한 정신을 유지하면 치유에 많은 도움이 될 것입니다.

끝으로 부탁드리고 싶은 것은 같은 질환이라도 사람마다 치료 방법이나 회복 기간 등이 다 다르다는 것을 기억하시라는 겁니다. 뭐가 좋다면 그것을 맹신하게 되고 그 과정에서 오히려 나쁜 결과가 올 수 있는데 그런 우를 범하지 않기를 바랍니다. 또한 온 가족이 화목하고 즐거운 가정이 되어야 합니다. 집안이 편안하지 않으면 병도 악화됩니다. 가족도 환자를 너무 환자로만 대하지 말고 평상시와 똑같이 대하며 병마와 싸우는 데 힘과 용기를 주시기 바랍니다. 이 모든 것이 합쳐져야 우리가 원하는 완치를 이룰 수 있습니다. 그런데 사실 완치는 없다고 봅니다. 병이 더 이상 확대되지 않고 잠자고 있는 상태를 완치로 생각하면 될 것입니다.

저는 그래도 행운아라고 생각합니다. 초기에 발견해 이렇게 환우들에게 제 이야기를 할 수 있다는 것을 정말 감사하게 생각합니다. 절대로 절망하거나 비관하지 말고 용기를 가지십시오. 아무쪼록 건강하고 화목하고 즐거운 생활을 하도록 노력하세요. 지성이면 감천입니다.

....

오늘도 씩씩하고 밝게 살아갑니다

오늘도 부산에서 서울까지 씩씩한 발걸음으로 검사 결과를 받으러 왔습니다. 3년 전 유방암 2기라는 진단을 받고 얼마나 하늘이 무너지던지…. 이제 겨우 여덟 살, 여섯 살인 두 아이를 놔두고 혹시나 내가 암으로 세상을 떠나는 건 아닌지 생각하며 수술 날까지 많이도 밤잠을 설쳤습니다. 하지만 정신을 차리고 이겨내야 우리 아이들을 볼 수 있겠다는 생각으로 슬픔을 떨쳐내려 노력했습니다. 그리고 '나는 할 수 있다'는 생각으로 항암치료를 6개월 받고, 또 표적항암제인 허셉틴을 1년 동안 맞았습니다.

치료하는 동안 머리카락이 빠지고 힘도 없었지만 오히려 마음은 편안하고 안정되었습니다. 의지할 담당 선생님이 있다는 생각이 저를 강하게 붙들어 주었던 것 같습니다. 부산에서 서울까지 올라올 때마다 슬픔에 빠지기보다 이겨낼 수 있다고 생각했고 암을 받아들이자고 다짐한 덕분이기도 합니다.

항암치료를 할 때도 똑같이 두 아이를 돌봤고 청소는 물론 손빨래, 운전도 하며 밝게 생활했습니다. 지금도 제가 이렇게 아무렇지 않게 살아가며 우리 가족, 사랑하는 남편과 아이들의 얼굴을 아침마다 볼 수 있다는 것에 얼마나 감사한지 모릅니다. 이겨낼 수 있습니다. 파이팅!

....

어느 정도 시간이 흐르면 힘든 것도 사라지지요

"위암입니다. 수술 일정을 잡아드릴게요." 청천벽력 같은 의사의 말에 오진이라는 생각이 들어 다른 병원을 찾아갔습니다. 다른 의사에게 같은 말을 듣고서야 실감이 났어요. 눈앞이 깜깜했습니다. 의사 선생님이 뭐라고 하는데 윙윙 하는 소리만 맴돌 뿐 들리지가 않았습니다.

그 후 수술을 무사히 마쳤지만, 처음 3개월간은 배가 아프거나 소화가 안 되고 설사와 변비가 반복돼서 힘들고 불안했습니다. 1년이 지나서야 적응이 되기 시작했죠. 시간이 더 흘러 3년이 돼서야 소화 기능과 장 기능이 거의 정상으로 돌아왔습니다.

지금 수술을 앞둔 분에게는 이런 말씀을 해주고 싶습니다. 수술 후에 힘든 것은 시간이 어느 정도 지나야 해결되는 부분이니 조바심을 갖지 말고 편안한 마음으로 하루하루를 열심히 살아가자고…. 요즘에 저는 매일 등산을 다닙니다. 매 순간 나 자신에게 용기를 내자고 힘을 북돋우며 열심히 살고 있습니다. 암을 진단받기 전보다 오히려 훨씬 더 건강해진 느낌입니다. 여러분도 절대로 희망을 놓지 않기를 바랍니다. 할 수 있다는 자신감을 갖고 편안한 마음으로 꾸준히 운동하면 분명히 암을 극복할 수 있을 거라고 말해주고 싶습니다. 여러분, 힘내세요!

'나쁜 친구'에게 끌려다니기엔 시간이 아깝잖아요

1년 전에 저는 항암치료 중이었습니다. 부작용이 정말 심해 항암치료를 받다가 죽을 수도 있겠구나 싶을 정도였죠. 하지만 1년이 지난 지금은 가끔 암 환자라는 사실을 잊곤 해요. 몸이 회복되면서 이것저것 하고 싶은 것도, 가고 싶은 곳도 많아진 요즘입니다. 맑은 하늘을 보며 감사함을 느끼고 푸른 산을 볼 수 있다는 것에도 감사함을 느낍니다. 그저 이만큼인 것이 감사하고 감사할 뿐입니다. 이젠 제법 머리카락이 길어 모자도 가발도 벗을 때가 됐어요. 끝나지 않을 것 같았고 끝이 보이지 않았지만 시간이 흘러 계절이 바뀌고 제 몸도 마음도 그에 따라 많이 바뀌고 있네요. 우리, 이 나쁜 친구에게 끌려다니지 말자고요. 이 친구에게 끌려다니기엔 시간이 아깝잖아요. 이 친구가 지쳐 떨어질 때까지 열심히 싸워서 승리하자고요.

··

귀찮은 손님이지만 기꺼이 받아들였지요

밥을 먹고 나면 가슴에 통증이 있어 병원에 갔더니 식도암 3기라는 이야기를 들었습니다. 하늘이 노래졌고, 강한 좌절감에서 헤어나기 힘들었습니다. 하지만 힘든 수술과 항암치료 과정을 마친 지 벌써 9년이 지났네요. 수술 직후에는 식도가 짧아지고 소화도 잘 안 되고 체중이 8kg이나 줄어서 체력도 많이 떨어졌어요. 그러던 어느 날, 이래선 안 되겠다 싶어서 운동을 시작했습니다. 처음에는 숨이 차서 100m도 못 걸었지만 힘든 것을 참고 매일매일 걷기 시작했어요. 100m를 200m로, 500m로, 1km로 늘리며 조금씩 운동량을 증가시켰어요. 그렇게 꾸준히 운동한 지 1년이 지나자 체력이 회복되고 식사도 잘하게 되어 예전 체중을 회복할 만큼 건강해질 수 있었습니다.

운동을 시작하면서 매일 10년 후에 건강하게 살고 있는 나의 모습을 상상했습니다. '식도암 3기의 생존율은 아주 낮지만 이 암도 생각하기 나름이다. 귀찮은 손님이 왔다 간다고 생각하자.' 그렇게 마음을 다잡고 통계 수치에 연연해하지 않고 할 수 있다는 자신감을 키웠습니다. 암 환우 여러분, 제가 했으면 여러분도 정말 할 수 있습니다. 우리 같이 건강하게 잘 살아봅시다!

··

긴 터널을 빠져나온 느낌이에요

안녕하세요. 저는 처음 유방암 진단을 받고는 눈앞이 깜깜해서 눈물만

흘렸어요. 정말 절망의 나락으로 떨어져서 죽고 싶었습니다. 지나가는 자동차를 보면 차로 뛰어들고 싶다는 마음이 굴뚝같았습니다. 저는 정말로 감기 한번 앓아본 적 없었고 '체력은 국력이다'를 외치며 살았어요. 그런데 유방암이라니 청천벽력이 따로 없더군요. 진단 한 달 뒤, 담당 선생님께 오른쪽 유방 절제 수술을 받고 이후에 항암 여섯 번, 방사선 30회를 받았어요. 항암제 맞고 머리카락이 뭉텅뭉텅 빠질 때는 정말로 살기 싫었어요. 치료 중에는 아무도 만나지도 않았지요.

긴 터널을 남편 덕에 빠져나왔어요. 주말이면 산에 데려가고, 바람 쐬어준다며 차에 태워 이곳저곳 다니며 위로하고, 정말 남편이 고생 많이 했어요. 아직도 진행 중이지만 선생님들 말씀대로 치료 열심히 받고 나니 3년이라는 세월이 지나갔네요. 검사 결과도 좋다고 해요. 이제는 조금씩 힘든 시간을 잊을 수 있을 것 같아요. 여러분도 열심히 치료받고 좋은 결과가 있기를 빌어요.

2부

치료 시 증상 관리

암에 걸렸다는 사실을 바꿀 수는 없어도 어떻게 암에 대처할지, 어떻게 암과 함께 살아갈지는 선택할 수 있습니다. 그러기 위해서는 지금 무엇이 필요한지 알아보고, 현재 상황에 맞는 긍정적인 마음 자세를 유지해야 하겠지요. 2부에서는 암 진단 후 나타나는 여러 가지 변화와 암 치료에 따른 증상, 집에서 할 수 있는 다양한 관리 방법을 알아봅니다.

1장

암 치료로 인한
증상 관리

01

항암제 치료에 따른 증상 관리

항암제를 투여하여 암세포를 파괴시키는 치료 방법인 항암치료는 수술 전에 암 크기를 최대한 줄이거나 수술 또는 방사선 치료 후 남아있을 수 있는 미세 암세포를 제거해 재발을 방지하기 위해 시행하며, 방사선 치료를 병행하여 치료 효과를 높이기도 합니다. 또한 암세포가 다른 곳으로 퍼지는 것을 막고 더 진행되지 않도록 조절하거나 종양을 줄여 그로 인한 증상을 감소시킬 수 있습니다. 하지만 항암제는 정상세포도 함께 손상시켜 부작용이 나타날 수 있으므로 안전한 치료를 위해 부작용에 대해 잘 이해하는 것이 중요합니다.

항암제에는 빠르게 분열하는 암세포에 작용하여 효과를 나타내는 약물인 세포독성항암제와 표적항암제, 면역항암제 등이 있습니다. 여기서는 먼저 세포독성항암제 치료에 따른 증상 관리에 대해 알아보도록 하겠습니다.

메스꺼움과 구토 증상이 있을 때

메스꺼움과 구토는 흔히 발생하는 부작용으로 충분히 예방하고 조절할 수 있습니다. 메스꺼움은 가슴 속이 불쾌하고 울렁거리며 구역질이 나면서

 메모

메스꺼움과 구토 조절을 위해

항암제 치료 첫날에는 가볍게 식사를 합니다. 부드럽고 소화가 잘되는 음식을 하루 5~6회로 나누어 소량씩 먹습니다. 너무 차거나 뜨거운 음식보다는 시원한 음식이 낫습니다. 식사 중이나 식사 전후 한 시간 내에는 많은 양의 물을 마시지 않는 것이 좋습니다. 얼음 조각이나 무가당의 박하사탕을 물고 있으면 도움이 되기도 합니다. 치료 전 긴장을 풀고 몸과 마음을 이완시키는 것이 좋습니다. 심호흡을 하고 좋아하는 풍경과 기억을 떠올리거나, 스트레칭, 독서, 음악 감상 등을 해봅니다. 식사 후에는 바로 눕지 마세요.

도 토하지 못하고 신물이 올라오는 증상을 말합니다. 대부분의 항암제 치료는 메스꺼움과 구토를 유발하지만 항암제의 종류·용량·환자 개개인의 특성에 따라 정도는 다르게 나타납니다. 메스꺼움과 구토는 항암제가 투여되는 기간뿐 아니라 끝난 후에도 일정 기간 지속될 수 있습니다.

메스꺼움과 구토 증상을 조절하기 위해서는 진토제를 투여합니다. 진토제에는 여러 종류가 있으며 증상 정도에 따라 한 가지 또는 여러 가지 약제를 병용합니다. 증상 조절 정도에 따라 진토제를 추가로 투여하거나 변경할 수 있습니다. 진토제는 메스꺼움, 구토를 조절하기 위한 중요한 약제이므로 처방에 따라 잘 복용해야 합니다. 메스꺼움과 구토가 심해 음식을 거의 먹을 수 없는 경우에는 탈수와 전해질 불균형이 발생할 위험이 있으므로 반드시 의료진과 상담하십시오.

구내염 증상이 있을 때

구내염은 입안과 목 안이 허는 증상을 말합니다. 보통 항암치료 후 1~2주일 안에 나타납니다. 항암제로 구강 내 점막세포가 손상되면 입안이나 목 안쪽에 염증이 생길 수 있고, 손상된 점막으로 입속 세균이 침범하면 이차 감염을 일으킬 수도 있습니다.

따라서 환자는 입안을 청결하게 유지하는 게 가장 중요합니다. 식후와 잠자리에 들기 전에는 반드시 양치질을 하고, 하루 한 번은 구강 내 점막 상태를 관찰합니다. 헐거나 붉게 변한 곳이 있는지, 따끔거리거나 통증이 있는지도 살펴봅니다.

의치(틀니)가 있으면 잘 맞는지 확인하고 깨끗하게 관리합니다. 음식은 수분이 많고 부드러워 삼키기 쉬운 것을 먹습니다. 죽, 두부, 달걀찜, 삶은 감자나 고구마 등이 적당합니다. 콩류, 계란, 육류, 유제품(우유, 치즈 등), 과일, 채소 등 단백질과 비타민이 풍부한 음식도 먹습니다. 양념이 강하지 않은 음식을 미지근하거나 약간 차게 먹으면 자극을 줄일 수 있습니다.

메모

구내염이 생겼을 때 가글 방법

입안이 붉게 변해있고 따끔거리는 불편함이 있을 때는 증상을 완화시키고 이차 감염을 예방하기 위해 가글을 합니다. 가글액은 클로르헥시딘 가글액이나 생리 식염수, 멸균 증류수, 중조(탄산수소나트륨) 용액 중 하나를 선택해 사용합니다.

가글 용액은 한 모금 정도를 입안에 넣고 1분 정도 머금어 목 안쪽까지 닿게 한 다음 뱉습니다. 가글 후에는 물로 헹구지 않습니다. 식사 후 먼저 양치질을 한 다음에 가글을 하고, 가글 후 30분 내에는 음식을 먹지 않습니다. 하루 4회 정도 시행하고 구내염 증상이 심할 때에는 한두 시간 간격까지 횟수를 늘립니다.

설사가 지속될 때

항암제 때문에 장 점막세포가 손상되면 설사가 발생합니다. 보통 항암치료 후 1~2주 사이에 발생하지만 약제에 따라 급성으로 나타날 수도 있습니다. 설사가 지속되면 복통, 탈수, 전해질 불균형 등이 나타날 수 있으므로 적절한 식이조절과 약물치료(지사제, 수액 주사, 진통제 등)가 필요합니다.

설사를 하면 수분을 충분히 섭취하십시오. 물, 맑은 육수, 이온음료 등을 하루 8~12잔 정도 마십니다. 음료의 온도는 실온 정도가 좋습니다. 식사

메모

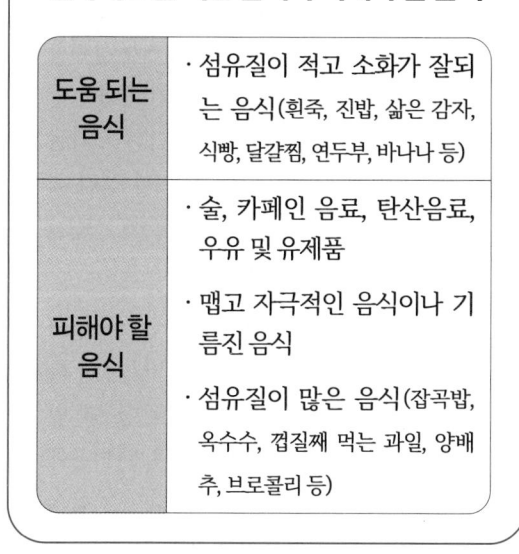

설사에 도움 되는 음식과 피해야 할 음식

도움 되는 음식	· 섬유질이 적고 소화가 잘되는 음식(흰죽, 진밥, 삶은 감자, 식빵, 달걀찜, 연두부, 바나나 등)
피해야 할 음식	· 술, 카페인 음료, 탄산음료, 우유 및 유제품 · 맵고 자극적인 음식이나 기름진 음식 · 섬유질이 많은 음식(잡곡밥, 옥수수, 껍질째 먹는 과일, 양배추, 브로콜리 등)

는 하루 5~6회로 나누어 소량씩 먹습니다.

잦은 설사로 항문 주위 피부에 자극이 있을 수 있으니 배변 후에는 부드러운 휴지를 사용하거나 비데 또는 샤워기로 깨끗이 씻습니다.

변비가 있을 때

변비란 평상시보다 대변보는 횟수가 줄고 대변을 보기 어려운 경우를 말합니다. 변비가 있으면 변을 볼 때 항문 주위가 심하게 아프거나 지속적으로 아랫배가 불편하다고 느낄 수 있습니다.

일부 항암제는 장운동을 떨어뜨려 변비를 일으키고, 마약성 진통제 복용, 신체 활동 감소, 음식물 섭취 감소, 특히 수분 및 섬유질 섭취 감소는 변비를 더 심하게 할 수 있습니다.

변비를 예방하고 조절하기 위한 방법으로는 식이조절과 운동, 완하제 투여가 있습니다. 하루 여덟 잔 이상의 물을 섭취하세요. 채소·과일·견과류와 같이 섬유질이 많은 음식을 먹고, 가능한 한 일상 활동이나 운동량을 평상시대로 유지하세요. 걷기, 자전거 타기 등 좋아하는 운동을 하고, 걸을 수 없다면 침대나 의자에서라도 가벼운 운동을 합니다.

평상시보다 배변 횟수가 줄고 변을 힘들게 보거나 3일 이상 보지 못하는 경우에는 의료진과 상담해 변비약을 복용합니다. 변비가 심해지면서 복통,

배에 가스가 차서 부른 느낌, 메스꺼움이나 구토가 있으면 장 폐색(장운동이 멈춤)이 의심되므로 의료진과 상의하세요.

골수 기능 저하에 따른 증상이 나타날 때

골수 기능이 저하되면 어떤 일이 일어날까요? 백혈구 수가 감소하면 감염의 위험이 증가하고 적혈구 수가 감소하면 빈혈이, 혈소판이 감소하면 출혈이 발생할 수 있습니다. 감염이 발생하면 38도 이상의 고열이 날 수 있습니다. 그 밖에 춥고 떨리는 오한이나 식은땀, 배뇨 시 따끔거림이나 통증, 심한 기침, 숨 가쁨, 목구멍 부위의 통증, 상처나 정맥관 삽입 부위의 발적(붉어짐), 부종, 통증, 심한 설사 등이 나타날 수 있습니다.

감염 예방을 위해서는 환자의 청결이 중요합니다. 비누와 물로 손을 자주 닦고, 식사 전, 화장실 사용 후, 외출하고 돌아온 다음에는 반드시 손을 닦습니다. 코를 풀거나 동물을 만진 후에도 꼭 손을 닦도록 합니다. 또 세수, 샤워, 목욕 등으로 피부를 깨끗이 하고, 보습제를 발라 피부가 건조해지거나 갈라지지 않게 합니다.

칼, 가위, 바늘 등을 쓸 때 주의하고 전기면도기를 사용할 때는 피부에

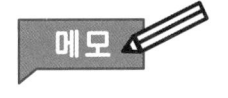

메모

항암제 치료와 골수 기능의 변화

골수는 뼛속에 있는 스펀지와 같은 조직으로 백혈구, 적혈구, 혈소판과 같은 혈액세포를 만들어내는 곳입니다. 대부분의 항암제는 골수 기능을 떨어뜨리기 때문에 항암치료 후 일정 기간 동안 혈액세포가 줄어듭니다.

혈액세포가 줄어드는 시기는 치료 방법과 질병에 따라 다르지만, 일반적으로 항암제 치료를 시작한 지 1~2주 사이에 줄어들고 3~4주 사이에 회복됩니다. 혈액세포가 충분히 회복되지 않으면 치료 일정을 미루거나 항암제 용량을 줄이는 등 치료 계획을 조정합니다.

상처가 생기지 않도록 주의해야 합니다. 전염성 질환(감기, 홍역, 수두 등)에 걸린 사람은 가능한 한 가까이하지 말고, 예방접종은 반드시 의료진과 상의한 후 결정하세요.

혈소판 수치가 떨어지면 사소한 자극에도 쉽게 멍이 들거나 출혈이 발생할 수 있습니다. 팔다리 부위 피부에 작고 붉은 반점이 생기는 경우, 소변에 피가 섞여 나오는 경우, 대변이 검게 나오거나 피가 섞여 나오는 경우, 잇몸 출혈이 생기거나 코피가 잘 멈추지 않는 경우, 구토할 때 피가 나오는 경우, 생리 기간과 관련 없이 질 출혈이 있거나 이전보다 생리 기간이 뚜렷하게 길어지는 경우에는 출혈을 의심해야 합니다. 혈액 응고에 영향을 줄 수 있는 아스피린계 진통제는 의료진과 상담한 후에 복용합니다. 코를 풀 때는 부드러운 휴지로 살짝 풀고, 다치기 쉬운 격렬한 운동은 삼가십시오. 출혈 증상이 있거나 혈소판 수치가 떨어졌을 것이라고 예상되는 경우에는 혈액 검사를 하고 필요에 따라 혈소판 성분을 수혈해야 합니다.

적혈구 수치가 떨어져 빈혈이 발생한 경우에는 신체 조직으로 산소가 충분히 공급되지 못해 쉽게 피로를 느낍니다. 어지럽거나 얼굴색이 창백해지며 숨이 찰 수도 있습니다. 빈혈이 있을 때는 갑자기 앉거나 일어서면 현기증을 느낄 수 있으니 천천히 움직이세요. 충분한 휴식과 수면을 취하고 피로할 때는 활동량을 조절하세요. 가능한 한 영양소가 골고루 포함된 균형 잡힌 식사도 잊지 마세요.

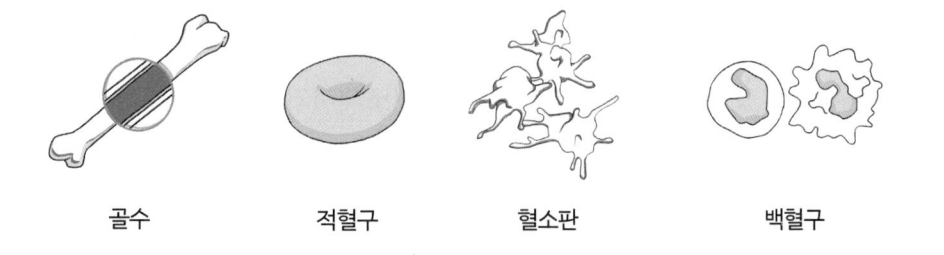

골수 적혈구 혈소판 백혈구

탈모가 생겼을 때

모공세포는 암세포처럼 빠르게 분화하고 성장하기 때문에 항암제가 들어가면 탈모가 발생할 수 있습니다. 탈모가 일어나는 정도는 약제의 종류에 따라 다릅니다. 모발이 빠지는 시기는 일반적으로 항암치료 후 2~3주 안에 시작됩니다. 또한 모발이 얇아지며 건조해지기도 합니다. 보통 치료가 끝나면 4~6주 후부터 모발이 다시 자라기 시작합니다. 항암제 치료 기간과 치료가 종료된 후 6개월 정도까지는 두피에 자극을 줄 수 있는 파마와 염색은 피합니다. 샴푸는 순한 것을 사용하고 빗도 자극이 덜한 부드러운 것을 씁니다. 드라이기를 사용할 때는 너무 뜨거운 열을 가하지 않습니다.

또 머리를 짧게 자르면 긴 머리보다 숱이 많아 보이고 풍성해 보이는 효과가 있고 관리하기도 쉽습니다. 머리카락이 많이 빠진 후에는 자외선으로부터 두피를 보호하기 위해 모자, 자외선차단제, 스카프 등을 이용하세요. 취향에 따라 가발을 착용할 수도 있습니다. 아울러 탈모로 인한 외모 변화를 받아들이고 적응하는 노력도 중요합니다.

피부와 손발톱에 변화가 있을 때

항암제로 인하여 피부와 손발톱에 여러 변화가 나타날 수 있습니다. 피부 발진 및 가려움, 수족증후군, 손발톱의 색상이나 모양 변화, 피부 변색과 햇빛에 대한 민감성 증가 등이 대표적입니다.

피부 발진이 생기면 피부를 청결하게 관리해야 합니다. 실내 환경은 너무 덥거나 건조하지 않게 유지하고 보습제를 자주 바릅니다. 피부에 자극

수족증후군이란?

손발바닥이 붉어지고 붓거나 저린 증상을 말합니다. 증상이 심해지면 물집과 손발톱 주위에 염증이 생기고 통증이 느껴집니다. 이로 인해 물건을 잡거나 신발을 신고 걷기가 힘들어지는 등 일상생활에 지장을 받을 수 있습니다.

수족증후군 증상의 악화를 예방하기 위해서는 집안일을 할 때 상처가 나지 않게 장갑을 끼고, 뜨거운 것을 만지거나 너무 뜨거운 물로 목욕하는 것을 피합니다.

빨래를 짜는 것과 같이 손바닥에 압력이 가해지는 일도 되도록 피해야 합니다. 물집이 생기면 터뜨리지 말고 만약 터졌다면 감염되지 않게 주의합니다.

을 주지 말고 꽉 조이는 옷 대신 면 소재의 넉넉한 옷을 입습니다. 탈취제, 향수, 파우더 사용은 피하는 게 좋습니다. 면도는 전기면도기를 이용합니다. 또 피부 발진 부위에 테이프나 일회용 밴드를 붙이지 않습니다.

항암제에 따라 두드러기나 여드름 모양의 발진이 나타나고, 건조하며 가려울 수도 있습니다. 발진이나 가려움이 심하면 증상 조절을 위한 약제를 사용하거나 치료 계획이 변경될 수 있으므로 의료진과 상의하십시오.

손발톱이 검게 착색되거나 누렇게 변해 표면에 줄이 생기고 딱딱해질 수도 있습니다. 또는 손발톱이 들뜨고 염증이 생길 수도 있고, 쉽게 부서지거나 빠질 수도 있습니다. 손발톱을 보호하기 위해 집안일을 할 때는 장갑을 착용하는 게 좋습니다. 이런 변화는 치료가 끝난 후 수개월이 지나면 자연적으로 회복됩니다.

피부 변색이 일어나고 햇빛에 대한 민감성도 증가합니다. 피부 착색은 항암제가 투여된 혈관, 또는 얼굴, 팔 등 햇빛에 직접 노출되는 부위에서 잘 나타납니다. 가능한 한 장시간 자외선에 노출되는 것을 피하고, 외출할 때는 긴 소매를 입고, 챙이 넓은 모자를 쓰며 자외선차단제를 꼭 바릅니다.

피로감이 나타날 때

피로의 정도는 개인에 따라 다르지만 일상생활과 신체 활동을 조절하는 것만으로도 증상을 완화시킬 수 있습니다. 일부 항암제는 근육통·관절통, 오한, 열, 두통, 피로감 등 감기와 유사한 증상을 일으키기도 하는데, 증상은 보통 1~3일 정도 지속됩니다.

피곤할 때 육체적인 노동이나 긴 시간 집중해야 하는 활동은 피합니다. 집안일은 가족이나 친지 등 주위 사람의 도움을 받아 처리하고 충분한 휴식을 취하세요. 단, 너무 오래 누워있거나 잠을 자는 것은 오히려 피로를 증가시킬 수 있으니 가벼운 산책이나 신체 활동을 병행합니다. 낮 동안 짧게 낮잠을 자면 오후에 피로감을 줄이는 데 도움이 됩니다.

여러 장기의 기능 변화(심장, 신장, 신경계, 간, 폐 기능 저하)

항암제 치료는 심장이나 신장 등 신체 각 장기의 기능에도 영향을 줍니다. 어떤 영향을 주는지, 어떻게 대처하는지 등에 대해 알아봅니다.

심장 기능 변화

일부 항암제는 심장에 영향을 주어 부정맥이나, 심장 기능 저하, 심부전과 같은 심장 독성을 일으키기도 합니다.

따라서 특정 항암제를 투여하기 전에 심장 기능을 확인하는 심장 초음파 검사를 시행하고, 항암제가 투여되는 동안 심장 기능의 변화를 관찰하기도 합니다. 항암제에 따라 심장 독성을 예방하기 위한 보호 약제를 투여하는 경우도 있습니다.

말초신경병증이란?

항암제 치료에 의해 손발 저림이 나타나는 것으로 항암제의 종류와 치료 기간에 따라 일시적으로 나타나거나 치료 종료 후 수개월에서 수년까지 지속될 수 있습니다. 손발의 감각이 떨어지거나 무감각해지고 쥐가 날 때처럼 저리거나 화끈거리며, 차가운 것에 노출되었을 때 그 증상이 심해지기도 합니다.

환자는 집안일을 할 때 가능한 한 장갑을 착용해 상처가 생기거나 화상을 입지 않도록 조심합니다. 목욕, 세수를 할 때는 물의 온도를 잘 맞춰 뜨거운 물에 데지 않게 하고, 욕실이나 욕조에서 미끄러지지 않도록 주의합니다. 또 계단을 이용할 때는 넘어지지 않게 난간의 손잡이를 잡고 다닙니다. 눈부심이 없는 알맞은 실내 조명은 낙상 예방에 도움이 됩니다.

혈액순환을 방해하는 앞부분이 뾰족한 신발이나 발을 보호하지 못하는 슬리퍼는 피하고 편한 운동화를 신으세요. 상처를 예방하기 위해 맨발은 피하고 부드럽고 발목이 느슨한 면양말을 신으세요. 추위와 찬 것에 노출되면 증상이 심해지므로 외출할 때 따뜻하게 입습니다. 증상이 심해지면 감각 저하로 사고 위험이 증가하니 가능한 한 직접 운전은 하지 않는 게 좋겠죠.

신장 기능 변화

일부 항암제는 방광염이나 신장 기능 장애와 전해질 이상을 일으킬 수 있습니다. 그러나 예방을 위한 보조 치료를 실행하여 실제로 발생하는 경우는 드뭅니다. 신장 기능 장애를 예방하기 위해서 다량의 수액과 이뇨제를 투여하고, 혈액 검사를 통해 신장 기능의 변화를 확인합니다. 또 출혈성 방광염을 예방하기 위해 수액이나 해독제를 투여하기도 합니다.

신경계 기능 변화

신경계 기능에 변화가 생기면 손발에 저린 느낌이 들고 화끈거림, 무감각, 통증이 나타납니다. 걸을 때도 발에 통증이 느껴지고 근육통과 함께 허약감과 피로가 따라옵니다.

증상이 심해지면 몸의 균형을 잘 잡을 수 없고, 물건을 집거나 옷에 단추를 채우는 등의 일상 활동이 어렵습니다. 의식 변화와 기억력 장애, 경련과 이명, 청력 기능이 떨어지는 경우도 있습니다.

이런 증상을 막기 위해서는 칼, 가위 등 날카로운 도구를 사용하는 데 주의하고 넘어지지 않게 조심합니다. 요리, 설거지, 화분이나 화단 관리를 할 때 반드시 장갑을 착용해 손을 보호하고, 맨발이나 슬리퍼보다는 편한 운동화를 신는 것이 좋습니다. 찬 것에 노출되었을 때 손발 저림이 더 심해질 수 있으니 양말이나 장갑을 착용하는 습관을 들이도록 합니다.

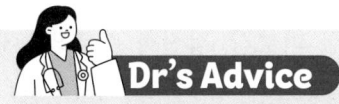

Dr's Advice

말초신경병증 증상 완화에 도움 되는 행동과 치료

기분 좋은 상상을 하는 상상 요법, 심호흡을 통해 근육을 이완시키는 이완 요법, 다른 곳으로 관심을 돌리는 전환 요법, 긍정적인 생각으로 행동해 증상을 관리하는 인지 행동 요법 등은 증상을 완화시켜 줍니다. 말초신경병증이 심해져 일상생활 유지에 어려움이 있다면 재활치료와 약물치료도 도움이 될 수 있습니다.

간 기능 변화

일부 항암제는 간 기능을 떨어뜨릴 수도 있습니다. 치료가 진행되면 주기적으로 혈액 검사를 통해 변화를 확인합니다. 한약, 건강 보조식품 등의 민간요법은 간 기능에 영향을 미치기 때문에 임의로 복용하지 말고 반드시 의료진과 상의하세요.

폐 기능 변화

일부 항암제는 폐 기능 저하, 폐섬유증, 폐렴과 같은 폐 합병증을 유발할 수 있습니다. 주기적인 폐 기능 검사, 흉부 엑스레이 등을 통해 변화를 확인합니다. 호흡곤란, 마른기침, 발열 등의 증상이 새롭게 발생하거나 기존의 증상이 심해졌다면 의료진에게 알리십시오.

생식 기능과 성 기능 변화가 있을 때

항암제에 따라 생식 기능이나 성 기능에 변화가 나타날 수 있습니다. 이런 변화는 항암제의 종류, 용량, 치료 기간, 환자의 나이, 건강 상태 등에 따라 다릅니다. 남성의 경우에는 정자 수와 운동 능력의 감소로 일시적 또는 영구적인 불임이 되기도 합니다. 치료에 의한 피로감, 정신적 스트레스에 의한 일시적인 성욕 감퇴나 발기 부전을 경험할 수도 있습니다. 불임 가능성이 높은 항암제를 투여하는 경우 치료 시작 전에 정자를 모아 냉동 보관할 수도 있습니다.

여성의 경우에는 난소 기능이 떨어지고 난소에서 생성되는 호르몬이 줄어 생리 주기가 불규칙해지거나 일시적인 중단 또는 조기 폐경, 불임이 발생할 수도 있습니다. 호르몬의 변화로 얼굴이 달아오르거나 쉽게 우울해지고 질 건조나 가려움이 나타날 수도 있고요. 성교할 때 통증을 느낀다면 윤활제가 도움이 될 수 있습니다. 불임 가능성에 대비하여 미리 난자 또는 배아를 동결 보존하거나, 항암치료 중 주기적인 호르몬제 투여를 통해 난소 기능을 보호할 수 있습니다.

마음가짐과 생활 관리

항암제 치료를 받는 환자는 몸이 힘들어지면 더 쉽게 짜증나거나 기분이 나빠지고 마음이 불안해지기도 합니다.

이런 마음의 변화는 자연스러운 현상이지만 그냥 내버려두면 치료에 부정적인 영향을 미칠 수 있고, 주변 사람들과의 관계를 불편하게 만들 수 있습니다. 적당한 활동이 체력을 유지하고 스트레스를 해소하는 데 도움이 됩니다. 치료를 시작한 후 몸이 힘들다고 해서 모든 활동을 멈출 필요는 없습니다. 무리하지 않는 선에서 가능한 한 예전의 활동을 유지하는 것이 마음을 편하게 하며 자기 관리에도 도움이 됩니다.

내 몸의 변화에 맞는 생활계획표를 만들거나 좋아하는 취미를 즐기는 것도 좋습니다. 산책, 스트레칭, 요가 등 규칙적인 운동과 신앙생활 등 마음을 안정시키는 활동도 효과적입니다. 그리고 활동 후에는 충분한 휴식을 취하는 것도 중요합니다. 대화는 환자의 마음을 편안하게 하고 문제 해결에도 긍정적인 영향을 끼칩니다. 환자가 신뢰하는 사람 또는 정신과 의사나 사회복지사 등 전문가와의 상담도 좋고, 가족이나 친구와 전화한다든지, 일기를 쓰고 "고맙다" "사랑한다" 등의 표현을 하는 것도 도움이 됩니다. 교육 모임을 통해 도움 되는 다양한 정보를 얻고, 항암치료를 받는 환자를 만나 이야기를 나누는 것도 한 가지 방법입니다.

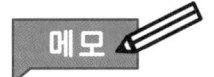

마음을 다스려 보세요

✓ 조용히 나의 감정과 생각을 들여다본다.

✓ 깊고 천천히 숨을 쉰다.

✓ 마음이 편안해지는 음악을 듣는다.

✓ 창문 밖 등 멀리 있는 사물이나 풍경을 바라본다.

✓ 이 닦기, 식사하기, 산책하기 등 일상생활에 집중한다.

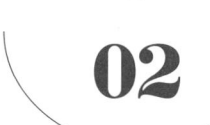

방사선 치료에 따른 증상 관리

암 진단을 받은 환자는 방사선 치료를 받는 경우가 많습니다. 방사선 치료는 암 부위에 방사선을 쏘여 종양을 없애거나 줄이는 방법인데, 치료 과정에서 여러 가지 신체 변화가 나타날 수 있습니다. 이런 증상에 대해 미리 알고 적절히 대처하면 효과적인 치료를 받을 수 있습니다.

치료 기간 중 느끼는 피로감 다스리기

방사선 치료를 받는 환자의 대부분은 피로를 경험하며, 보통 방사선 요법이 시작된 후 피로가 시작되고 치료 후반으로 갈수록 심해지기도 합니다. 요즘의 방사선 치료는 치료 기간이 매우 짧은 경우도 흔하여 2~3주 내로 끝나기도 합니다. 짧은 방사선 치료를 하더라도 피로는 가장 흔하게 호소하는 증상 중의 하나입니다. 하지만 이러한 피로감은 방사선 치료가 끝나고 1~2개월 정도 지나면 서서히 사라집니다.

피곤하다고 해서 치료가 안 되고 있다거나 병세가 악화된 것은 아닙니다. 이러한 피로감을 관리하려면 규칙적인 운동, 균형 잡힌 식사가 필요합니다.

피로를 관리하는 효과적인 방법

· 피로 관리에 가장 효과적인 방법은 규칙적인 운동입니다. 적당한 휴식과 함께 걷기나 스트레칭 등을 매일 30분 정도 하도록 합니다.

· 영양이 부족하면 피로가 심해질 수 있으니 균형 잡힌 식사를 하세요. 충분한 수분 섭취(하루 8컵 정도)는 피로 감소에 효과적입니다.

피부가 트거나 짓무를 때

치료가 진행되면서 방사선 조사 부위의 피부가 햇볕에 그을린 것처럼 붉어지거나 검게 변색되기도 하고, 트거나 짓무르며 벗겨질 수 있습니다. 이런 경우 담당 의사와 상의 없이 연고나 외용약을 사용하는 것은 절대 금물입니다.

치료 목적으로 바르는 연고도 방사선 치료 몇 시간 전에 바르는 것은 주의해야 합니다. 연고나 외용약이 피부 위에 막을 만들어, 치료 시 방사선과 작용해 피부에 더 큰 손상을 줄 수 있기 때문입니다. 파스도 피부에 막을 형성해 방사선과 작용하므로 피부가 손상될 수 있고, 파스를 떼면서 약해진 피부가 상할 수 있으므로 치료 부위에 붙이면 안 됩니다. 피부 부착형 진통제를 사용할 경우에는 반드시 의사와 상의하세요. 또한 치료 부위가 가렵더라도 절대 긁거나 문지르지 말고, 면 소재의 헐렁한 옷을 입는 것이 좋습니다.

구강 부위와 목 부위에 치료를 받고 있다면 구강 내 점막과 치료 부위의 피부가 약해집니다. 따라서 면도를 해야 한다면 피부 상처 예방을 위해 반드시 전기면도기를 사용하십시오.

머리가 빠질 때

방사선 치료 부작용은 치료를 받는 부위에 나타나므로, 치료 부위에 따라 두피, 속눈썹, 눈썹, 음부, 다리 등 다양한 부위에서 탈모가 발생할 수 있습니다. 물론, 방사선 치료가 시행되지 않는 부위에서는 탈모가 발생하지 않습니다. 예를 들어, 머리에 방사선 치료를 받으면 머리카락이 빠질 수 있지만, 다리에 방사선 치료를 하면 머리카락은 빠지지 않고 다리 털이 빠질 수 있습니다. 모낭에 들어간 방사선량에 따라 탈모가 영구적일지 일시적일지 결정됩니다. 대개는 모낭 자체에 들어가는 선량이 많지 않아 일시적인 경우가 많지만, 매우 많은 방사선량으로 치료가 진행되면 영구적인 탈모가 발생하기도 합니다. 탈모는 보통 방사선 치료 시작 후 2~3주가 지나면 나타나고, 치료가 끝난 후 4~6개월 정도 지나면 모발이 다시 자랍니다.

방사선 조사 부위의 두피나 피부가 붓거나 건조해지며 통증을 동반할 수도 있습니다. 가급적 치료 부위에 자극을 주지 않아야 합니다. 두경부에 치료를 받는 환자는 가능한 한 머리를 자주 감지 않는 것이 좋습니다. 머리를 감을 때는 자극이 적은 샴푸(어린이용 샴푸) 혹은 중성 샴푸를 사용하고 상처가 나지 않도록 손톱이 아닌 손가락 끝으로 가볍게 감습니다.

목이 아프고 입안에 염증이 생길 때

머리나 목 부위에 방사선을 쪼이는 경우 구강 내 점막이 헐거나 약해져서 식사하기가 힘들 수 있습니다. 구강 건조 증상은 대개 치료 2~3주부터 발생해서 치료 종료 2~3주 후부터 서서히 소실됩니다. 치료 시작 2주 정도가 지나면 목이 쉬거나 약간 목이 아프기도 하고 입맛이 떨어질 수도 있습니다. 치료 부위에 따라 다소 차이가 있지만 구강 점막, 치아, 치료 부위의 피부 등에 염증이 생기기도 합니다. 또 타액 분비가 적어져 입안이 건조해질 수 있습니다. 이 기간에는 뜨겁거나 자극적인 음식을 피하고 수분이 많은 음식(죽, 수프)을 섭취하는 것이 좋습니다. 특히 담배와 술은 구강 건조를 악화시키거나 구강 점막을 자극해 통증을 유발하므로 절대 삼가십시오.

식도가 따갑고 쓰릴 때

식도나 식도 근처에 방사선 치료를 받는 경우, 방사선으로 인해 식도 점막이 일종의 염증 상태가 됩니다. 이로 인해 속이 따갑고 음식을 삼킬 때 걸리는 느낌이 들 수 있습니다. 방사선 치료로 인한 식도염은 대개 치료 2~3주부터 발생해서 방사선 치료가 끝나고 2~3주 정도가 지나면 호전됩니다. 증상이 심할 경우, 제산제나 위산 억제제, 때에 따라서는 진통제를 처방하기도 합니다.

식욕이 없고 토할 것 같을 때

방사선 치료를 받는 동안에는 복부 팽만감, 식욕 감퇴, 메스꺼움, 구토 등의 증세가 발생할 수 있습니다. 증상을 완화하기 위해 가급적 소화가 잘되는 음식을 먹도록 하고, 치료 두세 시간 전에는 음식물 섭취를 삼가십시오.

대개 4~5회 이상 치료를 받을 때쯤 적응이 되면서 증상이 감소합니다.

설사를 자주 할 때

복부와 골반 부위에 방사선 치료를 받으면 메스꺼움, 복통, 설사가 생길 수 있습니다. 치료 시작 후 2~3주 정도가 지나면 나타나는데, 방사선이 장 내에 경미한 염증을 일으키기 때문입니다. 설사가 나타날 때는 수분을 충분히 섭취하고 식사는 소량씩 자주 먹고, 자극적인 음식, 차가운 음식, 커피, 섬유질이 많은 채소, 익히지 않은 음식, 기름진 음식 등은 피해야 합니다. 설사는 치료 후 수주 내에 대개 호전됩니다. 증상이 심하거나 장기간 지속되는 경우에는 담당 의사와 상의하십시오.

치료 부위의 골절 주의하기

암이 뼈로 전이된 경우 통증을 완화하고 골절을 예방하거나 치유 과정을 촉진하기 위해 방사선 치료를 하기도 합니다. 다만 치료 후 뼈의 통증은 감소하지만 뼈가 회복되기까지는 약 6개월 이상의 시간이 필요하므로 치료 부위에 부담이 가는 불필요하거나 과도한 활동은 자제하십시오.

마음가짐과 생활 관리

종양은 정상세포의 성장에 필요한 영양분까지 흡수하는 소모성이 매우 큰 질환입니다. 종양 자체 때문에 식욕이 떨어진 상태에서 방사선 치료를 받으면 치료 부작용으로 음식물 섭취가 더 힘들어지기 때문에 세심한 영양 관리가 필요합니다. 소화가 쉽고 영양가 높은 음식물을 섭취하도록 노력하세요. 한 번에 많은 양을 먹기보다 적은 양으로 나눠 여러 번 자주 섭취하는 게 좋습니다. 그리고 점 문신(방사선 치료 부위를 표시하기 위한 반영구적 문신) 혹은 표면유도기법(몸에 표시를 남기지 않고 특수 카메라를 이용하여 추적하는 기법)을 받은 경우는 제외하고 치료기간 중에는 샤워를 하지 않는 것이 좋습니다. 몸에 표시된 그림이 지워지면 방사선을 쏘는 부위가 달라질 수 있기 때문입니다. 치료 부위를 제외하고는 씻을 수 있으나 대중탕을 이용하지 말고 집에서 간단히 샤워만 하세요.

치료 중 그리고 치료 후 2~3개월까지는 치료 부위 피부가 약해진 상태입니다. 사우나, 찜질 등을 피하고 거친 수건 및 타월도 사용하면 안 됩니다. 주위 사람에게 방사능 노출로 피해가 되면 어쩌나 걱정이라면 걱정하지 마세요. 방사선 치료를 한다고 주위 사람에게 방사능이 노출되지는 않습니다.

또 골반을 포함하지 않는 부위에 치료를 받았다면 정상적인 부부 관계가 가능합니다. 그러나 골반 부위에 방사선 치료를 받았다면 치료가 끝난 후 4~6주가 지나 골반 조직이 회복된 후에 정상적인 부부 관계를 할 수 있습니다. 특히 자궁암으로 방사선 치료를 받았다면 정기적인 검진과 검사가 필요합니다. 또 질 협착 예방을 위한 관리가 필요하니 담당 간호사와 상담하세요.

Dr's Advice

방사선 치료 중 권할 만한 음식

무엇보다 중요한 것은 환자가 치료를 잘 마칠 수 있도록 체력을 유지하는 것입니다. 이를 위해서는 균형 잡힌 영양 섭취가 필수적입니다. 단백질이 많이 함유된 육류, 두부, 생선, 계란, 우유, 닭고기 등을 챙겨 드시고, 식사량이 부족할 경우 적절히 간식을 섭취하세요. 커피, 매운 음식, 짠 음식 등 자극성이 강한 음식은 좋지 않습니다.

술, 담배, 식이요법, 한방요법(한약), 민간요법, 대체요법 등은 권장하지 않습니다. 특수 식품(보양제)도 복용 전 반드시 담당 의사와 상담하세요.

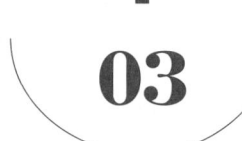

양성자 치료에 따른 증상 관리

양성자 치료도 방사선 치료의 일종이므로 부작용이 없지는 않습니다. 다만 양성자 치료의 특성상 엑스선을 이용한 방사선 치료에 비해 주변 정상 조직 손상이 적어 부작용이 적습니다. 그렇기 때문에 특히 소아암이나 방사선 치료 부위에 암이 재발한 경우 많은 도움이 됩니다. 방사선 치료와 마찬가지로 치료하는 부위, 빈도, 중증도에 따라 부작용 정도의 차이가 있습니다. 이러한 증상에 대해 미리 알고 적절히 대처하면 효과적인 치료를 받을 수 있습니다.

피부에 부작용이 생겼을 때

대부분의 부작용이 방사선 치료보다 적지만 예외적으로 피부 관련 부작용은 많이 나타날 수 있습니다. 치료 부위가 피부에 가까울수록 더 많이 생기는 경향이 있습니다. 따라서 양성자 치료 부위의 피부 관리가 중요합니다.

자극을 줄여주세요

우선은 자극을 줄여야 합니다. 방사선 피부염은 일종의 화상과 같아서 피부 표면이 약해지고 마찰에도 약해지기 때문에 뜨거운 물에 닿지 않도록 조심하고 때 밀기 등 거친 마찰을 가하지 않아야 합니다. 가렵다고 해서 긁으면 피부 손상이 심해질 수 있습니다. 예를 들어 등쪽 가까운 곳에 있는 종양에 양성자 치료를 하면 등쪽 피부가 약해지는데, 어느 환자분이 가렵다고 아무 생각 없이 효자손으로 긁었다가 피부염이 너무 심해져 고생했다고 합니다. 찜질, 사우나, 때 밀기 등을 하지 않는 것은 양성자 치료 환자의 기본 수칙입니다.

피부 보습에 신경 써주세요

피부 보습이 중요합니다. 보습제를 꾸준히 자주 발라주는 것이 좋은데, 특히 샤워를 하고 난 후에는 꼭 바르는 것이 좋습니다. 무엇보다 치료 부위에 잘 발라줄 필요가 있습니다. 보통 젤은 보습력이 크림보다 강하지 않기 때문에 젤보다는 크림을 바를 것을 추천합니다. 피부 건조감이 심한 경우에는 연고 등의 처방이 필요할 수 있으므로 양성자 치료 전문 의료진과 상의하시기 바랍니다.

밴드나 거즈를 붙이지 마세요

피부가 까졌을 때 환부에 일회용 밴드나 거즈 같은 것을 붙이는 경우가 있는데 그러면 접착 테이프를 뗄 때 피부가 다 벗겨지므로 절대로 밴드나 거즈를 상처에 붙이면 안 됩니다. 피부 벗겨짐 등의 피부 부작용은 치료가 끝나면 천천히 개선되는데, 치료 후 2주까지는 점점 나빠지는 듯하다가 2주가 지나면서 조금씩 회복되어 두 달 정도 후에는 대부분 회복이 됩니다.

자외선차단제를 바를 때 유의할 사항

양성자 치료를 할 때 피부가 탈까 봐 자외선차단제를 발라도 되는지 물어보시는 분들이 많습니다. 치료실에 들어가기 직전에만 바르지 않으면 됩니다. 집에서 바르고 오는 것은 문제가 되지 않지만, 치료 직전에 자외선차단제를 바르면 바로 밑의 피부가 더 탈 수 있으므로 주의가 필요합니다.

탈모가 생겼을 때

양성자 치료를 받으면 치료 부위에 일시적인 탈모가 생길 수 있습니다. 예를 들어 머리에 양성자 치료를 하면 머리카락이 빠질 수 있습니다. 다른 부위에 양성자 치료를 받았다면 머리카락은 괜찮아도 치료 부위 근처의 털은 다 빠질 수 있습니다. 다시 자라지만, 새로 나는 시기는 개인차가 상당히 큽니다.

피로감을 느낄 때

왜 피곤이 발생하는지에 대한 정확한 이유는 아직 밝혀지지 않았지만 일단 치료 후에 푹 쉬면 피로감이 개선됩니다. 또한 가벼운 운동은 피로를 이겨내는 데 도움이 되니 양성자 치료 담당 의료진과 상의 후 적당한 운동을 하시기 바랍니다. 그래도 너무 피곤하면 운동을 하기가 쉽지 않으니 우선 충분한 휴식 후 가볍게 시도하고 무리하지 않는 정도로 시작하시기 바랍니다.

입맛이 떨어질 때

양성자 치료를 하는 동안 입맛이 떨어져 식사량이 많이 줄어들 수 있습니다. 먹는 양이 줄어드니 변비도 생길 수 있습니다. 물만 먹어도 울렁거리는 증상이 있어서 수분 섭취량까지 줄어들 수 있습니다. 치료를 견디기 위해서는 무엇보다 잘 먹고 식사량을 늘리는 것이 급선무입니다.

잘 먹는 것에 가장 신경을 쓰세요

잘 먹는 것이 가장 중요하다 보니 당뇨 환자는 당이 높아질 수 있습니다. 양성자 치료 기간에는 그 무엇보다 먹는 것이 우선되어야 하기 때문에 당뇨 환자라도 당은 조절하되 먹는 것은 줄이지 않도록 하세요.

골고루, 조금씩, 자주 먹는 습관을 들이세요

채소만 먹어서는 힘을 쓸 수가 없으니 고기도 반드시 먹어야 합니다. 그래야 근육이 줄어드는 것을 막을 수 있습니다. 한꺼번에 많이 먹기 힘들다면 골고루, 조금씩, 자주 먹는 것을 습관화하세요. 영양가 높은 간식, 군것질을 통해 먹는 양을 확보하는 것이 중요합니다. 커피도 마셔도 되고 밀가루 음식도 먹어도 됩니다. 음식을 가리지 말고 골고루 균형 있는 식사를 하는 것이 중요하다는 사실을 꼭 기억하세요.

농축액은 먹지 마세요

무엇이든 먹는 것이 중요하지만, 달인 농축액 등은 절대로 드시면 안 됩니다. 양성자 치료로 인해 약해진 간과 콩팥의 기능에 나쁜 영향을 주어서 치료에 지장을 줄 수 있기 때문입니다. 만약 체중이 빠질 정도로 잘 못 먹는 상황이라면 팩이나 캔에 든 영양 음료를 처방받아서 드십시오.

영양제 주사보다는 음식으로 영양을 섭취하세요

밥맛이 없어 식사를 너무 못하는 경우, 영양제 주사를 맞아도 되는지 궁금해하는 분들이 많습니다. 그런데 사실 주사보다는 입으로 먹는 음식이 가장 좋은 보약입니다. 음식을 정말 못 먹을 때는 앞서 말한 영양 음료를 드시는 것이 좋습니다. 그렇게 했는데도 심각한 체중 저하나 탈수 현상이 있으면 영양제 주사를 권하지만 주사에 의지하는 것은 그다지 좋지 않습니다. 위의 기능을 유지하려면 음식을 먹는 것이 매우 중요하고, 입으로 먹는 것이 주사를 맞는 것보다 영양 흡수율이 높기 때문입니다.

더구나 입맛이 없다고 해서 영양제 주사로 대신하려고 하면 점점 더 못 먹게 되는 경우가 있습니다. 그런 상황에서는 아무리 주사를 맞아도 소용이 없으니 되도록 음식으로 섭취하는 것이 가장 좋다는 것을 기억하고 실천하십시오.

그럼에도 너무 못 먹을 때는 의사와 상의해 식욕 촉진제 처방을 받을 수도 있습니다. 하지만 약이 모든 것을 해결해 주지는 않기 때문에 제한적으로 처방을 하고 있습니다. 약에 의존하기보다는 먹으려는 의지를 갖고 살기 위해 먹어야 합니다.

04

면역항암제 치료에 따른
증상 관리

우리 몸의 면역세포가 암세포를 공격하려면 먼저 암세포를 인지하는 과정이 필요한데, 암세포에는 면역세포가 암세포를 인지할 수 없도록 하는 면역회피기능이 있습니다. 면역항암제(면역관문억제제)는 암세포의 이러한 면역회피기능을 약화시켜 면역세포가 암세포를 잘 알아보게 만들어줍니다. 종양세포를 직접 공격하는 세포독성항암치료나 암세포의 분자 표적을 공격하는 표적 치료와 달리, 면역 항암치료는 면역체계를 활용하지만 이 또한 정상세포에 영향을 미치는 부작용이 발생할 수 있습니다. 대부분 경미한 편이지만 드물게 치명적인 부작용이 발생할 수도 있어서 조기에 발견하는 것이 매우 중요합니다.

면역항암제의 효과와 부작용

우리 몸에는 면역반응이 과도하게 나타나지 않도록 조절하는 '관문'이 있는데, 면역항암제인 면역관문억제제는 이를 억제하는 역할을 합니다. 우리 몸은 외부의 침입, 즉 세균이나 바이러스에 감염되면 이를 적절하게 이겨내기 위해 면역체계를 활성화합니다. 대표적으로 감기나 폐렴 등의 감염이 생기면 염증반응으로 열이 나는데 이러한 발열 또한 면역 작용에 의해 나타나는 현상입니다. 하지만 염증반응이 과도하게 일어나면 오히려 몸에 해롭기 때문에, 우리 몸은 면역 관문을 통해 과도한 면역반응을 적절히 조절합니다. 이 관문이 제대로 작동하지 못하면 면역 항진에 의한 자가면역 질환이 발생하며, 면역 상태가 항진이라는 것은 인체의 높은 염증반응 때문에 염증 질환이 쉽게 발생할 수 있음을 뜻합니다.

암세포는 우리 몸에서 살아남기 위해 면역 관문을 조종해 마치 정상세포인 것처럼 꾸며 면역세포로부터 자신을 보호합니다. 면역항암제는 이러한 암세포의 작용을 억제함으로써 면역세포가 암을 공격해 없앨 수 있게 해줍니다. 면역항암제 치료는 기존의 세포독성항암치료와는 그 효과가 다릅니다. 환자가 가지고 있는 정상적인 면역반응을 조절함으로써 치료 효과가 길게 지속된다는 것이 가장 큰 특징입니다. 기존의 세포독성항암제에서 보이는 혈구 감소, 메스꺼움, 구토, 탈모 등의 증상이 거의 없기 때문에 부작용이 적거나 경미할 수 있습니다. 그러나 매우 드물게 치명적인 부작용이 발생할 수도 있어 조기 발견이 무척 중요합니다. 따라서 어떤 부작용이 있는지, 부작용에 어떻게 대처해야 하는지 미리 공부해 둔다면 부작용을 조기에 발견하여 관리하는 데 도움이 될 것입니다.

면역항암제 치료 전 고려사항

면역항암제 치료를 하면 우리 몸에 염증반응이 일어나는 부작용이 생길 수 있는데 이를 면역 관련 부작용이라고 합니다. 면역항암제 치료를 시작하기 전에는 부작용에 취약하지는 않은지 확인하는 과정이 필요합니다. 만약 환자에게 자가면역질환이 있거나 자가면역조절제를 적극적으로 사용하고 있다면 면역항암제로 치료를 할 경우 원래의 자가면역질환이 악화될 수 있습니다. 따라서 치료 전에 본인의 질환이나 과거의 치료에 대해 의료진과 상의해야 합니다.

부작용은 언제 가장 잘 나타나고, 얼마나 자주 생기나요?

　면역항암제 치료의 부작용은 주로 조기에 일어납니다. 대부분 치료 시작 몇 주 또는 3개월 이내에 발생하지만, 첫 부작용이 나타나기까지 며칠이 걸릴 때도 있고 치료 후 1년 이후에 발생하는 경우도 있습니다.

　면역 관련 부작용은 심한 정도에 따라 1에서 4까지의 단계로 나눕니다. 1단계 부작용은 경미, 2단계는 중간, 3단계는 심각, 4단계는 매우 심각입니다. 하지만 특정 부작용이 어느 단계인지를 정하는 기준은 어떤 부작용

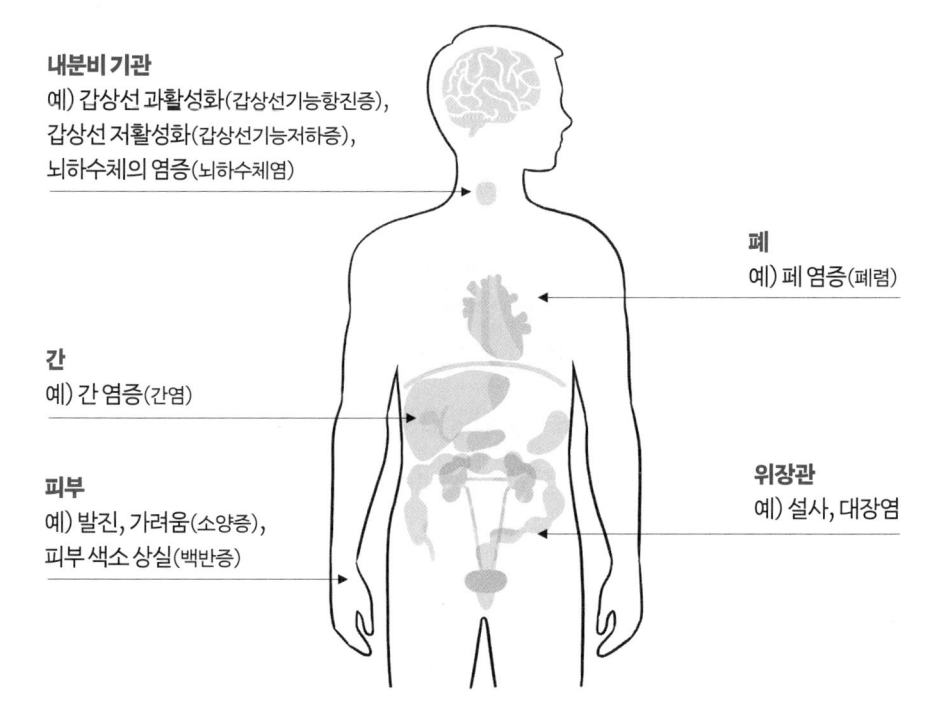

내분비 기관
예) 갑상선 과활성화(갑상선기능항진증),
갑상선 저활성화(갑상선기능저하증),
뇌하수체의 염증(뇌하수체염)

폐
예) 폐 염증(폐렴)

간
예) 간 염증(간염)

피부
예) 발진, 가려움(소양증),
피부 색소 상실(백반증)

위장관
예) 설사, 대장염

면역항암제의 부작용은 주로 피부, 대장, 내분비 기관(뇌하수체, 갑상선), 간과 폐에서 일어남

면역항암제 치료 부작용 발견 시 대처법

면역 관련 부작용은 조기에 발견하면 건강에 치명적이지 않고 개선할 수 있기 때문에, 무엇보다 우려되는 증상을 의료진에게 알리는 것이 가장 중요합니다.

인지에 따라 다를 수 있습니다. 부작용 관리의 목표는 항상 부작용이 심각해지기 전에 해결하는 것이므로 걱정되는 증상이 있다면 의료진에게 가급적 빨리 이야기하십시오.

피부 부작용

피부 부작용은 가장 흔한 면역 관련 부작용으로 주로 발진, 가려움증이 생기고, 일부 흑색종 환자에게서는 피부 색소가 상실되는 백반증 증상이 나타납니다. 약제에 따라 다르지만 약 30~45%에서 나타날 수 있고 심각한 부작용은 2~4%의 빈도를 보입니다. 경미한 부작용은 스테로이드 연고와 항히스타민제 연고 또는 먹는 약 복용으로 조절이 가능하고, 이후 주의 깊게 상태를 관찰합니다. 중증이면 경구용 스테로이드제도 같이 투여합니다.

피부에 발진, 가려움증이 생기면 자극이 적은 비누를 쓰십시오. 또한 피부 보습제를 사용해 피부가 건조하지 않게 유지하고 하루 1~2리터 정도의 충분한 수분을 섭취하세요. 자극이 적다면 화장품 사용이나 메이크업도 가능합니다. 자외선이 피부 건조증과 발진 증상을 악화시킬 수 있으므로 야외활동 시 반드시 자외선차단제(자외선 차단지수 30 이상)를 바르고 모자를 착용합니다. 뜨거운 물로 샤워하거나 사우나, 찜질방에 가는 것은 피하는 게 좋습니다.

피부 발진을 평가하기 위해 의료진이 신체 면적을 계산하는 방법

- 1단계: 다른 증상과 상관없이 발진이 몸 전체 면적의 10% 미만을 덮는 경우

- 2단계: 다른 증상과 상관없이 발진이 몸 전체 면적의 10~30%을 덮어 정상적인 일상생활에 지장이 있는 경우

- 3단계: 다른 증상과 상관없이 발진이 몸 전체 면적의 30% 이상을 덮어 스스로를 돌보기가 어려운 경우

- 4단계: 감염이나 다른 합병증을 동반한 발진이 몸 전체 면적의 30% 이상을 덮어 병원 중환자실 입원이 필요한 경우

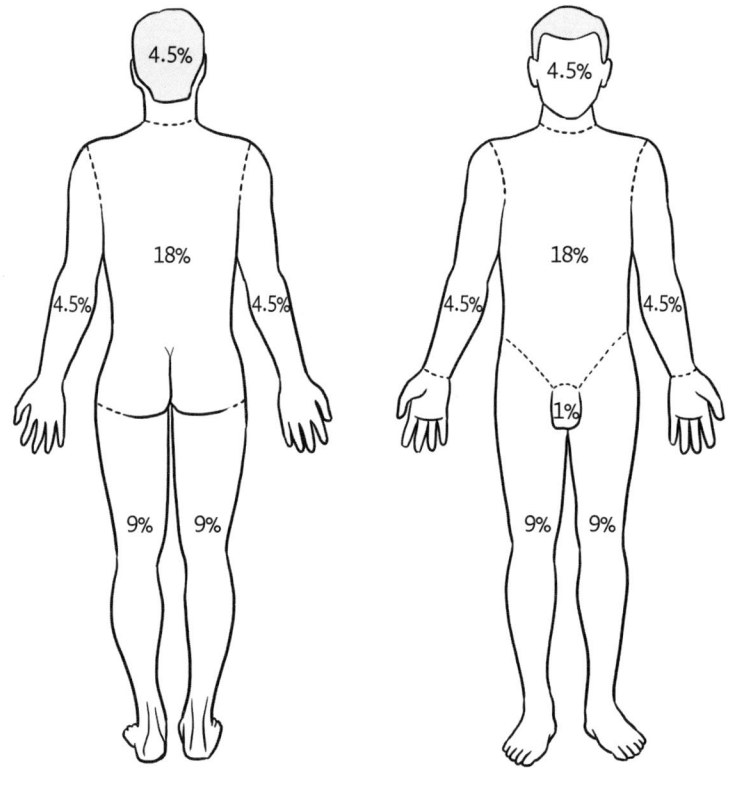

피부 발진을 평가하기 위해 의료진이 신체 면적을 어떻게 계산하는지 보여주는 그림

위장관계 부작용

위장관계 부작용으로는 보통 설사가 흔하고(27~54%) 중증의 대장염을 유발하는 경우는 0.6%로 매우 드뭅니다. 하루 3회 이내의 경미한 설사라면 면역항암제 치료를 지속하면서 지사제를 복용하고, 수분을 충분히 섭취하면서 섬유질이 많은 음식이나 유당 섭취는 피합니다. 하루 4~6회 설사를 하는 중등도 증상을 보이는 경우에는 즉시 치료를 중단하고 대증요법(증세에 대해서만 실시하는 치료법)을 실시하면서 반응을 관찰하고 낮은 용량의 스테로이드를 사용할 수 있습니다. 하루 7회 이상의 설사, 심한 복통을 호소하는 중증의 대장염이 발생했다면 즉각 면역항암제 투여를 중단하고, 대증요법과 높은 용량의 스테로이드를 투여해야 합니다. 증상이 회복된 후에도 면역항암제 투여는 불가능할 수 있습니다.

간 독성

간 독성은 대부분 증상 없이 간기능 검사에서의 수치 상승으로 발견되지만 일부 환자에게는 무기력증과 발열이 동반될 수도 있습니다. 면역항암제를 투여할 때는 매 주기마다 간기능 검사를 합니다. 간기능 이상이 발견되면 암의 간 전이, 바이러스성 간염, 다른 병용 약제에 의한 간독성은 아닌지 감별해야 합니다.

폐렴

간질성 폐렴은 면역항암제 투여 중 언제라도 발생할 수 있으며, 전격적으로 발생하기도 하지만 대부분 점진적으로 악화되는 만성적 형태로 나타납니다. 기침과 호흡곤란이 주요 증상이고 흉부 엑스레이 등을 통해 확인할 수 있습니다. 만성적이고 경미한 증상의 간질성 폐렴은 진행 양상을 면밀히 관찰하면서 항암치료를 지속할 수도 있지만, 중증의 간질성 폐렴이라면 치료를 중단하고 전신 스테로이드를 투여합니다. 심각한 폐렴은 1~2%에서 나타나지만 0.2~0.4%는 치료를 영구히 중단해야 하는 경우에 해당합니다. 호흡곤란, 마른기침, 발열 등의 증상이 새롭게 발생하거나 기존의 증상이 심해졌다면 의료진에게 알리십시오.

내분비계 부작용(갑상선기능이상, 뇌하수체염)

갑상선기능저하증은 내분비계 부작용으로 흔히 볼 수 있고, 4~10%에서 발생하는 것으로 보고됩니다. 다른 부작용은 조기에 치료를 하면 호전을 보이나 내분비계 부작용은 장기적 치료가 필요한 경우가 많습니다. 갑상선기능저하를 보이면 갑상선호르몬인 티록신(Thyroxin)을 투여합니다. 갑상선기능항진증 또한 발생할 수 있으나 1~7% 정도로 드물게 보고되고 있습니다.

뇌하수체의 염증반응으로 인해 발생하는 뇌하수체염은 드물긴 하지만 발생하면 매우 치명적일 수 있습니다. 내분비계 부작용은 피로감 등의 비특이적인 증상에서부터 두통, 메스꺼움, 어지럼증, 시력 감소, 무월경 등의 증상이 나타날 수 있습니다. 이러한 증상이 있으면 반드시 의료진에게 알리십시오.

표적항암제 치료에 따른
증상 관리

암세포에 과하게 발현되는 특정 단백질이나 암세포의 분화, 성장에 관여하는 세포 내 신호 전달을 차단하는 표적항암제는 정상세포에 미치는 영향이 적어 부작용이 적다는 장점이 있습니다. 하지만 세포독성항암치료와는 다른 부작용이 발생할 수 있어 주의해야 합니다. 어떤 부작용이 있는지 자세히 알고 대처해야 치료 효과를 높일 수 있습니다.

표적항암제의 부작용

통상적인 세포독성항암제의 경우 암세포를 죽이는 데는 효과가 있지만 정상세포까지 손상되기 때문에 여러 가지 부작용이 발생할 수 있습니다. 어떤 경우에는 그 부작용으로 치료를 유지하기 힘들 수도 있습니다. 이런 상황이다 보니 많은 환자와 의료진은 기존의 항암제가 가진 약점을 극복한 부작용이 없는 약이 개발되길 원했습니다. 환자들의 염원과 의료진들의 굳은 사명으로 오랜 시간 암세포의 유전자를 끈질기게 연구한 결과, 기적처럼 새로운 약들이 개발되기 시작했습니다. 즉 완벽하진 않지만 기존의 항암치료제와 달리 암세포만 공격하는 표적치료제가 나오기 시작했습니다. 따라서 지금 암을 겪고 있는 환자와 가족들은 새롭게 나온 표적치료제에 대해서도 올바르게 알고 대처할 필요가 있습니다.

표적항암제는 기존의 항암치료제에 비해 부작용이 적고 그 종류가 다를 뿐이지 부작용이 아예 없는 건 아닙니다. 또한 표적항암제의 경우 암종별 사용하는 약제가 다르기 때문에 그에 따른 부작용의 양상도 매우 다릅니다. 정상세포에 영향을 주는 항암제와 달리 공통적으로 나타나는 부작용이 따로 있다기보다 약제에 따라 부작용이 다른 것이 특징이라고 할 수 있습니다. 따라서 어떤 부작용이 있는지, 어떻게 대처해야 하는지 미리 알아두면 부작용을 조기에 발견하여 관리하는 데 도움이 될 것입니다.

피부 발진

피부 발진은 보통 한 달 이내 생기며 주로 얼굴, 몸통, 두피에 많이 발생하고 가려움이 동반되기도 합니다. 피부 발진이 생긴 범위에 따라 전체 피부에서 10% 미만이면 경증, 10~30% 사이면 중등도, 약 30% 이상이거나 감염이 동반되고 증세가 심해 일상생활에 지장을 준다면 중증으로 분류합니다. 일부 경증 환자 및 중등도 이상부터는 스테로이드 연고와 항생제를 사용하고, 중증이면 경구용 스테로이드제도 같이 투여합니다.

피부에 발진이 생기면 피부에 자극이 적은 비누를 쓰십시오. 또한 피부 보습제를 사용하여 피부가 건조하지 않도록 하고 하루 1~2리터 정도의 충분한 수분 섭취를 권장합니다. 자극이 적은 화장품은 사용해도 되고 색조 화장도 가능합니다. 자외선이 피부 건조증과 발진 증상을 악화시킬 수 있으니 야외 활동 시 반드시 자외선차단제(자외선차단지수 30 이상)를 바르고

모자를 착용하세요. 뜨거운 물로 샤워하거나 사우나, 찜질방에 가는 것은
피하는 게 좋습니다.

손발톱 주위염

손발톱 주위염(Paronychia)은 피부 발진과 달리 약물 투여 후 2개월이
지난 후부터 생기며 손발톱을 청결하게 유지하고 주위에 바셀린을 발라 갈
라지지 않도록 예방합니다. 증상이 생겼다면 항생제 연고를 바르고 갈라진
부위에 액상 밴드(Liquid Bandage)를 바르면 도움이 됩니다. 통증과 염증
이 심한 경우 경구용 항생제를 복용합니다. 다행히 피부에 생긴 부작용은
시간이 지나면 완화되는 경향이 있고, 약제 투여로 호전될 수 있습니다. 적
절한 조치에도 해결이 되지 않을 경우에는 약제의 용량 조절 등의 방법을
추가적으로 논의해 볼 수 있습니다.

간질성 폐렴

표적항암제를 사용해서 생기는 증상 중 가장 치명적인 부작용은 간질성
폐렴입니다. 투약 후 주로 한 달 이내에 발생하고 1~2%(100명당 1~2명 정
도)의 발생 빈도를 나타냅니다. 주요 증상은 기침과 호흡곤란으로, 약물 복
용 중 기침이 심해지거나 호흡곤란이 발생하면 약물 복용을 중단하고 간질
성 폐렴 여부를 확인해 보는 것이 필요합니다.

수족 피부 반응 또는 수족 증후군

수족 피부 반응(Hand-foot Skin Reaction) 또는 수족 증후군(Hand-foot Syndrome)이란 경구용 항암제를 복용하는 암 환자에게 흔히 나타나는 이상 반응으로 손발바닥이 저리거나 무감각한 느낌이 들면서 붓거나 붉어지는 증상을 말합니다. 또한 손발바닥 피부가 두꺼워지는 과다 각화증이 생길 수 있습니다. 심하면 물집이 생기고 피부가 벗겨져 통증이 느껴지기도 합니다. 수족 피부 반응의 정도에 따라 의료진이 약물의 용량을 줄이거나 복용을 중단할 수 있습니다.

수족 피부 반응으로 인한 불편을 최소화하기 위해 아래와 같은 방법으로 증상 악화를 예방할 수 있습니다.

• 수족 피부 반응을 유발할 수 있는 약물치료를 시작한다면 손발톱을 깔끔하게 깎으세요. 가볍고 온기를 유지할 수 있는 장갑이나 양말을 착용하도록 합니다.

• 증상을 예방하기 위해서는 약 복용 시점부터 알코올이 함유되지 않은 피부 보호제나 보습 크림을 자주 발라주어 손과 발이 건조해지지 않도록 보호하는 것이 좋습니다.

• 잠자기 전 보습 크림(라놀린이 함유된 크림 또는 연고, 바셀린)을 바른 뒤 장갑과 양말을 착용하면 보습 효과가 더욱 좋습니다.

• 수족 피부 반응이 심해지지 않도록 하기 위해 치료를 받는 동안 뜨거운 물에 손발을 오랫동안 담그거나 목욕을 하는 것을 피하도록 하십시오.

• 편안하고 넉넉한 사이즈의 신발을 신는 등 손과 발에 압력이 가해지지 않도록 합니다.

• 피부에 강한 마찰이나 압력을 가하면 약해진 피부가 상처를 받습니다. 특히 발에 수족 피부 반응이 생겼다면 가급적 걷는 것을 피하고 푹신한

의자나 침대에 누워 발에 압력이 가해지지 않도록 하세요.

- 발바닥은 신체의 큰 하중으로 강한 압력을 받기 때문에 앉거나 누워서 압력을 줄여주면 도움이 됩니다.
- 통증이 있는 경우 얼음찜질을 15~20분 동안 해주면 일시적인 통증 경감에 도움이 됩니다.
- 증상에 따라 손발바닥에 유리아 연고 또는 스테로이드 연고를 사용할 수 있습니다.

일단 수족 피부 반응이 의심되는 증상이 나타나면 담당 의료진과 상의하세요. 특히 물집이나 궤양이 생긴 경우, 통증이 심하고 피부가 붉어지거나 벗겨지는 경우, 38도 이상의 고열이 있는 경우에는 반드시 의료진에게 알리고 적절한 치료를 받도록 하십시오.

설사

대부분의 표적항암제의 경우, 복용한 후 하루에 4회 이상의 설사가 시작되면 미리 처방받은 지사제를 의사의 처방대로 복용합니다. 만약 48시간 이내에 설사 증상이 조절되지 않으면 복통, 탈수 및 전해질 불균형 등이 나타날 수 있으므로 병원을 방문하여 적절한 치료를 받는 것이 필요합니다. 탈수 증상이 악화될 우려가 있으면 의사와의 상담을 통해 투약하던 약제를 일시 중단할 수도 있습니다.

설사 발생 시 대처 방법
- 우선 설사가 시작되면 수분을 충분히 섭취하세요. 실온의 물, 이온음료 등을 하루 8~12잔 정도 마시면 좋습니다.

- 식사는 섬유질이 적고 소화가 잘되는 흰죽, 진밥, 계란찜 등을 하루 5~6회로 나누어 먹습니다.
- 우유 및 유제품, 카페인, 탄산음료, 맵고 자극적인 음식, 기름진 음식, 섬유질이 많은 음식은 피하세요.
- 잦은 설사로 항문 주위 피부가 자극될 수 있으므로 배변 후 부드러운 휴지를 사용하거나 비데 또는 샤워기로 항문 주위를 깨끗이 씻도록 합니다.

심독성

일부 표적항암제(허셉틴 등)는 심장 기능에 영향을 주어 심근증이나 심부전이 생길 수 있으므로 주의 깊게 심장 기능을 관찰해야 합니다. 만약 심장질환의 과거력이 있다면 치료 전에 심장기능을 확인한 후 투약해야 합니다. 심장 부작용이 생기면 숨이 차고 기침이 나며, 누웠을 때 숨이 차고 몸이 붓기도 합니다. 심한 피로감이나 팔다리 부종, 맥박이 빨리 뛰는 증상이 나타날 수도 있습니다. 이런 증상이 있을 땐 바로 담당 의료진과 상의하도록 하세요.

출혈

혈관 생성을 억제하는 일부 표적항암제(아바스틴, 수텐 등)는 각혈 및 폐 출혈, 위장 관계 천공 등의 출혈 증상이나 혈전증을 유발할 수 있습니다. 65세 이상이거나 협심증, 심근경색, 혈전 병력이 있는 환자는 약 복용 시 주의가 필요합니다. 만약 갑작스럽게 숨이 차거나 가슴에 통증이 느껴지거나 팔다리가 붓는 등의 증상이 있을 때에는 바로 담당 의료진과 상의하십시오.

고혈압

혈관 생성을 방해하는 일부 표적항암제(아바스틴, 수텐, 넥사바, 스티바가 등)의 가장 흔한 부작용 중 하나는 고혈압입니다. 임상적으로 문제가 되는 경우는 드물지만 지속적으로 혈압이 올라가는지 확인하여야 합니다. 만약 혈압약을 복용하고 있다면 더욱더 세심한 관찰이 필요합니다.

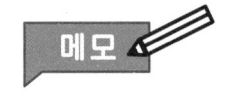

표적항암제 복용과 관련된 주의사항

✓ 공복에 복용하는지, 식사와 함께 복용하는지, 식사와 상관없이 복용해도 되는지 등은 의사의 지시에 따르며, 정확한 시간에 맞추어서 복용합니다.

✓ 약제를 자르거나 분말 형태로 복용하면 안 되는 경우가 많습니다. 반드시 의료진과 상의하여 복용하도록 하십시오.

✓ 표적항암제를 복용하는 동안 임신과 모유 수유를 금해야 하는 경우가 많으므로 피임 여부와 모유 수유 가능 여부에 대해 의료진과 상의하십시오.

✓ 일부 표적항암제는 복용하는 동안 특정 음식을 먹으면 안 됩니다. 예를 들면 자몽이나 자몽주스와 관련된 음식을 먹어서는 안 됩니다. 따라서 어떤 음식을 주의해야 하는지 의료진에게 반드시 확인을 받으십시오.

CAR T-세포치료에 따른 증상 관리

CAR T-세포치료는 재발/불응성 혈액암 환자를 대상으로 하는 면역치료입니다. 환자의 몸에서 T-세포를 꺼내 키메릭항원수용체(Chimeric Antigen Receptor, CAR)를 유전자 조작으로 부착하여 환자의 몸에 다시 주입하면 체내에서 CAR T-세포가 증식하고 활성화되어 암세포를 파괴합니다. CAR T-세포치료제는 환자 본인의 세포로 만든 항암제이기 때문에 환자의 몸 안에 들어가면 내 것으로 인식되어 몸에서 빠져나가지 않습니다. 바로 그 때문에 부작용이 발생할 수 있는데, 이에 대해 이해하면 치료를 종료하고 일상의 삶으로 돌아가는 데 도움이 됩니다.

CAR T-세포치료 후 발생할 수 있는 급성 부작용

우리나라 대부분의 병원에서는 CAR T-세포치료 후 입원 상태에서 급성 부작용을 관리합니다. 그렇기 때문에 급성기가 지나서 퇴원하는 환자가 다시 응급실로 내원하는 경우는 많지 않습니다. 하지만 체내에서 배출하지 않는 CAR T-세포치료제의 특성상 퇴원 이후에도 갑작스럽게 부작용이 나타날 수 있으니 미리 증상에 대해 알고 대처하는 것이 중요합니다.

사이토카인 반응

사이토카인은 체내에서 면역반응이 일어날 때 저절로 나오는 물질입니다. 아기가 예방주사를 맞고 밤에 열이 나는 것도 사이토카인 때문입니다. CAR T-세포치료제를 맞은 후에는 체내 면역반응이 활성화되면서 사이토카인이 대량으로 방출되기 때문에 여러 가지 증상이 나타납니다. 사이토카인 방출로 나타나는 대표적인 증상에는 발열, 호흡곤란, 설사, 신경학적 증상 등이 있습니다.

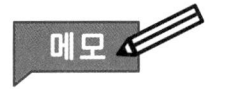

CAR T-세포치료 시 유의할 점

CAR T-세포치료를 마치고 퇴원할 때 병원에서 'CAR T-세포치료자 카드'를 발급하는데, 응급실에 내원할 때는 이 카드를 가지고 가세요. 아직 CAR T-세포치료를 경험하지 않은 병원이 많기 때문에 치료 관련 부작용, 비상시 연락처 등이 적힌 카드는 빠른 진료에 도움이 됩니다.

사이토카인 관련 증상 중 특히 발열과 신경학적인 증상이 발생했다면 반드시 응급실로 즉시 내원하세요. 사이토카인으로 인한 발열 증상은 일반적인 해열제로 해소되지 않습니다. 만일 CAR T-세포치료를 받은 병원이 먼 거리(두 시간 이상)에 있다면 인근에서 가장 큰 병원의 응급실로 내원합니다.

신경학적 증상

CAR T-세포치료 환자의 약 20%에서 나타나는 신경학적인 증상은 사이토카인 증상에서 비중은 적지만 안전사고와 밀접한 관련이 있기 때문에 주의가 필요합니다.

먼저 운전 및 기계 조작에 주의해야 합니다. CAR T-세포치료 후 약 2~3개월 정도는 운전과 기계 조작을 피하세요. 운전이나 기계 조작 중에 갑작스럽게 경련 증상이 나타날 수 있습니다. 특히, 치료 전에 경련과 같은 신경계 증상이 있었던 환자는 치료 이후에 반드시 신경계 증상을 조절하는 약제를 복용하고 임의로 복용을 중단하지 않아야 합니다. 그리고 가능하면 보호자와 함께 생활하며 탕 목욕, 가스불 조리, 계단 오르내리기 등을 혼자 하지 않아야 합니다.

CAR T-세포치료 후 발생할 수 있는 중장기 부작용

급성 부작용이 CAR T-세포치료 후 두세 달 내에 발생한다면, 중장기 부작용은 그보다 오랫동안 증상이 이어집니다. 그런 만큼 더 꾸준한 관리가 필요하기도 합니다. 무엇보다 감염에 주의해야 하고, 건강한 몸과 마음을 위해 잘 먹고 잘 쉬고 적당히 운동하는 것이 좋습니다.

면역력 저하

CAR T-세포치료를 받으면 골수기능저하가 두 번 발생합니다. 첫 번째는 CAR T-세포치료를 받기 전 3일간 투약하는 림프구 제거요법으로 인한 것으로 병원에서 퇴원할 때에는 회복이 됩니다. 하지만 CAR T-세포치료의 작용으로 인해 퇴원 이후에 일시적으로 골수기능저하가 생길 수 있습니다. 따라서 골수 기능의 회복 여부를 확인하기 위해 외래를 방문하게 됩니다.

현재 국내에서 CAR T-세포치료는 거대 B-세포 림프종 및 급성 B림프구성 백혈병환자를 대상으로 합니다. 위 두 가지 병을 치료하다 보면 필연적으로 정상적인 B림프구가 같이 줄어듭니다. B림프구는 체내에서 이전에 내가 획득했던 면역이 발동되도록 하는 역할을 하는데 CAR T-세포치료를 받은 환자는 B세포가 감소되어 가지고 있던 면역이 잘 발동되지 않아 감염이 될 수 있습니다.

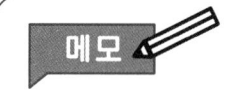

CAR T-세포치료로 인한 면역력 저하 시 가장 중요한 감염 예방

· 병원에서 처방해 주는 예방적 항생제는 매일 복용해야 합니다. 보통 항바이러스제와 폐렴 예방약을 처방하는데, 본인 마음대로 중단하면 대상포진이나 곰팡이 폐렴에 걸릴 수 있습니다.

· 진료 의사의 지시에 따라 예방접종을 시행합니다. CAR T-세포치료 후 매년 독감 예방주사를 접종할 것을 권고합니다. 또한 사백신은 6개월 뒤, 생백신은 12개월 뒤에 접종할 것을 권고합니다.

기력 저하

CAR T-세포치료를 받은 후 3개월까지 기력 저하가 발생할 수 있습니다. 식욕이 떨어지거나 전신의 기운이 빠지는 것이 기력 저하의 증상이라고 할 수 있습니다. 이럴 때는 즐겁게 식사하고 활동하는 것이 도움이 되니 침상에 누워 쉬기보다는 활동을 하는 것을 추천합니다.

CAR T-세포치료 후의 식사와 운동

• CAR T-세포치료 후에는 일반식을 드시면 됩니다. 소고기, 돼지고기, 닭고기, 생선 등은 잘 익혀서 먹습니다. 생야채와 생과일도 먹을 수 있는데 깨끗한 물에 충분히 씻어서 드세요. 젓갈류도 먹어도 되지만, 위생 상태를 반드시 확인한 후 드시고 오래된 것은 버리도록 합니다.

• CAR T-세포치료 후에는 정기적으로 운동을 하는 것을 추천합니다. 1회 20~30분 정도, 하루 두 번 정도 걷기 운동을 하는 것이 좋습니다. 운동하는 장소는 산, 산림욕장 등 흙이 많은 환경보다는 포장된 길, 집 근처의 잘 정비된 공원 등에서 하는 것이 좋습니다. 운동은 처음에는 약한 강도로 시작해 1개월 이상 지난 후 컨디션이 좋아지면 강도를 높여가도 좋습니다.

재발에 대한 불안

CAR T-세포치료는 두 번 이상 표준항암화학요법에 실패한 재발 및 불응성 혈액암 환자를 대상으로 합니다. 기존 항암화학요법에 실패한 경험이 있는 환자와 보호자는 재발에 대한 불안을 떨쳐내기 어렵습니다. 그래서 CAR T-세포치료 후 완전 관해가 잘 유지되어도 다시 재발할 수도 있다는 불안감 속에 살게 됩니다.

CAR T-세포치료 후 불안을 관리하는 방법

• 직장이 있는 분들은 컨디션이 괜찮다면 직장에 복귀하세요. 타인을 만나고 일에 집중하는 것이 불안감을 떨쳐내는 데 도움이 될 수 있습니다.

• 친지 또는 친구들과 만나 일상적인 대화를 나누세요.

• 과도하게 식사 제한을 하지 마세요. 혈액암은 음식과 큰 관련성이 없습니다. 먹고 싶은 음식을 즐겁게 적당한 양으로 즐기세요.

• 규칙적으로 취미 생활, 운동을 하세요.

• 그래도 불안감을 떨쳐내기 어렵다면 정신건강의학과에서 상담을 받는 것도 추천합니다.

07

조혈모세포 이식에 따른
증상 관리

항암화학요법으로 치료를 받으면 종양세포를 제거할 수 있지만, 그 과정에서 골수 내에 있는 백혈구, 적혈구, 혈소판 같은 혈액세포도 손상을 입습니다. 조혈모세포 이식은 이와 같은 골수 내 혈액세포의 회복을 돕기 위해 실행되고, 자가조혈모세포 이식과 동종조혈모세포 이식 중 하나를 실시합니다. 아무래도 이식은 다양한 부작용으로 인한 힘든 과정이 예상되므로, 이에 대해 이해하고 대처 방법을 알아두면 도움을 받을 수 있습니다.

조혈모세포 이식이란

백혈구, 적혈구, 혈소판과 같은 혈액세포는 조혈모세포라는 일종의 씨앗이 되는 세포가 성장, 분화하여 만들어집니다. 이러한 조혈모세포를 환자의 혈액 내로 주입하는 것을 조혈모세포 이식이라고 하며, 이는 자가조혈모세포 이식과 동종조혈모세포 이식으로 나눌 수 있습니다. 자가조혈모세포 이식은 환자 자신의 조혈모세포를 미리 채취하여 얼려두었다가 필요한 시기에 주입하는 것으로 악성 림프종, 다발성 골수종, 급성 백혈병, 재발한 고형 종양, 아밀로이드증 등의 질환에서 주로 행해지는 치료입니다. 반면 동종조혈모세포 이식은 백혈구 항원이 일치하는 타인으로부터 골수, 조혈모세포, 제대혈을 기증받아 주입하는 것으로 백혈병, 골수 이형성증후군, 재생불량성 빈혈, 악성 림프종, 자가면역질환 등에서 시행됩니다.

조혈모세포 이식의 목적

자가조혈모세포 이식은 고용량의 항암화학요법으로 종양세포를 충분히 없애는 과정에서 손상된 골수 내 혈액세포의 회복을 돕기 위한 세포 구제의 목적으로 이루어집니다. 동종조혈모세포 이식은 고용량의 항암화학요법(필요 시 전신 방사선 포함)으로 종양세포를 없애고 환자의 면역세포가 공여자의 세포를 거부하지 않도록 전처치 과정을 거친 후 타인의 건강한 조혈모세포를 채워 골수가 정상적으로 기능하도록 회복시키기 위한 방법입니다.

조혈모세포 이식 과정

이식에는 보통 한두 시간 내외가 소요되는데, 그 전후로 준비하고 검사해야 할 것들이 많기 때문에 미리 알아두면 치료가 진행되는 동안 두려움을 덜 수 있고 주의사항 등을 지키는 데도 도움이 됩니다. 자가조혈모세포 이식과 동종조혈모세포 이식은 과정상 차이가 있는데 각각이 어떻게 진행되는지 알아봅니다.

자가조혈모세포 이식

우선은 골수에 모여있는 조혈모세포가 말초혈액 내로 많이 나오게 만드는 '가동화' 작업이 필요합니다. 조혈 촉진제를 며칠 동안 투여한 뒤(항암제 투여와 병행하기도 함) 백혈구 수치가 올라가면 채집을 시작합니다. 채집은 성분 헌혈과 유사한데, 자동성분혈액 채취기를 이용해 한쪽 혈관에서 혈액을 뽑아 조혈모세포를 걸러내 모으고, 다른 쪽 혈관으로는 나머지 혈액 성분을 다시 넣어주는 식으로 이루어집니다. 일정 기준 이상의 조혈모세포가 모일 때까지 매일 네다섯 시간가량 수일간에 걸쳐 채집이 이루어집니다. 이때 모아진 조혈모세포는 냉동 보관됩니다. 보통 채집 시기 전후로 이식 전 전신 상태를 파악하기 위한 여러 검사를 시행하고, 검사 결과에 따라 필요하다면 이식 전에 미리 치료를 받습니다.

입원 날짜가 정해지면 조혈모세포 이식 병동으로 입원을 합니다. 중심 정맥관이 없는 경우에는 입원 후 중심정맥관을 삽입한 후 고용량 항암제나 전신 방사선 치료를 포함한 전처치 과정을 거칩니다. 전처치 과정은 남아 있는 종양세포를 제거하기 위해 시행되며 일정에 따라 4일에서 8일 정도 소요됩니다. 이식 당일이 되면 냉동 보관한 조혈모세포를 녹여 주입합니다. 이식하는 데 걸리는 시간은 채집된 양이나 부작용 발생 여부에 따라 차이가 있으나 보통 한 시간 내외입니다.

이식 후에는 혈액세포의 감소로 인한 면역 기능 저하 및 전처치 항암화학요법의 영향으로 여러 부작용이 나타날 수 있으므로 조혈모세포 이식실에서 집중적인 치료 및 간호가 제공됩니다. 조혈모세포가 골수를 찾아가 자리를 잡아 혈액 수치가 회복되고 전신 상태가 호전되면 퇴원을 합니다. 퇴원 후에는 정기적으로 외래 방문하여 질병 상태 및 합병증 등에 대해 지속적인 관찰 및 관리를 받습니다.

동종조혈모세포 이식

동종조혈모세포 이식 중 골수 이식은 기증자의 편의성과 채취의 용이성이 떨어지고, 제대혈 이식은 세포 수 자체가 적어 생착이 어려워서 주로 소아에 한해 행해지기 때문에 최근에는 타인의 말초 혈액에서 조혈모세포를 채취하여 이식하는 동종조혈모세포 이식이 주로 이루어집니다. 동종 이식에서는 조직적합항원(HLA)이 최대한 일치하는 공여자를 선별하는 과정이 먼저 이루어져야 합니다. 조직적합항원이란 세포 표면에 나타나는 당단백 항원의 일종으로 이를 통해 자신과 남을 구분할 수 있습니다. 소량의 혈액을 채취하여 혈연인 형제, 자매, 남매를 대상으로 검사를 시행하고, 혈연 간에 조직적합항원이 일치하지 않는 경우에는 국내외에서 비혈연간 공여자를 찾습니다. 혈연 및 비혈연 간에도 적절한 일치자가 없는 경우에는 부모/자녀/형제/자매 등 친 가족 내에서 반 일치 이식을 시행합니다. 예전에는 조직적합항원이 100% 일치해야만 이식이 안전하다고 알려졌지만, 이제는 50%만 일치해도 이식이 가능해져 실제로 많이 시행되고 있습니다.

이식 전 전신 상태를 파악할 수 있는 여러 검사를 시행하고 필요하다면 이식 전에 미리 치료를 받아야 합니다. 입원일이 정해지면 조혈모세포 이식 병동으로 입원을 합니다. 중심정맥관이 없으면, 중심정맥관을 먼저 삽입한 후 환자의 골수 및 남아있는 암세포를 제거하기 위한 고용량 항암화학요법 및 전신 방사선 치료를 포함한 전처치 과정을 거칩니다. 전처치 기간은 치료 일정에 따라 차이가 있으나 보통 일주일 내외의 기간 동안 이루어집니다. 이식 당일, 공여자로부터 채취한 조혈모세포를 환자에게 주입하며, 이는 수혈 과정과 유사합니다. 이식할 때 소요되는 시간은 대략 한두 시간 이내이며 공여자로부터 채집된 세포의 수에 따라 이틀에 걸쳐 이식을 시행하기도 합니다.

이식된 공여자의 조혈모세포가 환자의 골수에 자리를 잡고 새로운 혈액세포를 만드는 것을 '생착'이라고 합니다. 이식 후 생착이 되기까지 보통 2~4주 정도 걸리며, 생착 후 몸 상태가 회복되면 퇴원합니다. 퇴원 후에는 정기적으로 외래 방문을 하여 질병 상태 및 합병증 등에 대해 지속적으로 관리하고 관찰합니다.

자가조혈모세포 이식 관련 부작용

이식 자체로 인한 부작용과 전처치 요법으로 인한 부작용이 있습니다. 이식으로 인한 부작용은 대부분 일시적이고 조절이 가능하지만 전처치 요법으로 인한 부작용은 수개월간 이어질 수 있기 때문에 세심한 주의와 관리가 필요합니다.

조혈모세포 주입으로 인한 부작용

채집한 조혈모세포를 냉동 보관하기 전에 첨가한 보존제로 인한 과민반응으로 조혈모세포 주입 시 메스꺼움, 구토, 배 아픔, 설사, 두드러기, 발열, 춥고 떨림, 심장박동수 증가, 혈압 변화 등이 나타날 수 있습니다. 따라서 주입 전 과민 반응을 예방하기 위한 약물을 미리 투여하여 부작용 발생을 최소화하고, 부작용 발생 시 주입 속도를 조절하고 증상을 조절하는 조치를 시행합니다. 그 밖에도 이식 후 1~2일 정도 입안에서 약물 맛이 느껴지거나 소변이 붉게 나올 수 있습니다.

전처치 요법에 의한 부작용

• 메스꺼움, 구토, 식욕부진: 고용량 항암화학요법으로 인해 메스꺼움, 구토가 발생할 수 있으며 적극적인 진토제의 사용이 증상 완화에 도움이 됩니다. 식사는 한꺼번에 많이 먹기보다는 조금씩 나누어 먹는 것이 좋고 메스꺼움이 느껴질 때는 억지로 음식물을 섭취하지 않도록 합니다. 메스꺼

움이나 식욕 저하로 인해 음식을 먹기 어려운 경우 영양 음료를 대신 마시고 점막염이나 위장 관계 부작용으로 인해 식사가 어려우면 정맥으로 영양제를 공급합니다.

• 구내염: 항암화학요법 및 방사선 요법으로 인해 구강 내 점막이 헐고 입안이 빨개지거나 부을 수 있고, 염증이나 통증이 생겨 심한 경우 음식물을 삼키기 어려워질 수도 있습니다. 이를 예방하기 위해서는 식사 여부와 상관없이 매일 부드러운 칫솔로 3~4회 정도 양치질을 시행하여 구강을 청결히 하고, 구내염이 발생한 경우에는 양치질 후 하루 3~4회 가글을 시행하는 것이 도움이 됩니다. 구강 내 통증이 심한 경우 진통 가글을 이용해 볼 수 있고, 구강 건조증에는 식용 소다를 식염수에 섞은 중조 가글이 도움이 됩니다.

• 설사: 항암화학요법 및 방사선 치료로 인해 장점막이 손상되어 설사를 할 수 있습니다. 설사가 지속되면 탈수, 전해질 불균형, 복통 등이 나타날 수 있으므로 수분을 충분히 섭취하고 죽이나 미음과 같은 부드러운 음식으로 식사를 하며 자극적이거나 기름진 음식은 피합니다. 잦은 설사로 항문 주위 피부가 자극될 수 있으므로 배변 후 비데나 샤워기로 깨끗이 씻은 후 말립니다.

감염

전처치 과정에서 이루어진 고용량 항암치료의 영향으로 대개 이식 후 1~2주 전후로 백혈구 수치가 감소하여 감염의 위험성이 높아집니다. 그렇기 때문에 감염 예방을 위해 전처치 시작 전부터 조혈모세포 이식 병동에 입원해 검사와 치료를 시작합니다. 이식 후 우리 몸의 면역을 담당하는 호중구 감소로 인해 신체 어느 부위에서나 감염이 발생할 수 있으며 고열, 설사, 통증, 오한, 기침, 가래, 호흡곤란, 목 따끔거림, 배뇨 시 불편함, 중심정맥관 삽입 부위 통증, 진물, 붉어짐, 부기 등 감염 부위에 따라 증상이 다르게 나타납니다. 감염이 의심되거나 확인된 경우에는 항생제, 항균제, 항바이러스제 등의 약물치료를 실시하고, 백혈구 촉진제를 통해 백혈구 회복을 돕습니다. 입원 기간 중에는 피부에 상주하는 균을 제거하기 위해 이틀에 한 번씩 샤워를 하고 준멸균 식사를 섭취합니다.

퇴원 이후에도 면역력이 정상으로 회복되기까지는 수 개월이 소요되므로 일상 생활에서의 관리 또한 중요합니다. 감염을 예방하기 위해서는 기본적인 위생 수칙을 지키는 것이 중요합니다. 손을 자주 씻되, 특히 음식물 섭취 전이나 화장실 이용 후, 외출 후에는 반드시 물과 비누로 충분히 손을 씻고 타인과 접촉 시 마스크를 착용합니다. 또한, 감기 증상이 있는 사람과의 접촉을 피하고 극장이나 쇼핑몰 등 사람이 많이 모인 곳은 피하는 것이 좋습니다.

출혈

전처치 항암치료 이후 발생하는 골수 기능 저하로 인해 우리 몸의 지혈 작용을 담당하는 혈소판의 수치가 떨어져 출혈 가능성이 높아집니다. 따라서 살짝만 부딪쳐도 심하게 멍이 들거나 압력이 가해진 부위에 작고 붉은 점처럼 보이는 점상 출혈이 생길 수 있습니다. 이 시기에는 특히 넘어지거나 다치지 않도록 조심하는 것이 중요합니다. 출혈을 예방하기 위해 칼, 가위와 같이 날카로운 물체를 다룰 때 상처가 나지 않도록 조심하고 전기면도기를 사용합니다. 배변 시 무리하게 힘을 주거나 코를 세게 푸는 행동을 금합니다. 가래에 피가 섞여 나오거나 코피가 오랜 시간 멎지 않거나, 대변이 검게 나오거나 혈액이 섞여 나오는 등의 출혈 증상이 발생할 시 의료진에게 바로 알립니다. 혈소판 수치의 회복 속도가 가장 느리기 때문에 퇴원 이후에도 수혈이 필요할 수 있습니다.

빈혈

항암화학요법 이후 발생하는 적혈구 감소로 인해 빈혈이 발생할 수 있습니다. 빈혈로 인해 피로감, 창백함, 숨참, 어지러움 등의 증상이 나타나며 기준치 이상의 빈혈이 발생하면 수혈을 통해 보충합니다. 어지러움이 느껴질 때는 낙상을 예방하기 위해 움직임을 삼가고, 충분한 휴식을 취합니다.

신장기능 손상

전처치에 사용되는 고용량 항암제로 인해 일시적으로 신장 기능이 나빠질 수 있습니다. 따라서 다량의 수분 공급과 함께 섭취량과 배설량을 확인하고 혈액 검사로 신장 기능을 관찰합니다.

간기능 손상

전처치로 인해 간정맥폐색질환(간정맥 혈전증)이 나타날 수 있습니다. 간에 있는 소정맥이 손상되어 혈전이 생겨서 혈관이 막히면, 간 내 혈액순환 장애로 결국 간세포가 손상됩니다. 증상으로는 간 비대, 복수, 황달, 우상복부 통증, 소변량 감소, 체중 증가 등이 나타날 수 있으며, 일반적으로 이식 후 첫 3주 이내에 발생합니다. 이를 예방하기 위해 저용량 헤파린이라는 약제를 사용하는 경우도 있습니다.

간질성 폐렴/폐 섬유화

항암이나 방사선 치료의 영향으로 간질성 폐렴이나 폐 섬유화증이 나타날 수 있습니다. 조기 발견을 위해 정기적으로 흉부 엑스레이 검사를 시행합니다. 기침, 가래, 호흡곤란 등의 증상이 발생하면 즉각 의료진에게 알리십시오.

심장 기능 저하

전처치에 사용되는 약제 중 일부는 심장 기능에 영향을 미칠 수 있습니다. 이식 전 모든 환자를 대상으로 심장 기능을 평가하기 위한 검사를 시행하며, 필요 시 이식 후에도 환자 상태를 관찰하며 심장 초음파, 심전도 및 심장 기능 관련 혈액 검사를 시행합니다.

기타

그 밖의 이식 부작용으로는 피로감, 불임, 일시적 탈모 등이 있으며 전처치의 종류나 환자의 상태, 나이 등 여러 가지 요인에 따라 부작용의 발생 유무나 정도는 다양합니다.

동종조혈모세포 이식 관련 부작용

동종조혈모세포 이식에 따른 증상과 부작용은 자가조혈모세포 이식 시와 거의 유사합니다. 전처치 요법에 따른 부작용으로 메스꺼움/구토/식욕부진, 구내염, 설사, 감염, 출혈, 빈혈, 신장 기능 손상, 간 기능 손상, 간질성 폐렴/폐 섬유화, 심장 기능 저하 등이 생길 수 있으며 이에 대해서는 앞의 내용을 참고하기 바랍니다. 여기에는 그 외에 더 알아두어야 할 사항과 추가적인 부작용을 중심으로 소개합니다.

조혈모세포 주입 시 부작용

이식 전 미리 부작용 예방약을 투여하고 진행하지만 조혈모세포 주입 시 두드러기, 오한, 발열, 혈압 변화 등의 반응이 나타날 수 있으며, 이러한 반응은 대부분 일시적이고 약제로 조절이 가능합니다. 조혈모세포 주입 일자와 공여자의 채집 일정이 맞지 않으면 채집한 조혈모세포를 냉동 보관해 사용하는데, 냉동 전에 보존제를 첨가하기 때문에 추후 조혈모세포 주입 시 보존제에 의한 과민 반응으로 메스꺼움, 구토, 복통, 설사, 두드러기, 발열, 오한, 맥박 증가, 혈압 변화 등이 나타날 수 있습니다.

전처치 요법에 의한 부작용

• 감염: 동종조혈모세포 이식 후에는 혈액 검사 결과가 정상이라 하더라도 면역체계가 정상으로 회복되기까지 1년 이상 소요될 수 있기에 장기간 감염에 대한 예방적인 치료 및 관리를 받습니다.

• 이식 편대 숙주 반응: 공여자의 세포가 생착된 이후에는 공여자의 면역세포가 환자의 신체 각 기관을 공격하는 이식 편대 숙주 반응이 나타날 수 있습니다. 이식 후 100일 이내 발생하는 급성 이식 편대 숙주 반응은 대개 피부, 위장관, 간에 집중되어 피부 발진, 설사, 황달 등으로 나타나며 면역억제제의 용량을 조정하여 치료합니다. 그리고 이식 100일 이후부터 수년간 발생하는 만성 이식 편대 숙주 반응은 급성기의 부작용 이외에도 폐, 눈, 관절, 입 등 다양한 장기에 영향을 미쳐 호흡곤란, 장 폐색, 관절 구축, 시력 저하 등의 문제가 발행할 수 있기 때문에 조기 발견 및 치료가 중요합니다.

기타

자가조혈모세포 이식과 마찬가지로 피로감, 불임, 일시적 탈모 등의 부작용이 있을 수 있고, 전처치의 종류나 환자의 상태, 나이, 이식의 종류(조직적합항원 일치 정도, 혈연/비혈연) 등 여러 가지 요인에 따라 부작용의 발생 유무나 정도는 다양합니다.

2장

신체적
증상 관리

08

일반 증상
관리

암 환자는 암 진단 이후에 짧지 않은 치료 과정에서 여러 가지 증상을 경험할 수 있습니다. 따라서 나타날 수 있는 증상을 미리 알아둬야 당황하지 않고 환자를 편안하게 보살필 수 있습니다. 환자의 신체에 일어나는 작은 변화를 알아채고 적절하게 대처하는 일은 환자는 물론이고 보호자의 일상생활에도 큰 도움이 됩니다.

열이 날 때

암 환자는 바이러스·박테리아·곰팡이 등에 의한 감염, 약물, 종양 자체에 의해 열이 날 수 있는데, 열이 난다는 것은 체온이 38도 이상 오르는 것을 말합니다. 열은 체내의 면역계가 외부의 나쁜 균과 싸우면서 일어나는 반응입니다. 열이 나는 원인 중 바이러스는 대개 증상만 치료하면 되지만 박테리아나 곰팡이는 치료약을 복용해야 하는 경우가 많습니다.

환자 스스로 할 수 있는 노력에는 무엇이 있을까요

증상에 따라 적절한 조치를 하는 것이 중요합니다. 이마에 얼음 팩이나 찬 수건을 댑니다. 오한이 나면 이불을 덮고, 열이 나면 이불을 덮지 말고 시원하게 합니다. 또 열이 나면 수분 손실이 많아지므로 물이나 음료를 충분히 섭취하고 두세 시간마다 체온을 측정해 기록합니다. 의사와 상의하여 초기에는 해열제 등을 복용할 수 있습니다. 하지만 위와 같은 노력에도 불구하고 지속적으로 체온 상승이 관찰되고 증상이 호전되지 않으면 추가적인 검사나 적절한 치료가 필요할 수 있으므로 응급실을 방문하십시오.

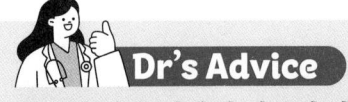

Dr's Advice

다음과 같은 사항이 있으면 담당 의료진과 상의하세요

38도 이상의 열이 오르거나 열이 24시간 이상 지속되거나 환자가 물이나 음료를 잘 섭취하지 못하면 의사에게 즉시 알리세요. 그러면 의사는 열이 나는 원인을 찾고 환자가 탈수되지 않게 수액을 처방할 수 있습니다. 또 열의 원인에 따라 적절한 검사 후에 항생제나 항진균제, 해열제를 처방할 수 있습니다.

보호자가 도와줄 수 있는 것은 무엇일까요

환자가 오한을 느끼는지, 체온이 얼마나 오르는지 기록합니다. 수분과 음식을 충분히 섭취하도록 도와주고 시간에 맞춰 약을 먹입니다. 그리고 환자가 열이 나는 동안에는 방문객을 제한합니다. 환자의 의식 변화를 면밀하게 관찰해 주시고 만약 환자의 의식이 이상해진다고 느껴지면 바로 의료진에게 알리세요.

호흡곤란이 나타날 때

암이 진행될수록 환자는 숨이 가빠오는 호흡곤란을 겪을 수 있습니다. 흔히 '숨이 차다'고 말하는 호흡곤란 증상은 폐에 충분한 공기가 도달하지 못하거나 혈액 내에 충분한 산소가 공급되지 못할 때 생깁니다.

기관지가 막히기 때문이기도 하지만 폐렴, 통증, 영양 결핍, 비만, 호흡 근육의 약화, 스트레스와 불안, 빈혈 등 원인은 다양합니다.

이때 환자는 극심한 괴로움을 호소하게 되므로 재빨리 증상을 파악해 조치를 취해야 합니다.

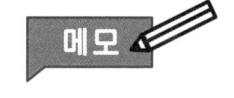
메모

호흡곤란은 숨 쉬기 힘들어하는 등의 증상이 나타나기 전에 몇 가지 전조 증상을 통해 알아볼 수 있습니다. 환자 스스로 또는 보호자가 잘 살펴보는 것이 중요합니다.

✓ 심박수가 빨라졌다.

✓ 가슴 통증이 느껴지기 시작한다.

✓ 숨 쉴 때 코끝이 벌렁거린다.

✓ 숨 쉴 때마다 쌕쌕거리는 소리가 들린다.

✓ 움직일 때뿐만이 아닌 가만히 있을 때조차 숨이 차다.

✓ 평소와 달리 손톱 밑이 푸르스름해졌다.

✓ 이전보다 피부가 차갑고 창백하게 변한다.

환자 스스로 할 수 있는 노력에는 무엇이 있을까요

일단 안정을 취하는 것이 중요합니다. 누구든 불안하면 숨을 쉬기가 더 힘들어지니까요. 우선 안정을 취하기 쉽게 상체를 45도 정도 높일 수 있도록 베개를 높게 받치고 눕습니다. 다음은 심호흡입니다. 코로 숨을 깊게 들이쉰 다음 입술을 조그맣게 오므리고, 들이킨 시간의 두 배 정도 시간을 들여 천천히 입으로 숨을 내쉬세요. 이렇게 5분이 지났는데도 좋아지지 않는다면 발판을 놓고 침대 가장자리에 앉아 몸을 앞으로 약간 숙이고 계십시오. 보호자는 환자의 체온과 맥박을 재서 기록해 둡니다. 호흡곤란의 정도가 심하다면 처방받은 약을 먹거나 흡입제를 사용하는 것도 도움이 됩니다. 필요한 약은 의사에게 요청하세요. 만일 환자에게 기침과 가래가 있다면 가래의 색과 양도 함께 기록하세요.

보호자가 도와줄 수 있는 것은 무엇일까요

환자가 호흡곤란을 호소하는 순간부터 환자의 맥박 수와 호흡 수를 잽니다. 1분 동안 몇 번이나 호흡하는지, 맥박 수는 얼마인지 측정한 다음 기록하세요. 단, 측정한다는 사실을 알면 심리적 영향을 받아 환자의 맥박 수나 호흡 수에 변화가 올 수 있기 때문에 환자는 모르게 측정하는 것이 좋습니다. 아울러 환자에게 천천히 심호흡하는 게 중요함을 일러줍니다. 또 호흡곤란이 왔을 때 너무 더우면 숨을 쉬기 더 힘들 수 있으니 환자의 열을 잰 뒤, 환자를 창가로 옮겨 바람이 잘 통하는 곳에 있게 합니다. 이때 꼭 끼는 옷은 피해야 합니다. 그리고 환자와 그 주변을 살펴 호흡곤란이 악화되는 상황이 무엇인지 관찰하는 것도 보호자가 할 일입니다.

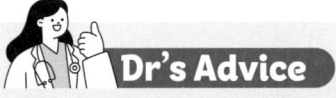

Dr's Advice

환자가 이런 모습을 보이면 의사에게 알리세요

숨 쉬기 힘들거나 가슴 통증이 있다고 호소할 때, 숨 쉴 때 코끝이 벌렁거리거나 환자의 숨소리에 쌕쌕하는 소리나 휘파람 같은 소리가 들릴 때 의사에게 알립니다. 만약 누렇고 녹색의 짙은 가래가 나오거나 가래에 피가 섞여 나온다면 이때는 즉각 의료진에게 알려야 합니다. 그러면 의료진은 호흡곤란의 원인을 찾아 해결할 것입니다. 의료진은 호흡곤란을 줄여주는 먹는 약이나 흡입제를 처방하고, 불안이 심할 경우 항불안제를 사용할 수 있습니다.

딸꾹질이 멈추지 않을 때

딸꾹질은 횡격막 근육의 신경이 자극돼 횡격막이 갑자기 수축하는 현상을 말합니다. 딸꾹질은 건강한 사람에게도 언제든지 나타날 수 있지만, 체력이 약해진 암 환자는 딸꾹질 때문에 식사나 수면, 호흡에 방해를 받을 수도 있으므로 주의해야 합니다. 딸꾹질은 약 때문에 생길 수도 있고 식도나 위의 압력이 변해서 생길 수도 있습니다. 그렇기 때문에 보호자는 물론 환자 스스로도 딸꾹질을 멈추게 하는 법을 알아둘 필요가 있습니다.

환자, 보호자가 할 수 있는 것은 무엇일까요

가장 쉬운 방법은 환자에게 물이나 음료를 주는 것입니다. 대부분 이 정도만으로 딸꾹질을 멈추게 할 수 있습니다. 만약 정도가 심해 딸꾹질 멈추는 약을 먹었다면 부작용으로 어지러움이 생길 수 있으므로 환자가 일어나거나 걸을 때 부축해 줍니다. 환자 스스로 할 수 있는 방법도 있습니다. 종이 봉지를 입에 대고 열 번 정도 깊고 천천히 심호흡하는 것이지요. 얼음물을 천천히 마시거나 각설탕을 물고 있다 삼키거나 레몬을 씹는 것도 효과가 있습니다.

여러 가지 항암제에 포함되는 코르티코스테로이드(덱사메타손 등) 약제에 의해서도 딸꾹질이 발생할 수 있습니다. 기전은 명확하지 않지만, 코르티코스테로이드가 들어있는 항암제를 투약하는 경우, 메스꺼움과 구토와 함께 딸꾹질이 발생합니다. 이러한 경우에는 물을 억지로 마시면 흡인성 폐렴의 위험이 있으므로, 의사와 상의하여 약물 처방을 받는 것이 도움이 됩니다.

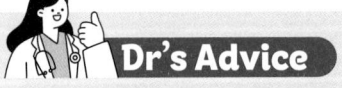
부종이 있을 때

흔히들 암 환자는 체중이 줄어든다고 알고 있어서 갑자기 몸이 붓는 부종과는 관계가 없다고 생각하기 쉽습니다. 그러나 부종은 몸에 수분이 과다할 때 생기는 증상입니다. 누워있는 시간이 길어 체내 순환이 원활하지 못한 암 환자에게 나타날 수 있습니다.

약 부작용이나 심장·간·콩팥 기능 저하로 염분과 수분이 체내에 축적될 때, 영양 부족 또는 골반 내 종양으로 정맥이나 림프계의 순환이 원활하지 않을 때 부종이 생길 수 있습니다. 일부 환자는 전신이 골고루 붓지 않고 복강 내에만 복수가 차서 배가 불룩해지기도 합니다. 부종은 환자의 움직임을 불편하게 하고 호흡에도 지장을 주기 때문에 미리 잘 관리해야 합니다.

어떤 증상이 있을까요

발과 발목 등 중력의 영향을 받는 부위가 붓습니다. 이전에 끼던 반지가 맞지 않거나 주먹을 쥐기 힘들 정도로 손이 붓는 것도 부종의 증상입니다. 부종은 호흡에도 영향을 끼칩니다. 심박수가 빨라지고 똑바로 누워 숨을 쉬기가 힘들어질 수도 있습니다.

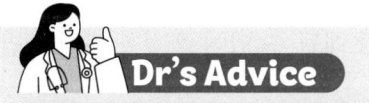

환자가 이런 모습을 보이면 의사에게 알리세요

부종이 심해지면 병원에 가야 합니다. 아침에 얼굴이나 목이 붓거나 부종이 다리나 팔로 점차 퍼질 때, 부은 부위를 손가락으로 눌렀는데 자국이 남는다면 의료진에게 연락하십시오. 배가 점차 불러오거나 숨 쉬기 힘들어하거나 심박동이 빨라져도 알려야 합니다. 소변량이 아주 적거나 거의 나오지 않을 때, 하루 이상 먹지 못하거나 반대로 일주일에 2kg 이상 체중이 늘어도 물론 의사에게 말합니다. 의사는 부종의 원인에 따라 적절한 이뇨제를 쓰거나 영양 부족에 의한 부종일 경우 알부민 제제 등을 주사할 수 있습니다.

환자 스스로 할 수 있는 노력에는 무엇이 있을까요

싱겁게 먹는 식습관이 중요합니다. 물론 영양 섭취도 충분히 해야 합니다. 중력의 영향을 받는 부위가 먼저 붓는 만큼 되도록 자주 쉬고, 쉴 때는 누워서 다리 부분을 베개나 쿠션 등에 올려놓는 것이 좋습니다. 의자에 앉을 때도 다리 밑에 받침대를 두어서 발 쪽을 높여야 부종 걱정을 덜 수 있습니다.

보호자가 도와줄 수 있는 것은 무엇일까요

부종이 나타나면 환자에게는 호흡곤란이 올 수 있습니다. 환자가 호흡하기 힘들어하는지 확인하고 붓는 부위가 어디인지도 살핍니다. 짜게 먹으면 더 붓기 때문에 싱겁게 먹도록 돕습니다. 또 환자의 몸무게를 매일 같은 체중계로 재서 기록해 두는 것도 도움이 됩니다.

탈수 현상이 있을 때

수분 섭취를 잘하지 못하거나 항암화학요법과 방사선 치료로 인한 발열, 구토, 설사 등 부작용으로 인해 탈수가 생길 수 있습니다. 탈수가 심할 경우

신부전, 쇼크, 뇌부종 등 심각한 합병증이 초래될 수 있어 적절한 대처가 필요합니다.

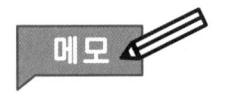

이런 증상이 있나 점검해 보세요

✓ 입술과 혀가 마르고 갈라지면서 갈증이 난다.

✓ 어지럽고 기운이 없다.

✓ 소변이 나오지 않는다.

✓ 열이 나고 체중이 감소했다.

✓ 피부가 건조하고 집었다가 놓아도 집힌 모양이 오래간다.

환자 스스로 할 수 있는 노력에는 무엇이 있을까요

물이나 주스, 음료 등을 마시고, 물을 마시기가 힘들다면 얼음을 빨아 먹습니다. 건조해진 피부에는 보습제를 발라주고, 마르고 갈라지는 입술에도 입술 연고나 바셀린 크림 등을 바릅니다.

보호자가 도와줄 수 있는 것은 무엇일까요

환자에게 시원한 물과 음료를 계속 제공합니다. 탈수로 환자의 기력이 떨어져 있으니, 수분과 함께 음식물을 먹을 수 있는 만큼 먹게 도와줍니다. 이때 음식은 부드러운 죽이나 수프, 과일 스무디 등이 좋습니다. 또 환자가 누웠다 일어날 때 어지러움을 느낄 수 있기 때문에 잘 부축해 주고, 환자에게 정신착란이나 혼돈 증상이 없는지 살핍니다.

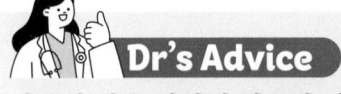

다음과 같은 사항이 있으면 의사에게 알리세요

24시간 이상 구토, 설사가 이어지거나 열이 있는 경우, 짙은 색의 농축된 소변을 보거나 열두 시간 이상 소변을 보지 못할 경우 의사에게 즉시 알립니다. 또한 누웠다가 일어설 때 어지럽거나, 의식 변화를 보일 때도 즉각 의료진에게 알려야 합니다. 의사는 탈수 정도를 파악하고 수액을 처방하는 등 원인을 교정할 수 있습니다.

소변에서 피가 섞여 나올 때

환자의 소변에서 피가 섞여 나오는 '혈뇨'도 암으로 인한 증상 중 하나입니다. 혈뇨는 소변이 만들어져 나오는 길 중 어느 한 군데에서 피가 나면서 소변에 피가 섞여 나오는 것을 말합니다. 균 감염, 상처, 요로 결석, 종양(방광암, 신우요관암, 신장암, 전립선암, 전이암), 혈액 응고 장애 등 여러 원인이 있습니다.

어떤 증상이 있을까요

소변의 색이 빨갛거나 분홍색을 띤다면 혈뇨입니다. 소변 속에 응고된 피가 따라 나왔다거나, 소변을 볼 때 통증이 느껴져도 혈뇨로 볼 수 있습니다.

환자와 보호자가 할 수 있는 일은 무엇일까요

혈뇨가 나타났을 때 환자 스스로 할 수 있는 일은 충분한 물을 마시는 것입니다. 특별히 의사가 제한하지 않는 한 여덟 시간마다 1리터 정도 마시면 됩니다. 보호자는 환자가 수분을 충분히 섭취하고, 환자가 자신의 소변을 살필 수 있게 돕습니다.

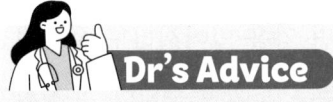

Dr's Advice

다음과 같은 사항이 있으면 의사에게 알리세요

소변색이 변하거나 피가 나오는 경우, 소변에서 좋지 않은 냄새가 나고 색이 탁할 때에는 의료진에게 알리십시오. 평소에 비해 너무 자주 소변을 보거나, 소변을 보고 난 뒤 금방 또 마려운 느낌이 들 때, 반대로 힘을 줘도 소변이 나오지 않는다면 이 역시 알려야 합니다. 소변을 볼 때 허리 뒤나 아랫배에 통증이 오거나 38도 이상의 열 또는 오한이 날 때도 마찬가지입니다.

이때 의사는 소변 검사를 통해 혈뇨가 있는지 확인하고 원인을 찾습니다. 필요한 경우 수액과 항생제를 처방합니다.

거동이 힘들 때

암이 진행될수록 환자는 걷거나 심지어 몸을 움직이는 것조차 힘들 만큼 쇠약해집니다. 누워서 지내는 시간이 점차 길어지면서 근육이 약해져 거동하기 어려워집니다. 뼈에 전이가 있거나 관절염으로 통증이 심해 움직이기 힘들 수도 있습니다. 그러나 가만히 있기만 하면 근육이 줄어 점점 몸이 약해집니다. 이 때문에 가능한 한 움직이고 운동하고자 하는 노력이 중요합니다.

환자 스스로 할 수 있는 노력에는 무엇이 있을까요

가장 좋은 것은 걷기입니다. 다만 걷거나 서있을 때 미끄러지지 않게 주의하고, 특히 낙상에 유의해야 합니다. 슬리퍼는 걸을 때 미끄러질 수 있으므로 피해야 하고, 지팡이나 보조기를 적극적으로 사용하는 것을 권고합니다. 걷기 힘들 때 보호자에게 약한 쪽을 지지하게 할 수도 있습니다. 만약 오른쪽에 힘이 없다면 보호자를 오른쪽에 서게 합니다. 이때 보호자는 왼팔로 환자를 감싸고 오른팔로는 환자의 어깨나 손을 지지해 줍니다. 이렇게 하면 걷기가 한결 수월해집니다. 가능한 범위 내에서 몸을 움직이는 것이 중요합니다. 통증 때문에 움직이기 힘들면 약을 먹어서라도 움직이고 누워 지내더라도 두 시간마다 자세를 바꿔주는 것이 좋습니다. 움직이지 않으면 변비가 잘 생기므로 대변보는 횟수를 기록해 배변을 잘하는지 살펴야 합니다. 의사가 수분 섭취를 제한하지 않았다면 되도록 물을 많이 마시는 것이 도움이 됩니다.

보호자가 도와줄 수 있는 것은 무엇일까요

환자가 앉고 일어설 때, 걸을 때 모든 관심을 환자에게 집중해야 하며,

특히 낙상하지 않는지 잘 살펴야 합니다. 환자를 일으켜야 할 때는 환자 앞에 무릎을 꿇고 앉은 뒤 환자의 등을 세워 앉게 합니다. 환자의 양 겨드랑이에 보호자의 팔을 넣은 뒤 무릎을 펴서 일어섭니다. 환자의 체력 상태와 움직이는 속도에 맞춰야 부상을 막을 수 있습니다. 또 휠체어를 이용할 때는 미끄러지지 않게 조심합니다. 화장실이나 계단에서도 마찬가지입니다. 미끄러질 위험이 있는 장소는 항상 물기 없이 말린 상태로 유지하고 바닥에 깔개를 깔아야 안전합니다. 바닥의 전선줄도 환자가 걸려 넘어지지 않게 잘 정리합니다. 환자가 누워있을 때도 침대에서 떨어지지 않게 주의합니다. 환자가 혼자 있어야 할 때는 응급 전화번호와 전화기를 환자 가까운 곳에 두어야 위험을 예방하고 환자의 불안감을 줄일 수 있습니다.

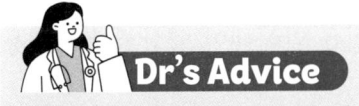

Dr's Advice

다음과 같은 사항이 있으면 의사에게 알리세요

시간이나 장소를 헷갈리고, 사람을 알아보지 못하거나 계속 잠만 자려고 하면 의료진에게 알려야 합니다. 환자가 심하게 쇠약해질 때, 악화되는 통증이 있을 때도 알립니다. 두통이나 손발 저림, 눈이 잘 보이지 않거나 의식에 변화가 오는 것도 알려야 할 증상입니다. 의사에게 알리면 쇠약이 심해진 원인을 찾고 적절한 운동 방법을 알려드립니다.

피로감을 느낄 때

피로감은 신체적·정서적으로 지친 기분을 말하며, 암 환자들이 흔하게 호소하는 주관적인 증상 중 하나입니다. 원인이 명확히 밝혀져 있지는 않으나, 염증 물질의 분비와 근 손실, 항암, 방사선, 수술 등 치료에 수반되는 피로, 이 밖에 빈혈, 감염, 영양장애, 장기 부전, 정서적 불안과 우울, 통증, 수면장애, 약물 등으로 인한 요인이 복합적으로 작용하는 것으로 알려져 있습니다. 그러나 피로가 심해진다고 하여 암이 악화되는 것은 아닙니다.

일반적인 피로는 휴식을 통해 대부분 회복되는 데 비해, 암과 그 치료에 따른 피로는 신체적 활동과는 무관하며, 수면이나 휴식으로도 완전히 사라지지 않습니다. 또한 피로는 수면, 통증, 일상생활에도 영향을 미칠 수 있으며, 항암치료를 완료한 후에도 지속될 수 있어 주기적으로 관찰하고 적응 방법을 찾는 것이 중요합니다.

환자 스스로 할 수 있는 노력에는 무엇이 있을까요

피로의 정도를 주기적으로 평가하고, 관리 후 나아지는지 평가를 하는 것이 중요합니다. 지난 한 주간 얼마나 피곤을 느꼈는지, 피로로 인해 평소에 하고 싶은 일을 얼마나 못 하게 되었는지 스스로 질문하며 평가할 수 있습니다. 이후 피로에 대한 적절한 대처 방법을 알아내어 일상생활에 적용하면 많은 도움을 받을 수 있습니다.

피로를 조절하기 위해 적절한 신체 활동을 규칙적으로 시행하세요. 심폐지구력과 근력을 증진할 수 있는 운동도 고려해 볼 수 있습니다. 다만, 뼈 전이, 중증의 혈소판감소증, 빈혈, 열등 급성 감염의 증상이 있는 경우, 낙상 위험이 높은 경우에는 주의가 필요합니다. 단백질이 포함된 균형 잡힌 식사를 하고 수분을 충분히 섭취하세요. 잘 먹지 못할 때에는 소량씩 자주 식사하도록 합니다. 규칙적이고 충분한 수면을 취하고, 낮잠은 30분 이하가 바람직합니다. 편안한 옷과 신발을 착용하는 것도 큰 도움이 됩니다.

또한 일상 활동에서 에너지 소모를 줄여야 합니다. 해야 할 일을 미리 계획하고 중요한 일부터 처리하는 것이 바람직합니다. 되도록 편리하고 가벼운 물품을 사용하여 육체적 부담을 더는 것이 좋습니다. 적절한 휴식, 이완요법, 기분전환을 통한 적절한 스트레스 해소도 권고됩니다. 또한 가족과 친구 등 주위 사람들에게 상황을 알리고 적극적으로 도움을 요청하는 것이 좋습니다. 지지 모임에 나가는 것도 도움이 될 수 있습니다.

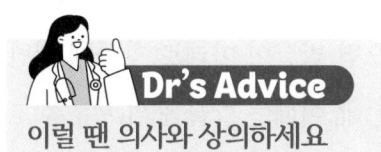

이럴 땐 의사와 상의하세요

피로가 감소되지 않고 더 심해지는 경우, 일상적인 활동에도 심한 피로감을 느끼는 경우, 활동과 무관하게 피로감이 지속되는 경우, 집중력이 떨어지거나 혼미한 경우, 피로로 인해 사회생활이나 일상생활에 장애를 느끼는 경우에는 반드시 의사와 상의해야 합니다. 또한 피로에 더해 어지럽거나, 몽롱해지거나, 숨이 차거나, 두통이 있거나, 우울감이 심해지는 경우에도 의료진과 상의하여 다른 의학적 원인을 찾고 치료해야 합니다.

다리에 쥐가 날 때

환자가 오랫동안 누워서 지내다 보면 다리나 발에 쥐가 나기 쉽습니다. 종아리 근육 또는 무릎 뒷부분에 쥐가 나기도 합니다. 이러한 증상은 다리 근육이 갑자기 수축해 통증과 함께 나타납니다. 또한 식사량이 줄어들고, 전해질 불균형이 생겨서 혈액 내 인산과 칼륨이라는 전해질이 너무 많아지거나 혈액 내 칼슘, 마그네슘이 부족해도 쥐가 날 수 있습니다. 다리에 쥐가 나는 것은 누구나 경험해 봤을 정도로 흔한 증상이지만 너무 자주 일어난다면 고통스러울 수밖에 없습니다.

환자 스스로 할 수 있는 노력에는 무엇이 있을까요

평소 다리를 따뜻하게 유지하는 것이 중요합니다. 시시때때로 마사지를 하면 다리의 체온을 유지할 수 있습니다. 누워있는 자세나 체위도 자주 바꿉니다. 그리고 적어도 하루에 2회 스트레칭 체조를 합니다. 스트레칭 체조

이런 증상이 있나 점검해 보세요

✓ 다리와 발에 갑자기 당기는 느낌
  이 들면서 극심한 통증으로 이어
  진다.

✓ 갑작스러운 통증으로 다리나 발을
  움직이기 힘들다.

는 다리를 구부리고 펴는 동작을 한 회당 열 번씩 하는 정도면 충분합니다. 스스로 할 수 없다면 보호자의 도움을 받으세요. 만약 종아리 근육에 경련이 오면 발끝이 아래로 향하게 되면서 통증이 오는데, 이때는 발끝을 위(무릎 쪽)로 향하도록 스트레칭하거나 발끝을 위로 올린 채 걸으면 됩니다. 그러면 경련이 생긴 근육이 이완되어 회복 시간이 앞당겨집니다. 또한, 평소 무기질(미네랄)이 부족하지 않도록 충분히 섭취합니다.

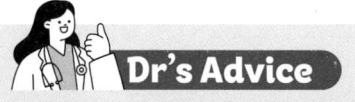

환자가 이런 모습을 보이면 의사에게 알리세요

보온이나 마사지, 스트레칭으로도 다리 경련이 좀처럼 나아지지 않는다면 의사에게 즉시 알려야 합니다. 쥐가 나는 증상이 6~8시간 이상 지속될 때도 환자의 고통이 심해져 위험하기 때문에 의사에게 알려야 합니다. 쥐가 난 다리가 빨갛게 변하고 붓거나 열이 날 경우에도 마찬가지입니다.

의사는 쥐가 자주 나거나 고통이 심할 때는 근육이완제를 쓸 수 있습니다. 또 피 검사 등을 통해 쥐가 나는 원인을 찾고, 전해질 이상이 있다면 적절한 약을 처방합니다.

체중 변화가 심할 때

암의 종류와 환자 상태에 따라 체중이 늘기도 하지만 대개의 경우 암이 진행되면 체중이 감소합니다. 체중 감소는 입맛이 없어 먹는 양이 줄어드는 것과 종양으로 인한 체내 대사 증가, 설사나 메스꺼움과 구토, 탈수가 원인입니다. 체중 증가는 활동량이 줄거나 약제 부작용으로 인해 먹는 양이 늘어서, 또는 수분 축적으로 인한 부종이나 약 부작용 때문에 생깁니다. 어떤 경우든 심해지면 환자를 힘들게 합니다. 환자나 보호자가 잘 관찰하고 적절히 대처해야 하는 이유입니다.

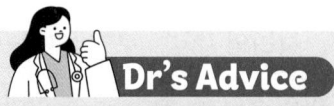

Dr's Advice

다음과 같은 사항이 있으면 의사에게 알리세요

일주일에 2~3kg 이상 혹은 한 달에 10% 이상의 체중 변화가 있을 경우 의료진에게 알려야 합니다. 일주일 단위로 체중을 재서 급격한 체중 변화가 있거나 이전에 잘 맞던 옷이 맞지 않을 경우에도 의료진에게 알리십시오. 환자가 숨 쉬기 힘들어하거나 어지러움을 느끼는 경우, 움직임이 불편한 경우에도 마찬가지입니다.

의사는 식욕부진, 탈수나 부종 등 체중이 변한 원인을 찾고, 상담을 통해 적절한 영양 처방을 할 수 있습니다. 이때 식욕부진 시에는 식욕을 돋우는 약물 처방 혹은 고단백식이 처방을, 탈수가 있을 때는 수액 처방을, 부종이 있을 때는 이뇨제 처방을 할 수도 있습니다.

환자 스스로 할 수 있는 노력에는 무엇이 있을까요

체중이 줄었다면 고칼로리 고단백 음식으로 식단을 구성합니다. 물이나 음료도 충분히 섭취하세요. 체중이 늘어난 경우에는 반대로 고칼로리 음식 섭취를 줄여야 합니다. 발목이 부었다면 짜지 않게 먹도록 합니다. 의료진에게 영양 상담을 받는 것도 방법입니다.

보호자가 도와줄 수 있는 것은 무엇일까요

매일 아침에 환자의 몸무게를 재서 기록합니다. 몸무게는 식전에 재는 것이 가장 바람직합니다. 아울러 부종이나 호흡곤란, 어지럼증, 무력감 등의 다른 증상이 나타나는지도 주의 깊게 살핍니다.

어떤 간식을 섭취하면 좋을까요

환자는 평소 좋아하는 간식 중에 영양이 풍부한 간식을 선택해 가까운 곳에 두고 조금씩 자주 먹는 것이 좋습니다. 간식 시간은 식사와 식사 사이로 하되, 식사량이 줄지 않게 적당히 섭취합니다. 수분 섭취도 충분히 합니다. 권장할 만한 간식거리는 카스텔라, 빵, 떡, 시리얼, 치즈, 쿠키, 크래커, 과일, 젤리, 집에서 만든 밀크셰이크나 음료, 아이스크림, 주스, 우유, 머핀, 견과류, 땅콩버터, 푸딩, 커스터드, 샌드위치, 셔벗, 수프, 죽, 이온음료, 야채, 요구르트 등입니다.

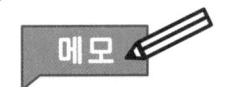

고칼로리, 고단백 음료 만드는 법

다음은 환자의 영양을 충분히 보완하면서 체중 회복에 도움이 되는 음료입니다.

① 강화 우유(총 열량 211cal, 단백질 함유량 14mg) - 일반 우유 1리터, 분유 한 컵을 섞어서 여섯 시간 동안 냉장고에 보관한 후 마신다. 생크림을 더 넣어도 된다. 그냥 마셔도 좋고 요리할 때 이용해도 좋다.

② 셔벗 셰이크(총 열량 422cal, 단백질 함유량 6mg) - 셔벗이나 과일 아이스크림 한 컵에 우유 1/2컵, 바닐라 시럽 1/2티스푼을 섞는다.

③ 시리얼 밀크셰이크(총 열량 474cal, 단백질 함유량 20mg) - 우유 1/2컵, 부드러운 시리얼 1회 용량, 아이스크림 한 컵을 섞어 만든다.

④ 초콜릿 코코아 음료(총 열량 600cal, 단백질 함유량 24mg) - 바닐라 아이스크림 1과 1/4컵, 우유 1/2컵, 코코아가루나 초콜릿 시럽 1~2스푼, 설탕 2티스푼을 섞는다.

※ 위의 요리법은 믹서로 혼합하는 것이 좋습니다. 단백질 함량을 높이기 위해 요리에 분유나 연유 1~2스푼을 첨가해도 되지만, 우유를 먹지 못하거나 당뇨가 있다면 전문 영양사와의 상담이 필요합니다. 사용하지 않는 음식은 냉장고에 보관하세요.

경련이 일어날 때

암이 뇌로 전이되거나 심한 전해질 이상이 있는 경우에 경련이 발생할수 있습니다. 대부분 의식이 떨어지고 전신이 경직되거나 팔다리가 반복적으로 움직이는 증상을 보입니다. 즉시 119에 도움을 요청하고 병원으로 이송해야 합니다.

응급처치

경련을 하는 동안에는 무리하게 환자를 움직이지 말고 가능하다면 외상을 입지 않도록 환자를 그대로 눕힙니다. 간혹 심장마비 초기 증상이나 심한 경련 때문에 숨을 쉬지 않는 경우가 있으니 119 구급대의 안내에 따라환자를 지속적으로 살핍니다.

골절이 있을 때

암 환자는 여러 가지 암 치료나 뼈 전이 등으로 뼈가 매우 약해진 상태이기 때문에 골절을 입기 쉽습니다. 따라서 평소 골절 사고에 대처하는 방법을 알아두면 좋습니다.

추가 손상과 통증으로 인한 쇼크를 막기 위해서 부목법을 이용해 골절부위를 고정해 주세요. 의료진의 도움을 받을 수 없는 야외에서 갑자기 골절상을 입었다면 옷이나 삼각건으로 골절 부위를 고정합니다.

응급처치

- 골절이 발생했을 때: 통증을 일으키는 자세와 운동을 피하고 환자가

편안한 자세를 취할 수 있게 돕습니다.

• 급성 손상이 일어났을 때: 많은 환자가 수술 후나 급성 손상 시에 냉찜질보다 온찜질이 좋다고 생각하는데, 급성 손상 시에는 냉찜질을 적극 추천합니다. 냉찜질이 부종, 통증, 불편감을 줄여주기 때문입니다. 냉찜질을 할 때는 얼음을 비닐 주머니나 수건 등에 싸서 골절 부위에 댑니다. 다친 부위를 높게 하는 것이 혈류를 감소시켜 부종을 줄여주기 때문에 가능하면 부상 부위를 심장 높이보다 높게 고정하는 것이 좋습니다.

• 야외에서 골절상을 입었을 때: 나무판, 신문지나 잡지, 우산 등을 부목으로 활용하여 골절 부위에 댄 후, 옷이나 손수건 등으로 감아 고정할 수 있습니다. 단, 머리나 목 또는 척추 손상을 입었다면 응급구조 차량이나 전문 의료진이 도착할 때까지 환자의 상태를 관찰하며 움직이지 말아야 합니다.

화상 및 상처를 입었을 때

암 환자들은 암 치료로 인해 감염 위험성이 높아집니다. 또 피부가 약해지기 때문에 작은 화상이나 상처에도 신경을 써야 합니다. 화상이나 상처를 입었을 때에는 의료진과 상의하세요.

응급처치

• 화상: 즉시 찬물로 식히고 응급실을 방문합니다. 민간요법으로 된장이나 버터 등을 화상 부위에 바르기도 하는데, 세균에 감염될 수 있으므로 하지 않습니다.

• 오래된 상처나 수술 부위에서 진물이 나거나 피부가 검게 변할 때는

의료진과 상의하세요.

중증 감염(패혈증)이 일어났을 때

암 환자는 대개 면역력이 약하기 때문에 외부 감염에 취약합니다. 특히 혈액암 환자나 항암치료를 받은 지 얼마 되지 않은 환자는 더욱 면역력이 약합니다.

중증 감염의 원인은 다양한데, 폐렴, 급성 장염, 요로 감염 등이 흔한 원인입니다. 고열과 전신 무력감이 지속되는 경우가 많고, 단순 감염에서 중증 감염으로 진행되면 우리 몸의 여러 장기가 손상되고 사망률이 높아집니다.

응급처치

고열이 나고 몸에 힘이 없는 증상이 이어지면 지체하지 않고 응급실에 방문합니다. 신속한 항생제 투여, 감염 병소 제거, 수액 치료 등이 중요합니다.

눈이 건조할 때

항암치료를 하면 다양한 안과적 문제가 발생할 수 있습니다. 시력저하, 안구건조증 등이 대표적입니다. 일부 세포독성항암치료나 표적항암제 치료로 인해 눈이 매우 건조하거나 가렵게 느껴질 수 있습니다. 나이가 많은 환자, 갱년기 여성, 고혈압약, 항우울제나 항불안제를 복용하는 환자, 갑상선 질환자는 안구건조증이 더 잘 생길 수 있습니다. 또한 미세먼지 등 대기 오염에 노출되거나 에어컨이나 히터를 계속 틀어놓는 빌딩의 밀폐된 사무

실같이 건조한 환경에서 지내면 안구건조증이 더 잘 생길 수 있습니다. 특히 컴퓨터, 스마트폰 등 다양한 디지털 기기를 끊임없이 사용하면 눈을 자주 깜박이지 않게 되어 건조증이 더욱 심해질 수 있습니다.

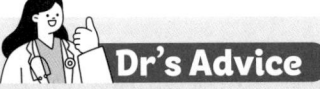

Dr's Advice

아래와 같은 증상이 있으면 안구건조증을 의심할 수 있으므로 의사와 상의하세요

✓ 눈에 모래알이 들어간 것 같은 느낌이 있다.

✓ 눈이 따갑고 눈을 자주 깜빡이게 된다.

✓ 눈이 뻑뻑하다.

✓ 눈앞에 막이 낀 듯하다.

✓ 눈이 쉽게 피곤해서 책을 오래 보지 못한다.

✓ 바람이 불면 눈물이 더 쏟아진다.

✓ 이유 없이 자주 충혈된다.

✓ 안과에서 결막염 치료를 받았지만 신통치 않았다.

✓ 콘택트렌즈 착용 시 불편함이 자꾸 생긴다.

✓ 자고 나면 눈꺼풀이 들러붙어 잘 떠지지 않는다.

✓ 눈부심이 있으면서 눈이 자꾸 감긴다.

✓ 눈이 쉽게 피로하다.

✓ 건조한 곳이나 오염이 심한 곳에서 가끔 눈이 화끈거린다.

✓ 울음이 날 때 눈물의 양이 줄어든 것 같다.

✓ 실 같은 분비물이 자꾸 생긴다.

✓ 눈꺼풀이 무겁다.

✓ 오랜 시간 집중이 필요한 컴퓨터 작업이 점점 어려워진다.

✓ 빛에 비정상적으로 예민해지고 극심한 통증을 호소하거나 시력이 감소한다. (건조증이 심한 경우)

안구건조증은 눈물이 적게 만들어지는 유형, 눈물이 많이 증발하는 유형, 그리고 두 가지 특징이 섞인 혼합형 안구건조증으로 나뉩니다. 안구건조증이 있을 때에는 무방부제 인공눈물을 꾸준히 점안하는 것이 도움이 되며, 증상이 심해지거나 호전되지 않으면 담당 의료진과 상의 후 안구건조증 치료제를 사용합니다. 안약으로 나아지지 않는다면 눈물점에 작은 플러그를 꽂아 눈물 배출을 지연시키는 시술을 할 수도 있습니다.

안구건조증으로 오인될 수 있으나 최근 사용하는 일부 항암제는 각막 세포에 작용하여 각막 이형성 및 시력저하를 일으키는 경우가 있습니다. 또한 골수 이식 이후 거부반응으로 인해 심한 안구 염증과 함께 건조증이 생길 수 있습니다. 따라서 골수 이식 환자나 항암제를 사용한 후 시력저하를 동반한 심한 안구건조증이 생기면 반드시 안과 전문의의 진찰이 필요합니다.

안구건조증 예방하기

우선 환경적 요인을 조절해 주세요. 가습기 등으로 실내 공기의 습도를 적절하게 유지하고 바람이 많은 지역에서는 안경을 착용하는 것이 좋습니다. 담배 연기가 많은 곳과 공기가 탁한 곳은 피하고 실내 환기를 자주 해주세요. 또한 디지털 기기의 사용을 조절할 필요가 있습니다. TV, 컴퓨터 모니터나 스마트폰을 볼 때는 30분마다 눈을 1분 정도 쉬면서 눈을 자주 깜빡여 줍니다. 충분한 수분을 섭취하고 하루 여섯 시간 정도의 수면을 취하는 등 건강한 생활 습관을 유지하는 것도 중요한 부분입니다. 많은 경우, 건조증은 눈꺼풀에 있는 마이봄샘의 염증이 동반되기 때문에 마이봄샘에서 기름이 잘 나오도록 도와주는 온찜질과 세정제가 도움이 됩니다.

또한 안구건조증을 악화시키는 요인을 피해야 합니다. 자극적인 눈 화장품이나 세면용품, 에어컨이나 선풍기를 오래 사용하거나 자동차 히터나 온풍기를 너무 세게 사용하는 경우, 겨울철에 환기를 시키지 않은 채로 건조하고 밀폐된 공간에 오래 있는 경우, 오랜 기간 소프트 콘택트렌즈를 착용하는 경우 등이 대표적입니다. 장기간 독서나 TV 시청, 컴퓨터 작업을 할 경우 눈이 피곤하고 건조해지기 쉬우므로 하루에 네다섯 번 정도 일회용 인공눈물 안약을 눈에 넣어주는 것이 좋습니다. 심한 긴장, 스트레스, 수면 부족은 안구건조증을 악화시키므로 피해야 합니다. 일부 약제(신경안정제, 혈압약, 골다공증 호르몬제, 항히스타민제 등)는 장기간 사용하면 안구건조증을 악화시키므로 의사와 상의해 조절하는 것이 좋습니다.

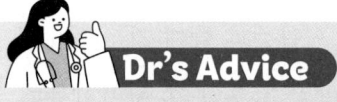

Dr's Advice

안구건조증은 시력과 관련이 있나요?

눈물막은 눈을 촉촉하고 부드럽게 하는 역할 외에도 안구 표면에 매끄러운 막을 형성해 물체를 깨끗하게 볼 수 있게 해줍니다. 빛이 우리 눈으로 들어올 때 가장 먼저 지나는 곳이 이 눈물막과 각막인데, 눈물막 자체만으로도 빛이 선명하게 눈으로 들어오게 해줄 뿐만 아니라 각막을 투명하고 매끄럽게 해줍니다. 따라서 안구건조증이 생기면 건조한 증상 외에도 눈물막이 파괴되어 안구 표면이 불규칙해지고 상이 번져 흐리게 보일 수 있습니다. 결국 안구건조증이 있어도 시력저하와 같은 시각 장애가 흔히 생깁니다.

안구건조증의 치료

안구건조증 치료는 단계적으로 시행하는데 우선 환자 스스로 생활 습관을 조절하고 주변 환경을 개선하는 것이 치료의 시작입니다. 무방부제 인공눈물과 점액분비 촉진제, 항염증제와 같은 다양한 안구건조증 안약을 사용합니다. 마이봄샘 장애가 동반된 경우에는 눈꺼풀 온찜질과 마사지, 경구 항생제, IPL(Intense Pulsed Light) 등이 도움이 됩니다. 심한 경우, 안과 전문의에게 진료를 받고 눈물이 빠져나가는 눈물점을 폐쇄해 눈물이 안구 표면에 일정 기간 머물게 하는 시술을 받을 수도 있습니다. 이때 2~3주 후에 저절로 녹아 없어지는 콜라겐 성분의 마개를 이용해 눈물점을 막으면 일시적으로 안구건조증이 좋아집니다. 눈물 생성이 현저하게 부족한 상황이라면 장기적으로 폐쇄하기도 합니다.

09

소화기 증상 관리

암의 병세가 나빠지거나 암을 치료하는 과정에서 암 환자는 소화 능력이 떨어집니다. 음식물을 삼키거나 소화하는 데 어려움을 겪고 메슥거림을 느끼기도 합니다. 음식을 먹고도 배변 활동이 원활하지 않아 고통을 겪기도 하지요. 증상이 심해지지 않게 집에서 관찰하고 적절히 관리해 주어야 합니다.

입맛이 없고 식사량이 줄 때

식욕부진의 원인은 연하곤란(삼키기 힘듦), 메스꺼움과 구토, 입맛 변화, 조기 포만감, 종양으로 인한 장 폐쇄, 우울증, 탈수, 통증, 항암치료나 방사선 치료의 부작용 등 다양합니다. 또한, 질병이 진행될수록 식욕부진이 발생할 가능성이 높아집니다. 입맛이 없어지고 체중이 줄었다면 식욕부진이 아닌지 살펴봐야 합니다.

환자 스스로 할 수 있는 노력에는 무엇이 있을까요

'꼭 먹어야 한다'는 부담감이나 강박감은 오히려 식욕에 방해가 됩니다. 좋아하는 음식 위주로 조금씩, 먹고 싶은 만큼 자주 먹습니다. 좋아하는 음식을 가까운 곳에 두고, 먹고 싶을 때 바로 먹을 수 있도록 합니다. 단, 음식도 치료의 일부분이라는 생각을 잊지 말고 가능하면 식사를 거르지 않도록 합니다. 식사 전에는 가벼운 활동을 하는 것이 좋습니다. 음악이나 가족과의 대화도 식욕을 돋우는 데 도움이 됩니다.

음식은 먹기 쉽고 열량이 높은 것으로 먹습니다. 요구르트, 아이스크림, 셔벗, 푸딩, 밀크셰이크 등이 여기에 해당됩니다. 열량이 높아지도록 시럽이나 꿀, 버터나 기름 등을 첨가하는 것도 방법입니다. 음식 냄새가 식욕을 떨어뜨린다면 차게 하거나 상온 정도로 식혀서 먹습니다. 신선한 채소와 과일 또는 멜론이나 참외, 포도나 귤, 수박을 얼려 빨아 먹는 것도 좋습니다. 레몬 조각, 레모네이드 같은 상큼한 음료, 생강, 피클 같은 음식은 입맛을 돋워줍니다. 단, 구강 궤양이 있거나 목이 아픈 경우에는 너무 자극적인 음식은 피하는 것이 좋습니다.

가벼운 음료도 효과가 있습니다. 하지만 식사 직전에 음료를 마시면 식욕이 떨어질 수 있으므로 식사 중간에 마십니다. 레몬을 담근 물이나 생강 물로 입안을 헹구거나, 레몬 향이 나는 사탕이나 껌, 허브차, 생강 맛이 나는 탄산 음료 등도 도움이 됩니다.

Dr's Advice

이럴 땐 의사에게 알리세요

음식을 삼킬 때 통증을 호소하거나 메슥거림이 심해서 하루 이상 음식을 먹지 못할 때, 심지어 액체로 된 음식도 삼키지 못한다면 의사에게 연락하십시오. 일주일간 2kg 이상 체중이 줄고 짙은 노란색 소변을 보며 양이 적고 냄새가 심할 때, 하루 이상 소변을 보지 않거나 2~3일 이상 대변을 보지 못할 때에도 즉시 알리십시오. 24시간 이상 구토를 하는 것도 위험한 증상입니다. 의사에게 알리면 약물 중 식욕부진을 일으킬 수 있는 약을 메게스테롤/트레스탄이나 스테로이드와 같은 입맛 돋우는 약으로 바꿀 수 있으며, 탈수 증상이 있으면 수액 처방이 필요할 수 있습니다. 영양사와의 상담을 통해 영양 상태에 대해 평가받고 적절한 영양 처방과 교육을 받을 수 있습니다.

보호자가 도와줄 수 있는 것은 무엇일까요

고탄수화물·고단백질 음식을 중심으로 하루 6~8번 정도로 나눠 조금씩 제공합니다. 밥, 빵이나 국수, 감자, 생선, 고기, 달걀, 치즈, 우유, 두부, 견과류, 요구르트, 콩 등이 여기에 해당됩니다. 조리할 때는 음식을 갈거나 다져서 삼키기 쉽도록 만듭니다. 이때 환자가 좋아하는 양념이나 소스, 설탕이나 꿀을 사용하면 더 좋습니다. 환자가 냄새 때문에 음식을 거부한다면 음식을 차게 하거나 상온 정도로 식혀서 냄새가 덜 나게 해줍니다.

고단백·고칼로리 음식이 좋아요

〈고단백질 음식〉

· 유제품 - 빵이나 비스킷에 치즈를 곁들이고 죽이나 수프를 만들 때 우유나 분유를 넣습니다. 채소 샐러드나 파스타에 크림소스를 첨가하는 것도 좋습니다.

· 달걀 - 달걀을 삶은 다음 잘게 으깨서 샐러드나 수프, 채소 등에 넣거나, 죽을 끓일 때 달걀을 풀어 넣습니다. 단, 달걀은 식중독의 위험이 있으니 반드시 익혀서 먹어야 합니다.

· 고기, 생선 - 고기를 갈아서 익힌 뒤 반찬으로 먹거나 죽이나 수프에 넣어 먹습니다.

· 콩, 견과류 - 채소 샐러드, 파스타, 과일, 아이스크림 등에 콩, 견과류를 뿌려 먹습니다. 콩가루에 떡을 묻혀 먹거나 음식에 넣어 먹습니다.

〈고칼로리 음식〉

· 지방 - 버터와 마가린, 올리브오일, 들기름이나 참기름을 자주 이용합니다.

· 유제품 - 휘핑크림을 디저트나 과일에 뿌려 먹거나 사워크림이나 연유·분유를 요리에 첨가합니다. 치즈, 크림치즈 등을 빵, 크래커, 익힌 감자나 고구마에 얹어서 먹습니다.

· 설탕류 - 꿀이나 시럽, 설탕을 떡이나 빵, 과자를 먹을 때 찍어서 먹습니다. 과일이나 아이스크림에 잼을 넣어 먹거나 음료에 설탕을 타서 먹습니다.

· 드레싱 - 샐러드 드레싱을 샌드위치나 빵에 발라서 먹습니다. 마요네즈를 고기, 생선, 달걀, 채소 샐러드에 혼합해서 먹습니다.

음식을 삼키기 힘들 때

음식을 삼키기 힘들 때 도움 되는 음식

주로 잘 넘어가는 부드러운 음식이나 입자가 작은 음식이 도움이 됩니다.

· 단백질류 - 플레인 요구르트, 부드러운 치즈, 잘게 다진 고기나 생선, 계란찜, 걸쭉한 수프류

· 곡류 - 죽, 미음, 수프

· 과일과 야채 - 과일과 야채를 잘게 간 것, 으깬 감자

· 음료와 간식 등 - 묽지 않고 조금 되직한 농도의 과일 주스나, 밀크셰이크, 푸딩, 젤리, 시럽·꿀·버터·마가린 등이 함유된 부드러운 케이크

음식을 삼키기 힘든 것을 연하곤란이라고 말합니다. 삼키려고 하면 구역질이 나거나 기침, 심지어 통증을 느낄 수도 있습니다. 연하곤란의 원인은 크게 두 가지로, 구조적인 문제가 생긴 경우와 신경학적으로 문제가 생긴 경우로 나눌 수 있습니다. 질병의 진행이나 항암치료의 부작용, 가슴 부위 방사선 치료의 부작용 등 여러 가지 요인으로 발생합니다. 심지어, 구강 내나 식도의 곰팡이 감염으로 생길 수도 있습니다. 음식을 먹는 일조차 힘들어진 환자에게는 주위의 도움이 필요합니다.

만약 식도 수술 후에 연하곤란이 나타났다면, 식도 협착을 의심해 보아야 합니다. 이런 경우에는 식도 확장술이 필요할 수도 있으니 의사와 상의하십시오.

어떤 증상이 있을까요

연하곤란에는 아래와 같은 증상이 나타날 수 있는데, 모든 증상이 나타나지는 않고 일부 증상만 나타날 수 있습니다.

- 구역질, 기침, 구토가 난다.
- 삼킬 때 목이나 가슴 위쪽에 통증이 느껴지고, 음식이 내려갈 때는 가슴이 긁히는 느낌이 든다.
- 침이 질질 흐르거나 반대로 침이 나오지 않는다.

- 입안에 흰색의 조그만 반점이 보인다.
- 입안이 붓고 빨갛게 변하며 입안에 궤양이 나타난다.
- 입에 음식이 모여있다.
- 체중이 줄었다.

환자 스스로 할 수 있는 노력에는 무엇이 있을까요

푸딩, 젤리, 아이스크림, 요구르트, 밀크셰이크 등 고단백 고칼로리이면서 부드럽고 연한 음식을 먹습니다. 너무 뜨겁거나 매운 음식은 피하고 너무 신 과일이나 청량음료도 오히려 식도를 자극할 수 있기 때문에 피합니다. 크래커, 땅콩, 과자는 입자가 커서 잘 넘어가지 않으므로 피합니다. 완전히 액체로 된 음식은 오히려 흡인성 폐렴의 위험을 높이기 때문에 그보다는 아주 작은 덩어리로 된 음식이 좋습니다. 액체로 된 음식은 빨대로 먹고, 빵은 우유에 적셔서 부드럽게 만든 뒤 먹습니다. 음식을 얼려서 먹으면 통증을 줄일 수 있어서 도움이 되지만, 식도에 통증이 있는 경우에는 차가운 음식이 통증을 악화시킬 수 있으므로 상온 정도로 데워 먹습니다. 조금씩이라도 자주 먹는 것이 좋습니다. 한 번에 먹던 음식이라도 연하곤란 상태에서는 조금씩 베어 물고 완전히 삼킨 다음 또 먹습니다.

음식을 먹고 난 직후에는 30분 정도 눕지 말고 앉아있어야 흡인성 폐렴의 위험을 낮출 수 있습니다. 알약을 갈아서 주스나 젤리, 푸딩 등에 섞어서 복용하기도 합니다. 그전에 의료진에게 약을 갈아도 효과에 변화가 없는지 확인받으십시오.

보호자가 도와줄 수 있는 것은 무엇일까요

환자가 삼키기 쉬운 부드럽고 촉촉한 음식을 제공합니다. 달걀찜이나 죽, 요구르트 같은 음식이 좋습니다. 음식을 으깨거나 갈아서 이유식처럼 만들고, 너무 건조한 음식은 물이나 주스를 섞어서 갈아주면 먹기 편해집니다. 생채소나 생과일처럼 씹어 먹어야 하는 음식은 피합니다.

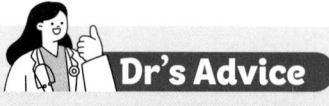

메스꺼움과 구토 증상이 있을 때

메스꺼움은 메슥거리고 토할 것 같은 느낌이고 구토는 실제로 토하는 것인데, 음식을 생각하는 것만으로도 속이 안 좋아져서 메스껍거나 토할 수 있습니다. 메스꺼움과 구토는 환자를 매우 힘들게 하고, 구토가 지속되면 심한 탈수가 나타날 수 있으므로 주의해야 합니다.

어떤 증상이 있을까요

구역질을 하거나 입안에서 구취가 나면 메스꺼움과 구토를 의심해 봐야 합니다. 심한 경우 노란색이나 녹색의 액체를 토하기도 합니다.

환자 스스로 할 수 있는 노력에는 무엇이 있을까요

메스꺼움이 나타났다면 음식의 상태와 먹는 시간, 양을 조절해야 합니다. 음식을 6~8번으로 나누어 천천히 먹되, 맨밥, 흰 쌀죽, 미음, 마른 식빵 같은 냄새가 나지 않는 음식을 먹습니다. 냉수나 생강물, 사과 주스나 보리차 등을 시원하게 해서 천천히 한 모금씩 마시는 것도 좋습니다. 기름기가 많거나 튀긴 음식, 매운 음식, 너무 단 음식은 피하고, 음식을 차갑게 하거나 상온 정도로 식혀 냄새가 나지 않도록 해 섭취합니다. 레몬향이나 박하향 등 좋은 향이 나는 사탕을 빨아 먹는 것도 좋습니다.

식사 후 한 시간 정도는 눕지 말고 상체를 높여 충분히 쉽니다. 즐거운 음악을 듣거나 TV를 보거나 대화를 하는 것도 도움이 됩니다. 메스꺼워지려고 할 때는 편안하게 이완하고 심호흡합니다. 음식 조리하는 냄새가 싫다면 피하고 자주 창문을 열어 환기합니다. 구토가 심해지면 탈수되므로 주의해야 합니다. 수분을 충분히 보충해 줘야 하는데 물이나 주스를 마시는 것과 수프, 국을 먹는 것이 도움이 됩니다. 얼음을 빨아 먹거나 과일을 얼음과 같이 갈아서 천천히 마시는 것도 좋습니다. 구토가 멈춘 뒤에는 찬물 1티스푼을 10분 간격으로 먹어보고 괜찮다면 조금씩 양을 늘립니다. 만약 누워서 움직이기 힘든 상태라면 옆으로 누워 토사물이 흡인되지 않도록 합니다.

메모 ✏️ 메스꺼움·구토에 도움 되는 음식과 피해야 할 음식

도움 되는 음식	피해야 할 음식
· 단백질류(고깃국, 삶은 고기, 삶은 계란, 수프, 저지방 우유, 저지방 요구르트)	· 단백질류(기름기 많은 고기, 베이컨, 소시지, 계란 프라이, 밀크셰이크)
· 곡류(마른 빵, 밥, 죽, 짭짤한 비스킷, 미음, 누룽지, 베이글)	· 곡류(도넛, 와플, 팬케이크, 머핀)
· 과일과 채소(으깬 감자, 채소, 사과, 포도)	· 과일과 채소(감자칩, 감자튀김, 기름에 볶은 채소, 냄새가 강한 채소)
· 음료와 간식(시원한 과일 주스, 이온음료, 과일 얼린 것, 젤리, 푸딩, 사탕, 얼린 과일 조각, 식혜)	· 음료와 간식(술, 커피, 파이, 아이스크림, 케이크, 매운 음식, 올리브, 후추, 고춧가루, 고추장)

보호자가 도와줄 수 있는 것은 무엇일까요

환자가 메스꺼움을 느낄 때는 가능하면 음식을 조리하지 않고 자주 환기하거나 음식 뚜껑을 닫아 냄새가 나지 않도록 합니다. 환자가 입에서 쓴맛이 난다고 하면 금속 수저를 플라스틱이나 나무 수저로 바꿔주십시오. 구토를 하는 환자는 매일 체중을 측정해서 탈수되지 않는지 살핍니다. 또 구토로 인해 어지러움, 허약감, 혼돈, 변비가 생기지 않았는지 봅니다. 구토가 계속된다면 의료진과 상의하여 구토를 줄여주는 약을 처방받습니다.

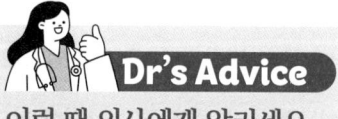

이럴 땐 의사에게 알리세요

하루에 물을 네 컵 이상 마시지 못했거나 이틀 이상 음식을 먹지 못했다면 의료진에게 연락하십시오. 1~2일 사이에 1kg 이상 몸무게가 빠졌을 때, 구토를 하다가 흡인됐거나 한 시간에 세 번 이상 네 시간 이상 구토를 하는 경우에도 즉시 알려야 합니다. 붉은색의 물질을 구토하거나 토사물에 피가 섞여 있다면 위험합니다. 짙은 갈색의 농축된 소변을 보거나 소변량이 현저하게 줄어든 경우도 마찬가지입니다. 구토 때문에 약을 먹지 못할 때에도 알려주십시오. 그러면 의사는 메스꺼움과 구토로 탈수되지 않았는지 살펴, 원인에 따라 증상이 호전될 수 있는 약을 처방합니다. 탈수가 심할 경우에는 일시적으로 수액을 주사하거나 적절한 영양 상담을 받을 수도 있습니다.

변비가 있을 때

변비는 평소보다 대변보는 횟수가 줄고 대변을 배출하기 어려운 경우를 말합니다. 보통 수분 섭취가 부족하거나 대장의 운동이 원활하지 않을 때 생기지만, 암 환자는 진통제 부작용이나 암의 척추 전이, 수술 후 장 유착, 경구 섭취 부족, 탈수, 약물 부작용 등으로 인해 생기기도 합니다. 변비가 지속되면 항문 주위에 심한 통증과 지속적인 아랫배 불편이 나타나므로 초기에 관리해야 합니다.

어떤 증상이 있을까요

3일 이상 대변을 보지 못하거나, 보더라도 조그맣고 단단한 대변 또는 설사와 같은 무른 변이 줄줄 새면 변비 증상일 수 있습니다. 복부 팽창, 지속적인 복부 팽만감, 복부의 경련성 통증과 잦은 방귀도 변비 증상입니다. 구토와 구역을 느끼기도 합니다.

환자 스스로 할 수 있는 노력에는 무엇이 있을까요

원활한 장 활동을 위해 가능한 한 많은 물과 음료를 섭취합니다. 하루에 최소 2리터의 수분은 섭취해야 합니다. 따뜻한 물이나 사과 주스, 자두 주스와 같은 신선한 과일 주스를 자주 마시는 것도 도움이 됩니다. 음식은 섬유질이 많은 식품 위주로 먹습니다. 잡곡밥, 통밀로 만든 곡식, 껍질째 먹는 과일, 신선한 채소, 자두, 견과류, 살구 등이 좋습니다. 단, 장내 가스를 생성하는 양배추나 브로콜리, 오이, 콩, 양파 등은 피합니다.

치즈나 달걀 같은 음식도 변비를 악화시킬 수 있으므로 섭취를 줄입니다. 아침은 꼭 먹고 균형 잡힌 식사를 규칙적으로 합니다. 규칙적인 식사는 장운동을 규칙적으로 만들어주어 변비에 좋습니다. 신체 활동을 늘리는 것도 효과적입니다. 걷는 것이 좋지만 만약 걸을 수 없다면 침대에서 할 수 있는 활동을 배워서 합니다. 배변감을 느끼면 참거나 기다리지 말고 자주 화장실에 가서 변 보기를 시도합니다. 대변보는 횟수를 기록해서 의사에게 알리고 의사에게 처방받은 대변 완화제나 변비약을 복용합니다.

변비를 예방하려면

〈섬유질 섭취를 늘리세요〉

섬유질이란 식물 세포의 세포막입니다. 섬유질은 몸에 흡수되지 않고 열량도 없으므로 엄격하게는 영양소라고 할 수 없습니다.

그렇지만 섬유질은 콜레스테롤을 낮추고 변비를 예방해 주며 당뇨나 일부 암 발생의 위험을 낮춰주는 중요한 역할을 합니다. 또한, 충분한 섬유질 섭취는 변비 치료 혹은 예방에도 많은 도움이 됩니다. 섬유질을 다량 섭취하는 방법은 다음과 같습니다.

· 아침에는 섬유질이 풍부한 잡곡밥이나 시리얼, 잡곡으로 만들어진 빵을 먹습니다.

· 브로콜리, 당근 등 채소와 신선한 과일, 말린 과일을 많이 먹습니다.

· 음식에 콩을 많이 넣어서 조리합니다.

· 매 식사 후 후식으로 딸기나 사과, 바나나, 오렌지, 배 같은 과일을 먹습니다. 다만 가스가 많이 생길 수도 있으니 섬유질 섭취를 갑자기 늘리지 말고 조금씩 늘려갑니다. 반드시 물을 함께 먹습니다.

〈섬유질이 많은 음식〉

① 곡류

밀기울(1/2컵에 3~13g), 팝콘(두 컵에 5g), 현미(1/2컵에 6g), 통밀로 만든 빵(한 조각에 1~2g), 귀리(1/4컵에 6g)

② 콩류

강낭콩(1/2컵에 8g, 가스가 생길 수 있음), 잠두콩(1/2컵에 9g, 가스가 생길 수 있음)

③ 채소

브로콜리(1/2개에 4g, 가스가 생길 수 있음), 양배추(1/2개에 3g, 가스가 생길 수 있음), 당근(1/2개에 2g), 옥수수(1/2개에 5g), 그린피스(1/2개에 3g), 감자(껍질을 포함해 중간 크기 한 개에 3g)

④ 과일

사과(껍질을 포함해 중간 크기 한 개에 4g), 바나나(중간 크기 한 개에 2g), 블루베리(1/2컵에 2g), 오렌지(중간 크기 한 개에 3g), 배(껍질을 포함해 중간 크기 한 개에 5g), 자두(세 개에 3g), 건포도(1/4컵에 3g), 딸기(한 컵에 3g)

보호자가 도와줄 수 있는 것은 무엇일까요

평소에도 수분을 많이 섭취할 수 있도록 환자 가까운 곳에 물을 둡니다. 장운동을 촉진하는 자두 주스, 따뜻한 레몬차도 좋습니다. 통밀로 된 음식, 잡곡밥, 말린 과일, 밀기울 등의 섬유질이 풍부한 음식도 함께 제공합니다.

이와 함께 대변보는 횟수를 기록하고 의사와 상의해 적절한 약을 처방받습니다.

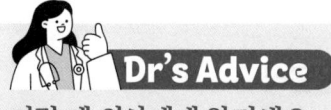

Dr's Advice

이럴 땐 의사에게 알리세요

48시간 이상 대변을 보지 못했거나 변비약을 복용하고도 1~2일 이상 대변을 보지 못했다면 연락하십시오. 복통이나 구토가 멈추지 않고 항문 주위에 피가 나거나 대변에 피가 섞여 나올 때에도 반드시 이야기해야 합니다.

그러면 의사는 영양사와 상담을 통해 변비를 완화시킬 수 있는 영양 처방을 할 수 있습니다. 변비를 완화시키는 먹는 약, 좌약 등을 사용하거나 약으로 해결하기 힘들 경우 관장을 시도해 볼 수 있습니다.

설사 증상이 있을 때

환자에 따라 차이가 있지만 보통 묽은 변을 하루에 세 번 이상 볼 때 설사라고 합니다. 설사는 장내에 수분이 많거나 흡수되지 않는 물질이 있을 때 나타납니다. 반대로 변비가 심해서 대변이 장을 막고 있을 때도 장내 분비물이 많아져서 설사가 생기기도 합니다. 이 밖에도 감염이나 수술, 항암 치료나 방사선 치료 부작용, 약물 부작용, 비타민이나 미네랄 함유량이 많은 건강보조식품 복용 등이 설사의 원인입니다. 설사가 지속되면 피부 손상, 탈수, 전해질 불균형 등이 유발될 수 있으므로 가능한 한 빨리 원인을 찾고 치료해야 합니다.

어떤 증상이 있을까요

묽은 변을 자주 본다면 설사 증상일 수 있습니다. 잦은 대변으로 인해 항문 주위가 헐고 통증이 생기는 경우도 그렇습니다. 설사가 심해지면 탈수되어 입이나 혀가 마르고 소변량이 감소하기도 합니다.

메모 ✏️ **설사에 도움 되는 음식과 피해야 할 음식**

도움 되는 음식	피해야 할 음식
· 단백질류(고깃국, 연하게 익힌 고기, 생선, 달걀찜, 치즈, 요구르트) · 곡류(흰죽, 미음, 오트밀, 머핀, 흰 식빵) · 과일과 채소(익힌 토마토, 바나나, 곶감, 복숭아 등 섬유소 함량이 적은 과일, 채소죽, 버섯) · 음료와 간식(버터, 마가린, 마요네즈, 식물성 기름, 젤리, 셔벗, 카페인이 없는 음료, 이온음료, 소금)	· 곡류(호밀빵, 잡곡밥, 현미) · 과일과 채소(껍질째 먹는 과일, 배, 멜론) · 음료와 간식(견과류가 포함된 디저트, 말린 과일, 초콜릿, 피클, 팝콘, 매운 음식 등)

환자 스스로 할 수 있는 노력에는 무엇이 있을까요

탈수에 대비해 물이나 음료 섭취를 늘려야 합니다. 물, 희석한 차, 복숭아 주스, 맑은 국이나 미음, 수프 등이 있습니다. 토마토 주스나 감귤 주스와 같은 산성음료나 탄산음료는 피합니다.

탄산음료를 꼭 먹고 싶을 때는 뚜껑을 열고 적어도 10분 이상 놔둔 뒤에 마시세요. 우유나 유제품은 하루 두 컵 이상 마시지 않도록 합니다.

음식도 계속 보충해 줘야 합니다. 조금씩 자주 먹되 너무 뜨겁거나 매운 음식, 기름진 음식은 피합니다. 생채소와 과일, 카페인을 함유한 음식, 담배도 안 됩니다. 껌이나 자일리톨이 함유된 사탕, 설탕이 많이 든 케이크, 젤리, 견과류는 피합니다. 대신 칼륨이 풍부한 바나나, 감자, 살구, 이온음료의 섭취를 늘립니다.

설사가 계속되면서 항문 주위가 헐지 않도록 따뜻한 물로 잘 씻거나 좌욕을 자주 합니다. 항문 주위가 헐었다면 바셀린 연고를 바르고 의사와 상의해 설사를 멈추는 약을 처방받습니다. 설사가 호전되기 시작하면 섬유질이 적은 음식부터 조금씩 섭취하기 시작합니다. 쌀, 바나나, 사과 주스, 요구르트, 으깬 감자, 저지방 치즈, 마른 식빵 등이 여기에 해당됩니다.

보호자가 도와줄 수 있는 것은 무엇일까요

수분 섭취가 가장 중요합니다. 특별한 금기 사항이 없는 한 환자가 매일 3리터 이상의 수분을 섭취할 수 있도록 합니다. 대변보는 횟수를 기록하고 의사와 상의해 적절한 약을 처방받습니다. 항문 주위가 빨갛게 변했는지 헐었는지 살피고 주위에 욕창이 생겼는지도 확인합니다.

방수 천이나 종이를 깔면 침구가 더러워지는 것을 막을 수 있습니다. 임의로 약국에서 지사제를 사서 쓰면 위험할 수 있으니 주의해야 합니다.

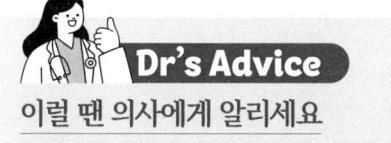

Dr's Advice
이럴 땐 의사에게 알리세요

하루에 여섯 번 이상 대변을 보는 증상이 2일 이상 지속될 때, 열두 시간 이상 소변을 보지 못했을 때에는 의료진에게 알리십시오. 항문 주위나 대변에 피가 묻었거나 심한 변비가 있다가 갑자기 묽은 변실금이 나타날 때도 즉시 연락하십시오.

설사가 시작된 후 2~3kg 이상 몸무게가 줄었거나 2일 이상 지속되는 복통, 38도 이상의 열도 위험 증상입니다. 의사에게 알리면 설사의 원인을 찾아 적절한 지사제를 처방할 수 있습니다. 탈수가 심하다면 일시적으로 수액을 주사하고 영양사와 연결해 적절한 영양 상담을 받습니다.

대변에 피가 섞여 나올 때

대변에 피가 섞이는 증상을 혈변이라고 합니다. 원인은 대장 질환(결장, 직장암)이나 상처, 항문 주위의 치질이나 치열, 낮은 혈소판 수치 등입니다. 자장면 같은 색의 변(흑변)은 식도, 위, 십이지장에서 발생한 위장관출혈(궤양, 암)이 원인일 수 있습니다. 출혈이 있는 만큼 계속되지 않도록 조치를 취해야 합니다.

어떤 증상이 있을까요

대변에 피가 섞여 보이거나 휴지로 항문을 닦을 때 피가 묻어 나오고 팬티나 시트·패드에 피가 묻으면 혈변이라고 할 수 있습니다.

심한 경우 항문에서 선혈이 나오거나 흑변이 나오기도 합니다. 다만, 비트라는 서양 채소나 철분제, 비스무스라는 약을 먹었을 때에도 대변이 검게 나올 수 있습니다.

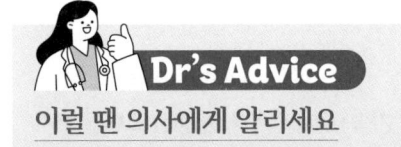

Dr's Advice

이럴 땐 의사에게 알리세요

두 번 이상 휴지에 피가 묻어 나오거나 대변에 피가 보인다면 즉시 연락하세요. 선혈이나 자장면 색의 변이 나오는 경우에도 알려야 합니다. 의사는 항문 부위 진찰을 통해 피가 나는 원인을 찾고 출혈이 심할 경우 지혈제를 쓰거나 수혈을 할 수 있습니다. 또한 대변을 무르게 하는 약을 처방할 수도 있습니다.

환자 스스로 할 수 있는 노력에는 무엇이 있을까요

항상 항문 주위를 깨끗하고 건조하게 관리합니다. 따뜻한 물로 좌욕하는 것도 좋습니다. 출혈이 있을 때 항문으로 체온을 재거나 좌약을 사용하는 일은 금물입니다. 또 피가 얼마나 나왔는지 기록해 두고 변비가 생기지 않도록 주의합니다. 아울러, 수분을 충분히 섭취하고 섬유질이 풍부한 음식을 먹어서 대변을 부드럽게 만듭니다. 필요할 경우 대변을 무르게 하는 약을 사용합니다.

보호자가 도와줄 수 있는 것은 무엇일까요

환자에게 피가 나는지 살피고 충분한 수분과 채소, 과일을 섭취할 수 있도록 도와줍니다.

배뇨와 배변이 힘들 때

암 치료 이후 배뇨나 배변이 잘되지 않으면 일상생활에서 많은 불편을 겪습니다. 암 수술 때문에 배뇨와 배변 조절 기능을 완전히 상실하거나 부분적인 장애로 자주 화장실을 출입하기도 하지요. 이런 환자들은 외출을 기피하거나 사회생활을 유지하기 힘들어하기도 합니다.

방광암, 전립선암, 대장 및 직장암, 난소암 환자에게서 흔히 발생하며 다른 부위에 종양이 있던 환자도 경험할 수 있습니다. 간혹 통증 조절을 위해 투여한 약물이 변비를 유발해 기능 장애가 오기도 합니다.

Dr's Advice

이럴 땐 의사에게 알리세요

배뇨 및 배변 조절 기능에 장애가 생겼다면 담당 의료진에게 변화를 알리고 상담하십시오. 의사는 배뇨 훈련 프로그램이나 약물 투여를 고려할 수 있습니다. 장루 수술을 한 환자의 경우 장루 전문 간호사나 환자 지지 그룹을 통해 도움을 받으십시오.

배가 아플 때

복통의 원인은 다양한데, 암 환자의 경우에는 암 자체나 암 치료의 부작용으로 인한 것일 수 있습니다. 복통의 원인은 다음과 같습니다.

- 암 자체: 암이 주로 복부에 발생한 경우, 종양이 주변 조직이나 장기를 압박하거나 침윤하여 복통을 유발할 수 있습니다.
- 항암치료 또는 방사선 치료의 부작용: 암 치료의 일환으로 항암치료나 방사선 치료를 받는 경우, 이러한 치료가 복통을 유발할 수 있습니다. 부작용으로 소화기계에 염증이나 손상이 일어나 통증이 발생되기도 하고, 관련 보조 약물(항구토제, 진통제 등)이 소화기에 영향을 미칠 수 있습니다. 항암치료의 부작용으로 인해 나타나는 메스꺼움, 구토, 소화 불량, 복부 팽만, 설사, 변비, 소화성 궤양, 염증, 장 폐색과 같은 증상으로 인해 복통이 발생할 수 있습니다.
- 합병증: 간이나 췌장에 암이 진행되거나 복수가 차서 복통이 생길 수 있습니다.
- 스트레스와 불안: 암 진단 후 느끼는 불안과 스트레스 등의 심리적인 요인이 복통을 악화시킬 수 있습니다.

어떤 증상이 있을까요

복통은 복부에서 발생할 수 있는 불쾌한 감각이며, 여러 가지 다양한 증상을 유발할 수 있습니다. 복통은 찌르거나 당기는 양상으로, 또는 둔한 통증으로 나타날 수 있습니다. 통증은 약하거나 강할 수 있으며, 서서히 또는 급격하게 나타날 수도 있습니다.

구토, 설사, 변비, 가스가 차는 증상이 동반될 수 있으며, 음식을 섭취한 뒤 또는 운동 후에 증상이 나타나거나 통증이 심해질 수 있습니다. 복통은 때로 발열, 혈압의 변화, 체중 감소, 피로감, 혈뇨, 복부에 덩어리(혹)가 만져지는 등의 기타 증상과 연관될 수 있습니다.

보호자가 도와줄 수 있는 것은 무엇일까요

환자에게 증상이 있을 때 보호자는 진료를 예약해 함께 가주고 환자를 돌봐야 합니다. 복용 스케줄을 지키는 것은 매우 중요하므로 의사가 처방한 약을 제때 제 시간에 맞추어 먹을 수 있도록 도와주세요. 적절한 식사와 수분 섭취는 통증 관리에 중요하므로 건강한 식사를 제공하고, 환자가 충분한 수분을 섭취하도록 해야 합니다. 냉/온찜질로 통증을 줄이고, 근육을 이완시켜 줍니다. 일상 활동을 도와주고, 필요한 경우 청소나 식사 준비, 운전 등 일상적인 일을 대신 해줄 수 있습니다. 조명 밝기를 줄이고, 편안한 자세를 취할 수 있는 공간을 마련하여 조용하고 편안한 환경을 제공합니다. 또한 복통은 신체적인 고통뿐 아니라 정서적인 스트레스를 유발할 수 있습니다. 보호자는 환자를 정서적으로 지지해 주고, 필요하면 전문적인 상담을 받을 수 있도록 도울 수 있습니다.

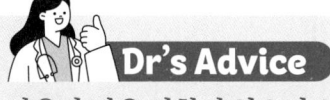

다음과 같은 사항이 있으면 의사에게 알리세요

복통이 급격하게 나타나고 24시간 이상 지속되는 경우, 복통과 함께 구토, 설사, 혈변, 열이 있는 경우, 복부의 특정 부위에 집중적인 복통이나 압통이 있을 경우, 복통과 함께 호흡 곤란이나 가슴 통증이 있는 경우, 통증으로 하루 이상 음식을 먹지 못할 때, 일주일간 2kg 이상 체중이 줄고 하루 이상 소변을 보지 못하거나 2일 이상 대변을 보지 못한 경우, 신체 변화와 함께 복통이 있는 경우(복수, 황달, 체중 감소, 종양이 만져짐)에는 의사에게 연락하십시오.

의사는 복통의 원인을 찾고 통증 조절을 위한 진통제 및 탈수 예방을 위한 수액을 처방할 수 있습니다. 또 원인에 따라 항생제나 진통제를 처방하거나 필요한 경우 시술이나 암 치료와 관련된 계획을 추가 또는 변경할 수 있습니다.

피부 증상
관리

암에 걸리면 여러 신체 변화로 피부 상태가 예전과 달라집니다. 탈수나 영양 부족 등으로 인한 체력 저하, 항암치료나 방사선 치료 부작용으로 피부 변화가 오기도 하지요. 심해지면 환자가 불편을 겪을 수 있으니 집에서 적절히 관리해 주는 것이 중요합니다.

피부가 건조해지고 빨갛게 변할 때

피부 건조는 피부 표면의 기름과 물이 부족할 때 생깁니다. 말기암 환자의 경우 탈수, 급격한 온도의 변화, 영양 부족 때문에, 그리고 항암치료나 방사선 치료의 부작용 등으로 피부 건조가 나타나기도 합니다. 심하면 피부가 거칠고 갈라지고 빨갛게 되면서 통증이 유발될 수 있습니다.

어떤 증상이 있을까요

피부가 건조해지면 피부 표면이 빨갛게 변합니다. 시간이 더 지나면 갈라지거나 하얗게 일어나기도 하지요. 피부가 접히는 부위, 팔꿈치나 무릎 등 관절 부위에서는 피가 나기도 합니다.

환자 스스로 할 수 있는 노력에는 무엇이 있을까요

평소에 목욕보다는 샤워나 반신욕을 하는 것이 좋습니다. 또한 씻을 때 때를 밀지 않는 것이 중요합니다. 때를 밀면 이러한 각질층의 대부분이 소실되기 때문입니다. 각질층이 손상되면 우리 몸을 보호해 주는 기능이 사라져서 수분 소실이 늘어나 피부가 건조해지고 가려움을 느끼게 됩니다. 때를 미는 습관을 없애는 것이 좋고 목욕보다는 샤워를 하고, 이때 간단한 비누질만 하는 것이 좋습니다. 비누는 염기성 비누보다는 약산성 비누를 사용하세요.

샤워한 뒤 물기가 남아있을 때 보습제를 발라주면 수분 소실을 방지할 수 있습니다. 보습제는 하루에 두 번 발라주는 것이 좋습니다. 특히 목욕이나 샤워한 후에는 꼭 발라주세요.

피부가 건조해졌다면 알코올 성분이 함유된 향수나 스킨은 쓰지 않는 것이 좋습니다. 면도기도 칼로 된 것보다는 전기면도기가 낫습니다. 아울러 평소보다 수분 섭취량을 늘리고, 건조한 찬바람이나 열에 노출되는 것을 피하는 것이 좋습니다.

보호자가 도와줄 수 있는 것은 무엇일까요

보습제를 수시로 편하게 바를 수 있도록 환자의 손이 닿기 쉬운 곳에 놓아 둡니다. 또한 환자가 수분 섭취를 충분히 할 수 있도록 옆에서 돕고, 환자를 찬바람이나 열로부터 보호하는 데에도 신경 써야 합니다. 실내 온도와 습도를 적정하게 유지해서 피부가 건조해지는 것을 막는 것도 중요합니다. 보통 온도는 24도 내외, 습도는 40~50% 정도로 설정하는 것이 도움이 됩니다.

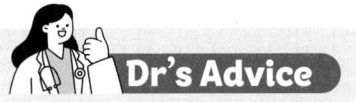
가려움증이 심할 때

말기로 갈수록 암 환자의 피부는 건조해집니다. 여기에 알레르기, 약물 부작용, 항암치료나 방사선 치료의 부작용, 간경화나 신장 기능 저하 등이 있다면 피부 가려움증이 심해질 수 있습니다. 심한 가려움증은 환자의 짜증을 유발하고 긁어서 생긴 상처를 통해 감염의 위험이 높아지므로 잘 관리해야 합니다.

환자 스스로 할 수 있는 노력에는 무엇이 있을까요

건조해진 피부를 부드럽게 하거나 상처나 감염이 생기지 않도록 긁지 않음으로써 피부 가려움증을 완화할 수 있습니다.

피부를 부드럽게 하기 위해 수분이 많이 함유된 보습제(로션이나 크림)를 하루에 2~3회 이상 발라줍니다. 목욕 직후 피부가 건조해지기 전에 크림을 바르는 것이 특히 효과적입니다. 가려움증이 심할 경우에는 가려움을 줄일 수 있는 로션이나 크림을 사용할 수 있습니다.

지나치게 뜨거운 물은 오히려 피부를 건조하게 만들 수 있으므로 반신욕이나 샤워를 할 때에는 미지근한 물을 사용하십시오. 세정력이 강한 입욕제에 장시간 노출될 경우 피부가 건조해지고 염증이 생길 수 있기 때문에 자주 사용하지 않는 것이 좋으며 사용 후 보습제를 꼭 바르는 것이 좋습니다. 때를 밀지 마세요. 비누는 자극이 적은 것을 사용하고 알코올 성분이 함유된 향수나 스킨은 쓰지 않습니다. 칼로 된 면도기보다는 전기면도기가 피부 자극이 적습니다. 방 안 온도는 24도 내외를 유지하고 자주 환기하며, 침구도 자주 바꿔주는 것이 좋습니다.

충분한 수분 섭취와 휴식도 가려움증 예방에 도움이 됩니다. 가려움을 느낄 때 긁는 것은 일시적인 방편일 뿐 오히려 긁을수록 작은 자극에도 더 민감해질 수 있습니다. 상처나 감염이 없도록 손톱을 짧게 깎고 청결히 유지합니다. 가려운 부위를 긁는 대신 꾹 누르거나 흔들거나 차갑게 하는 것도 방법입니다. 가려운 증상을 줄일 수 있는 로션이나 크림도 도움이 됩니다. 그래도 모르는 사이에 자꾸만 긁는다면 면장갑을 끼고 지내세요. 면으로 된 헐렁한 옷을 입고, 음악을 듣거나 책을 읽거나 다른 사람과 대화하는 등으로 주의를 분산시키는 것도 좋습니다. 증상이 심할 경우 의사와 상의하여 적절한 약을 처방받으십시오.

보호자가 도와줄 수 있는 것은 무엇일까요

자주 침구를 갈아주고 옷이나 침구를 세탁할 때 자극이 적은 세제를 사용하며 헹굽니다. 헐렁한 옷을 준비해주고, 대화를 통해 주의를 분산시켜 긁지 않도록 도와주십시오. 만약 환자가 자는 동안에 자꾸 긁으면 면장갑을 끼워주십시오.

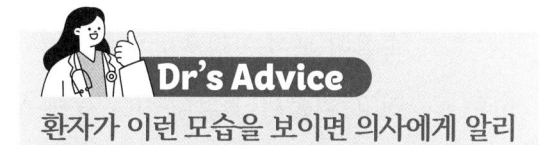

Dr's Advice

환자가 이런 모습을 보이면 의사에게 알리세요

2일 이상 심한 가려움증이 지속되거나 환자가 가려움증으로 인해 많이 힘들어할 때에는 의료진에게 연락하십시오. 심한 가려움은 단순한 피부 건조가 아닌 특정 질환의 증상으로 나타날 수도 있습니다. 상처나 두드러기 또는 피부 발진이 심해졌거나 피부에서 악취가 나는 고름이 나올 경우에도 의사에게 알려야 합니다. 소변이나 피부가 짙은 노란색으로 변하는 것도 위험 증상입니다. 의사는 피부 가려움증을 유발하는 원인을 찾아 그에 맞는 연고를 처방할 수 있습니다. 심할 경우에는 항히스타민제를 처방할 수 있습니다.

욕창이 생겼을 때

암 환자는 증상이 심해질수록 신체 활동이 어려워져 종일 침대에 누워 있거나 휠체어에 앉아있게 됩니다. 이 경우 엉덩이나 등, 머리 뒤쪽 피부가 지속적으로 압력을 받기 때문에 혈관이 눌려서 욕창이 잘 생깁니다. 욕창이란 혈액순환과 산소 공급이 원활하지 못한 부위의 피부가 죽는 것을 말하는데, 이를 미리 파악해 예방하는 것이 중요합니다.

어떤 증상이 있을까요

환자가 압력을 많이 받는 부위(머리 뒤, 어깨, 팔꿈치, 엉덩이, 발뒤꿈치 또는 뼈가 튀어나온 부위 등)에 통증을 느끼기 시작했다면 욕창이 온 것입니다. 환자의 의식이 저하되었거나 감각이 떨어진 경우에는 통증을 느끼지 못할 수 있으므로 자주 피부 상태를 확인해야 합니다.

오랜 시간 눌려있지 않았는데도 피부가 빨갛게 변하거나, 피부가 갈라져 속살이 보이는 경우도 마찬가지입니다. 또 수포가 생기거나 피부가 두꺼워지고, 이불이나 침대 시트, 옷에 노란색의 물이 묻었다면 욕창이 시작됐다는 뜻입니다.

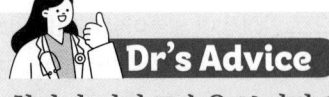

Dr's Advice
환자가 이런 모습을 보이면 의사에게 알리세요

피부가 두꺼워지고 수포가 생기거나 상처가 생겼다면 의료진에게 연락하세요. 상처 중에 점점 더 커지는 게 있거나 심해져서 욕창 부위에서 냄새가 나고 분비물이 나온다면 바로 알려야 합니다. 그러면 욕창 부위를 진찰한 뒤 세균 감염이 있는지 검사할 수 있습니다. 아울러 상태를 호전시켜 주는 적절한 소독 및 드레싱 방법을 배우거나 가정 간호사의 도움을 받을 수도 있습니다. 압박에 의해 깊은 궤양이 발생하는 경우가 많은데 이럴 때는 재건 수술이 필요할 수 있습니다.

환자 스스로 할 수 있는 노력에는 무엇이 있을까요

욕창을 예방하기 위해서는 힘들더라도 30분마다 자세를 바꿔야 합니다. 누워있을 때에도 두 시간마다 왼쪽과 오른쪽으로 방향을 바꾸거나, 혹은 엎드렸다가 바로 눕는 등 자세를 계속 바꿔주는 게 좋습니다. 압력을 받는 부위에 이불을 말아 넣어주거나 베개 등을 대주면 압력이 분산돼 욕창을 방지할 수 있습니다.

식습관이나 운동도 도움이 됩니다. 빈혈이나 저단백증이 생기지 않도록 영양이 풍부한 식사를 합니다. 고기, 생선, 참치, 우유 등 단백질이 풍부한 음식을 먹고 수분 섭취를 충분히 하세요. 상처에 가해지는 압박을 분산시키지 않고는 욕창이 치료되기 어렵습니다. 휠체어에 앉아있을 때는 의식적으로라도 30분마다 자세를 바꿔서 압박 부위를 분산시켜 줘야 합니다.

욕창은 매일 목욕할 때마다 확인해 볼 수 있습니다. 혹시 생겼다면 의사와 상의하여 피부가 상하지 않도록 처치해야 합니다.

보호자가 도와줄 수 있는 것은 무엇일까요

가장 중요한 일은 환자의 자세를 자주 바꿔주는 것입니다. 가능한 한 한두 시간 간격으로 자세나 체위를 바꿔줘야 합니다. 동시에 환자의 등과 양 엉덩이 옆, 팔꿈치 등 뼈가 튀어나온 부위를 유심히 관찰합니다. 만약 압력을 받는 부위가 계속 빨갛다면 더 이상 압력을 받지 않게 해줘야 합니다. 빨갛게 변한 상태에서 더 압력을 받으면 피부가 갈라지고 상처가 나서 회복이 힘들어지기 때문입니다.

만약 환자가 침대에 누워만 지낼 경우 요나 침대 시트에 주름이 잡히지 않도록 팽팽하게 합니다. 단, 시트나 요가 너무 빳빳해서 환자 피부에 자극이 될 때는 파우더를 뿌려서 마찰을 줄여줍니다. 베개를 이용해 상체를 30도 정도로 높이 해주는 것도 도움이 됩니다.

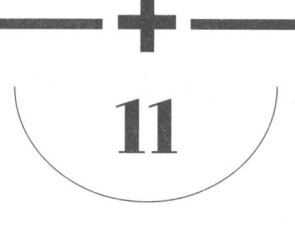

구강 증상
관리

암 환자는 입안이 말라 피가 나거나 염증이나 궤양이 생기는 등 다양한 구강 증상을 겪습니다. 초기에는 가벼운 증상이라 그냥 지나치곤 하는데, 구강 증상이 있으면 식사하기 힘들어 영양 상태가 나빠지고, 대화하기 불편해 환자의 삶의 질이 떨어질 수 있습니다. 그래서 암 환자에게 맞는 올바른 구강 관리가 필요합니다.

구강 내 침이 부족할 때

구강 내에 침이 부족한 증상을 구강 건조라고 합니다. 코가 아닌 입으로 숨 쉬는 일이 많아짐에 따라 입속 점막이 건조해지기도 하고, 방사선 치료나 약물 부작용이 원인일 수도 있습니다. 또 먹는 양이 충분하지 않을 때에도 구강 내가 건조해집니다.

환자 스스로 할 수 있는 노력에는 무엇이 있을까요

입안을 청결히 유지하는 것이 가장 중요합니다. 따뜻한 물 한 컵에 소금

1/2티스푼이나 베이킹소다를 1/2티스푼 녹여서 입안을 자주 헹궈주세요. 시중에 파는 구강청결제는 피하세요. 대신 물이나 음료, 얼음이나 얼린 레몬 조각, 무설탕 사탕이나 껌 등이 도움이 됩니다. 술이나 담배, 카페인이 든 음료도 금물입니다. 너무 뜨겁거나 맵고 신 음식, 씹어 먹는 사탕이나 질긴 고기, 단단한 과일이나 채소도 피해야 합니다.

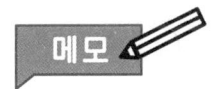

이런 증상이 있나 점검해 보세요

✓ 코로 숨을 쉬기보다 입을 벌리고 숨 쉬는 때가 많아졌다.

✓ 음식을 삼키기 힘들어지고 혀가 따갑고 아프다.

✓ 침이 끈적끈적해져 입을 벌릴 때 거미줄처럼 보이고, 치아나 혀 또는 잇몸에 분비물이 껴있다.

✓ 입 주위에 희고 마른 침이 붙어있다.

건조한 음식을 먹을 때에는 입안에 들러붙을 수 있으므로 물과 함께 먹습니다. 입 주위에 마른 침이 붙어있는 등 입술이 건조해지기 쉬우니 입술 연고나 바셀린 크림 등을 바릅니다.

보호자가 도와줄 수 있는 것은 무엇일까요

모든 건조 증상에는 수분 공급이 최선입니다. 실내 습도가 충분하도록 가습기를 틀거나 물수건을 널어서 집 안이 건조해지지 않도록 합니다.

환자가 수분을 섭취하기 좋도록 손이 쉽게 닿는 곳에 물이나 음료를 두고 매일 2리터 이상의 물을 마실 수 있도록 합니다. 음식을 먹을 때 입안에 붙지 않도록 건조하지 않게 음식을 조리하고, 음식을 부드럽게 으깨거나 다져서 잘게 만들어줍니다. 때때로 아이스크림이나 젤리, 얼음 조각, 스무디나 밀크셰이크 등을 제공하는 것도 도움이 됩니다.

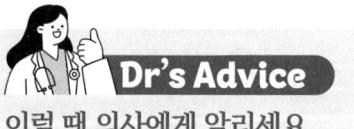
메모 ✏️ **구강 건조에 도움 되는 음식과 도움 되지 않는 음식**

도움 되는 음식	도움 되지 않는 음식
· 고기나 생선으로 만든 수프, 죽, 스튜 · 부드러운 빵, 죽 · 수분이 많은 과일(오렌지, 복숭아, 수박 등), 수분이 많은 채소, 과일 통조림 · 레몬차, 과일 음료, 희석한 주스, 이온음료, 밀크셰이크, 아이스크림, 셔벗, 푸딩, 버터, 마가린, 올리브 오일 등의 식물성 기름	· 육포 · 마른 빵, 파스타, 거친 잡곡 · 바나나, 말린 과일, 말린 채소 · 쿠키, 케이크, 파이

구강 내에 출혈이 있을 때

궤양과 같은 상처, 잇몸 질환, 체내의 혈소판 부족 등은 구강 내 출혈을 일으킵니다. 특히 혈소판 수치가 낮을 때에는 양치를 하거나 이를 쑤시는 등의 가벼운 자극에도 피가 나니 유의하세요.

어떤 증상이 있을까요

입에서 피가 지속적으로 묻어 나온다든지 멍이 들었다면 구강 출혈을 의심해 볼 수 있습니다. 또 혀나 혀 밑, 입천장이나 뺨 안쪽에 붉은색의 반점이 보이는 것도 구강 출혈 증상입니다.

환자 스스로 할 수 있는 노력에는 무엇이 있을까요

칫솔부터 부드러운 것으로 바꾸세요. 좀 더 부드럽게 사용하려면 양치하기 전에 칫솔모를 따뜻한 물에 담갔다 쓰면 됩니다. 그래도 피가 난다면 면봉을 이용하거나 가는 막대기에 거즈를 씌워서 양치질합니다. 두 시간마다 얼음물로 입안을 가볍게 헹구고 얼음 조각을 빨아 먹습니다. 단, 사탕은 베여서 피가 날 수 있으므로 피하는 것이 좋습니다. 시중에서 파는 구강청결제는 피하세요.

온도가 높으면 혈관이 확장되어 피가 더 날 수 있습니다. 너무 뜨거운 음료, 커피나 차 등은 피하고, 고칼로리, 고단백질 음식 중 부드럽고 무른 것을 먹습니다. 낮은 온도는 지혈을 도와주는 효과가 있으므로 아이스크림이나 푸딩, 요구르트, 셔벗 등 차갑게 한 음식이 좋습니다. 사과나 배 같은 단단한 음식은 갈아서 먹습니다.

입술이 건조해지는 것을 막기 위해 입술 연고나 바셀린 크림 등을 사용하고, 맞지 않는 틀니는 끼지 않도록 합니다.

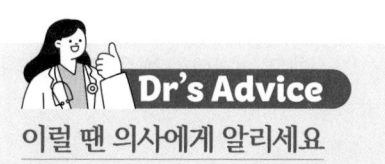

Dr's Advice

이럴 땐 의사에게 알리세요

구강 내에서 발생하는 출혈은 대부분 치주염으로 인한 출혈입니다. 양치 시 혹은 식사 시 부어있는 잇몸 부위가 자극되어 발생하는 경우가 많습니다. 피가 나는 부위에 거즈를 대고 약 한 시간 이상 눌러주면 대부분은 지혈이 됩니다. 피가 지혈되었는지 보려고 침을 뱉어서 확인하는 행동은 오히려 지혈을 지연시키므로 침을 삼키는 것이 좋습니다.

만약 선홍색 피가 한 시간 이상의 거즈 압박에도 지속된다면, 의료기관을 찾아 적절한 지혈 처치를 받을 필요가 있습니다. 의사는 피가 나는 원인을 찾고 필요 시 피를 응고시키는 기능이 저하돼 있는지 검사를 합니다. 궤양이 있다면 가글이나 연고 등 약을 처방하고, 출혈이 심할 경우 수혈을 합니다.

보호자가 도와줄 수 있는 것은 무엇일까요

두 시간마다 그리고 매 식사 전에 찬물로 입을 헹구면 도움이 됩니다. 이를 위해, 얼음물과 입안을 헹군 뒤 뱉어낼 그릇을 환자 가까이에 놓아두세요. 밀크셰이크나 과일 스무디, 셔벗 등 부드럽고 시원한 음료를 얼음과 함께 믹서로 갈아서 주는 것도 좋습니다. 국소 부위에서 피가 날 경우에는 티백(Tea-Bag)을 얼려놓았다가 피 나는 부위에 물고 있게 합니다.

구강궤양이 나타날 때

구강궤양이란 입안에 주위 구강 점막보다 움푹 파인 부분이 생긴 것을 말합니다. 항암치료나 방사선 치료 또는 구강 내에 감염이 있거나 영양 상태가 좋지 않으면 구강궤양이 생깁니다. 이 밖에도 술이나 담배, 구강 청결 부족, 산소 부족 등 다양한 원인으로 발생하는데, 정도에 따라 점막 밑의 혈관이 드러나 붉게 보이거나 파인 부분 위로 흰색의 막 같은 것이 생기기도 합니다. 대개 2~4주 정도면 없어지지만 통증이 동반되므로 적절한 관리가 필요합니다.

어떤 증상이 있을까요

입안 점막이나 잇몸이 붉게 변하고 붓는다면 구강궤양의 초기 증상일 수 있습니다. 입안에서 피가 나고 입안과 잇몸, 혀에 상처가 나기도 하지요. 이때 입안이 따끔거리는 통증이 동반됩니다. 이외에도 구강이 건조하고 화끈거릴 수 있고, 뜨겁거나 찬 음식을 먹을 때 통증을 느끼거나 입안 점막에 흰색이나 노란색의 막이 생길 수 있습니다.

환자 스스로 할 수 있는 노력에는 무엇이 있을까요

매일 입안을 들여다보는 것이 중요합니다. 하루에 두 번씩 입안을 관찰해서 이상이 있는지 살피는데, 만약 틀니를 사용 중이라면 틀니를 빼고 관찰합니다. 칫솔모가 부드러운 칫솔을 이용하세요. 따뜻한 물에 칫솔을 담그면 칫솔모가 부드러워지니 활용해 보세요.

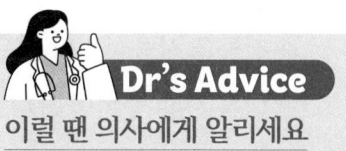

양치 중에도 자주 칫솔을 따뜻한 물에 헹궈주고 사용한 칫솔은 깨끗이 씻어 잘 말립니다. 만일 칫솔을 사용하기 힘들다면 면봉을 이용하거나 가는 막대기에 거즈를 씌워서 사용하면 됩니다. 치약도 자극이 심하지 않은 것을 써야 합니다. 또한 수시로 따뜻한 물 한 컵에 소금 1/2티스푼이나 베이킹소다를 1/2티스푼 녹인 물로 입안을 헹궈주는 게 좋습니다. 평소에 물이나 음료를 자주 섭취하고 이때 통증이 심하다면 빨대를 이용해서 아픈 부위에 음식이 닿지 않게 합니다. 얼음이나 얼린 레몬 조각, 무설탕 사탕을 빨거나 껌을 씹는 것도 도움이 됩니다. 음식도 부드러운 종류를 먹는 게 좋고 너무 뜨겁거나 차가운 음식은 피하세요. 크림수프, 부드러운 죽이나 미음, 으깬 감자, 요구르트, 계란찜, 푸딩, 아이스크림, 밀크셰이크 등을 추천합니다. 맵고 신 음식이나 탄산음료는 피하고, 오렌지·레몬·라임·자몽·토마토 등의 신 과일, 피클이나 절인 음식도 먹지 않습니다. 술, 담배, 커피는 물론이고 바게트 빵, 거친 잡곡, 생과일 등의 거친 음식도 피해야 합니다. 입술이 건조하지 않도록 수시로 입술 연고나 바셀린 등을 발라주면 좋습니다.

보호자가 도와줄 수 있는 것은 무엇일까요

환자가 직접 입안을 들여다보는 것은 한계가 있는 만큼, 보호자가 작은 손전등을 사용하거나 밝은 불빛 아래에서 환자의 입안을 확인합니다. 만약 틀니를 사용 중이면 틀니를 빼고 봅니다. 또 물이나 음료를 마실 때 아픈 부위에 음식이 닿지 않도록 빨대를 이용하게끔 도와줍니다. 음식은 잘게 다지거나 으깨서 제공합니다.

메모 ✏️

구강궤양에 도움 되는 음식과 도움 되지 않는 음식

도움 되는 음식	· 단백질류(잘게 갈거나 다진 고기, 생선, 계란찜, 연두부찜, 치즈, 삶은 콩이나 콩국, 밀크셰이크, 요구르트) · 곡류(촉촉한 빵, 국, 수프, 미음, 죽) · 과일과 야채 [익힌 채소(호박, 가지, 숙주 등)], 과일 간 것(바나나, 배, 수박 등 시지 않은 과일) · 음료와 간식(과일 넥타, 젤리, 아이스크림, 셔벗, 푸딩, 버터, 마가린, 식물성 기름, 우유에 적신 카스텔라나 시리얼)
도움 되지 않는 음식	· 단백질(덩어리진 고기, 육포) · 곡류(마른 빵, 딱딱한 바게트, 크래커, 베이글, 거친 잡곡) · 과일과 야채(생과일, 생야채, 신 과일, 오렌지, 레몬, 라임, 자몽, 파인애플, 토마토, 피클) · 음료와 간식(탄산음료, 감자칩, 매운 음식, 고추장, 고춧가루, 칠리소스)

12

골다공증
관리

암 환자는 골다공증도 관리해야 할 필요가 있습니다. 암 치료 과정 중의 수술, 항암화학요법, 방사선, 여러 가지 약물치료, 운동 부족, 영양 부족 등이 골다공증을 가져올 수 있기 때문이지요. 골다공증이 오면 골절이 잘 생기고, 골절이 되면 비교적 컨디션이 괜찮았던 사람도 몸 상태가 급격하게 나빠져 삶의 질이 떨어집니다.

골다공증이 나타날 때

골다공증은 항호르몬 치료를 받고 있는 유방암 환자, 위 절제술을 받은 위암 환자, 골반 부위에 방사선 치료를 받는 부인암 환자, 전립선암 환자에게서 나타날 수 있습니다.

항호르몬 치료를 받는 여성은 에스트로겐 농도가 떨어지기 때문에 골다공증 발생 위험이 높습니다. 에스트로겐은 뼈의 형성을 촉진하고 뼈 손실을 억제하는 역할을 하는데, 그 역할을 하지 못하게 되기 때문입니다.

위암 절제술을 받은 위암 생존자는 골다공증과 척추 변형이 나타날 가

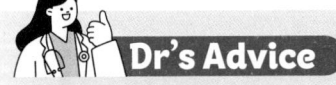

Dr's Advice

갑상선호르몬이 늘면 왜 골다공증 가능성이 높아질까요?

우리 몸은 30세가 넘으면 뼈가 다시 만들어지는 대사 과정의 효율이 떨어지면서 뼈가 만들어지는 속도보다 파괴되는 속도가 빨라져 자연적으로 골다공증이 생깁니다. 그런데 혈중 갑상선호르몬 농도가 높아지면 뼈의 대사 과정에도 영향을 주어 골다공증이 생길 가능성이 높아집니다. 따라서 갑상선호르몬의 문제가 있는 경우 골다공증도 함께 관리해야 함을 기억하세요.

능성이 높다는 연구 결과가 있습니다. 이유는 60세 이상의 고령자가 많고 위 절제술로 칼슘 흡수가 줄었기 때문으로 추정합니다.

골반 부위에 방사선 치료를 받는 부인암 환자에게도 골다공증이 나타나는데, 방사선 치료가 직접적으로 난소의 기능을 떨어뜨려 에스트로겐 분비를 줄이기 때문입니다. 특히 방사선 치료를 받으면 골의 위축이 동반되어 골절 위험성이 커집니다.

전립선암 환자도 골다공증의 위험에 노출돼 있습니다. 전립선암에 걸린 남성을 대상으로 연구를 진행했는데 같은 연령의 일반인에 비해 골다공증 위험이 두 배 정도 높았다고 합니다. 따라서 최소 하루 1,000mg의 칼슘을 섭취하고 정기적인 골밀도 검사를 받아야 하며, 필요하면 의사의 처방에 따른 치료를 해야 합니다.

갑상선암 환자도 골다공증을 주의해야 하는데 수술 후 갑상선호르몬 복용으로 골다공증이 생길 가능성이 높아지기 때문입니다. 만약 폐경 여성암 환자라면 자연적인 노화현상으로 인한 에스트로겐 부족 때문에 골다공증이 생길 가능성이 더 커집니다.

골다공증 예방하기

뼈가 약해지면서 나타나는 골다공증을 예방하기 위해서는 칼슘과 함께 비타민D가 중요합니다. 비타민D는 체내 칼슘 흡수율을 15% 증가시켜 뼈를 튼튼하게 하는 데 중요한 역할을 하기 때문이죠. 그렇다면 비타민D는 어떻게 섭취할 수 있을까요? 가장 손쉬운 방법은 햇볕을 쬐는 것입니다. 햇볕을 받으면 피부 세포는 비타민D를 인체 내에 자체 생성합니다. 이렇게 얻어진 비타민D는 칼슘과 인의 흡수를 돕고 골밀도를 증가시켜 골다공증 예방에 기여합니다. 골다공증을 예방하기 위해 먹어야 할 비타민D는 하루 800IU로, 이는 가을 햇볕을 하루 두 번, 총 15분 정도 쬐면 얻을 수 있는 양입니다.

꾸준한 운동과 금연도 골다공증 예방에 도움이 됩니다. 골다공증 환자에게 가장 위험한 것은 골절입니다. 골다공증에 걸리면 가볍게 넘어졌는데도 뼈가 부러지는 일이 다반사로 발생하는데, 회복이 오래 걸릴 뿐 아니라 일상생활에 큰 지장을 줍니다.

골다공증의 치료

뼈의 생성은 적게 되고 파괴는 많이 되는 암 환사의 골다공증은 여러 가지 약물치료로 예방 또는 치료할 수 있습니다.

그렇다고 진단이 확정되기 전에 골다공증 약을 미리 먹는 것은 좋지 않습니다. 왜냐하면 여러 가지 부작용이 생길 수 있기 때문입니다. 따라서 전문의의 진료를 통해 정확한 진단을 받은 후 의사의 처방에 따라 골다공증 약을 복용하십시오. 골다공증을 진단받았다면 운동이나 음식으로 극복하려고 할 것이 아니라 적절한 치료를 시행해야 합니다. 병원에서 처방 가능한 골다공증 치료제는 골흡수억제제, 골형성촉진제 및 이중 효과 약제로 구분되어 있고 각각의 작용 기전, 치료 효과, 부작용 및 주의점이 다르기 때문에 개인별 상황에 맞춘 치료가 필요합니다. 골다공증은 한번 생긴 후에는 장기적인 치료가 필요하기 때문에 지속적인 진료를 통해 꾸준히 치료받아야 함을 기억하시기 바랍니다.

13

갱년기 증상
관리

일반적으로 50세 전후로 난소의 기능이 떨어지면 갱년기 증상을 경험할 수 있습니다. 유방암 환자는 항호르몬제 복용으로 인한 인위적인 폐경을 경험할 수 있고, 부인암 환자는 자궁이나 양쪽 난소를 모두 제거하는 수술을 받는 경우가 많습니다. 또한 항암치료나 방사선 치료를 받으면 난소의 기능이 떨어질 수 있어 같은 나이대의 여성보다 좀 더 빠른 시기에 갱년기 증상을 경험하게 됩니다. 따라서 갱년기 증상에 대해 미리 알고 대처하는 것이 필요합니다.

갱년기의 주요 증상

갱년기 증상을 초기에 관리하지 않으면 적절한 치료 시기를 놓칠 수 있습니다. 특히 폐경 이후 증가하는 고혈압, 당뇨, 고지혈증, 비만, 골다공증, 치매와 같은 질환은 여성호르몬과 연관성이 있으므로 이에 대한 검진 및 예방이 중요합니다.

갱년기의 주요 증상은 다음과 같습니다.

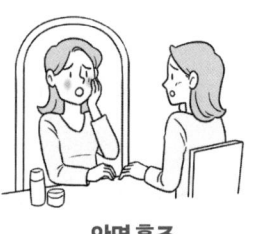

안면 홍조
얼굴이 빨개지고 화끈거린다

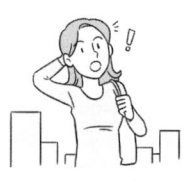

건망증
집중력이 떨어진다

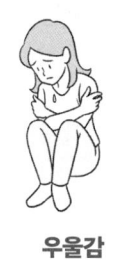

우울감
우울하고 자신감이 없다

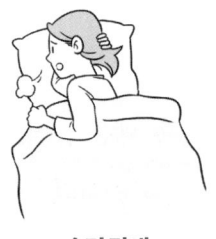

수면 장애
잠을 잘 이루지 못한다

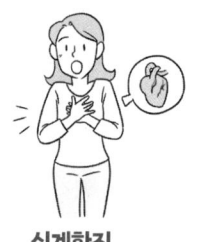

심계항진
가슴이 두근두근거린다

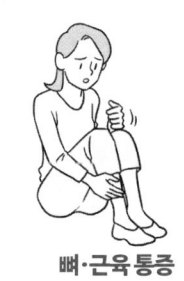

발한
덥다가 춥고 땀이 많이 난다

뼈·근육 통증
근육과 관절 등 온몸이 아프다

갱년기의 주요 증상

갱년기 증상을 줄이는 방법

얼굴이 붉어지고 화끈거리는 증상

갱년기의 대표적인 증상 중 하나로 여성호르몬인 에스트로겐 부족으로 모세혈관의 확장과 수축 기능이 떨어져서 생기는데 다음과 같은 방법이 도움이 됩니다.

- 규칙적인 운동, 복식 호흡을 합니다.
- 두꺼운 옷을 입기보다 얇은 옷을 여러 겹 입고 있다가 더우면 벗고 추우면 다시 입습니다.
- 얼굴이 달아오를 때는 선풍기 바람을 쐬거나 찬물을 마십니다.
- 수영이나 냉수욕을 합니다.
- 실내 온도를 조절하고 바깥 공기를 마심으로써 혈압이나 체온을 함께 조절합니다.
- 높은 물 온도에서의 목욕, 매운 음식, 담배, 술, 커피 등 혈압이나 체온을 일시적으로 올리는 행동은 피합니다.

질 건조증, 빈뇨, 성교통, 성욕 감소 등의 폐경기 증상

질과 요도의 상피세포가 얇아지고 건조해져서 탄력성과 유연성이 떨어지면서 생길 수 있습니다. 따라서 질 입구는 늘어나지만 내부가 좁아지고 분비물도 감소해 성교통을 느낄 수 있으며, 상피세포가 벗겨져 출혈이 생기거나 염증이 생기면 냉이 심해질 수 있습니다. 그뿐 아니라 외음부에 가려움증이 생기며 질벽에 붉은 반점이 생기고 갈색 분비물이 나오기도 합니다. 이에 대한 치료로 외용 에스트로겐을 부분적으로 바르거나 에스트로겐 질정을 넣는 것이 도움이 됩니다. 하지만 에스트로겐이 포함된 약제의 사용에는 제한이 있을 수 있으니 사용 전에 반드시 의료진과 상의하십시오. 호르몬제 치료에 제한이 있는 경우에는 수용성 질 윤활제를 약국에서 구입하여 사용해도 됩니다.

골다공증

골다공증은 갱년기의 후기 증상으로 일단 생기면 치료가 쉽지 않으므로 예방이 무엇보다 중요합니다. 골다공증의 진행 정도는 골밀도를 측정하여 예측할 수 있으므로 정확한 진단과 검사를 통해 확인하기 바랍니다.

우리나라 사람의 평균 비타민D 수치는 다른 나라에 비해 부족합니다. 따라서 뼈 건강을 위해 칼슘과 비타민D 섭취에도 신경을 써야 합니다. 비타민D를 얻는 가장 손쉬운 방법은 햇볕을 쬐는 것입니다. 골다공증을 예방하기 위해 섭취해야 하는 비타민D의 양은 하루 800IU로, 이는 하루 두번, 총 15분 정도 햇볕을 쬐면 얻을 수 있는 양입니다. 그 외에 자신의 신체 상태와 체중에 맞는 칼로리와 단백질, 칼슘이 포함된 식사를 하고 신선한 야채, 과일을 드세요. 무엇보다 꾸준한 운동도 필요합니다.

림프부종
관리

림프계는 우리 몸의 체액을 순환시키고 노폐물을 제거하는 기관입니다. 림프계가 손상되거나 막히면 림프액이 원활하게 순환하지 못해 림프부종이 생깁니다. 팔과 손에 생기는 상지 림프부종과 다리에 생기는 하지 림프부종의 예방법과 관리법을 숙지하고 실천하면 관리와 치료에 도움이 됩니다.

림프부종이란?

우리의 몸은 혈액이 순환되는 것처럼 림프관과 림프절을 통해 림프액이 흐르고 있습니다. 림프계는 혈관계와 함께 우리 몸에 체액을 순환시키고 체내의 노폐물을 제거하는 기관으로, 림프관 중간중간에 위치한 림프절은 림프액 내의 여러 이물질을 걸러내는 처리 장치 역할을 합니다. 또한 림프계는 염증이나 종양 등을 방어하는 면역 기능을 담당합니다. 림프계가 손상되거나 막히면 림프액이 원활하게 순환하지 못해 피하조직에 고여서 부종이 생기는데 이를 림프부종이라고 합니다.

암이 직접적으로 림프절을 압박하거나, 암이 림프절로 전이된 경우, 림프절을 절제하는 수술을 한 경우, 수술이나 방사선 치료로 인해 조직에 상처가 생긴 경우 림프액의 흡수 및 순환에 장애가 발생하여 림프부종이 발생할 수 있으며, 감염으로 인해 림프액 생성이 증가할 때도 림프부종이 발생할 수 있습니다.

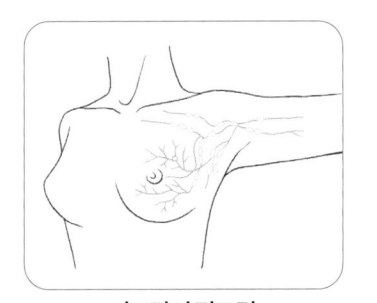

겨드랑이 림프절

어떤 증상이 있을까요

팔과 다리에 부종이 생기면 당기는 느낌, 조이는 느낌, 무거운 느낌, 쑤시는 느낌, 통증 등이 나타날 수 있습니다. 피부가 붉어지거나 부종 또는 염증 증상이 생길 수도 있습니다. 초기에는 피부가 탱탱해지면서 주름이 없어지고 손으로 누르면 오목하게 들어갑니다. 좀 더 진행되면 피부가 단단하고 두꺼워져서 눌러도 들어가지 않게 됩니다.

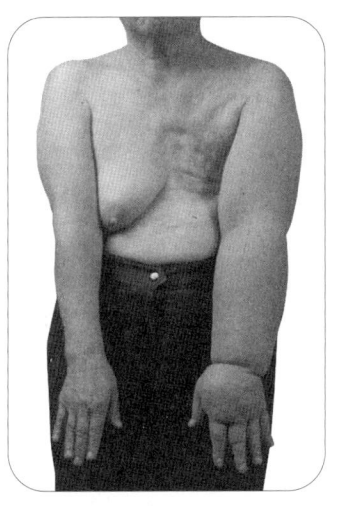

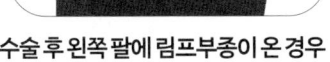

수술 후 왼쪽 팔에 림프부종이 온 경우

림프부종을 어떻게 예방하고 관리할까요

유방암은 상지 림프부종 예방을 위해 상지를, 부인암이나 전립선암 환자는 하지 림프부종을 예방하기 위해 하지를 관리해야 합니다.

- 수술받은 쪽의 팔과 다리를 심장 높이보다 높이 올린다.
- 수술받은 쪽의 팔과 다리에 상처나 감염이 생기지 않도록 주의한다.
- 수술받은 쪽의 팔과 다리에 과도한 압력을 주는 것을 피한다.
- 수술받은 쪽의 팔과 다리의 피부를 청결하게 유지하고, 피부가 건조해지지 않도록 한다.

- 수술받은 쪽의 팔과 다리로 흐르는 혈액이 갑자기 증가하지 않도록 유의한다.
- 수술받은 쪽의 림프액 흐름 개선과 적절한 체중 유지에 도움이 되도록 적절한 운동을 한다.
- 평소 수술받은 쪽의 팔과 다리에 문제가 없는지 지속적으로 세심하게 관찰한다.
- 문제를 인식하면 스스로 판단하지 말고 의료진에게 바로 알린다.

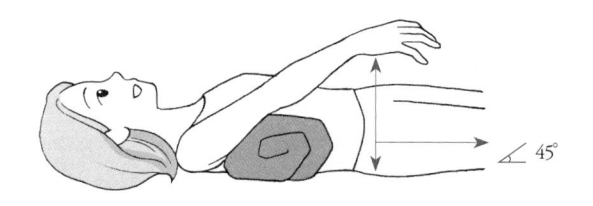

부종 부위 아래에 베개나 쿠션을 받쳐놓고 부종 부위를 올리도록 합니다.

상지 림프부종의 자가 검진

림프부종은 조기에 발견해 치료하는 것이 중요합니다. 손과 팔에 생기는 상지 림프부종은 다음과 같은 네 가지 방법으로 자가 검진할 수 있습니다.

- 양쪽 주먹을 쥐고 부기 차이를 비교해 본다.
- 팔꿈치를 구부리고 거울을 보며 비교해 차이를 확인한다.
- 거울 앞에서 양팔을 펴고 앞으로, 옆으로 뻗어보며 비교해 본다.
- 수시로 부종이나 섬유화로 피부가 딱딱해졌는지 만져본다.

이외에 수술받은 팔과 받지 않은 팔의 같은 부위를 줄자로 측정해서 그 차이가 2cm 이상이 되면 림프부종을 의심하고 병원에 문의하여 적절한 조치를 취해야 합니다. 팔 둘레를 측정할 위치는 다음과 같습니다.

팔 둘레 측정 부위

1. 손목

2. 팔꿈치에서 10cm 아래

3. 팔꿈치

4. 팔꿈치에서 10cm 위

5. 겨드랑이 부위

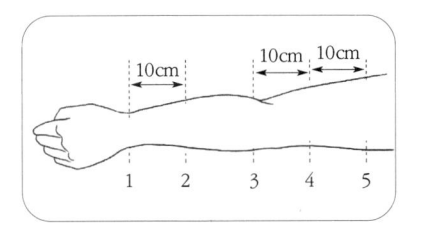

림프부종의 자가 검진

상지 림프부종 시 운동법

이 운동은 림프부종을 진단받은 경우에 시행하는 운동입니다. 림프부종을 예방하는 운동과 다를 수 있습니다. 아래 운동은 각 단계별로 5회 이상 진행합니다. 순서에 맞게 진행하되 개인의 능력에 맞추어 무리 없이 실행합니다.

① **복식호흡** 숨을 코로 들이마시고 입으로 뱉습니다. 숨을 들이마실 때는 아랫배가 볼록 나오게, 숨을 뱉을 때는 아랫배가 들어가게 합니다.

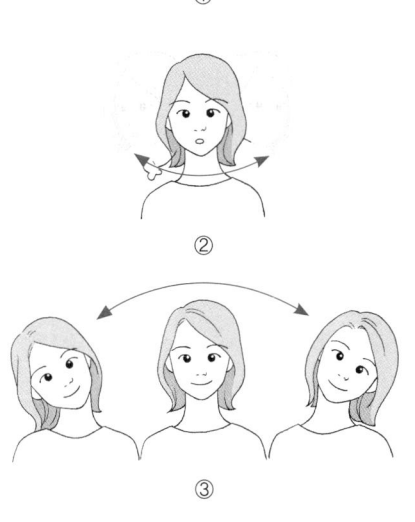

② **목 돌리기** 숨을 마시면서 5초간 머리를 오른쪽으로 돌립니다. 숨을 뱉으면서 중앙을 봅니다. 다시 숨을 마시면서 5초간 머리를 왼쪽으로 돌리고 숨을 뱉으면서 중앙을 봅니다.

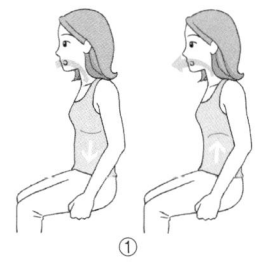

③ **머리 경사 운동** 머리를 오른쪽 어깨 쪽으로 내리고 5초간 유지하다가 다시 중앙을 주시합니다. 다시 왼쪽 어깨 쪽으로 머리를 내리고 5초간 유지하다가 다시 중앙을 주시합니다.

④ **어깨 올렸다 내리기** 숨을 마시는 동안 양쪽 어깨를 귀 쪽으로 올렸다가 숨을 뱉으면서 가능한 한 빨리 어깨를 내립니다.

⑤ **어깨 돌리기** 어깨를 귀 쪽으로 올린 후 뒤로 돌리며 어깨를 내린 후 다시 앞으로 돌립니다.

⑥ **어깨뼈 짜내기** 직각으로 팔꿈치를 구부린 후 몸통에 팔을 붙이고 어깨를 뒤로 접은 후 힘을 뺍니다.

⑦ **동일한 힘으로 손바닥 밀기** 가슴 높이에서 기도하는 자세로 두 손바닥을 붙인 후 힘을 주면서 숨을 들이마시고, 5초를 센 후 숨을 뱉으면서 힘을 뺍니다.

⑧ **팔 돌리기** 어깨 높이에서 양팔을 양 옆으로 쭉 편 후 눈은 정면을 주시한 상태에서 손바닥을 밖으로 돌렸다가 안쪽으로 돌렸다가 반복합니다.

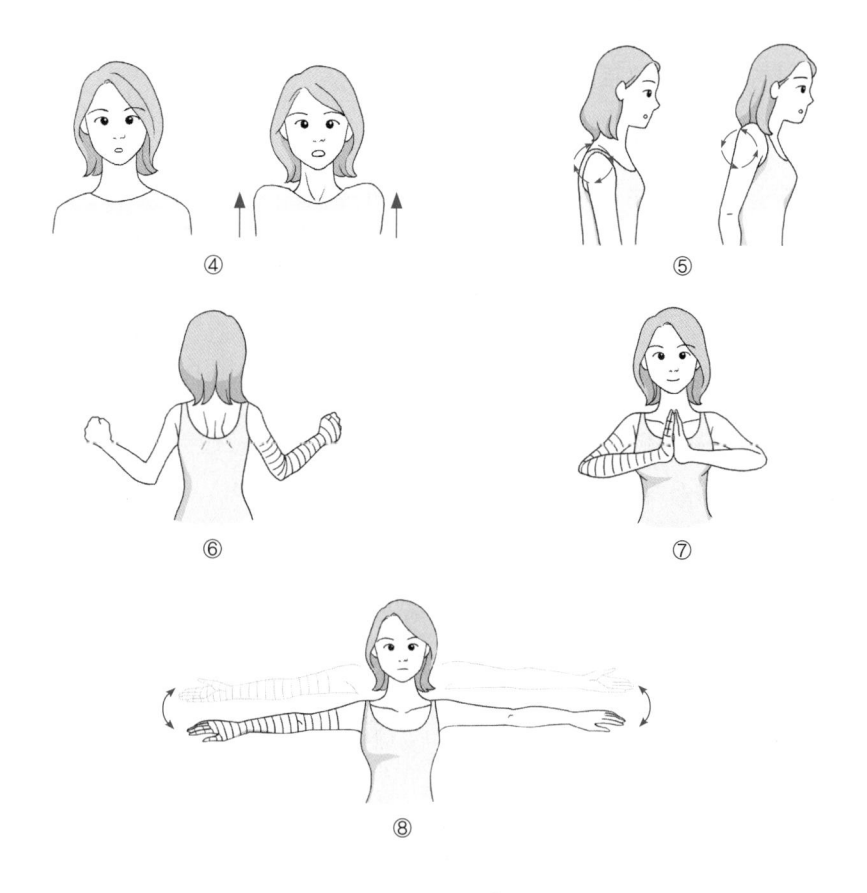

④

⑤

⑥

⑦

⑧

⑨ **팔꿈치 구부렸다 펴기** 앉은 자세에서 책상이나 테이블에 팔을 올린 후 손을 쭉 펴고 팔꿈치를 구부렸다 펴기를 반복합니다. 단, 책상의 높이는 어깨 높이와 비슷하여야 합니다. 붕대를 감고 있는 경우 감은 상태에서 하는 것이 좋습니다.

⑩ **손목 돌리기** 주먹을 쥔 상태에서 손목을 한 방향으로 돌립니다. 다시 반대 방향으로 돌립니다.

⑪ **주먹 쥐었다 펴기** 다섯 손가락을 쫙 편 후 다시 주먹을 쥡니다. 3초간 쥔 상태에서 다시 손을 쫙 폅니다.

⑫ **손가락 운동** 손가락을 쫙 편 상태에서 양손을 마주하여 손가락의 위치를 맞춥니다. 마주 본 손가락을 각 방향으로 움직입니다. 단, 한 번에 손가락 하나씩 움직입니다.

⑬ **마무리 복식호흡** ①의 방법과 같이 마무리 복식호흡을 합니다.

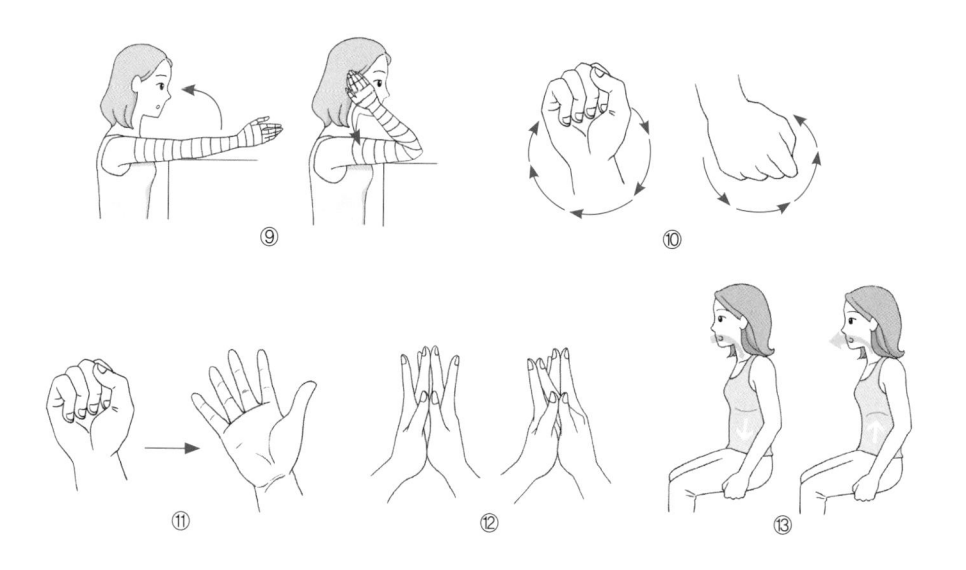

하지 림프부종이란?

하지 림프부종이란 림프계에 손상이 생겨 림프관으로 배출되던 체액과 단백질이 조직에 비정상적으로 축적되어 다리가 점점 부어오르는 증상을 말합니다.

왜, 언제 생기나요?

부인암 환자는 암의 절제 수술과 함께 진단과 치료를 위해 림프절 절제술을 함께 받고, 방사선 치료도 받을 수 있습니다. 이러한 치료로 인해 림프절이 손상되면 림프 순환 감소로 인해 음부, 하지에 부종이 발생할 수 있습니다. 또한, 암이 직접적으로 림프절을 누르거나, 림프절로 암이 전이된 경우에도 림프부종이 발생합니다. 하지 림프부종이 생기는 시기는 따로 정해져 있지 않고 언제든지 발생할 수 있습니다. 다만, 수술 후 수일 이내에 발생하는 급성 부종은 대개 1~2주 정도면 가라앉습니다.

예방을 위해 해야 할 일

하지 림프부종을 예방하기 위해서는, 다음과 같은 알맞은 관리 방법을 숙지하고 실천합니다.

① **적정 체중 유지하기** 비만은 하지 림프부종을 촉진시키는 요인이 될 수 있기 때문에 알맞은 체중을 유지하는 것이 중요합니다. 식사를 할 때에는 음식을 골고루 섭취하되, 염분과 지방이 많은 음식은 제한하고 하루 2리터 이상의 충분한 물을 섭취하세요.

② **적당한 운동 규칙적으로 하기** 적당한 운동(스트레칭, 요가, 걷기, 수영 등)은 근육을 수축시켜 림프액의 흐름을 개선하므로 규칙적으로 하는 것이 좋습니다. 그러나 장시간 과도한 운동을 하면 오히려 림프액이 많이 생성돼 부

종이 생기거나 악화될 수 있으니 주의하세요.

③ **피부관리(상처나 감염 주의)** 상처를 통해 세균에 감염되면 림프부종이 생길 수 있습니다. 다리에 보습제를 발라 촉촉하게 유지하고, 다리에 상처가 나거나 감염이 되지 않도록 주의합니다.

④ **발과 다리의 혈액 정체 피하기** 한 시간 이상 동일한 자세로 서있거나, 앉아있지 않습니다. 쪼그려 앉거나 다리를 교차하여 앉지 않습니다. 꽉 조이는 양말이나 스타킹, 신발은 피합니다.

⑤ **다리의 갑작스러운 혈액 증가 피하기** 너무 뜨거운 물에 다리를 담그거나, 고온의 사우나에 자주 노출되는 것은 좋지 않습니다. 뜨거운 팩 사용도 피하는 것이 좋습니다.

⑥ **장시간 운전, 비행기 탑승 시 주의** 장시간 운전을 하거나 비행기 탑승 시, 수시로 발목 운동과 걷기, 다리 올리기를 합니다.

⑦ **다리 올리기와 림프 순환 운동** 활동 후에나 잠자기 전에 다리를 심장 높이보다 위로 올려놓고(약15cm, 약45도 각도, 약30분 정도) 휴식을 취합니다.

하지 림프 순환을 돕는 운동법

운동은 1일 2회 정도 실시하고, 각각의 운동은 5~10회 정도 반복합니다. 누워서 편안한 자세로 숨을 천천히 들이마시고 내쉬며 복식호흡으로 준비운동을 먼저 하고 시행합니다. 동작을 하는 중에 숨을 들이마시고 제자리로 돌아올 때 숨을 내쉽니다.

① **무릎 구부리기** 누운 자세에서 무릎을 구부려서 몸 쪽으로 다리를 당겨 줍니다. 5초 정도 멈춘 자세를 유지한 후 다시 바닥으로 다리를 천천히 내려 줍니다.

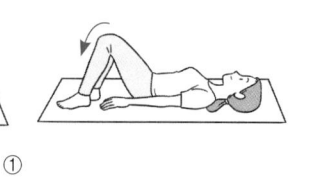

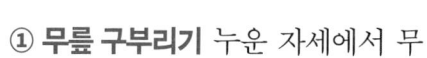
①

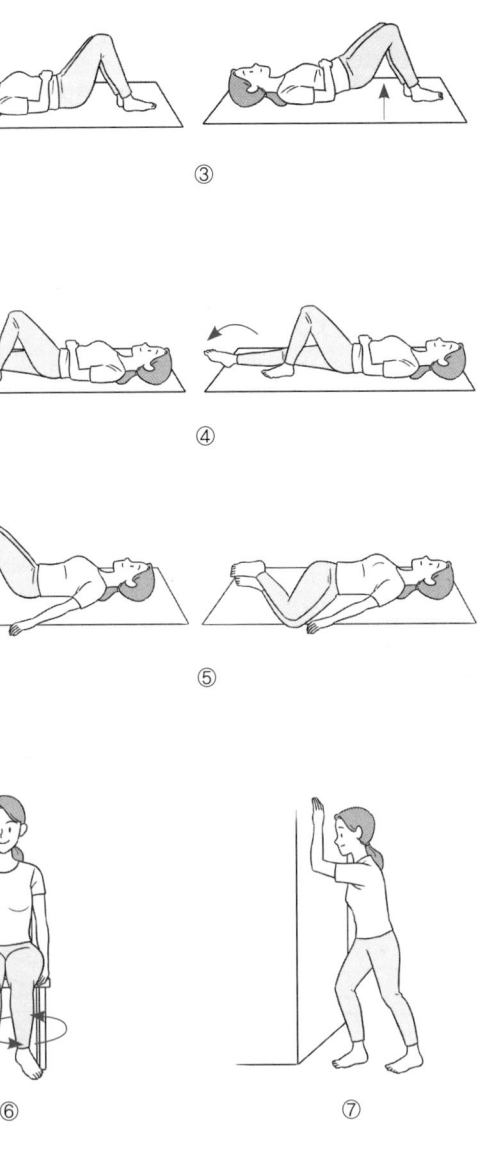

② **다리 오므리기 / 다리 벌리기** 벽에 다리를 기댄 상태에서 양쪽 다리에 힘을 주며 천천히 다리를 모아준 후, 다시 천천히 벌려주는 동작을 반복합니다.

③ **엉덩이 힘주어 들어 올리기** 양쪽 다리에 힘을 준 상태에서 엉덩이를 들어 올려줍니다. 들어 올린 상태를 10~15초 정도 유지한 후 천천히 엉덩이를 내려놓습니다.

④ **발목 구부리기** 발목에 힘을 주어 몸 쪽으로 당긴 후 5~10초 정도 유지합니다. 다시 발목을 아래 방향으로 밀어서 5~10초 유지합니다.

⑤ **다리 눕히기** 양쪽 다리를 모아 구부린 상태에서 오른쪽으로 눕혀주고 다시 왼쪽으로 눕혀주는 동작을 반복합니다.

⑥ **발목 돌리기** 앉은 상태에서 발목을 좌, 우로 천천히 돌려줍니다.

⑦ **종아리 벽 스트레칭** 벽을 잡고 기댄 상태에서 한쪽 다리를 뒤로 놓고 몸을 앞으로 기울여 종아리를 늘려줍니다. 늘어나는 느낌이 드는 상태를 10~15초 정도 유지합니다.

※ 부종이 의심되거나 심해지면 운동을 멈추고, 전문의와 상담하여 치료합니다.

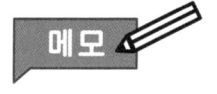

이럴 땐 정기적으로 다리 둘레를 측정하세요

아래 증상이 느껴지면, 줄자를 이용하여 다리의 둘레를 정기적(매일 또는 매주)으로 측정합니다.

✓ 평소 착용하던 양말, 신발, 바지 등이 꽉 끼는 느낌이 든다.

✓ 다리가 무겁게 느껴지고 꽉 조이거나 터질 것 같은 느낌이 든다.

✓ 육안으로 부종이 관찰된다.

※ 오차를 줄이기 위해, 같은 시간(주로 아침)에 같은 부위[1. 무릎 중앙에서 10cm 위 2. 무릎 중앙에서 10cm 아래 3. 발목 관절(복사뼈)에서 2cm 위]를 같은 자세로 측정합니다.

림프부종 예방을 위한 식이

• 영양가 있는 음식을 골고루 섭취하며 신선한 야채나 과일을 많이 섭취합니다.

• 염분이 많은 식이를 제한하고 하루 2리터 이상의 물을 섭취합니다.

• 비만은 림프부종의 중요한 원인이므로 식사량을 조절하여 몸무게가 증가하지 않도록 합니다.

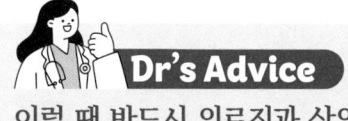

Dr's Advice

이럴 땐 반드시 의료진과 상의하세요

• 다리를 올려놓고 휴식을 취한 후에도 부기가 지속되는 경우
• 다리 둘레 측정 시, 예전 측정치보다 2cm 이상 늘어난 경우

위와 같은 경우 하지 림프부종이 의심되니, 반드시 재활의학과 림프부종 클리닉을 방문하세요. 전문의 진료를 통해 정확한 진단을 받고, 가능한 한 조기에 치료를 시작하는 것이 매우 중요합니다.

통증 관리

치료가 끝난 후에도 계속 통증을 느낄 수 있습니다. 이럴 때 통증을 참는 것만이 능사가 아닙니다. 적극적으로 조절해 주어야 합니다. 통증이 잘 조절되어야 잠을 잘 자고 즐겁게 생활할 수 있고, 우울감도 예방돼 배우자, 가족, 친구와 좋은 관계를 유지할 수 있기 때문입니다. 통증이 조절되지 않으면 피곤하고 화가 나고 걱정이 되고, 외롭고 우울하고 스트레스를 받기 쉽습니다. 통증에 대해 오해하지 않고 제대로 알아야 지혜롭게 대응할 수 있습니다.

통증이 생기는 경우

① 수술 부위(팔과 다리, 유방 등)를 포함해 상처로 통증이 지속되기도 합니다. ② 일부 항암화학요법이나 수술에 의한 신경 손상으로 인해 손이나 발이 저리고 시릴 수 있습니다. ③ 방사선 치료 부위의 피부가 민감해지고 통증을 느낄 수 있습니다. 이는 치료 후에 흔하게 나타나는 증상으로 수개월간 지속되며 꼭 맞는 옷을 입을 수 없을 만큼 불편할 수도 있습니다.

의료진이 통증 정도를 판단하는 데는 환자의 도움이 중요합니다. 통증의 강도와 부위, 통증 양상에 대해 알리십시오.

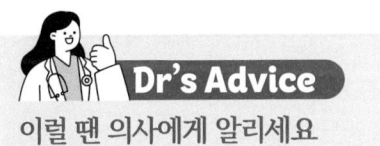

Dr's Advice

이럴 땐 의사에게 알리세요

통증 조절에 대해서는 의료진과 상의하십시오. 특히 노인 환자는 암성 통증과 관절염 같은 퇴행성 질환에 의한 통증을 구분하기 어려울 수도 있습니다. 이런 경우 암 치료를 담당했던 의사뿐 아니라 다른 질환을 담당하는 의사와 의논하는 것이 좋습니다. 의사는 적절한 통증 조절 약제로 증상을 완화할 수 있습니다. 진통제 투여, 물리치료, 보조기구 사용, 신경차단술 시행 등 다양한 방법 중에서 선택을 하게 됩니다. 그 외에도 안위감을 증진시키는 이완 요법을 이용할 수 있습니다. 단, 통증 조절 약물을 복용할 때는 의사의 처방을 정확하게 따라야 합니다. 임의로 약물 투여 시간을 조정하거나 통증을 심하게 느낄 때까지 기다린 후에 복용해서는 안 됩니다.

진통제 부작용에는 이렇게 대처하세요

마약성 진통제를 복용하는 경우 변비약이 필요할 수 있습니다. 변비가 생겼다면 물, 주스, 채소, 과일을 충분히 섭취합니다. 메스꺼움이나 구토는 진통제 복용 후 1~2일간 지속될 수 있으므로 마음대로 진통제 복용을 중단해서는 안 됩니다.

진통제 복용 후 졸음이 심해졌다면 운전과 같이 집중을 요하거나 위험한 일은 피합니다. 어지럼증이나 가려움증이 며칠 동안 지속되면 다른 약물로 바꿀 필요가 있으니 의료진과 상의하세요. 호흡수가 1분에 10회 이하로 느려질 경우에는 약을 중단하고 즉시 의료진에게 알립니다. 이 밖에도 모르핀 진통제를 복용하는 경우에는 배뇨 곤란이 나타날 수 있습니다. 환자와 보호자가 주의 깊게 관찰해야 합니다.

통증에 대한 오해와 진실

Q 통증은 참는 것이 좋을까요?

아닙니다. 통증은 초기에 조절하는 것이 효과적입니다.

Q 통증을 자주 말하면 의료진이 귀찮아하지 않을까요?

아닙니다. 의료진이 환자의 통증 정도를 아는 것은 매우 중요합니다. 진통제를 복용했는데도 통증이 줄지 않는다면 의료진과 상의하십시오. 의료진이 귀찮아할까 봐 의료진에게 이야기하지 않으면 통증을 조절하기 힘듭니다.

Q 진통제를 먹으면 중독되지 않나요?

아닙니다. 진통제는 습관성이나 중독성을 유발하지 않기 때문에 걱정할 필요가 없습니다.

Q 진통제가 상처 회복을 더디게 하나요?

아닙니다. 오히려 통증을 조절해서 상처가 빨리 아물도록 도와줍니다.

Q 진통제의 부작용은 조절될 수 있나요?

네, 조절될 수 있습니다. 변비, 구역질, 구토, 졸림, 호흡수 감소, 피부 두드러기 등이 나타날 수 있지만 이런 부작용은 조절 가능합니다.

Q 진통제를 복용할 때 꼭 지켜야 할 점은 무엇인가요?

반드시 정해진 시간에 복용하고 예방적으로 먹어야 합니다. 통증이 없다고 해서 마음대로 진통제를 중단해서는 안 됩니다. 다른 사람의 진통제를 복용하는 것도 금물입니다.

폐 수술 후
호흡 증상 관리

수술 후 호흡곤란은 폐 절제 수술 후 폐의 부피가 적어지면서 폐활량이 줄어들기 때문에 나타날 수 있습니다. 수술 후 회복 정도나 암의 진행 상태에 따라 호흡곤란이 호전되기도 하고 심해지기도 합니다.

호흡곤란의 원인

호흡곤란은 폐질환, 기도 상부의 폐색, 심장질환, 빈혈 등으로 생깁니다. 암과 관련된 원인으로는 수술에 의해 폐가 작아진 경우, 암이 폐에 퍼져있는 경우, 가슴과 복부에 물이 차서 폐가 압박되는 경우, 기관 종양과 종격 종양 등으로 기도가 좁아진 경우, 인두와 후두의 종양으로 기도 상부가 좁아진 경우에 나타나고, 폐렴 또는 폐섬유증에 의해 발생하기도 합니다.

수술로 폐를 절제했거나 암이 폐 조직에 퍼지면 호흡 면적이 작아져 폐의 환기에 장애가 생깁니다. 또 가슴과 복부에 물이 고이면 호흡 운동이 억

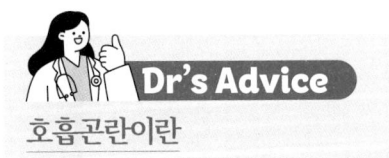

제돼 호흡하기 힘들어집니다. 이처럼 호흡하기 힘들어지면 이대로 숨이 멈추는 게 아닌가 싶어 매우 불안한 상태가 됩니다. 평소 호흡 연습을 하거나 감기에 걸리지 않게 유의해야 하고, 적당한 운동, 가래 배출 등으로 생활 속에서 신경을 써야 합니다.

수술 후 호흡 재활 훈련

'호흡하기 힘들다'는 느낌이 들면 심호흡을 하거나 기대어 앉아서 안정을 취하세요. 수술로 폐의 용적이 줄어들어 생기는 호흡곤란 증상은 작아진 폐로 호흡하는 데 익숙해지면 사라지고 서서히 일상생활에 적응할 수 있습니다. 그래도 계속 호흡이 힘들면 병원에 알리세요. 호흡곤란이 만성적으로 이어지면 가정에서 산소요법(재택 산소요법)을 실행해야 할 수도 있습니다. 다음은 폐 수술 후 호흡 훈련을 할 때 주의해야 할 사항입니다.

심호흡 연습이 필요합니다

코로 천천히 깊게 숨을 들이마신 후, 1초 정도 숨을 참았다가 입을 오므리면서 천천히 숨을 내쉽니다. 가능하면 숨을 5초 동안 천천히 들이마시고, 5초 동안 천천히 내쉽니다. 매회 열 번씩 하루 3회 이상 합니다. 천천히 걸으면서 심호흡을 하면 더 효과적입니다.

기침을 요령 있게 해 가래를 배출합니다

- 물을 조금 마시고 천천히 복식호흡을 합니다.
- 그런 다음 숨을 들이마시고 2초 정도 호흡을 멈춥니다.
- 호흡을 멈춘 채 입을 가볍게 열어 두 번 기침하는데, 처음에는 살짝, 두 번째는 세게 기침해 가래를 배출합니다.
- 기침하기 어려울 때는 베개를 끌어안고 베개를 몸 쪽으로 당기면서 기침하면 쉽게 할 수 있습니다.

자세를 편안하게 합니다

기본적으로 가장 편안한 자세가 좋습니다. 하지만 누운 자세보다 상반신을 일으킨 자세가 호흡하기에는 편합니다. 횡격막의 위치가 내려와서 환기 효율을 개선하기 때문입니다. 등받이를 이용해 기대거나 침대의 머리 쪽을 높여 기대는 것도 좋은 방법입니다.

일상생활에서는 다음 사항에 주의하세요

- 감기에 걸리지 않게 주의하세요. 외출할 때는 옷을 알맞게 입어서 온도 차이를 줄이고 되도록 사람이 많은 곳은 피합니다.
- 적당한 운동을 규칙적으로 하세요. 손쉽게 할 수 있는 산책 같은 운동도 숨이 차는 상태와 호흡수, 맥박수를 관찰하면서 합니다. 수술 후 초기에 운동을 할 때는 1분 동안 맥박이 평소의 1.5배를 넘지 않게 하고, 운동 후 휴식했을 때 5분 내로 평소의 맥박수로 돌아올 수 있는 정도가 적당합니다. 예를 들어 평소 맥박 수가 70회였다면 분당 맥박수가 100회를 넘기지 않을 정도로 하고, 다음 날까지 피곤할 만큼 무리하는 것은 좋지 않습니다.
- 일어날 때, 잠자리에 들 때는 가래를 충분히 배출하세요. 실내 온도, 습도는 적절하게 유지하고 가끔 환기시킵니다. 공기가 건조하면 가래

도 잘 나오지 않습니다. 실내 온도는 여름과 겨울에 따라 약간 다르지만 22~24도, 습도는 50~60%가 적당합니다.

• 담배를 피우면 기도가 자극되어 기침과 가래가 많이 나와 호흡곤란이 심해지므로 반드시 금연하세요.

• 과식을 피하세요. 한꺼번에 많이 먹으면 횡격막이 올라와 호흡곤란이 심해집니다.

• 하루 소변량, 체중을 측정해 붓지 않았는지 점검하세요. 폐에 수분이 많아지면 호흡이 어려워집니다. 또 평소에 비해 소변량과 소변 횟수가 적어지거나 체중이 급격히 늘면 몸 안의 수분이 폐에 고여 가래가 늘고 호흡하기 어려워질 수 있습니다.

• 변비가 있으면 호흡곤란이 심해질 수 있기 때문에 적절한 조치를 취하는 게 좋습니다.

• 기침과 가래가 평소보다 많을 때, 소변량이 줄 때, 몸이 붓거나 호흡하기 힘들 때 등 평소와 다른 증상이 나타나면 빠른 시일 안에 병원을 방문하십시오. 더불어 정기적으로 진찰받는 것도 잊지 마세요.

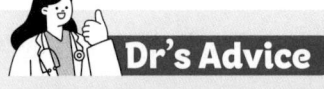

Dr's Advice

복부에 아물지 않은 수술 상처가 있을 때는

복벽의 긴장을 푼 뒤 양손으로 수술 부위를 지지한 상태에서 기침하면 통증과 울림이 덜합니다. 복대를 감거나 베개를 끌어안고 기침하는 것도 통증 없이 효과적으로 기침을 하는 데에 도움이 됩니다.

17

기억력·집중력 저하 증상 관리

항암화학요법은 기억, 주의 집중, 관심, 실행 기능과 정신 운동 영역에 장애를 일으켜 인지 기능에 영향을 미치는 것으로 알려져 있습니다. 유방암 환자의 인지 기능 장애는 10% 정도지만 항암화학요법을 받는 유방암 환자는 25%까지 인지 기능 장애가 나타날 수 있고 결국엔 삶의 질이 떨어질 수 있어 적절한 대처가 필요합니다.

화학요법 이후 인지 기능 손상이 있을 때

수술 후 항암화학요법을 받은 후 자꾸만 할 일을 잊어버리고 사람들과의 약속도 잊어버려서 고민이라는 환자가 꽤 많습니다. 이런 상태가 이어지면 고민이 될 수밖에 없지요.

이처럼 항암화학요법을 받은 후에 생기는 지적 장애와 인지 장애를 전문적인 용어로 케모브레인(Chemo-Brain)이라고 합니다. 즉 어떤 생각을 하려고 하면 멍해지고 기억이 잘 나지 않고 심하면 말을 하거나 글을 쓰면서 적당한 단어를 찾기 힘들어하는 경우도 있습니다. 최근 항암화학요법

후에 암 환자들이 이런 증상을 겪는다는 것이 밝혀지고 있는데, 정확한 평가를 위해서는 치료 전에 인지 능력을 평가하고 치료 후 인지 기능과 비교하는 과정이 필요하다고 조언하고 있습니다. 또한 항암치료 후 인지 기능 장애가 동반된 경우 알츠하이머병이 동시에 생길 수도 있기 때문에 기억 장애가 지속된다면 전문가의 진료가 필요합니다.

기억 장애에 대처하기

기억 장애가 생겼다면 좌절하지 말고 우리 두뇌에 새로운 학습 경로를 만들기 위해 노력해야 합니다. 그렇다면 어떤 노력이 필요할까요.

- 읽고 또 읽고 또 읽습니다. 무엇이든 열심히 읽고, 읽을 때는 하나도 빠뜨리지 마세요. 좀 더 폭넓은 정보를 습득할 수 있습니다. 또 자신감을 얻는 데에도 이보다 더 좋은 방법은 없습니다.

- 게임을 즐기세요. 게임 중에 나누는 대화를 통해 나의 경험과 기술에 대한 기억이 다시 떠오릅니다.

- 기억력을 이용할 만한 소일거리를 찾습니다. 예를 들어 밴드에 가입해 공연 준비를 하는 건 어떨까요. 공연에서 부를 여러 가지 노래를 기억해야만 하겠지요. 재미있을뿐더러 기억력 운동에 큰 도움이 될 겁니다.

- 십자말풀이나 일간지에 실린 퍼즐에 도전하세요.

- 브리지 등의 카드 게임이나 체스 게임도 좋습니다.

- 일기나 짧은 수필을 써보세요. 새로운 화젯거리에 대해 편지나 이메일을 써도 좋으며, 형식은 상관없습니다. 중요한 것은 자꾸 쓴다는 것입니다.

- 새로운 도전거리를 찾아보세요. 새로운 취미를 찾아보는 것은 어떨

까요.

- 일상생활 패턴을 바꿔보세요. 오랫동안 해왔던 일을 새로운 방식으로 바꿀 수 있는지 검토해 보세요.
- 충분하게 수면하세요.
- 지갑이나 자동차 운전대 근처에 고정할 수 있는 작은 녹음기를 구입하세요. 꼭 기억해야 할 내용이 생각날 때 녹음합니다.

3장

정신적
증상 관리

18

수면 증상 관리

수면 장애란 잠들지 못하거나 자다가 자꾸 깨는 등 평소와 다르게 수면 습관이 변하는 것을 말합니다. 많은 암 환자가 수면 장애를 경험합니다. 암의 치료 경과에 영향을 줄 수 있기 때문에 중요한 증상이지만 그렇다고 지나친 걱정은 좋지 않습니다. 증상을 잘 이해하고 적절하게 대처하면 극복할 수 있습니다.

암과 관련된 불면증 또는 수면 장애 양상

암과 관련된 수면 장애의 양상은 다양합니다. 잠을 쉽게 이루지 못하거나 자주 깨는 등의 전형적인 불면증 상태를 보이기도 하고, 많은 시간 잠을 자지만 개운하지 않고 피로가 풀리지 않기도 하며, 낮에 피곤하고 졸리기도 합니다. 또 통증이나 신체 증상으로 잠들지 못하기도 하고, 의식이 흐려지며, 낮과 밤이 바뀔 수도 있습니다.

암 환자는 불면증과 같은 수면 장애를 자주 경험합니다. 암과 관련된 신체적, 심리적 문제와 항암치료가 수면에 좋지 않은 영향을 주기 때문입니다. 이는 적게는 약 20%에서 많게는 95%의 암 환자가 다양한 형태의 수면 장애를 경험한다는 연구 결과에서도 알 수 있습니다.

수면 장애는 암의 치료 경과에 영향을 줄 수 있기 때문에 중요하게 다루어야 합니다. 따라서 환자와 가족들은 불면증과 같은 수면 장애의 원인과 치료에 대해 잘 알고 있어야 합니다. 또 불면증이 생기면 반드시 의사와 상의해 원인과 양상을 정확히 평가하고 적절한 치료 방법을 찾아야 합니다.

수면 장애의 원인

수면 장애는 암과 관련된 신체적 원인, 우울이나 불안과 같은 심리적 원인, 항암제와 치료 과정에서 사용하는 기타 약물의 부작용으로 발생합니다.

신체적 원인

암성 통증이나 기타 증상이 조절되지 않으면 정상적인 수면을 이룰 수 없습니다. 또 신생물딸림증후군(Paraneoplastic Syndrome)도 불면증의 흔한 원인입니다. 신생물딸림증후군이란 암세포의 활동 때문에 불필요한 생리조절 물질이 과다하게 생기는 증상과 질병을 지칭합니다. 위장 장애, 배뇨 장애, 통증, 발열, 기침, 가려움증, 피로 등의 증상이 나타납니다.

심리적 원인

암 진단 이후의 심리적 부담과 항암치료와 관련된 여러 가지 걱정으로 우울증과 불안이 생기기 쉽고, 이는 불면증으로 이어질 가능성이 많습니다.

또 불면증이 치료에 나쁜 영향을 주지 않을까 하는 걱정이 오히려 불면증을 악화시키기도 합니다. 그렇기 때문에 지나친 걱정은 하지 않는 것이 좋습니다. 불면증과 같은 수면 장애는 증상을 잘 이해하고 대처하면 나아질 수 있습니다.

약물 원인

상당수의 항암치료제, 보조 치료제가 불면을 일으킵니다. 항암치료 중 사용하는 약물은 직접적으로 잠을 방해하기도 하고 통증, 불안, 발한, 열감, 위장관 장애(메스꺼움, 설사, 변비 등), 비뇨 장애(전립선비대증, 방광염 증상, 요실금), 호흡기 장애 등의 부작용이 수면 장애를 일으키기도 합니다. 수면 장애를 가져오는 약물로는 항암제, 중추신경 자극제, 진정 수면제, 항경련제, 스테로이드 제제, 각종 호르몬 제제 등이 있습니다.

수면 장애 치료

가벼운 불면증은 수면 위생의 교육과 실천으로 나아질 수 있습니다. 하지만 심할 때는 진정 수면제, 항불안제, 항우울제 등 약물을 사용할 수 있습니다.

비약물적 치료

가볍고 단순한 불면증은 오히려 비약물적 치료가 효과적입니다. 불면증을 해소하기 위한 건강한 수면 습관을 '수면 위생'이라고 하는데, 이를 잘 지키면 대부분의 불면증은 상당히 나아집니다. 조금 더 체계적인 방법으로는 수면에 대한 잘못된 생각 교정, 수면 시간 처방, 긴장을 이완시키는 불면

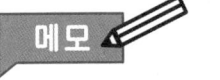

수면 위생 지키기

✓ 아침 기상 시간을 일정하게 유지한다.

✓ 커피 등 카페인 함유 식음료를 먹지 않거나 적어도 오후에는 먹지 않는다.

✓ 배가 고파서 잠이 오지 않더라도 바나나 한 개 정도만 가볍게 먹고 과식은 피한다.

✓ 취침 시간이 너무 길면 오히려 불면증에 걸릴 수 있으므로 적당한 수면 시간을 유지한다.

✓ 담배를 줄이거나 끊는다.

✓ 매일 규칙적으로 적절한 양의 운동을 한다.

✓ 잠들기 위해 술을 마시면 오히려 불면증이 악화되기 때문에 술을 줄이거나 끊는다.

✓ 경제적 문제, 회사 잔무 처리 등 골치 아픈 일을 침실로 끌어들이지 않는다.

✓ 침실의 온도와 소음의 정도를 적절하게 조절한다.

증 인지행동치료가 있습니다. 또한 기상 직후 약 30분 정도 햇빛을 쬐면 생체 리듬이 정상으로 돌아와 수면 주기가 정상화되는 효과가 있습니다.

약물치료

비약물적 치료로 호전되지 않는 불면증에는 불가피한 경우 단기간 소량의 수면 관련 약물을 사용해 볼 수 있습니다. 하지만 매우 장기간 사용하거나 사용하다가 중단하면 오히려 불면증이 악화될 수 있기 때문에 처방 기간과 복용 방법을 잘 지키는 것이 중요합니다.

우울증, 불안증과 같이 기분에 문제가 있을 때 생기는 불면증에는 단순한 수면제보다 근본적으로 기분의 치료를 돕는 항우울제나 항불안제를 사용하면 불면증이 개선되는 효과가 있습니다. 그 밖에 항히스타민제, 멜라토닌 등 다양한 종류의 수면 관련 약물을 사용해 볼 수 있으므로 필요한 경우 정신건강의학과의 도움을 받을 수 있습니다.

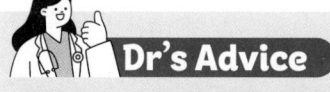
불면증과 같은 수면 장애에 대한 흔한 오해

이 시간에는 무조건 잠을 자야 한다고 생각하면 오히려 수면에 대한 강박이 생겨 쉽게 잠들기가 어렵습니다. 또한 불면증이 있다고 의료진에게 말하면 항암치료 과정에 지장이 생길 수 있다고 생각하거나 항암치료 과정에서 불면증은 피할 수 없기 때문에 참아야 한다고 여기는 환자와 가족이 있는데 이는 오해입니다. 오히려 불면증의 원인을 파악하고 잠을 잘 자도록 도와주는 것이 전체적인 암 치료 과정에 도움이 됩니다.

불면증에 대해 말하면 정신건강의학과 약물을 먹게 될 테고, 약물의 부작용이 항암치료를 방해할 것이라고 생각하는 경우도 있습니다. 하지만 불면증의 원인을 교정하고, 수면 위생을 지키고, 비약물 요법을 시도하는 것만으로도 불면증은 호전될 수 있습니다. 또 불면증 치료에 보조적으로 사용하는 수면 관련 약물은 항암치료에 보조적으로 널리 사용되기 때문에 심각한 부작용은 우려하지 않아도 됩니다.

마음 건강 관리

암 진단을 받으면 환자도 가족도 여러 심리적 변화를 겪는데, 암 환자의 정서적인 문제는 매우 중요합니다. 예전에는 치료 과정에서 암 환자의 고통을 줄이거나 삶의 질을 높이는 것보다 생존 기간이 얼마나 되는지가 치료의 기준이었다면 지금은 암 환자의 삶의 질을 얼마나 높이는지가 치료에 있어 매우 중요해졌습니다. 정신건강의학과적 문제는 항암치료 결과와 삶의 질에 큰 영향을 미칩니다.

암 환자와 가족의 심리

암 환자는 병을 진단받으면 보통 심리적으로 부정, 분노, 타협, 우울, 수용의 5단계를 거친다고 합니다. 실제로는 이 모든 단계가 명확하게 구분되지 않고 어느 정도 겹쳐서 나타나며 꼭 순서대로 나타나지도 않습니다. 사람에 따라 중간 단계에서 멈추기도 하는데, 마지막 수용의 단계까지 잘 도달하면 좋은 치료 결과를 기대할 수 있습니다.

가족도 환자와 유사한 심리적 단계를 거칩니다. 오진은 아닐까 하여 여러 병원을 다니고, 왜 하필이면 내 가족이 암에 걸렸을까 분노하고, 초기에 진단하지 못한 의료진에게 화를 내는 등의 반응을 보이지요.

어떤 가족은 현실을 부정하고 감정을 숨긴 채 아무 일도 없다는 듯 환자를 대하려 하기도 하는데, 환자의 심리적 단계를 이해하고 분노, 우울 등의 감정을 표현할 수 있도록 도와주는 것이 더 좋습니다.

또 가족은 환자뿐 아니라 자신도 잘 돌봐야 합니다. 환자를 돌보는 과정이 힘들고 경제적으로 부담스러워 몸과 마음이 지칠 때가 많기 때문입니다. 그러다 보면 마음과 달리 가족 사이에 갈등이 생기기도 하니 자신을 잘 챙기세요.

1단계 → 부정

처음 암을 진단받으면 누구나 믿기지 않는다는 반응을 보입니다. 대부분 자신에게 병이 있다는 사실을 받아들이지 못하고 오진이라 생각하며 여러 병원에서 확인을 받으려고 합니다.

2단계 → 분노

암에 걸렸다는 사실을 받아들이면서 화가 납니다. 왜 내가 이런 병에 걸렸나 싶어 암 진단 소식을 전한 의료진과 주변 사람에게 화를 내기도 합니다. 또 미리 예방하거나 병증을 발견하지 못한 것에 대해 후회하고 자책하기도 합니다.

3단계 → 타협

부정과 분노가 도움이 되지 않는다는 것을 깨달으면서 수명 연장을 위한 여러 행동을 하는 등 타협을 모색합니다. 예를 들어 재산을 공익재단에 기부하는 등 선의를 베푸는 행동을 하며 병이 나아질 것을 기대합니다. 때로는 정상적인 치료를 거부하고 유사 치료를 선택하는 오류를 범하기도 합니다.

4단계 → 우울

여러 노력에도 불구하고 나아지지 않는 병에 우울해집니다. 객관적이고 긍정적인 사실조차 부정적으로 바라보고, 스스로를 불쌍히 여기고 모든 것에 흥미를 잃고 침묵합니다. 사회적 관계도 멀리하려 합니다. 따라서 우울 증상이 심할 때는 정상적인 사고와 의지를 회복할 수 있도록 적절히 치료해야 합니다.

5단계 → 수용

마지막 단계입니다. 병을 마음 깊이 받아들이는 단계로, 보다 적극적으로 치료를 통해 좋은 결과를 기대할 수 있습니다.

암 환자가 겪을 수 있는 정신건강의학과적 문제

암의 진단과 치료 과정은 예측과 통제가 어려우며, 대부분 길고 반복적입니다. 또한 스트레스, 대사·호르몬 등 신체 기능의 변화, 약의 부작용 등으로 여러 정신건강의학과적 문제를 경험할 수 있습니다. 하지만 이에 대해 치료를 받는 경우는 많지 않습니다.

실제 암 환자의 약 30~40%가 정신건강의학과적으로 진단될 수 있는데 그에 비해 치료는 극소수만 받았다는 연구 보고가 있습니다. 암 환자의 정서적인 문제는 매우 중요합니다. 정신건강의학과적 문제가 많으면 삶의 질이 떨어지며, 암 치료를 그만하고 싶다는 생각이 자주 들고, 입원과 치료 기간이 길어져서 재발과 생존율과 같은 치료 결과에 큰 영향을 미치기 때문입니다.

적응 장애(Adjustment Disorder)

암 진단과 치료 과정은 상당한 스트레스를 유발합니다. 그러다 보면 절망감 때문에 생기는 우울한 기분, 불쾌감, 잦은 눈물, 불안, 심계항진, 초조, 과호흡으로 나타나는 불안, 무모한 싸움, 평소와 다른 과격한 행동 등이 나타나기도 합니다. 이러한 증상은 반응성 우울증 또는 불안증에 해당합니다.

불안 장애(Anxiety Disorder)

처음 진단을 받거나 치료를 시작하면서 재발이나 2차암 발생에 대한 걱정 등이 있을 때 암 환자는 자주 불쾌하고 모호한 두려움을 느낍니다. 또 두통, 발한, 심계항진, 가슴 답답함, 위장관 장애 등 각종 자율신경계통의 과민 증상도 따릅니다. 일시적인 불안은 정상적 반응이지만 이러한 불안 증상 때문에 일상생활에 문제가 생기면 삶의 질이 떨어지고 물질 남용과 같은 문제 행동을 보일 수 있습니다.

우울 장애(Depressive Disorder)

암 환자 중 상당수가 우울증을 겪는 것으로 보고되지만 실제 적절한 치료를 받는 경우는 많지 않습니다. 또한 피로감, 무기력, 식욕 저하 등의 증상이 항암이나 방사선 치료로 인한 부작용인지 우울증의 증상인지 구분하기가 어려워 우울증을 잘 발견하기 어렵습니다.

암 환자 우울증의 특징으로는 치료를 받기 싫다면서 병원에 자주 오지 않으려고 하는 경우, 내가 잘못해서 암에 걸렸고 어차피 치료해도 소용이 없다는 죄책감과 부정적 사고, 작은 신체 증상도 크게 받아들이는 건강 염려증 등이 있습니다. 하지만 암 환자가 우울증을 치료받지 않고 지내면 치료 순응도가 떨어지며 결국 재발되거나 치료 효과에 영향을 미칠 수 있습니다. 또한 술이나 약물을 남용하기도 하고, 대인관계가 위축되며 심한 경우 자살 위험도 높아집니다.

섬망(Delirium)

섬망은 갑자기 의식이 흐려지거나 사람, 시간, 장소를 혼동하는 등 전반적인 인지 기능의 장애가 나타나는 질환입니다. 가끔 기분의 변화가 두드러지거나 환청, 환시를 겪거나 사고 장애를 보이거나 난폭한 행동을 하기도 합니다.

병원에 입원한 전체 환자 중 10~15%가 섬망을 경험하는데, 보통 수 시간 내지 수일에 걸쳐 급격하게 발생하고 하루에도 좋아졌다 나빠졌다 기복을 보이는 게 특징입니다. 대사 이상, 약물, 종양의 뇌 전이, 종양수반증후군, 전신상태 악화, 통증, 다양한 약물 사용 등에 의해 발생하는 만큼 원인을 먼저 교정하는 것이 중요합니다. 친숙한 보호자가 상주하면서 시간과 장소를 반복적으로 상기시키고 수면 주기를 잘 조절하는 등 정서적으로 지지하면 도움이 될 수 있습니다. 심한 불면증, 조절되지 않는 환각이나 정신 증상, 난폭한 행동 등이 있을 때는 단기간의 약물치료를 시도해 볼 수 있습니다.

우울과 불안에 대처하는 방법

암 환자가 경험하는 우울과 불안은 일시적인 경우가 대부분이므로 생각의 전환이나 운동 등의 가벼운 활동이 도움이 될 수 있습니다. 현재 나의 기분이 불안정하다면 중요한 결정은 기분이 안정된 이후로 미루고, 가능한 범위 내에서 도움을 받을 수 있는 사회적인 관계를 꾸준히 유지합니다. 또한 평소 나에게 편안함과 즐거움을 주는 활동의 목록을 적어두고 힘들 때마다 하나씩 시행해 봅니다. 복식호흡, 이완훈련, 명상, 스트레칭, 가벼운 산책, 봉사활동 등이 도움이 될 수 있습니다.

그러나 일정 시간 이상 우울한 기분이나 불안이 지속되거나 일상생활에 영향을 미친다면 우울 장애나 불안 장애와 같은 정신과적 질환이 의심되므로 정신건강의학적 도움을 받는 것이 중요

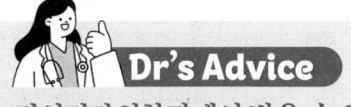

Dr's Advice

정신건강의학과에서 받을 수 있는 도움

정신건강의학과에서는 정신건강의학과 의사, 임상심리학자, 사회복지사, 간호사 등 다양한 직종의 전문가가 팀을 이뤄 암의 종류, 치료 단계, 치료 방법, 환자 개개인의 대처 방식, 성격적 구조, 신념 등에 따른 다양한 반응을 이해하고 적절히 개입합니다. 우울, 불안, 불면과 같은 정신 증상뿐 아니라 암 치료 중 발생하는 스트레스를 완화하기 위한 개별화된 면담과 다양한 치료(약물, 정신치료, 인지행동치료, 심신이완요법 등)를 시행하고 있으므로 필요한 경우 도움을 받으십시오.

합니다. 이 경우 정서적인 어려움이 단순히 의지의 문제가 아니며 치료를 받아야 하는 질환임을 이해하는 것이 중요합니다. 섣부르게 '의지로 해결할 수 있어' '정신과 치료를 받는 것은 나약한 일이야'라고 생각하며 치료를 미루면 오히려 심리적인 고통이 더욱 악화될 수 있습니다.

자살을 생각하는 사람이 있을 때

'저는 60대 여성입니다. 폐암 4기 진단을 받고 항암치료 중입니다. 요즘 들어 몸도 마음도 지치고 초조하며 불안해요. 얼마 전에는 병원 직원에게 심하게 화를 내기도 했습니다. 사실 저는 1년 전에 교통사고로 사랑하는 남편을 잃었습니다. 내가 가장 믿고 의지했던 그 사람이 없으니 고립되고 혼자라는 느낌이 자주 들어요. 외롭고 힘들고 짜증이 나서 이 세상을 버리고 싶은 생각이 자주 듭니다.'

만약 이런 분이 내 가족이거나 친구라면 어떻게 하겠습니까? 아니면 이

사람이 나라면 어떨까요? 극단적인 경우이긴 하지만, 현실의 고통에서 벗어나기 위한 마지막 선택으로 자살을 생각할 수도 있습니다.

이런 사람을 도와줄 수 있는 방법이 있을까요? '죽으려는 용기로 좀 더 열심히 살 생각을 해야 하지 않을까' '그 누구도 지극히 개인적인 영역인 자살을 막을 수는 없지 않을까' '어쩔 수 없는 일이니 지나쳐야 할까' 등 여러 생각이 들 겁니다. 하지만 답은 모두 '아니요'입니다.

암 환자는 외롭고 우울하고 불안하곤 합니다. 그래서 겉으로 드러내 말하지는 못해도 대부분 한 번쯤 자살을 생각합니다. 이들에게는 가족이나 주위 사람의 따뜻한 관심이 정기적으로 필요합니다. 말하기 어렵다면 그냥 아무 말 없이 옆에 있어주기만 해도 됩니다.

도움을 요청하는 신호들

우선 자살의 위험 신호가 무엇인지를 확인해야 합니다. 자살을 계획하는 사람의 약 90%는 경고 신호를 보내지만, 이를 주변에서 알아차리는 경우는 약 20%에 불과하다고 합니다. 도움을 요청하는 신호에는 크게 언어적 신호, 행동적 신호, 상황적 신호가 있습니다.

먼저 자살을 생각하는 사람은 여러 가지 언어적인 신호를 보냅니다. 죽고 싶다는 직접적인 표현에서부터, 절망감과 죄책감, 두통이나 가슴 답답함 등 신체적인 불편감, 우울이나 불안과 같은 급격한 감정의 변화를 이야기하기도 합니다.

다음으로 행동적인 신호를 보이는데, 자살에 관한 내용을 검색하거나 실제 자해를 하거나, 음주나 흡연이 현저하게 늘거나, 사람을 피하거나 주변을 정리하는 등의 행동이 관찰될 수 있습니다.

마지막으로 상황적인 신호는 환경적인 스트레스나 상황을 말합니다. 장기간의 투병, 호전되지 않는 통증, 수술로 신체의 일부를 잃거나 기능이 회복되지 않는 등의 상황은 감정적인 소비와 무력감을 느끼게 하므로 이러한 스트레스 상황에 있다면 주의 깊게 살펴봐야 합니다.

자살 생각을 확인하고 도움을 제공하기

도움 요청 신호를 확인했다면 이러한 신호가 실제로 자살 위험 신호인지를 확인하는 것이 중요합니다. 먼저 관찰한 신호를 종합해서 정리해 준 후(최근 통증도 조절이 잘 안 되고, 치료도 받지 않으려고 하고, 죽고 싶다는 이야기를 자꾸 하는 것 같다), 감정을 판단하지 않고 공감할 필요가 있습니다. 그리고 "혹시 정말 자살을 심각하게 생각하고 있나요?"라고 명확하게 자살 생각에 대해 질문합니다.

이때 "왜 이렇게 마음이 약해!" "그럴 시간에 해결을 해!" "죽을 용기가 있으면 그 용기로 잘 살아!" 등 화를 내며 충고하거나, 혹은 지나치게 낙관적으로 이야기하거나 섣부르게 해결책을 제시하지 않아야 합니다. 오히려 상대의 마음에 공감하고 상대의 말을 적극적으로 경청해 주어야 합니다. "그동안 진짜 힘들었겠다" "알아주지 못해 미안하다" "그렇게 힘들었는데 잘 버텨주어 고맙다"와 같은 표현이 도움이 될 수 있습니다.

그다음에는 안전한 환경을 유도합니다. 위험한 도구 등을 사용해 자살을 구체적으로 계획했다면 그 물건들을 치우고 보호자가 같이 있어줄 필요가 있습니다. 술이나 약물의 남용 역시 충동성을 높일 수 있으므로 하지 않아야 합니다. 또한 외로움이나 고립이 높아질수록 자살 위험이 커질 수 있으니 환자가 언제든 연락해서 도움을 받을 수 있는 관계를 구축합니다. 혹시 우울증과 같은 정신질환이 의심된다면 이에 대한 치료를 받을 수 있도록 하고, 전문기관에 의뢰하십시오.

어려운 일이겠지만 이런 나의 작은 행동이 환자의 생명을 구할 수 있습니다. 자살에 대해 잘 모르는 사람은 자살에 대한 직접적인 언급이 그 사람

을 더 자극해 자살 위기를 부추긴다고 오해합니다. 하지만 사실은 그렇지 않습니다. 오히려 내가 힘들어 죽고 싶다고 생각한다는 사실을 알아주고 그것을 물어주는 것만으로도 불안을 낮추고 충동적 행동을 할 위험성을 낮출 수 있습니다.

사실 주위 사람이 자살하면 그 주변 사람들은 대부분 죄책감 때문에 더 힘들어합니다. '내가 그때 좀 더 신경 썼으면 막을 수도 있었을 텐데'라는 생각이 머릿속을 떠나지 않아 내 삶에도 부정적인 영향을 끼칠 수 있습니다. 내가 도움이 될 수 있다는 사실을 꼭 기억하기 바랍니다. 자살하는 대신에 삶을 선택하도록 설득할 때 대부분은 결국 여러분의 말에 동의하고 안심합니다. 그 일에 관여하거나 주도하는 일에는 망설일 필요가 없습니다.

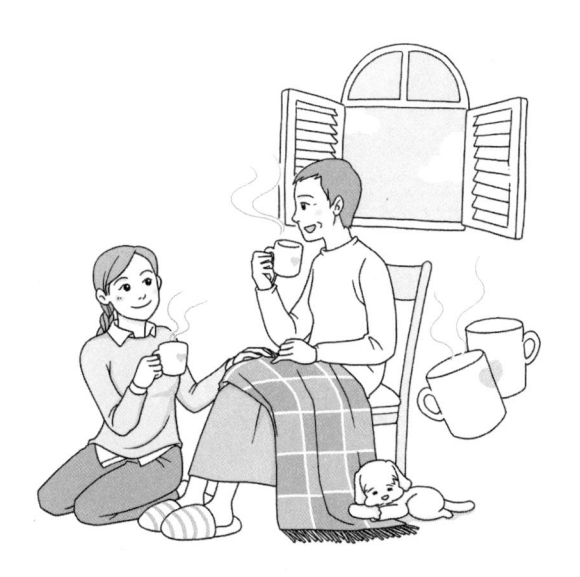

4장

말기암 환자의
증상 관리

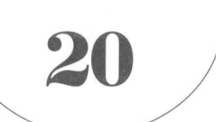

질병 말기의
증상 관리

질병 말기에는 흔히 통증뿐만 아니라, 식욕 부진, 피로감, 호흡곤란, 발열 등 다양한 증상을 복합적으로 경험하곤 합니다. 다양한 증상에 적극적으로 대처하여 안정적인 일상생활을 잘 유지하는 것은 매우 중요합니다. 아플 때, 식사를 하지 못할 때, 숨이 가쁠 때 환자와 보호자가 어떻게 대처하면 좋을지 알아봅시다.

통증 관리

많은 말기 환자가 경험하는 대표적인 증상이 통증입니다. 각자 경험하는 통증의 정도는 다양하며, 말기 상태가 되었다고 반드시 통증이 심해지는 것은 아닙니다. 통증을 전혀 호소하지 않는 환자도 있습니다. 통증은 적극적인 치료로 90% 이상 조절할 수 있습니다. 통증이 잘 조절되면 잘 자고, 식욕도 좋아지고, 즐겁게 생활할 수 있습니다.

통증 조절을 위해 반드시 입원이 필요한 것은 아닙니다. 환자의 상태에 따라 진통제를 먹거나 주사하거나 붙이는 등 다양한 방법으로 통증을 조절할 수 있습니다. 참지 말고 적극적으로 통증을 표현해야 통증으로 인한 불편함을 완화시킬 수 있습니다.

영양 관리

말기 환자에게는 식습관 변화 및 식욕 변화가 쉽게 나타납니다. 식사를 잘 하지 못해서 체중이 줄어들 수도 있으나 이 시기에는 충분히 음식물을 섭취하더라도 체내에서 흡수를 하지 못해 체중이 감소하고 지방, 근육이 줄어듭니다. 환자가 식욕이 떨어져서 음식을 거부하면 가족들은 그 상황을 받아들이기가 어렵습니다. 거의 모든 사람이 살기 위해서는 반드시 음식을 먹어야 한다고 알고 있기 때문입니다. 그러나 질병이 악화되면, 몸은 더 이상 음식에서 얻은 영양소를 제대로 흡수하지 못합니다. 즉 억지로 먹이는 것이 환자의 상태를 호전시키거나 혹은 삶을 연장해 주지 못한다는 뜻입니다. 음식을 강요하는 것이 오히려 환자를 힘들게 하는 행동일 수 있습니다. 따라서 환자의 상태를 살피면서 최대한 환자의 의사를 존중하며 식사를 제공할 필요가 있습니다. 때에 따라서는 영양제 주사가 도움이 되기도 하지만 환자의 상태에 따라 불편함이 더 심해질 수 있기 때문에 고농도의 영양제를 투여하기 전에는 의료진과 상의하는 것이 좋습니다.

환자에게 좋은 음식은 무엇인가요?

특별히 좋은 음식은 없으며, 환자의 상황에 따라 원하는 음식을 즐겁게 섭취할 수 있도록 돕는 것이 중요합니다.

입맛이 없을 때

- 작은 식기를 이용하여 조금씩 자주 먹기
- 눈에 띄고 손이 쉽게 닿는 곳에 음식을 두고 자주 먹기
- 컨디션이 좋은 시간에 식사하기
- 움직임 늘려보기

입안이 건조할 때

- 물을 조금씩 자주 섭취하기
- 작은 얼음 조각 물고 있기
- 무설탕 껌이나 사탕 먹기

메스껍고 구토가 자주 있을 때

- 식사 시 국물이나 음료를 적게 먹기
- 음식을 차게 먹어보기
- 바게트 빵, 크래커, 요구르트, 아이스크림, 얼음 조각 등 먹기
- 튀긴 음식이나 너무 단 음식은 피하기
- 억지로 음식물 섭취하지 않기

삼키기 어려울 때

- 입안을 자극하는 음식은 제한하기
- 부드럽고 촉촉한 음식 섭취하기
- 유동식 형태로 섭취하기
- 사레가 걸리지 않도록 주의하기

입안 통증이 심할 때

- 자극적인 음식 피하기
- 뜨거운 음식보다 시원한 음식 섭취하기
- 밀크셰이크, 바나나, 으깬 감자, 죽, 수프, 치즈, 계란 등 먹기
- 토스트, 마른 빵, 오렌지, 귤, 자몽 등 피하기

피로감 관리

'환자가 힘들다고 꼼짝도 하지 않으려고 하는데 그냥 내버려둬야 할까요?' '억지로라도 움직이는 게 좋지 않나요?' 피로감으로 활동이 줄어든 환자를 보고 가족은 이렇게 걱정합니다. 말기 상태에서는 체중 감소, 질병 경과, 우울증 등 여러 원인으로 피로감이 증가합니다. 하지만 오랫동안 누워 지내면 근육 약화, 욕창, 변비 등의 문제가 생길 수 있습니다. 또한 가벼운 움직임은 스트레스와 피로감을 줄여줍니다. 따라서 가능한 범위에서 걷거나 활동을 하는 것은 좋습니다. 움직임이 어려워 누워 지내는 경우에도 관절 운동이나 자세 변경을 자주 해주는 것이 좋습니다. 말기 상태에서는 여러 가지 주의가 필요한 상황이 많기 때문에 환자의 상태를 먼저 확인하여 가능한 범위를 환자와 함께 계획하고 움직이는 것이 좋습니다.

호흡곤란 관리

주로 호흡기계 질환이 있거나 폐렴 등의 문제가 있는 경우 호흡에 불편함을 느낍니다.

이렇게 해보세요

호흡곤란을 느끼면 환자는 매우 불안해하므로 환자가 마음을 편하게 가질 수 있도록 지지해 줍니다.

눕는 것보다 앉는 것이 도움이 되며, 침대의 식판을 올리고 식판과 가슴 사이에 베개를 넣고 앞으로 기대는 자세도 편하게 느낄 수 있습니다. 이 자세로 수면을 청하기도 합니다. 작은 선풍기를 이용하여 공기의 흐름을 느끼게 해줍니다. 창문을 여는 것도 도움이 됩니다. 증상이 심할 경우 마약성 진통제를 사용해 볼 수 있습니다. 이는 의료진과 상의 후 진행합니다.

발열 관리

면역력이 저하되고 각종 장기 기능의 저하로 열이 날 수 있습니다. 특별한 원인 없이 열이 지속되는 암성 발열도 나타납니다.

이렇게 해보세요
- 수분을 충분히 섭취합니다.
- 미온수로 몸을 닦아줍니다.
- 암성 발열인 경우에는 적절하게 해열제를 복용하여 환자가 힘들지 않게 도와줍니다.

호스피스 완화의료

호스피스 완화의료는 의사, 간호사, 사회복지사 등 각 분야의 전문가로 이루어진 호스피스 완화의료팀이 말기 환자의 통증 및 힘든 증상을 적극적으로 완화하고 환자와 가족의 심리적·사회적·영적 고통을 경감시키는 포괄적 돌봄을 제공하여 삶의 질을 향상시키는 것을 목표로 합니다.

호스피스 완화의료는 환자를 포기한다는 의미가 아닙니다. 환자의 안위를 고려해 총체적으로 고통을 완화하여 편안하고 충만한 삶을 살도록 돕습니다. 호스피스 완화의료는 삶을 연장시키거나 단축시키지 않으며 통증, 구토, 복수, 호흡곤란 등의 힘든 증상을 적극적으로 치료합니다.

호스피스 완화의료 이용 절차

1) 집 주변 호스피스 전문기관 선택 및 진료 예약
2) 구비 서류 준비
　① 의사소견서 ('말기 환자로 호스피스가 필요합니다.' 문구 필수 포함)
　② 의무기록 사본(최근 1~2개월 이내 진료기록지, 임상경과 요약지, 검사결과지, 약처방 내역 등)
　③ 영상검사 CD 복사(최근 CT, MRI, 초음파 등)
　④ 가족만 방문하는 경우 추가서류 준비: 신분증(환자, 가족), 가족관계증명서, 동의서
3) 호스피스 전문기관 진료 예약일 방문 및 입원 대기 신청

※ 기관에 따라 필요 서류 및 입원 절차가 다를 수 있으니 반드시 사전에 문의하세요.
※ 중앙호스피스센터를 통해 더 많은 정보를 얻을 수 있습니다. (http://hospice.cancer.go.kr)

호스피스 완화의료 제공 서비스

증상 관리	• 환자의 통증 조절 및 동반된 증상 치료 • 환자의 증상 관리 방법 교육 및 상담
환자 및 가족 지지	• 환자 및 가족을 심리사회적으로 지지 • 영적 돌봄
생애 말기 돌봄 계획 상담	• 의사결정 지원 상담 • 사전 돌봄 계획 상담
임종 돌봄	• 임종기 환자 및 가족 돌봄 • 사별 가족 돌봄

호스피스 완화의료 서비스 유형

입원형	호스피스 전문기관 병동에 입원하여 호스피스 완화의료의 도움을 받습니다. 퇴원도 가능하며 말기암 환자가 대상이 됩니다.
가정형	호스피스 전문기관의 호스피스팀이 가정으로 방문하여 호스피스 완화의료 서비스를 제공합니다.
자문형	일반 병동과 외래에서 진료를 받는 말기 환자와 가족을 대상으로 호스피스팀이 다양한 의료 및 정서적 지지 서비스를 제공합니다.

5 장

말기암 환자의
마음 관리

질병 말기의
마음 관리

말기암을 진단받으면 몸뿐 아니라 마음도 지치게 마련입니다. 이때 '암에 걸렸으니 그런 거겠지' '이러다 괜찮아질 거야'라고 방치하거나 '왜 이러지?'라며 당황하기보다 적절히 대처할 필요가 있습니다. 그렇기 때문에 환자도 보호자도 이 같은 증상에 대해 알아야 합니다. 적절한 대처는 증상 완화와 삶의 질 증진에 도움이 됩니다.

우울증이 심할 때

"거의 온종일 공허하고 슬픈 기분이 듭니다." "너무 피곤하고 무기력해요." "그냥 눈물이 나요." "예전에는 정말 좋아했던 건데 이제 아무 관심도, 흥미도 없네요."

말기암을 진단받은 환자들이 주로 털어놓는 말입니다. 말기암을 진단받으면 마음도 몸도 지치기 마련입니다. 인생의 주도권을 잃은 느낌, 자신감 상실, 주위 환경의 변화, 경제적 문제, 증상 때문에 생기는 괴로움, 죽음에 대한 두려움 등으로 많은 말기암 환자가 우울함을 느낍니다. 하지만 '이러다 말겠지' 하고 그대로 두어서는 안 됩니다. 증상이 나타났는데 방치하면 식사, 수면, 위생관리 등 일상생활을 유지하기 어려워지고, 더 심해지면 자해, 자살, 타살을 시도하는 경우도 있기 때문입니다. 그러므로 가족과 친구들은 말기 암 환자가 느끼는 우울증에 대해 알고 주변이나 의료진의 도움이 필요할 때 빠르게 대처할 수 있어야 합니다.

어떤 증상이 있을까요

말기암 환자들은 다음과 같은 증상을 호소합니다.

- 온종일 또는 하루 중 대부분 공허하고 슬픈 기분이 든다.
- 온종일 피곤하고 무기력하며 푹 가라앉은 느낌이다.
- 죄책감과 절망적인 느낌이 들고 자신이 가치 없게 느껴진다.
- 집중력과 기억력이 급격하게 떨어진다.
- 별일 아닌데 계속 눈물이 나거나 기분이 좋아졌다 나빠졌다 변덕스럽다.
- 예전에는 좋아했던 것들이 전혀 좋지 않고 관심도 없다.
- 식사량이 매우 줄거나 늘어서 짧은 시간 안에 체중이 줄거나 늘었다.
- 불면증에 시달리거나 너무 오랜 시간 잠을 잔다.
- 죽음이나 자살을 반복적으로 떠올리거나 자살을 시도한 적이 있다.

만약 이러한 증상 때문에 일상생활을 유지하기 어렵거나 증상 가운데 다섯 개 이상이 2주 이상 지속될 때는 의료진에게 알리는 것이 좋습니다.

환자 스스로 할 수 있는 노력에는 무엇이 있을까요

정신적으로 공감할 수 있는 사람, 대화할 수 있는 사람을 찾아보세요. 성직자, 단체, 가족, 친구 등 이야기 나눌 사람을 찾았다면 자신의 감정을 솔직하게 털어놓으세요. 두렵거나 슬프거나 외롭거나 어떤 이야기라도 좋습니다.

하루에 여러 번 호흡을 깊게 하거나 이완 운동을 하는 것도 도움이 됩니다. 눈을 감고 심호흡을 한 뒤 몸의 각 부분에 집중했다가 한 군데씩 근육을 이완시켜 봅니다. 그리고 온몸이 충분하게 이완되었을 때 '지금 나는 이른 아침 해변이나 고요한 수목원을 걷고 있다'는 식으로 즐거운 곳에 있다고 상상해 보세요. 더불어 의사와 상담한 뒤 우울증에 관한 약을 처방받는 것도 방법입니다.

항우울제는 복용을 시작한 지 2~4주 정도가 지나 효과가 나타나는데 항우울제를 먹을 때 술은 금하고 만약 항우울제 부작용이 있다면 반드시 의사에게 알립니다. 또 의사와 상의 없이 갑자기 항우울제 복용을 끊는 일은 없어야 합니다. 그러면 증상이 더 심해질 수도 있기 때문입니다.

이렇게 해보세요

- 야외 활동을 해보세요. 몸을 움직이거나 가벼운 운동을 하면 부정적인 생각에서 멀어질 수 있습니다. 평소 즐겨 하는 활동에 집중해 보세요.
- 긍정적이면서 정서적으로 지지해 줄 수 있는 사람들과의 만남을 갖습니다.
- 평소 좋아하던 일상적인 활동을 해보세요. (예: 목욕, 낮잠, 좋아하는 음식 먹기)
- 체력적으로 무리가 되지 않는 선에서 요리나 청소 같은 일상적인 일을 유지합니다.

이것은 피하세요

- 혼자 해결하려고 애쓰지 마세요.
- 술은 자제하세요. 우울한 감정을 악화시킬 수 있습니다.
- 암 치료로 인해 힘든 감정을 느끼는 것은 당연합니다. 늘 행복해야 한다고 자신에게 강요하지 마세요.
- 하루에 너무 많은 것을 하려 하지 마세요.

보호자가 도와줄 수 있는 것은 무엇일까요

환자가 준비되기 전에는 대화를 강요해서는 안 됩니다. 이야기할 때는 환자의 불안감, 두려움, 우울함에 부드럽게 접근하면서 환자의 감정이나 느낌을 판단하려 하지 말고 주의 깊게 들어주세요. 이때 환자의 부정적인 생각을 지적하는 정도는 괜찮지만 환자가 불안이나 우울, 공포를 극심하게 느낄 때 설득하려 하거나 반박하는 것은 도움이 되지 않습니다. 그저 귀 기울여 들어주고 필요 시 의료진에게 알리세요. 또 단순히 "힘내!"라는 말로 위로하는 것도 좋지 않습니다. 보호자는 환자가 힘들어하는 부분을 잘 들어주고 공감하며 지지하도록 노력해야 합니다.

만약 환자가 항우울제를 먹는다면 약을 꾸준하게 먹도록 도와주고, 치료하면 우울한 감정은 좋아질 것이라고 안심시켜 주세요. 이때 보통 우울증 약이 효과를 나타내기까지는 2~4주 걸린다는 것을 기억하세요.

환자가 좋아하던 취미 생활을 다시 시작하게 해주는 것, 환자가 원할 때 성직자의 도움을 받도록 하는 것도 좋은 방법입니다.

불안과 두려움을 느낄 때

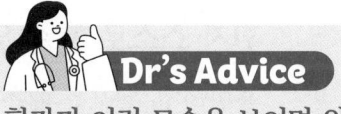

말기암을 진단받은 환자가 우울과 더불어 가장 흔하게 느끼는 증상이 불안입니다. 즉 불안은 암 때문에 생기는 스트레스에 대한 정상 반응입니다.

환자는 가족 안에서의 역할 변화, 인생의 주도권 상실, 몸의 변화, 고통이나 통증, 가족들에게 줄 피해, 미래에 대한 불확실성 등 여러 이유로 불안과 두려움을 느낍니다. 환자의 가족 또한 미래에 대한 불안감, 더 많아진

Dr's Advice

환자가 이런 모습을 보이면 의사에게 알리세요

불안이 심해 빠른 숨을 쉬거나 숨 쉬기 힘들어할 때, 계속 긴장해 땀을 흘릴 때, 불안이 심해 안절부절못하고 초조해할 때 의사에게 알리세요. 그러면 의사는 벤조다이아제핀 등 적절한 항불안제를 처방하거나 기존의 약 중에 불안을 악화시키는 약이 있다면 약을 바꾸기도 할 것입니다. 또 성직자, 사회복지사, 자원봉사자와 연결시켜 줄 수 있을 겁니다.

일과 책임감으로 인한 스트레스, 그동안 충분히 잘하지 못했다는 죄책감으로 불안을 경험합니다. 일부 환자는 불안감이나 두려움, 우울함 때문에 일상생활이 힘들어지기도 합니다. 이럴 때는 의료진과 상의하고 도움을 받으세요.

어떤 증상이 있을까요

- 예민해져 자주 화를 내거나 안절부절하지 못한다.
- 조그만 일에도 화를 낸다.
- 긴장돼 있다.
- 불안해서 한 가지 일에 집중하지 못하고 일을 해결하지 못한다.
- 심장이 빨리 뛰는 것 같고 땀이 나거나 손 떨림, 두통, 불면증이 있다.
- 숨을 쉬기 힘들거나 목에 무엇인가 걸린 듯한 느낌이 든다.
- 피곤, 무력감 등의 증상이 나타난다.

환자 스스로 할 수 있는 노력에는 무엇이 있을까요

불안하고 두려울 때는 자신이나 다른 사람을 비난하지 말고 왜 그렇게 느껴지는지 이유를 찾아보고 그 이유에 대해 이야기를 나눠보세요. 두려움, 슬픔, 외로움 등을 자신의 감정을 지지해 줄 수 있는 가족이나 친구, 동료에게 솔직하게 털어놓으세요. 그리고 서로를 위해 할 수 있는 일을 찾아봅니다.

힘을 얻을 수 있는 나만의 활동을 찾아보세요. 내가 평소 즐기는 활동을 하고, 내가 좋아하는 모임에 참여하고, 혼자 조용히 시간을 보내는 것도 좋습니다. 차분한 음악을 듣거나 그림을 그리거나 독서, 영화 감상을 하는 것도 불안을 줄이는 데 좋습니다. 심호흡이나 이완 운동도 권장됩니다. 이완 운동은 우울한 감정이 들 때와 마찬가지로 눈을 감고 심호흡을 한 뒤 몸의 각 부분에 집중했다가 근육을 하나씩 이완시키면 됩니다. 충분하게 이완되었을 때는 '아침 햇살이 가득한 숲 속이나 시원한 바람이 불어오는 즐거운 곳에 있다'고 상상해 보세요.

불안에 대한 약을 처방받을 수도 있습니다. 하지만 일부 약은 불안감을 악화시킬 수 있기 때문에 반드시 의사와 상담한 후 복용하세요. 그리고 새로운 약이 추가된 뒤 불안감이 심해졌다면 이때도 역시 의사에게 이야기하세요.

보호자가 도와줄 수 있는 것은 무엇일까요

환자가 대화할 준비가 됐는지를 먼저 살펴봅니다. 그런 다음 환자가 느끼는 불안감, 두려움, 우울함 등에 부드럽게 접근해서 주의 깊게 들어주세요. 이때 환자의 감정이나 느낌을 판단하려 해서는 안 됩니다. 또 환자가 극심한 불안이나 우울, 공포를 느낄 때도 설득하거나 반박하지 말고 의료진에게 알립니다. 그리고 보호자도 스트레스를 받는 만큼 환자와 대화한 후에는 보호자도 쉬는 시간을 갖습니다.

섬망이 나타날 때

섬망은 뇌의 기능에 장애가 생겨 급성으로 의식 변화와 집중력의 저하를 보이는 증상입니다. 섬망은 대사 이상, 약물, 종양의 뇌 전이, 종양 수반 증후군 등에 의해 발생하며, 조기에 발견해서 적절하게 치료해야 합니다. 섬망이 나타나면 의사소통과 의사결정이 어려워지고, 위험 행동으로 인한 사고 위험성도 높아집니다.

Dr's Advice

환자가 이런 모습을 보이면 의사에게 알리세요

갑자기 섬망이 온 경우나 일상생활을 하는 능력에 갑작스러운 변화가 생긴 경우, 환자가 폭력적으로 변하거나 자해를 할 경우 의사에게 알리세요. 의사는 섬망을 일으키는 원인에 대해 검사하고 교정할 것입니다. 또 섬망을 일으키는 약을 다른 약으로 바꾸고 섬망을 줄일 수 있는 약, 즉 할로페리돌, 벤조다이아제핀 등을 쓸 수 있습니다.

어떤 증상이 있을까요

- 기분이 불안정해져서 이유 없이 갑자기 화를 내거나 폭력적으로 변한다.
- 주의력이 흐려지고 집중력이 떨어져 말을 시켜도 대답하지 않고 멍하게 있다.
- 이해할 수 없는 말을 하거나 엉뚱하게 대답한다.
- 옷을 거꾸로 입거나 밥을 먹지 않는 등 이상 행동을 보인다.
- 주변 사람을 알아보지 못하거나 오늘이 며칠인지, 자신이 어디에 있는지 모른다.
- 기억력이 나빠져 방금 하던 일을 잊는 등의 증상을 보인다.

환자 스스로 할 수 있는 노력에는 무엇이 있을까요

앞에서 설명한 증상이 나타나면 주변 사람에게 도와달라고 부탁하고 의료진에게 연락합니다.

보호자가 도와줄 수 있는 것은 무엇일까요

무엇보다 환자의 안전이 가장 중요합니다. 보호자는 환자가 침대에서 떨어지지 않도록 주의하고 환자에게 말할 때는 텔레비전이나 라디오 등 주변 소음을 끄고 짧은 문장으로 천천히 이야기합니다. 또 환자가 다칠 수 있으므로 혼자 두지 마세요. 어떤 행동을 할 때에는 미리 환자에게 말하세요. "제가 옷 입는 것을 도와드릴게요"처럼요. 환자에게 여러분이나 보호자가 누구인지 이야기해 주세요. 방을 밝게 하고 시계나 달력을 환자 가까운 곳에 두고 날짜, 시간, 장소에 대해 가르쳐 주세요. 이는 현재 자신이 놓인 상황을 올바르게 인식하는 능력인 지남력을 높여줍니다. 그리고 평소 자주 사용하는 물건이나 장소에는 이름표를 붙이세요. 화장실 앞에 '화장실'이라고 팻말을 붙이는 식입니다. 또 환자가 어두운 곳에서도 알아볼 수 있도록 조명을 켜놓으세요. 식사는 제대로 하는지 살피고 처방된 약을 제대로 복용하는지도 살핍니다.

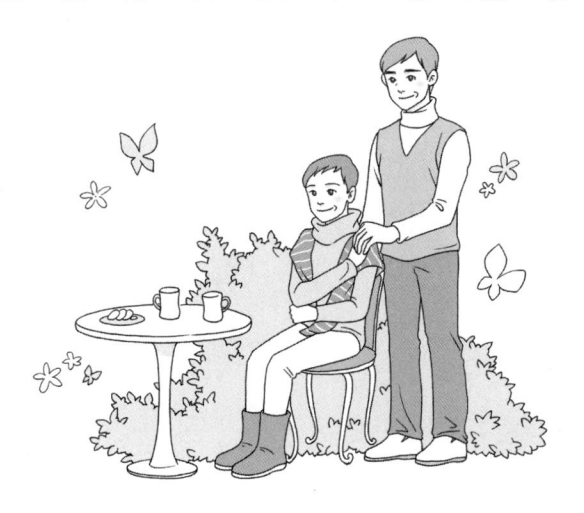

6장

말기암 환자의 감정에 현명하게 대처하기

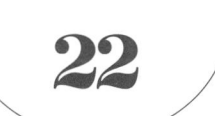

질병 말기 환자의
감정에 대한 대처

모두가 죽음을 겪지만, 그 앞에선 누구나 당황스럽고 두려운 감정을 느낍니다. 더욱이 말기암을 진단받은 뒤 살아간다는 것은 매우 어렵고 힘든 일입니다. 따라서 주변 사람이 말기암 환자의 마음을 헤아리고 적절하게 대처하는 일은 매우 중요합니다. 또한 환자에게 있어 주변 정리 및 사랑하는 사람과의 이별 인사 등은 후회 없는 마무리를 위해 중요합니다.

암 환자가 느끼는 감정

말기암 환자가 느끼는 감정은 개인마다 다릅니다. 보통은 아래의 감정을 하나씩 느끼기도 하고 여러 감정을 동시에 느끼기도 하는데, 여기서는 그러한 감정에 적절히 대처하는 방법을 알아봅니다.

부정으로 일관하는 것은 바람직하지 않습니다

처음 느끼는 감정은 "의사가 잘못 알고 있는 거야. 나는 암에 걸리지 않았어"라며 병을 부정하는 것입니다. 대개 진단 초기에 나타나지만 지속되는 경우도 있습니다.

더 이상 완치 방법이 없다는 것을 받아들이기까지 시간이 걸리겠지만, 수 주일 이상 부정만 하는 건 바람직하지 않습니다. 주위 사람들의 말에 귀 기울이고 도움을 받아야 합니다.

화가 나는 것을 인정하되 해결 방법을 찾으세요

부정의 감정은 시간이 지나면서 '왜 하필 나에게 이런 병이…'라는 식의 분노로 바뀌기도 합니다. 자기 스스로에게 또는 가족이나 친구, 사랑하는 사람에게 화를 낼 수도 있습니다. 일부 환자는 신에게 화가 나서 오랫동안 믿었던 종교 자체를 부정하기도 합니다.

화를 내는 것이 나쁘기만 한 것은 아닙니다. 오히려 다른 치료 방법을 찾거나 더 열심히 치료를 받게 하는 동기 유발 역할을 하기도 합니다. 하지만 너무 오래 지속되거나 다른 사람에게 화풀이하는 것은 아무 도움이 되지 않습니다. 특히나 환자의 분노는 대부분 가장 가까운 사람이 감당하기 때문에 이들이 마음의 상처를 입을 수 있습니다. 분노가 계속될 때에는 화가 나는 이유를 생각해 본 뒤 말하거나 글로 적어보세요. 화 또한 표현의 한 가지 방법이므로 운동을 하거나 베개 때리기, 악기 치기 등의 다른 활동으로 에너지를 발산하면 도움이 될 것입니다.

죄책감을 가질 필요가 전혀 없습니다

죄책감은 환자뿐만 아니라 보호자도 많이 느낍니다. '내가 이전에 잘못을 해서 나쁜 병이 생긴 것은 아닐까?'라며, 과거의 잘못이나 현재의 잘못에 대해 죄책감을 가질 수 있습니다. 그러나 이 상황은 현대 의학의 한계이지, 환자의 잘못도 보호자의 잘못도 아닙니다. 암이 누구에게, 왜 생기는지는 의사도 정확하게 알지 못합니다. 스스로 생각하기에 실수가 있었더라도 내버려두고 용서하세요. 그리고 사랑하는 사람이나 자원봉사자들과 이런 죄책감과 두려움을 이야기해 떨쳐버리도록 합니다.

상실감을 느낄 때는 이야기를 나누세요

말기암 진단을 받으면 많은 것을 잃었다고 느끼게 됩니다. 건강을 상실하고 보통 사람들처럼 활동할 수 있는 능력을 잃어버리고 주위 사람들과도 멀어진 것 같은 느낌을 받게 됩니다. 이렇게 상실감을 느낀다면 혼자 견디지 말고 주위 사람들과 이야기하세요. 사랑하는 사람들에게 곁에 있어달라고 말해도 좋습니다.

외로우면 외롭다고 말하세요

병이 악화될수록 주위 사람들과의 만남이 줄고 혼자 있는 시간이 훨씬 늘어나게 됩니다. 환자 본인이 만나기를 피하는 이유도 있지만, 주위 사람들이 환자를 보기가 힘들고 괴로워서 거리를 두기도 하지요. 하지만 이런 상황은 환자를 더더욱 외롭게 만듭니다. 당신은 혼자가 아닙니다. 도움을 청하면 사랑하는 가족이나 의료진이 언제든지 도와줄 것입니다. 외로우면 외롭다고 이야기하세요.

슬픔과 우울은 흔하게 느끼는 감정입니다

말기암 진단을 받으면 인생의 주도권을 잃은 느낌, 환경의 변화, 재정 문제, 증상으로 인한 괴로움, 죽음에 대한 두려움 등 우울감을 유발하는 요소가 많아집니다. 사소한 일에도 슬퍼지고 짜증이 나고 기운이 없어 하루 종일 누워있고 싶을 수 있습니다. 식사량이 갑자기 줄거나 늘 수도 있고 종일 잠만 자거나 잠이 오지 않을 수도 있습니다. 심한 경우에는 자살을 생각하기도 합니다.

이럴 때에는 본인의 슬픔을 솔직하게 이야기하십시오. 슬프면 그냥 울어도 됩니다. 기분 좋은 척할 필요는 전혀 없습니다. 다만 이러한 감정이 2주이상 지속되거나 기본적인 일상생활까지 지장을 받고 자살 생각이 난다면의사에게 알리고 치료를 받아야 합니다.

걱정과 두려움을 줄일 수 있는 방법을 찾으세요

말기암 환자는 통증에 대한 두려움뿐만 아니라 가까운 사람들을 잃는것, 주체성을 잃는 것, 고독과 죽음 등 두려움을 많이 느낍니다. 예민해져서 자주 화가 나고 긴장이나 불안 또는 집중력 저하, 불길한 예감도 따라옵니다. 손 떨림, 두통, 불면증이 생기고 심장이 빨리 뛰는 것처럼 느껴지기도합니다.

두려움은 다른 암 환자들도 느끼는 감정입니다. 주위 사람들에게 솔직하게 이야기하고, 병과 치료에 대해 알아두는 것만으로도 두려움을 줄일 수있습니다. 미리 유언장을 작성해 두거나 사후에 바라는 일을 적어두는 것도 걱정을 덜어줍니다. 단, 증상이 오래갈 경우 의사는 불안 장애 진단을 내릴 수 있으며 치료를 받는 것이 좋습니다.

암 환자의 감정에 대한 대처 방법

말기암 환자는 여러 감정을 느끼는데 그 감정을 숨기려 하지 말고 그대로 받아들이고 느끼는 대로 표현하세요. 표현하는 것만으로도 치료 효과가있으니까요. 또 과거에 대한 후회나 미래에 대한 걱정보다 오늘에 충실하고 많이 웃으세요. 여기서는 어떻게 감정을 표현하면 좋을지, 스트레스 관리는 어떻게 할지 등에 대해 알아봅니다.

감정을 느끼고 표현하세요

사람은 모두 다릅니다. 같은 상황에서도 느끼는 감정이 다를 수 있습니다. 감정은 느끼는 그대로의 영역입니다. 옳고 그르다는 판단의 대상이 되지 않으니 자신의 감정을 숨길 필요가 없습니다. 있는 그대로 받아들이십시오. 그리고 느끼는 대로 표현하세요.

자연스럽게 이야기하거나 일기나 수필처럼 글로 쓰거나 노래할 수도 있습니다. 울거나 웃거나 혼자 화를 내도 좋습니다. 남에게 해가 되지 않는 범위에서 스스로의 감정을 정직하게 받아들이고 솔직히 표현하세요.

스트레스를 관리하세요

부정적인 감정은 스트레스로 작용할 수 있습니다. 스트레스가 지속되지 않게 스스로 관리하는 게 좋습니다. 산책이나 가벼운 운동, 요가나 스트레칭 체조만으로 한결 홀가분해지는 것을 느낄 수 있습니다. 스트레스에 대해 가까운 이들과 수다를 떨거나, 좋아하는 음악을 듣고 그림을 그리는 것도 도움이 됩니다. 명상이나 기도는 마음의 평화를 찾아주고, 생각이나 느낌을 간단한 글로 정리하면 마음이 차분해지는 것을 느낄 수 있을 겁니다.

현재에 집중하고 오늘을 즐기세요

과거를 후회하거나 미래를 불안하게 여기느라 소중한 지금을 낭비해서는 안 됩니다. 바로 지금, 사랑하는 사람들과 살고 있다는 사실이 그 무엇보다 중요하니까요. 오늘에 집중하면 세상과 이별하는 그날까지 하루하루를 소중히 지낼 수 있습니다. 미래를 너무 걱정하거나 두려워하지 말고 그날그날 본인을 위해 최선을 다하면서 지내세요. 또 죽음이 얼마 남지 않았다고 희망이 없는 것은 아닙니다. 다만 희망의 대상이 달라질 뿐입니다. 무언가를 희망하는 것 자체만으로 편안해질 수 있습니다. 매일 작은 일에도 관심을 기울이고 좋아하는 취미나 일을 계속하는 것이 도움이 됩니다. 오전 열 시에 화분에 물 주기, 오후 두 시에 음악 듣기 또는 좋아하는 영화 보기를 실천해 보세요. 즐거운 일로 하루 계획을 세우는 것도 좋습니다.

웃음은 최고의 진통제입니다

웃음은 힘든 현실을 잊게 해줄 뿐 아니라 진통 효과도 있습니다. 면역력을 높이고 혈액순환도 원활하게 합니다. 웃고 싶은데 웃음이 나오지 않는다면 아이들이나 반려동물, 함께 있으면 즐거운 사람들과 시간을 보내세요. 코미디 영화나 TV 프로그램 시청도 한 방법일 수 있습니다. 웃기는 이야기 모음 책이나 인터넷상의 유머 글, 웹툰이나 재미있는 만화책을 보는 것도 좋겠지요.

삶에서 의미 있는 일 정리하기

암 진단 이후에는 생각이 많이 변화합니다. 말기암 환자는 그들이 살아온 생을 돌아보고 성찰할 시간을 갖게 되지요. 이제까지의 생을 돌아보고 가치 있던 일들을 찾거나 남은 생의 계획을 세우게 됩니다. 가족이나 친구와 남은 생을 보내려는 이도 있고, 잘못했던 일을 회개하며 종교나 영적인 해답을 얻고 싶어 하는 이들도 있습니다. 더 많이 돌아다니고 싶을 수도 있고 더 새로운 것을 배우고 싶을 수도 있습니다. 말기암에 걸린 것은 슬프지만 한편으로는 인생을 돌아보고 인생의 소중함을 깨닫는 계기가 될 것입니다. 당신의 인생을 축복하면서 의미 있었던 일들을 정리해 보세요. 혼자 해도 좋고 누군가와 함께 해도 좋습니다.

사랑하는 사람들과 대화 나누기

말기암 소식을 접한 가족과 친구들은 이런 상황에 어떻게 대처해야 할지 잘 모릅니다. 가장 좋은 방법은 각자 힘든 점과 기분을 서로 솔직하게 이야기하고 이해하는 것입니다. 물론 말처럼 쉽지는 않습니다. 특히 우리나라 정서상 감정을 잘 드러내지 않을 때가 많아서 더더욱 어려울 수 있습니다. 하지만 서로 감정을 공유하고 대화하면 서로를 더 잘 알고 이해하게 되며 마음의 안정과 평온함을 느낄 수 있습니다. 앞으로 닥칠 더 어려운 일을 훨씬 잘 극복할 수도 있지요.

주위 사람들에게 당신이 아직은 전과 다름없이 존재하고 있고, 말기암을 진단받기 전이나 지금이나 같은 사람이며, 여전히 가족이나 친구들을 사랑하고 있다고 이야기하십시오. 솔직히 이야기하길 바란다고 마음을 전한 다음 조용히 들어주십시오. 억지로 대화를 강요할 필요는 없습니다.

종종 사랑하는 사람들과의 대화가 모르는 사람들과의 대화보다 어려울 수 있습니다. 그럴 때 의사나 간호사, 사회복지사 등 의료진에게 말하면 도움을 받을 수 있습니다. 의료진은 가족 간의 대화를 돕거나 가족 간에 직접 하기 힘든 이야기를 간접적으로 전해줄 수 있고 그 외의 방법으로도 도움을 줄 수 있습니다.

이렇게 해보세요

✓ 사진을 정리하고 추억해 본다.

✓ 특별한 기억을 비디오로 만든다.

✓ 우리 가족에게 중요했던 일을 기록해 보거나 가계도를 그려본다.

✓ 시를 쓰거나 읽고, 좋아하는 이야기나 구절을 적어본다.

✓ 그림을 그리거나 뜨개질을 하거나 액세서리를 만든다.

✓ 좋아하는 노래나 음악을 듣는다.

✓ 요리책에서 평소 좋아하는 음식들의 요리법을 모아본다.

✓ 환자 본인의 느낌이나 경험을 일기로 쓴다.

✓ 자녀들이나 사랑하는 이에게 편지를 쓴다.

✓ 사랑하는 사람들에게 기념이 될 만한 의미 있는 물건을 만들어준다.

이렇게 대처하세요

· 대화만으로도 많은 문제가 해결될 수 있습니다. 서로 솔직히 이야기하되, 두 사람 사이의 대화가 원활하지 않을 때는 주변 가족들이나 전문가의 도움을 받으십시오.

· 현실적으로 대처해야 합니다. 당신의 배우자도 당신의 병에 대해 죄책감을 느끼고 있고 여러 변화로 인해 스트레스를 받습니다. 배우자에게 무리한 것을 요구하지 마십시오.

· 당신의 배우자도 신체적으로나 정신적으로 쉴 시간이 필요합니다. 만약 쉬지 못한다면 지치기 마련이고 당신에게 더 많은 것을 해줄 수 없게 됩니다. 당신이 아프다고 해서 24시간 계속 함께 있을 필요는 없다는 것을 기억하십시오.

· 부부 간의 성에 관심이 가는 것도 당연합니다. 이때는 터놓고 솔직하게 이야기하는 것이 중요합니다. 만약 이와 관련한 대화가 힘들다면 전문가에게 도움을 받으십시오.

배우자를 대할 때

새로운 감정(절망, 분노, 죄책감 등)에 적응해야 합니다. 부부 간 관계에 큰 변화가 생겼으니 더욱 협력해야 하지요. 또한 치료나 사후 문제 등 말기암과 관련된 여러 결정을 내려야 합니다.

실직하거나 배우자가 가정 내에서 환자의 몫까지 해야 하는 상황도 올 것입니다. 병원에서 보내는 시간이 길어짐에 따라 취미 생활 등 일상에도 변화가 생길 것입니다. 이러한 스트레스를 이야기하고 힘든 점을 나누는 것만으로도 부부 관계가 가까워질 수 있습니다.

자녀나 손자를 대할 때

어린 자녀도 뭔가 나쁜 일이 일어나고 있다는 것을 충분히 느낍니다. 숨기지 말고 솔직하게 이야기하는 것이 가장 좋습니다. 아이들은 자기가 잘못해서 암에 걸린 것이 아닐까 걱정할 수도 있고 당신이 죽고 난 뒤 혼자 남게 될 것을 걱정하기도 합니다. 아이들이 죄책감이나 외로움을 느끼고 섭섭해하는 것을 막을 수는 없지만, 앞으로 일어날 힘든 일에 대해 미리 이야기해 준비시킬 필요는 있습니다. 어떤 아이들은 당신이 말기암에 걸렸다는 사실을 듣고 당신과 떨어지지 않으려 하기도 합니다. 학교생활이나 집에서 적응을 잘하지 못할 수도 있습니다. 학교 선생님이나 아이를 돌보는 사람에게도 솔직하게 이야기하십시오. 그리고 아이들이 당신과 혹은 사람들과 쉽게 대화할 수 있도록 하십시오.

성장한 자녀를 대할 때

말기암을 진단받았다면 자녀들에게 의지할 일이 많아집니다. 그래서 자녀들에게 사실을 알려야 하는데, 막상 연락을 하려고 했을 때 평소 자주 연락을 주고받는 사이가 아닌 경우에는 현재 상황을 알리고 도움을 요청하기 힘들 수도 있을 겁니다. 하지만, 이야기하기 껄끄럽고 부담 주기 싫어서 자식을 생각하는 마음에 알리지 않으면 치료 과정을 같이할 기회조차 주지 않는 것이기 때문에 자식들이 나중에 더 서운해할 수도 있습니다.

용기를 내서 상황을 알리고 나면 자녀들은 당신의 이야기를 듣고 겉으로 말은 하지 않아도 자신의 죽음도 생각하게 되면서 죽음에 대한 두려움을 느끼게 됩니다. 또한 자녀들은 평소에 당신에게 더 잘하지 못한 것에 대해 죄책감을 많이 느낄 수 있으니, 함께했던 좋은 추억들과 고마운 일을 많이 표현해 주세요. 치료에 대한 결정이나 미래에 대한 계획 등을 상의하고 자녀들과 함께 결정하세요.

7장

임종이 임박한
환자를 위한 돌봄

23

임종 임박 상황의
돌봄

말기암 환자에게 죽음의 순간은 언젠가 다가옵니다. 임종이 임박한 순간은 가족과 친구들이 환자에게 애정과 감사를 표현하는 소중한 시간입니다. 이와 동시에 임종에 대해 환자와 보호자 모두가 두려움과 초조함을 느끼는 순간이기도 합니다. 환자가 사랑하는 사람들과 작별 인사를 나누고 편안히 떠날 수 있도록 임종 징후를 알아채고 미리 준비합니다.

신체 기능이 저하될 때

임종이 임박했을 때 나타나는 증상을 미리 알아두면 얼마 남지 않은 시간에 대비할 수 있습니다. 환자와 보호자의 불안과 당혹감도 줄일 수 있습니다. 임종을 앞두면 신체 기능이 저하돼 아래와 같은 증상이 나타나는데, 이 증상이 모두 나타나는 것은 아니고 일부만 나타날 수도 있습니다.

어떤 증상이 있을까요

대개 환자는 잠자리에서 전혀 일어나지 못하고 도움 없이는 자세도 바꿀 수 없을 만큼 쇠약해집니다. 음식 섭취나 용변 보기 등 대부분의 활동을 스스로 할 수 없을뿐더러 물이나 약도 거의 먹지 못합니다. 통증이 심하지 않은 환자라면 계속 자려 하고 깨우기가 힘들어집니다. 또 특정 근육이 의지와 관계없이 움직이거나 손이나 팔, 다리, 얼굴을 떠는 경우도 있습니다.

보호자가 도와줄 수 있는 것은 무엇일까요

환자의 자세를 한두 시간 간격으로 바꿔줍니다. 또 환자가 깜짝 놀랄 수 있기 때문에 갑자기 큰 소리를 내지 않고 조용히 낮은 목소리로 이야기합니다. 환자가 약 복용을 힘들어할 때는 의사와 상의해 물약이나 붙이는 약으로 바꿉니다. 음식물도 환자가 삼키기 힘들어하면 덩어리로 된 음식은 피하고 얼음 조각이나 음료를 조금씩 줍니다.

시원한 수건을 얼굴과 머리에 대주는 것도 좋습니다. 환자가 탈수돼 보여도 많은 양의 물을 먹일 필요는 없습니다. 임종이 가까워졌을 때 탈수 증상은 정상이며, 약간 탈수된 상태에서 환자는 더 편안함을 느끼기 때문입니다.

환자의 의식에 변화가 생길 때

신체 기능이 떨어진 환자는 시간이 흐르면서 의식에도 변화가 나타납니다. 여기서는 임종 임박 순간에 나타나는 의식 변화를 알아봅니다.

어떤 증상이 있을까요

임종이 임박해지면 환자는 자려고만 하고 깨우기 힘들어집니다. 계속 자거나, 혼돈 후나 혼수 상태로 빠지기 직전 잠시 의식이 뚜렷해지기도 합니다. 시간이나 장소, 사람을 알아보지 못하고 갑자기 이상한 말을 할 수도 있습니다. 불안해하면서 이부자리 등 무엇인가를 꼭 잡고 놓지 않거나, 밤에 두려움을 느끼거나 공포심을 보이기도 합니다.

보호자가 도와줄 수 있는 것은 무엇일까요

환자와 대화할 때 당신이 누구이고 오늘이 며칠이며, 무슨 요일인지 이야기해 줍니다. 환자가 혼돈과 정신착란을 보이면 조용하고 낮은 목소리로 정확히 이야기합니다. 아울러 환자의 의식이 명료한 순간에 어떤 일을 할지 미리 계획을 세워둡니다.

밤에는 보호자가 옆에 있는 것만으로도 환자가 편안하게 느끼기 때문에 곁에 있어주십시오. 수시로 환자를 쓰다듬어 주고 안아주는 등 신체적 접촉을 합니다. 환자가 불안해할 때는 통증이 있는지 살피고 필요 시 진통제를 복용하도록 합니다.

대사에 변화가 나타날 때

점차 환자는 음식이나 물을 먹지 않으려고 합니다. 수분이 부족해지고 입이 심하게 마릅니다. 이 시기가 되면 혈압약이나 당뇨약, 이뇨제, 비타민 등의 약을 복용할 필요가 없어집니다. 이때 보호자는 입술이 마르지 않게 바셀린이나 입술 연고를 발라줍니다. 약간의 수분이라도 섭취할 수 있도록 숟가락으로 얼음을 넣어주거나 물이나 주스를 떠먹여 주는 것도 좋습니다. 또 의사와 어떤 약을 계속 유지해야 하는지 상의합니다.

분비물이 목뒤로 모일 때

임종이 임박한 환자는 입안의 끈적끈적한 분비물이 목뒤로 모여 그르렁거리는 소리를 냅니다. 마치 환자가 숨 쉬기 힘들어하는 것처럼 보이기도 합니다. 하지만 보이는 것과 달리 환자는 힘들지 않으니 크게 걱정하지 않아도 됩니다.

보호자는 환자를 옆으로 눕혀 입안의 분비물이 자연스럽게 흘러내릴 수 있도록 합니다. 분비물은 부드러운 칫솔이나 면봉으로 닦아주고, 환자가 삼킬 수 있다면 얼음을 주거나 물을 한 숟가락씩 떠먹입니다. 실내가 건조하면 환자가 힘들 수 있으니 가습기를 틀거나 젖은 수건을 머리맡에 놓아둡니다.

체온 저하, 혈액순환 장애가 나타날 때

환자는 서서히 체온이 떨어집니다. 처음에는 팔과 다리가 차가워지면서 손과 발까지 창백해져 어두운 적자색으로 변합니다. 피부도 건조하고 차갑게 변합니다. 맥박은 빠르고 불규칙해지면서 약해지고, 혈압은 측정이 힘들 정도로 떨어집니다.

이 경우 보호자는 따뜻한 담요나 이불로 몸을 따뜻하게 해줘야 합니다. 하지만 전기 매트는 약해진 피부에 화상을 입힐 수 있으므로 사용을 권장하지 않습니다.

감각력과 지각력이 급격히 감소할 때

혈압과 맥박이 떨어지면서 환자의 시력도 약해집니다. 눈에 초점이 없어지고 청력도 감소합니다. 더 이상 말하지 못하는 경우도 있습니다. 가족은 환자가 희미하게나마 볼 수 있도록 간접 조명을 켭니다. 환자가 표현하지 못하더라도 청력은 들을 수 있을 정도로는 유지되기 때문에, 가족이 곁에 있다고 이야기하고 신체적 접촉을 유지하세요. 가족의 말과 사랑의 표현을 환자는 이해할 수 있습니다.

호흡이 불규칙해질 때

임종이 가까워지면 숨이 빨라졌다 느려지는 등 호흡이 불규칙해집니다. 목 안의 분비물 때문에 숨 쉴 때 그르렁거리는 소리가 나고, 10~30초간 숨을 쉬지 않기도 합니다. 이럴 때 보호자는 환자의 등과 머리를 받쳐 상체를 약간 높게 유지해 줍니다. 그러나 환자가 숨 쉬기 편해 보인다면 어떤 자세라도 상관없습니다.

소변과 대변에 변화가 생길 때

소변색에도 변화가 나타납니다. 소변색이 진해지고 양이 줄고, 소변과 대변을 지리기도 합니다. 보호자는 일회용 방수 종이를 환자 밑에 깔고 자주 갈아주어야 합니다.

연명 의료에 대한 논의

연명 의료는 의료진이 의학적으로 판단할 때 회복이 어렵거나 임종이 임박한 시기에 치료 효과는 없이 생명만 연장하는 의료행위를 말합니다. 연명 의료의 대표적 예로는 심폐소생술, 혈액 투석, 항암제 투여, 인공호흡기 등이 있습니다. 일반적으로 의료진은 임종 시에 행해지는 연명 의료를 환자에게 권하지 않으며, 임종 과정으로 판단될 때에는 편안하고 안정적으로 지낼 수 있도록 하는 의료(진통제, 적절한 산소 공급, 수분, 영양 공급 등)만을 권합니다. 연명 의료에 대한 의사는 환자가 직접 사전연명의료의향서나 연명의료계획서를 통해 남겨둘 수 있습니다. 생애 말기에 연명 의료 중단에 대한 본인의 의사를 미리 밝혀두면, 추후 임종 시기에 그 의견을 존중받을 수 있습니다. 하지만 환자가 작성한 연명 의료 관련 서식이 없으면, 가족이 이를 결정하는 데 어려움을 느낄 수 있어 미리 논의하여 환자의 의사를 확인하는 것이 중요합니다.

사망을 나타내는 징후

환자가 사망하면 더 이상 숨을 쉬지 않고 맥박이 느껴지지 않습니다. 눈이 움직이지 않고 동공이 확대돼 있으면서 소변과 대변을 한꺼번에 지립니다. 그리고 의사가 환자의 사망을 확인합니다.

가족께서는 환자 곁에서 애도의 시간을 충분히 가지세요. 감사하는 마음, 사랑하는 마음, 위로의 마음을 충분히 표현해 주세요. 기도를 하거나 그간의 추억을 회상할 수도 있겠지요. 충분한 애도의 시간을 가진 다음에는 사망진단서를 발급받고 운구 차량을 이용하여 장례식장으로 운구합니다.

사별에 따른 가족의 반응

환자가 임종한 뒤 가족은 큰 슬픔을 겪습니다. 임종 직후 충격과 상실감에 휩싸여 죽음을 부정할 수도 있습니다. 이 과정을 거치면 점차 상황을 받아들이고 변화를 수용할 수 있게 됩니다. 사람마다 회복하는 데 필요한 시간이 다르지만 일상생활로 잘 돌아오지 못하는 경우도 있습니다. 환자를 돌보던 완화치료팀은 환자뿐 아니라 가족에게도 정신적인 지지를 제공하니 도움을 받는 것도 좋습니다.

임종 전 점검해야 할 사항

① **의료진과 환자 증상 조절 계획 세우기** 임종 전에는 환자를 편안하게 하는 약제는 유지하되 그 외 투약은 최소화하는 것이 좋습니다.

② **경제적, 법적 정리 사항 확인하기** 사회복지사의 상담이 필요하거나 가족 간 해결해야 하는 사항이 있다면 미리 논의하기 바랍니다.

③ **장례 절차에 대해 가족 간 미리 논의하기** 임종 후 급히 준비하면 경건하고 차분한 애도 과정에 집중하기 어려울 수 있으므로 미리 장례 절차를 정해두는 게 좋습니다. 가능하면 환자가 원하는 장례 절차를 준비합니다.

- 부고 알림 대상 확인
- 장례식장과 장지 정하기
- 운구차 이용 여부 확인(연고지로 이동 시)
- 영정사진 준비하기
- 진행 절차 알아두기
- 필요 시 상조회사 연락

나의 암 치유 이야기

누구에게나 극복할 만큼의 시련이 주어집니다

병원 갔냐는 질문을 그리도 많이 받던 어느 날이었습니다. 복통에 자주 시달리던 저는 "술 좀 그만 마셔라" "일찍 좀 자라" "병원에 좀 가라"라는 잔소리를 줄곧 들었고, 그것도 모자라 동료가 사온 회충약을 먹기도 했는데, 결국 10월 초 어느 날 저는 무식하게 용감했던 시간을 청산하고 병원을 찾았답니다. 그때 이미 저는 마음속으로 병원 방문이 내 인생에 어떤 전환점이 될 거라는 예감을 하고 있었습니다. 그만큼 오랫동안 피로와 복통에 시달렸으니까요.

병원에 간 지 3일 만에 전화가 걸려왔습니다. 의사 선생님이 좀 뵙자고 하더군요. '그래, 드디어 올 것이 왔구나.' 제 딴에는 마음 좀 정리하고 결과를 들을 요량으로 다음 날 내원하겠다며 전화를 끊었는데, 주변에서 어서 가라며 난리가 나는 바람에 바로 병원을 찾았습니다. 그랬더니 저를 본 선생님이 더 당황해하며 왜 혼자 오셨냐고 보호자랑 같이 오라고 하시더군요.

대학병원에 가라는 소리를 듣고 예상했던 결과였기에 당황스럽지는 않았지만 누구한테 먼저 말해야 하나 고민이 됐습니다. 그러다가 친구에게 털어놨죠. 하지만 농담으로 받아들이더군요. 아마 많은 분이 제 친구처럼 사실이 아니길 바라겠지요. 그렇게 병원 예약을 하고 검사와 수술 날짜까지 받았습니다.

그리고 제일 먼저 한 일은 먹고 싶은 음식 목록을 만들고 주변 사람들과 먹으러 다닌 것이었습니다. 어차피 위를 떼어내야 하기 때문에 먹고 싶은 걸 못 먹을 수도 있다는 생각에서였습니다. 그때 제 심정은 위암이라는 사실이 슬프기보다 먹고 싶은 것을 먹어서 기분이 좋았다는 게 맞을 겁니다. 피할 수 없는 사실이니 받아들여야 하잖아요. 그다음에는 위암에 관한 자료를 수집했습니다. 적을 알아야 싸움을 할 테니 말이죠.

저는 현대 의학을 믿었고, 저를 수술해 줄 시골 아저씨 같은 교수님도 믿었고, 또 저도 믿었습니다. '그래, 이건 아무것도 아니야. 너는 잘 해낼 수 있어.' 왜냐하면 제 주변에 좋은 사람, 나를 사랑하는 사람이 많다는 것을 새삼 실감했고, 그 많은 사람이 주는 사랑을 외면하면 안 되겠구나, 그 사랑을 받고 있는 내가 잘못될 리 없겠구나, 하는 생각이 들었거든요.

무엇보다 제겐 부모님과 형제들이 있고 부모님께 씻을 수 없는 불효를 할 수는 없었습니다. 부모님께는 알리지도 않고 고향에 다녀와 입원했습니다.

하지만 수술하는 날 아침 뜻밖의 전화가 걸려왔습니다. "오늘 뭐 한다면서? 그거 아무것도 아니야, 수술만 하면 돼. 걱정할 거 하나도 없어." 어떻게 아버지가 아셨을까요. 마음 아프셨겠지만 내색하지 않으시고 수술 날 아침 전화를 걸어주신 부모님이 얼마나 존경스럽던지요. 그런 부모님의 딸인 내가 흔들리고 좌절하고 슬퍼하면 체면이 말이 아니겠다는 생각을 했습니다.

그렇게 나의 병원 생활이 시작됐습니다

수술대 위에 누우니 천장의 함박꽃이 눈에 들어왔습니다. 하지만 활짝 피는 시기가 아닌, 지는 시기에 찍은 사진이었습니다. 수술실을 나가면 이걸 꼭 시정해 달라고 해야지, 하는 생각을 하며 "예쁘게 꿰매주세요"라는 말을 마지막으로 잠이 들었습니다. 깨어났을 때는 제 볼을 사정없이 때리며 심호흡하라는 언니의 목소리와 걱정스레 나를 바라보는 지인들의 모습이 보였습니다. 그들이 얼마나 안쓰러워 보이던지, 살짝 미안해졌습니다.

그렇게 나의 병원 생활이 시작됐습니다. 나보다 먼저 수술한 환자들의 상태로 앞으로의 내 모습을 짐작하고, 책을 보면서 수술 후 내가 할 일을 체크하기도 했습니다. 그리고 지인들의 방문을 받고 운동을 하니 병원 생활도 지루하지 않고 재밌게 보낼 수 있었습니다. 모든 것은 마음먹기 나름이라고 생각하면서, 병원에 누워 방문객이 올 때마다 그간 나의 인간관계를 점검하는 시간이라며 방문 일지를 적기도 했습니다. 이 모든 일은 가족이 아닌, 뜻이 잘 맞고 이 상황을 객관적으로 받아들여 대화가 잘되는 절친한 언니가 보호자로 있어 가능했지 않았나 생각합니다. 또 모든 결과에 대해서는 주변 사람들과 상의하되, 최종 결정은 제가 하는 방식으로 상황에 맞춰 생활했습니다.

결과가 나오던 날에는 수심 가득한 간호사 선생님들을 보고 '아! 나는 초기가 아니구나. 선생님들 표정 관리를 잘 하셔야겠는데'라는 생각도 했습니다. 정확한 기수는 알려주지 않고 항암, 방사선을 해야 한다기에 주치의 선생님을 붙잡고 여쭈어 본 결과 T2 N2 …… 3기a라는 이야기들을 들을 수 있었습니다.

허나 이것은 중요하지 않았습니다. 수술할 수 있다는 데 감사했고 수술만 하면 괜찮을 자신이 있었습니다. 암은 다 같은 암이겠지요. 초기였다면 마음의 짐이 조금 덜어지겠지만 위 전 절제를 한 저로서는 '저 사람은 밥을 조금 더 많이 먹을 수 있지 않을까' 하는 생각에 부분 절제한 환자들이 조금 부러웠을 뿐입니다. 하지만 훗날 이야기를 들어보니 그분들도 저랑 별반 다를 게 없지 뭐겠습니까.

퇴원 후 집으로 와서 한 달 동안 죽을 먹는데 죽 맛이 좋기도 하고 지겹기도 했습니다. 그러나 한 달 동안 죽을 먹으라는 병원 지시가 있었기에 보호자인 언니가 해주는 것을 열심히 먹었고, 때로 맛이 없을 때는 전문 죽집의 죽을 먹기도 했습니다. 또 운동을 하라는데 겨울이라 날은 춥고 누워있을 수만은 없어서 수술 자국이 아물었다 생각될 즈음, 평소 해보고 싶던 요가 학원에 등록했습니다. 학원을 오가는 길 그리고 요가하는 시간을 운동 시간으로 잡았고 그렇게 항암할 수 있는 마음의 준비를 했습니다. 항암도 먹는 약으로 할지 주사로 할지 선택해야 했지만 어차피 부작용이 있다면 짧고 굵게 끝내자 싶어서 주사를 선택했습니다.

먹기도 힘들고 온갖 냄새도 견디기 힘들고 머리카락도 쉼 없이 빠졌습니다. 하지만 먹기 힘들 땐 먹고 싶은 것을 생각해서 사 먹고, 음식 냄새가 싫을 땐 조리된 음식으로 생활하고, 쉼 없이 빠지는데도 머리카락이 남아있음에 신기해했습니다. 물론 감염 우려가 있으니 사람 많은 곳을 피하라, 가능하면 음식을 사 먹지 말라는 병원 권고를 어긴 셈이 될 때도 있었지만 어쩔 수 없었습니다. 그렇게 하지 않으면 먹을 수가 없었으니까요. 더불어 집에만 있으면 내가 너무 환자 같아 더 열심히 모임에도 나가고 열심히 먹고 싶은 것을 생각하면서 주변의 우려를 불식시켰습니다. 걱정하는 사람들에게 암의 역사를 내가 새로 쓰겠노라 큰소리치며 항암치료와 방사선 치료를 받았습니다. 날이 추워 외부 운동을 하지 못할 때는 계단을 오르내렸고 병원 치료가 있는 날은 힘들긴 했지만 병원 1층부터 11층까지 계단을 두세 번 오르내린 후 주사를 맞고 방사선 치료를 받았습니다. 이렇게라도 움직여야 기운이 생기고, 운동해야 한다는 강박감에서도 헤어날 수 있겠다고 생각했기 때문입니다.

'어차피 부작용은 알고 있는 사실, 피한다고 될 일이 아니니 담담히 받아들이자. 나는 지금 예전의 내가 아니니 이런 상황은 당연한 것이고 그렇지 않은 것이 이상하다.' 그렇게 생각하니 마음도 편해졌고 모임에 나가서 놀라는 사람들을 보며 살아있음을 느꼈습니다. 모임은 저의 건재함을 보여주는 기회였고 때로는 환자인 내가 화제의 중심이 되는 것을 즐기기도 했습니다. 그들의 배려와 관심을 충분히 즐기니 그 또한 스트레스가 아닌 즐거움이 되더군요.

'그래, 모든 건 마음먹기 달렸어. 내가 수술 전을 그리워하고 그때와 지금의 나를 비교하는 것은 양심 불량이야. 위암에 걸린 걸 나에게 미안하게 생각해야 해. 그러니 다른 사람들 심정도 이해해 줘야지. 그들이 걱정하는 것은 당연한 거야.' 이것이 제가 늘 마음에 새긴 생각이었습니다.

퇴원 후 시골에서 올라오신 부모님을 만나고 우리 가족은 웃었습니다. '네 몸 하나도 간수 못 하고 불효하려느냐'는 엄마의 말씀과 '내가 들어보니까 5년이 고비라는데 살고 죽는 건 너한테 달렸으니 살겠거든 살도록 하고 죽으려거든 죽도록 하라' 하시는 아버지 말씀도 힘이 됐습니다. 저는 살아야 합니다. 그리고 다시 살아났습니다.

주변에서는 여러 가지 말을 하고 갖가지 민간요법에 대한 정보를 줍니다. 그래서 저는 제 철칙을 세웠습니다. '병원 치료 기간에는 병원의 말을 듣자. 그 후에는 내가 할 수 있는 범위에서 나의 견해에 따라 생활하자.'

이제는 수술 후 3년이 지나….

수술 후 3년이 지난 지금까지 제가 암이라는 사실을 크게 걱정하지 않고 살았습니다. 때로 염려스러운 부분이 있으면 정기검진 때 담당 선생님께 문의하고, 또 그 의견에 따라 조율하면서 열심히 산에 다니고 여행 다니고 먹고 싶은 것을 먹었습니다. 체중이 줄어드는 것이 당연한데 1년에 1kg씩 늘어나니 다행한 일입니다. 주변에서는 말합니다. "살이 너무 빠졌다." "밥을 너무 조금 먹는다." 그럴 때마다 저는 말합니다. 밥통이 없으니 조금 먹는 거고 조금 먹으니 당연히 살이 빠지는 거라고. 그렇지만 점점 더 많이 먹고 있고 체중이 조금씩 늘고 있다고.

수술 후 입맛이 얼마나 많이 바뀌었는지, 주변에서 저를 너무나 근심하며 바라보더군요. 밀가루 음식, 과자, 패스트푸드 등이 어찌나 맛나던지…. 암 수술 환자의 최대 관심사인 먹을거리에 대해서는 일반인도 다 아는 맵고 짜고 달고 기름진 음식은 나쁘지만 지나치지 않으면 된다는 생각으로 직화구이와 탄 음식을 빼고는 이것저것 먹는 시도도 해보고, 제 몸에 어떤 것이 맞는지 테스트를 했습니다.

수술 전엔 신경도 안 썼던 저의 대변도 이젠 관심의 대상입니다. 어떤 음식을 먹은 후 어떤 변이 나오는지 살펴보면 무엇이 내게 맞는지, 안 좋은지 어느 정도는 알 수 있습니다.

밥을 먹으면서는 되도록 천천히 오래 씹으려고 노력합니다. 어떨 땐 목구멍이 나도 모르게 입안의 음식물을 빼앗아 갑니다. 그럴 때는 금방 탈이 나기도 하므로 다시 정신을 차리고 꼭꼭 씹습니다. 이 모든 것은 위가 없는 저에게 당연한 일입니다. 탈이 날 때는 대부분 제 생활 습관에 분명 무슨 문제가 있었습니다. 그러니 걱정할 게 아니라 무엇이 문제였는지 생각하면 해답이 나오곤 했습니다.

가방에 항상 물병과 과자, 과일, 빵, 견과류 등 그때그때의 상황에 맞는 간식을 넣어 다니는 습관이 생겼습니다. 사람은 물을 많이 마셔야 하고, 음식은 골고루 먹어야 하고, 간식을 먹어야 한다는 말이 민간요법이 권하는 비싼 먹을거리보다 귀에 더 잘 들렸고 이는 내가 할 수 있는 범위의 치료였습니다.

시간 되면 열심히 산에도 가고, 열심히 일하고, 열심히 놀았습니다. 그렇게 벌써 3년이라는 시간이 흘렀습니다. 때론 내가 수술했다는 사실을 타인에게 듣고서야 실감합니다. 제가 보내온 3년 동안 제가 암이라는 사실을 순순히 받아들이고 크게 상심하지 않고 먹고 싶은 것과 하고 싶은 것을 했으며, 꾸준히 사람들을 만나고 평소의 저처럼 생활했습니다. 그리고 이렇게 된 것을 새로운 기회로 여겼습니다. 넘어진 김에 쉬어간다고, 그동안 직장 생활 때문에 하고 싶어도 못 했던 장기간의 외국 여행도 하고, 또 주변의 고마운 사람들도 다시 돌아보게 됐습니다. 제 생활이나 성격의 문제점을 보완해 가겠다는 생각을 하고 또 소중한 새로운 사람들을 만나게 됐습니다.

그렇게 생활하다 보니 제가 암에 걸린 것은 슬픔이 아니라 감사함이 됐습니다. 저는 지금 충분히 사랑받고 있고 또 그 사랑을 나누고 싶은 소망이 생겼습니다. 이것은 제게 새로운 경험이고 기회였습니다. 그렇기 때문에 저는 자신 있습니다. 이 기회를 소중히 생각할 것이고 이 경험을 바탕으로 앞으로 더 잘 살아갈 것입니다. 5년이 아니라 앞으로 사는 동안 힘차고 자신 있게 암에 대한 새로운 역사를 제 나름대로 쓸 것입니다.

무엇보다 수술 후 새로이 얻은 직장을 그만두고, 사고로 머리를 다쳐 어린아이가 된 엄마의 병간호를 하게 된 것도 참으로 감사한 일입니다. 아마 이런 일이 제게 없었다면 감히 직장을 그만두고 부모님께로 오지 않았을 겁니다. 부모님을 모시게 되면서 제 생활과 부모님을 보살피는 일 사이에서 때론 갈등하지만, 연로하신 부모님과 같이 보낼 수 있는 시간이 제게 주어짐도 축복입니다.

모든 것은 마음먹기에 달렸고 사람에게는 극복할 수 있을 만큼의 시련이 주어지며, 그 모든 것은 지나갈 것임을 압니다. 그래서 저는 하루하루 새로운 힘을 내며 밝게 웃을 수 있고 또 활기차게 매일을 살고 있습니다.

위암 후배 여러분, 이것은 걱정할 일이 아닙니다. 이것은 아무것도 아닙니다. 새로운 기회입니다. 우리에겐 오늘도 있고, 내일도 있을 것입니다. 파이팅입니다.

_신O연, 1968년생, 위암 3기

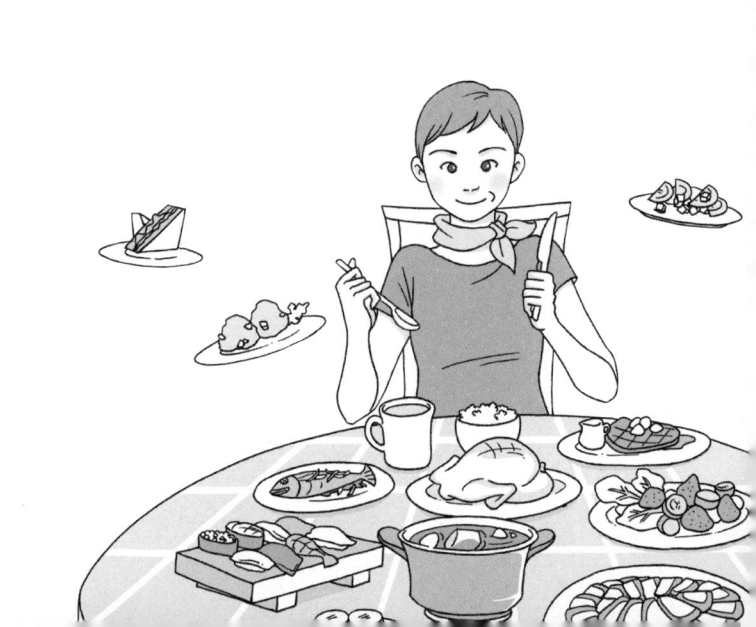

3부

일상생활 관리

누구나 똑같은 상황에서 암을 경험하지는 않습니다. 하지만 암 환자에게는 사랑하는 가족과 동료들이 있다는 것을 잊지 말기 바랍니다. 또한 최선을 다해 치료해 줄 의료진이 있고, 다양하게 활용할 수 있는 많은 정보와 자원이 있습니다. 3부에서는 암 환자가 치료를 받는 동안 혹은 치료 후에 일상생활을 어떻게 관리해야 하는지에 대한 갖가지 궁금증을 풀어봅니다. 암을 극복할 수 있는 유용한 방법을 꼼꼼하게 살펴보세요.

01

정기검진

암 치료를 마쳤다고 안심할 수만은 없습니다. 암의 재발이나 전이 유무를 확인하고, 치료 과정에서 발생할 수 있는 부작용을 관리해야 하기 때문이지요. 이런 이유로 정기적인 진단 검사와 의사의 진료가 필요합니다. 수술 후 정기적인 검진을 받지 않으면 합병증이나 재발을 조기에 발견하지 못해 치료 기회를 놓칠 수도 있습니다.

담당 의사와 방문 주기 확인하기

암에 대한 추후 관리는 대체로 암 치료를 담당했던 의사가 맡습니다. 대부분 수술을 담당했던 의사가 맡으며 방사선이나 항암화학요법을 담당했던 의료진도 정기적인 추후 관리 계획을 세우고 치료를 진행합니다. 사는 곳이 병원과 멀리 떨어져 있는 등 거주지 관계로 검사나 외래 방문이 어렵다면 담당 의사와 협의하여 사는 곳에서 가까운 병원의 새로운 담당 의사를 정해 관리받을 수도 있습니다.

담당 의사가 정해진 후에는 환자의 상태에 따라 병원 방문 주기를 정합니다. 치료를 마치고 첫 2~3년 동안은 3~6개월마다 정기적으로 검사와 진료를 받습니다. 그 이후에는 6개월에서 1년으로 방문 주기가 길어집니다. 보통 이런 단계를 거쳐 5년까지 정기검진을 시행하는데, 5년이 지난 후에도 1년에 한 번씩 정기검진이 필요하기도 합니다.

이 같은 방문 계획은 암 치료를 담당했던 의료진과 합의해 결정합니다. 방문 주기와 기간은 암의 종류와 치료 방법, 환자의 건강 상태에 따라 다를 수 있습니다.

정기검진 시 담당 의사는 혈액 검사, 영상 검사, 내시경 검사 그리고 기타 필요하다고 판단되는 검사를 하고, 검사 결과를 확인해 신체 상태를 파악합니다.

메모

정기검진과 함께 생활 습관을 바꾸세요

암 치료를 끝낸 환자와 보호자의 최대 관심사는 '어떻게 하면 암이 재발되지 않을까?'입니다. 그래서 재발 예방법을 찾기 위해 많은 노력을 기울이지요. 식습관, 일상생활에서 경험하는 스트레스, 각종 발암 물질에 대한 노출이 암 재발에 영향을 미치는지 궁금해하고 이를 조절하기 위해 노력합니다.

현재 암 발생 위험을 낮추기 위한 많은 연구가 진행 중이지만, 안타깝게도 재발을 효과적으로 예방할 수 있는 방법은 아직 알려진 바가 없습니다. 식습관이나 생활 습관을 바꾸는 것이나 운동도 재발을 완벽하게 예방하지는 못합니다. 하지만 다른 건강 문제를 방지해 건강하게 살기 위해서는 이런 변화가 반드시 필요합니다.

정기적인 검진은 물론이고, 올바른 식습관과 꾸준한 운동, 금연, 금주를 실천해 건강을 지키세요.

통증이나 기타 문제 대처법

암 치료가 끝난 후 통증이나 기타 다른 문제가 생기기도 합니다. 고혈압, 당뇨, 폐질환 등이 대표적입니다. 이런 경우에는 그 질환에 대한 전문 의사의 진료를 받는 게 좋습니다. 그리고 현재 받고 있는 다른 진료에 대한 정보는 암 치료를 담당하는 의료진에게도 말해야 합니다.

또 통증이나 암이 재발한 것처럼 느껴지는 증상, 피로, 수면 장애, 체중 증가나 감소 같은 일상생활 속 변화가 나타났다면 추후 관리를 위한 정기검진 때 의사에게 말해주세요. 앞서 이야기한 심장병, 간질환, 당뇨, 관절염 등의 다른 건강상의 문제, 비타민이나 한약 등의 투여 약제, 우울감이나 불안 등의 정신적인 문제에 대해서도 담당 의사와 상의하는 게 좋습니다.

02

금연과
금주

금연과 금주는 실천하기 힘듭니다. 하지만 담배는 암의 원인이며 암 재발을 촉진하고 암 치료의 부작용 발생을 늘립니다. 또 잦은 음주로 인한 알코올 축적이 유방암 발생률을 높인다는 연구가 있습니다. 그렇기 때문에 금연, 금주는 힘들어도 꼭 실천해야 합니다.

암 치료의 부작용을 높이는 흡연

담배로 인한 사망자는 매년 3만여 명으로, 교통사고로 인한 사망자보다 네 배나 많습니다. 흡연으로 인해 발생되는 암 종류만도 폐암, 후두암, 구강암, 방광암, 췌장암, 신장암, 위암, 대장암 등 다양합니다. 기관지염, 폐기종과 같은 만성 폐질환은 물론이고 뇌혈관질환, 동맥경화 등의 심혈관계 질환을 유발합니다. 특히 흡연자는 비흡연자보다 폐암으로 사망할 위험이 스물두 배, 만성폐쇄성 폐질환에 의한 사망의 위험은 열 배, 심장질환에 의한 사망의 위험은 세 배 이상 증가하며 평균적으로 비흡연자보다 7년 이상 일

왜 금연을 해야 할까요?

담배 연기에는 약 4,000여 종의 독성 화학 물질이 들어있습니다.

· 강력한 발암물질 타르

담배의 독특한 맛은 바로 담배진이라는 타르에서 나옵니다. 43여 종의 발암 물질을 포함하고 있으며 적은 양으로도 작은 동물이나 곤충을 죽일 수 있습니다.

· 일산화탄소

연탄가스 중독의 주원인으로 혈액의 산소 운반 능력을 떨어뜨려 만성저산소증을 일으키고, 이로 인해 동맥경화와 노화 현상이 촉진됩니다.

· 아편과 같은 중독을 유발하는 니코틴

담배에는 아편과 같이 습관성 중독을 일으키는 마약성 물질인 니코틴이 포함되어 있어 끊기가 어렵습니다. 적은 양의 니코틴은 일시적인 각성 효과가 있지만 말초혈관을 수축하여 혈압을 높이고 콜레스테롤을 증가시켜 동맥경화증을 악화시키며, 소화기 궤양 등을 유발합니다. 담배 한 개피에 약 1mg 정도가 함유되어 있는데, 50~60mg 정도를 흡입하면 사망할 수도 있습니다.

찍 사망합니다.

그렇기 때문에 암을 진단받은 후 대부분 환자는 금연을 시작합니다. 그런데 간혹 금연하지 못하는 분도 있습니다. 이미 암이 생겼는데 이제 와서 담배를 끊는다고 달라지는 것이 있을까 하는 생각으로 담배를 계속 피웁니다.

하지만 이런 생각은 매우 위험합니다. 담배는 암 재발을 촉진하고 암 치료의 부작용 발생을 늘리기 때문이지요. 또 암 치료의 효과를 떨어뜨리기도 합니다. 힘든 암 치료 과정에서 최대한의 효과를 보고 부작용 없이 치료받기 위해서는 반드시 금연해야 합니다. 또 하나 명심할 게 있습니다. 국민 암 예방 수칙의 첫 번째 항목, 담배를 피우지도 말고 남이 피우는 담배 연기도 피하라는 것입니다. 담배는 피우기 쉬워도 끊기는 매우 힘들다는 것을 모두 알고 있을 겁니다. 나와 가족, 이웃의 건강을 지키기 위해서라도 금연을 꼭 실천하세요.

하지만 금연이 말처럼 쉽지는 않습니다. 왜냐하면 담배를 끊으면 금단증상이 생기고, 습관적인 행동이었기에 허전한 마음이 들기 때문입니다. 하지만 효과적인 금연 방법을 실천한다면 금연할 수 있습니다. 니코틴 패치나 약물요법과 같은 보조 요법을 같이 사용하거나, 금연 결심을 의사와 주위 사람 및 가족에게 알려서 약속을 지킬 수 있도록 합니다. 필요하다면 금연클리닉을 방문하여 전문가의 도움을 받는 것도 좋습니다. 금연 상담 및 관련 정보와 관련하여 전국의 모든 보건소 금연클리닉에서 도움을 받을 수 있습니다.

※ 금연콜센터 1544-9030, 금연길라잡이 www.nosmokeguide.go.kr

암을 키우는 음주 습관

세계보건기구(WHO), 국제암연구소(IARC)는 술을 발암물질로 규정하고 있습니다. 술은 간암만 일으키는 것이 아니라 구강암, 후두암, 인두암, 식도암, 위암도 증가시킨다고 보고되었고, 대장암과 유방암도 술에 의해 증가된다고 밝혀졌습니다. 한두 잔의 술이라도 암 발생을 증가시킬 수 있을 뿐 아니라, 매일 80g(대략 소주 한 병) 이상의 과도한 음주를 하는 사람이 흡연까지 한다면 구강암, 후두암, 인두암, 식도암의 발병 가능성이 50배 이상 증가된다고 합니다.

지나친 알코올은 분명히 암 발생률을 증가시킵니다. 그럼에도 불구하고 암을 진단받은 환자조차 음주를 포기하기 힘들어합니다. "하루에 맥주 한 잔, 와인 한 잔은 괜찮지 않나요?"라는 질문을 정말 많이 하죠. 막걸리에 항암 효과가 있다는 보도 기사는 '막걸리 한 잔은 괜찮지 않나?'라는 생각을 하게 합니다. 하지만 과연 괜찮을까요? 이 질문에 대한 답은 모두가 이미 분명히 알고 있을 겁니다. 작은 냇물이 모여 강물이 되듯 작은 습관이 암을 키울 수 있다는 것을 말입니다. 담배보다 끊기 힘든 것이 술이지만 그만큼 금

약한 술은 괜찮을까요?

술잔의 크기는 다양한데, 일반적으로 도수가 높은 위스키나 소주는 술잔이 작고, 도수가 낮은 맥주나 막걸리는 술잔이 큽니다. 왜냐하면 술 한 잔에 들어 있는 알코올 양은 거의 같기 때문입니다. 예를 들어, 20도 소주 한 잔 50cc는 0.2×50=10g의 알코올, 5도 맥주 한 잔 200cc는 0.05×200=10g의 알코올로 대부분의 술잔은 비슷한 양의 알코올을 담고 있습니다. 따라서 알코올의 효과는 독한 술 한 잔을 마시든, 약한 술 한 잔을 마시든 비슷하다고 할 수 있습니다. 약한 술로 바꾸었으니 건강에 더 좋을 거라는 변명은 이제 하기 어렵겠죠?

주는 중요합니다. 어쩌다 맥주 한두 잔, 막걸리 한두 잔 마시는 것은 괜찮겠지만 술이 술을 마신다는 이야기가 있듯이 중간에 멈출 자신이 없다면 아예 시작조차 않는 게 좋습니다. 또 다른 최근 연구에 의하면, 알코올이 분해되면서 생기는 물질(아세트알데하이드)이 체내의 DNA에 손상을 줘 암을 유발한다고 합니다. 특히 특정 분해 효소(ALDH2)가 없는 동아시아 사람은 음주에 따른 암 발병 위험이 더 크다는 연구 결과가 나왔습니다. 우리나라 사람이 유럽 사람에 비해 술에 더 약하다는 뜻이지요. 나와 내 가족을 아낀다면 올바른 음주 습관을 가져야 합니다. 만약 마신다면 기분 좋게 딱 한 잔만 절제된 음주를 실천해 보세요. 금주를 실천한다면 더욱 좋겠지요.

술은 몇 잔을 마시는 것이 적당한가요?

대개는 10년 이상 과음하는 경우에 간경화가 발생하지만 개인차가 있을 수 있어서 더 일찍 발생할 수도 있습니다. 여성은 하루 두세 잔 이상, 남성은 하루 서너 잔 이상 마시면 간경화 위험도가 올라가며, 오랜 기간 마셨다면 누

적된 양만큼 위험도가 증가합니다. B형이나 C형 만성간염 환자는 과음 시 간암 발생 가능성이 두 배 이상 커진다고 합니다. 누구에게나 금주가 권장되지만, 특히 간염바이러스 보균자라면 반드시 금주해야 합니다. 암 환자라면 한두 잔의 술이라도 암을 키울 수 있어 금주하는 것이 좋습니다. 최근 세계보건기구에서는 암에 대해 안전한 알코올 양은 없다고 발표했습니다.

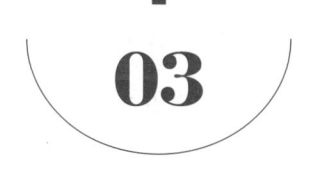

구강/치아 관리

항암치료 중 아무 이상 없던 치아나 구강에서 문제가 나타나기도 합니다. 따라서 치아와 구강에 문제가 있다면 미리 치과 진료를 받는 것이 좋습니다. 항암치료에 들어간 뒤에는 일정 기간 치과 치료를 받을 수 없기 때문이죠. 또 치과적인 문제가 항암치료 중간에 출혈이나 감염을 일으키기도 하고 항암치료 때문에 치과에 가야 할 수도 있습니다. 여건이 되는 한 모든 환자는 항암치료 시작 전 치과 검진을 받는 것이 좋습니다. 항암치료의 단계를 고려해 적절한 시기에 치과 진료를 받는 것이 중요합니다.

항암치료 전 치과 검진의 중요성

항암치료가 결정되었다면 두렵고 무서움이 클 것입니다. 치과적 불편함 정도는 당장 중요한 게 아니라고 여겨질 수도 있습니다. 그러나 그럴 때일수록 구강과 치아에 문제가 있는지 미리 점검해 볼 필요가 있습니다. 치과를 방문해 심한 충치나 잇몸 질환을 먼저 치료하세요. 평소에 큰 문제가 없던 부위라도 항암치료를 받기 시작하면 출혈과 감염이 나타날 수 있습니다. 구강 및 치아에 조금이라도 약한 부분이 있다면 위험할 수 있습니다.

항암치료 도중에는 치아가 아프고 불편해도 당장 급한 치과 치료를 받지 못하기 때문에 큰 어려움을 겪을 수 있습니다. 그러므로 미리 검진 및 치료를 통해 항암치료 중에 발생할 수 있는 치과 문제를 예방하는 것이 중요합니다.

담당 의료진(혈액종양내과, 구강악안면외과)과 상의하기

만약 항암치료 중에 치과적인 문제가 생겼다면 담당 의료진과 먼저 상의하세요. 항암치료 중에는 출혈이나 상처가 생기는 치과 치료를 받을 수 없을 뿐 아니라, 항암제 때문에 생기는 문제를 치과적인 문제로 오해할 수 있기 때문입니다. 일반 치과 의원에 방문 시 항암치료 중이라는 사실을 밝히면 적절한 도움을 받지 못하고, 큰 병원을 방문하라고 권유할 수 있습니다. 혈액종양내과 의료진 그리고 대학병원 치과의 구강악안면외과 의료진과 상담하여 적절한 도움을 받는 것이 중요합니다.

치료 이후 치과적인 문제가 발생했을 때

항암치료 이전에는 구강과 치아에 문제가 없었는데, 항암치료 이후에 문제가 생기기도 합니다. 증상의 정도는 치료 부위에 따라서 다릅니다. 머리와 목 부위에 방사선 치료를 받은 경우에는 치아와 잇몸, 침샘, 턱뼈 등이 영향을 받아 구강 건조나 염증, 충치, 잇몸의 불편감, 턱관절 장애가 발생하기도 합니다. 특히, 머리와 목 부위에 방사선 조사를 받으면 침 분비 감소로 치아 다수에 치아 우식증이 발생하는 경우가 많습니다. 이럴 때는 통상적인 칫솔질과 함께 불소 함유 양치액 등 치아 우식 예방을 위한 구강 관리를 함께 해주는 것이 좋습니다.

이러한 문제는 치료가 끝난 후 서서히 회복되지만 간혹 오랜 기간 지속되기도 합니다. 만약 암 치료 후에도 구강 및 치아에 문제가 남아있다면 담당 의료진에게 알리고 도움을 요청하십시오.

턱뼈 괴사가 발생했을 때

암세포의 뼈 전이로 인해 뼈주사[비스포스포네이트, 데노주맙(프롤리아)]를 맞거나 구강암, 두경부암으로 해당 부위에 방사선 치료를 받은 경우는 특히 턱뼈 괴사의 부작용에 주의해야 합니다. 뼈 전이가 많이 발생하는 전이성 암에는 유방암, 전립선암, 폐암, 방광암 등이 있습니다. 해당 주사를 맞는 모든 환자에게 부작용이 발생하는 것은 아니지만, 다음과 같은 경우에는 부작용 발생 위험성이 더 클 수 있습니다.

- 기존 치과 질환 있는 경우
- 턱뼈의 수술적 치료를 받은 경우(임플란트, 발치)
- 면역 저하 환자
- 스테로이드 장기 복용 환자
- 흡연과 음주를 하는 경우
- 구강염증이 생기기 쉬운 상황이 동반된 경우

이때는 대학병원 치과의 구강악안면외과를 방문하여 전문적인 검진/치료를 받는 것이 중요합니다.

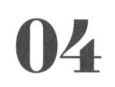

외모 관리

항암치료 중에는 탈모, 피부색 변화, 손발톱 변화가 생길 수 있습니다. 이 때문에 우울해지고 당황스럽기도 하죠. 하지만 항암치료를 마치면 머리카락은 다시 자랍니다. 피부색과 손발톱도 원래대로 돌아옵니다. 여기서는 탈모, 피부색과 손발톱 변화, 가발에 대해 알아봅니다.

탈모는 항암제가 암세포와 싸우고 있다는 의미

탈모는 항암치료 과정에서 환자가 겪는 가장 일반적인 부작용입니다. 항암제는 암세포만이 아니라 정상세포에도 영향을 주기 때문에 탈모를 일으키는 항암제를 맞으면 속눈썹, 머리카락 등 몸에 있는 털이 부분적으로 또는 완전히 빠집니다. 완전 탈모를 일으키는 항암제를 사용하면 온몸의 털이 모두 빠집니다. 완전 탈모를 일으키는 항암제로는 탁소티어, 파클리탁셀, 독소루비신, 싸이톡산 등이 있습니다. 방사선 치료를 받을 때도 탈모가 생길 수 있어요. 방사선이 조사된 부위에 국한돼 나타나고, 방사선을 쏘이는 부위와 양에 따라 탈모 정도에 차이가 있습니다.

항암치료 2~3주 후부터 머리카락이 빠지기 시작해요

탈모를 일으키는 항암제를 사용하면 항암치료 2~3주 후부터 머리카락이 빠지기 시작하고 2개월 정도에 가장 심해집니다. 첫 진료를 받고 1~3주 사이에는 머리카락이 빠지기 전에 두피가 불편하고 화끈거리면서 따끔거리고 가려울 수 있는데 머리카락을 자르고 나면 증상이 조금 좋아집니다.

항암치료가 끝나고 1~2개월이 지나면 머리카락이 자라기 시작합니다. 새로 나는 머리카락은 이전의 머리카락과 색깔, 굵기 등이 다를 수 있지만 1년이 지나면 정상 머릿결로 돌아옵니다.

머리카락이 나기 시작할 때 앞머리가 늦게 난다고 걱정하는 경우도 있는데, 조금 더 기다리면 골고루 자랍니다.

머리카락이 빠져도 샴푸는 하세요

머리카락이 빠져도 샴푸는 하는 게 좋습니다. 거품이 많이 나지 않고 알코올이 함유되지 않은 중성 샴푸를 사용하세요. 또 샤워하는 동안 1~2분 정도 두피 마사지를 해주세요. 두피의 혈액순환을 자극해 치료 후 머리카락의 성장을 도와줍니다. 만약 두피에 각질이 많이 일어나면 비듬 제거용 두피 샴푸를 사용합니다. 처음 1~2회 정도만 사용하고 다음에는 순한 보습 비누를 사용하세요. 샴푸 후에는 드라이어의 시원한 바람

메모

항암제와 탈모

· **눈썹** - 머리카락보다 늦게 빠지고 늦게 자랍니다.

· **속눈썹** - 숱이 적어지거나 빠지면 외출할 때 선글라스를 써서 햇빛으로부터 눈을 보호하세요. 가짜 속눈썹은 감염을 일으킬 수 있으니 사용하지 마세요. 남은 속눈썹이 풍성하게 보이는 마스카라를 사용할 때는 마스카라 브러시를 잠깐 말린 다음 사용하세요.

· **코털** - 코털이 빠지면 겨울에 감기에 걸리거나 운동 중 코를 좀 더 심하게 훌쩍이게 돼요. 또 콧속에 염증이 잘 생기는데 상처 치유 연고를 바르면 도움이 됩니다. 겨울에는 콧속의 건조증 예방을 위해 가습기를 틀어주세요.

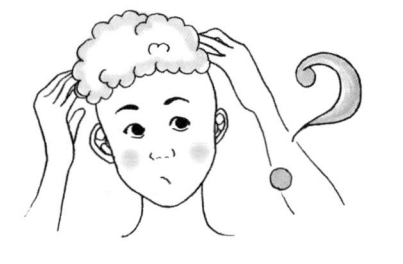

이나 부드러운 수건으로 머리를 말리고 로션을 두피에 바릅니다. 로션은 두피에 수분을 공급해 피부가 건조해지는 것을 막고 피부 접촉 부위에 있는 가발의 합성물질을 잘 견딜 수 있게 해줍니다.

새로 난 머리도 관리해야 해요

새로 난 머리는 매일 빗어주세요. 빗질을 하지 않으면 머리카락이 푸석푸석하고 엉킵니다. 머리는 매일 감는 게 좋은데 머리카락이 매우 건조하다면 이틀에 한 번 감으세요. 샴푸는 손상된 모발용 제품을 사용하세요.

그리고 머리는 저녁에 감는 게 좋습니다. 자기 전에 종일 외부 오염 물질에 시달린 머리카락을 깨끗하게 씻어주기 때문입니다. 머리를 감고 나서는 두피 속까지 깨끗하게 말려야 머리카락 손상을 막을 수 있는데 이때 치료 후 6개월까지는 두피에 자극을 줄 수 있으니 드라이어의 뜨거운 바람이 아닌 시원한 바람을 이용하거나 수건으로 살살 두드려 말리세요. 파마나 염색은 치료가 끝나고 6개월이 지나면 가능합니다. 그 전에는 드라이어나 구르프를 사용하고, 염색이나 파마는 하지 마세요.

부드러운 면으로 된 두건을 쓰고 주무세요

머리를 밀고 나면 잘 때 베갯잇에 닿는 머리의 피부 느낌이 낯설고 추울 수도 있습니다. 이때는 부드러운 면으로 된 두건을 쓰고 자면 도움이 됩니다.

두피도 자외선 차단이 필요해요

자외선 차단을 위해 가발, 모자, 두건을 쓰거나 자외선차단제를 바르세요. 자외선차단제는 자외선 차단지수(SPF) 15~30 정도면 됩니다.

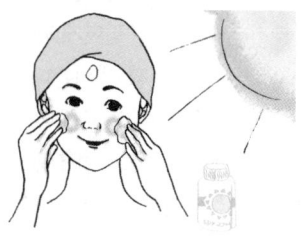

머리카락은 언제쯤 다시 자라나요?

항암치료 후 빠진 머리카락은 치료를 마치고 1~2개월이 지나면 새로 자라기 시작합니다. 새로 자라는 머리카락은 예전과 달리 더 얇고, 흰머리가 많고, 힘이 없는 편입니다. 하지만 대부분 1년이 지나면 정상으로 돌아오고, 커트 머리 정도 길이로 자랍니다. 앞쪽 머리가 늦게 나다 보니 혹여 대머리가 되지 않을까 걱정하는 환자도 있지만, 시간이 지나면 대부분 다 자라니 조바심 내지 말고 기다려 보세요.

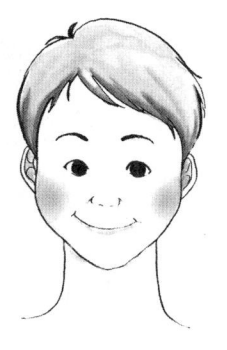

항암치료가 끝나고
6개월 후 모습

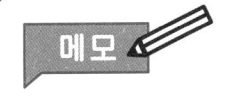

음식을 골고루 섭취하세요

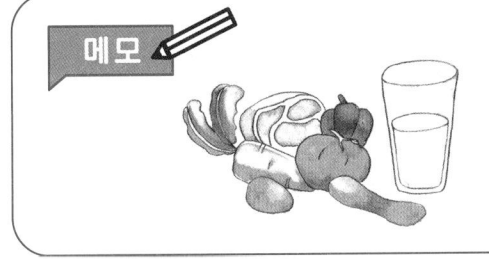

모발 건강을 위해서는 음식을 골고루 먹어야 합니다. 또 하루 2~3리터의 수분을 섭취하고 일고여덟 시간 정도 수면을 취하는 게 좋습니다.

메모

피부 홍조가 생길 수 있어요

항암치료를 하면 여성 호르몬 분비가 줄어 얼굴이 달아오르거나 땀이 많아지는 갱년기 증상이 나타날 수 있어요. 증상이 심하면 의료진과 상의하세요.

피부, 손발톱에도 변화가 생겨요

항암치료 중에는 피부가 건조해지고 심하면 가렵거나 갈라질 수 있어요.

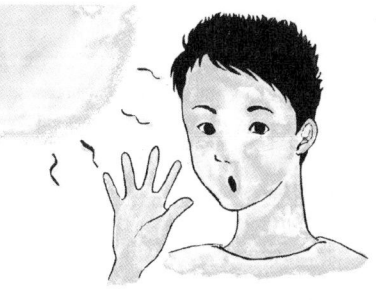

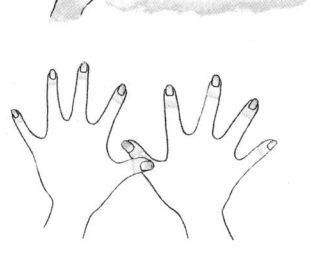

피부가 갈라지면 면역이 약한 환자는 감염이 잘되기 때문에 피부를 촉촉하게 유지하는 게 중요합니다. 또 피부색도 칙칙하게 변하고 기미가 생길 수 있습니다. 피부 표면의 멜라닌 세포가 일시적으로 증가하기 때문이죠. 이렇게 멜라닌 세포가 많아지면 피부가 햇빛에 매우 민감해지고 심하면 화상을 입은 것처럼 붉어지기도 합니다. 그렇기 때문에 자외선을 차단하는 게 좋습니다. 손발톱에도 변화가 옵니다. 손발톱이 검게 착색되거나 누렇게 변하고 표면에 줄이 생기고 딱딱해질 수 있어요. 자라는 속도도 느려지고 얇아져서 잘 부서지며 빠지기도 하죠. 심하면 손발톱이 들뜨고 염증이 생길 수 있으니 집안일을 할 때는 장갑을 착용하세요. 이 같은 변화는 항암치료가 끝나고 2개월이 지나면 사라집니다.

손발톱도 보호가 필요해요

그렇다면 손발톱이 약해져 있는 동안에는 어떻게 관리할까요?

• 손톱을 적당하게 자르고 손톱 보호를 위해 장갑을 착용합니다.

• 매니큐어를 바르거나 인조 손톱을 착용하지 말고, 만약 매니큐어를 칠했다면 지울 때는 라놀린 성분의 리무버를 사용합니다. 손톱강화제를 바르는 것도 도움이 됩니다.

• 음료수 캔은 따지 마세요. 손톱이 부러질 수 있습니다.

• 손톱 보습제를 바르는 것도 도움이 됩니다.

• 손이 너무 거칠어졌다면 잠자기 전에 핸드크림을 듬뿍 바르고 면장갑을 낀 후 잡니다. 이때 15분 정도 따뜻한 스팀타월로 손을 감싼 뒤 핸드크림을 바르면 더 효과적입니다.

수분을 보충하세요

피부 건조는 항암제로 인한 피부 변화 중 가장 흔한 증상입니다. 보습을 위해 아래의 사항을 실천해 보세요.

- 아침에 일어나자마자 물 한 잔을 마십니다.
- 하루 여덟 잔 이상 깨끗한 물을 마십니다.
- 샤워는 주 2~3회, 샤워 시간은 짧게 20~30분으로 하고 뜨거운 물은 피하세요.
- 목욕은 주 1회로 하세요.
- 샤워 후에는 3분 안에 보습제를 바릅니다.
- 비누는 약산성이나 중성 제품인 순한 비누를 사용하고 때는 밀지 마세요.
- 실내 습도는 최소 40% 이상, 실내 온도는 20~22도로 유지하세요.
- 사우나, 찜질방에는 가지 마세요.
- 세안할 때는 피부 온도보다 약간 낮은 미지근한 물을 사용하고 세안 직후 바로 로션을 발라주세요.

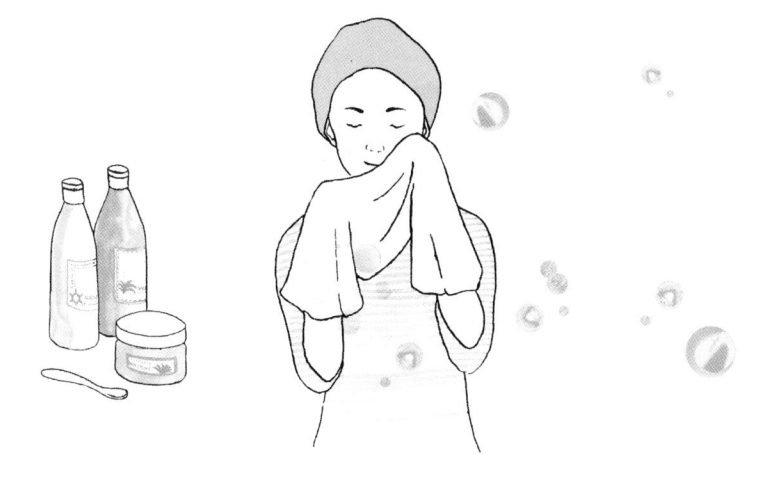

자외선차단제를 바르세요

피부 건조와 노화 방지를 위해 자외선차단제를 바르는 것이 좋습니다. 치료 때문에 피부가 약해져 약한 햇빛에도 따갑게 느껴지거나 피부가 빨리 그을릴 수 있으니 외출할 때는 피부를 최대한 햇빛으로부터 보호해 주세요. 챙 넓은 모자, 선글라스와 양산, 긴 소매 옷을 이용하고, 자외선차단제를 바릅니다.

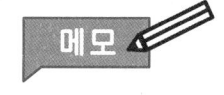

자외선에 관한 궁금증

Q 왜 문제인가요?

자외선은 피부 속 수분을 마르게 하고, 피부 저항력을 떨어뜨리고, 피부 각질층을 약하게 해 피부 노화를 촉진시킵니다. 치료 중에는 피부가 약진 상태라 자외선에 민감하게 반응하고 때로는 피부 손상이 일어나기도 하죠.

Q 자외선차단제는 여름에만 사용하나요?

사계절 내내 사용합니다. 흐리거나 비 오는 날에도 발라주세요.

Q 어떤 자외선차단제를 사용하면 될까요?

자외선B를 막아주는 SPF 지수와 자외선A를 차단해 주는 PA지수를 살펴보세요. SPF는 숫자가 클수록, PA는 +의 숫자가 많을수록 효과가 높습니다. SPF가 15인 제품은 자외선차단제를 바르기 전에는 20분 만에 홍반이 나타난다면 자외선차단제를 바르면 20분의 열다섯 배인 300분이 지나야 홍반이 나타난다는 의미입니다. 하지만 자외선 차단 지수가 높다고 좋은 것은 아니에요. 암 환자의 피부에는 SPF지수 15~30이 일상생활용으로 적당합니다.

· SPF 10~20/PA+++: 산책, 출퇴근 등 일상생활과 간단한 레저활동을 할 경우

· SPF 30 이상/PA++, PA+++: 휴양지에서 해양 스포츠나 스키 등으로 오랜 시간 강한 자외선을 쪼이는 경우

Q 어떻게 발라야 할까요?

피부에 막을 한 겹 입힌다는 느낌으로 얇게 펴 바르세요. 비비거나 문지르지 말고 얇게 펴서 톡톡 두드려 주세요. 외출 30분 전에 바르고 두 시간 간격으로 덧바릅니다.

건강한 화장 하기

자외선차단제를 바른 후 가볍게 화장을 하면 약해진 피부를 자외선으로부터 보호할 수 있습니다. 또한 화장을 하면 기분도 좋아지고 자신감도 생기지요. 단 항암화학요법 중에는 진한 화장은 피하고 달라진 피부 톤과 보습을 중심으로 신경 쓰세요.

피부 톤에 따른 메이크업 베이스 선택하기

항암치료로 인해 검고 칙칙하게 변한 피부에는 피부색을 환하게 보정해주는 화이트나 핑크색의 메이크업 베이스가 좋습니다.

액체 타입 파운데이션으로 촉촉하고 투명한 피부 연출하기

항암치료로 인해 건조해진 피부에는 액체 타입의 파운데이션이 좋습니다. 또한 피부가 거칠고 민감해졌다면 완벽하게 커버하기보다는 가볍고 투명하게 화장하세요. 만약 화장이 들뜬다면 파운데이션 사용 전에 수분크림을 바르면 좋습니다. 그리고 화장이 뭉칠 때는 파운데이션 사용 전에 프라이머 제품을 사용해 보세요.

다크서클이나 기미에 컨실러 활용하기

항암치료로 인해 피부가 거뭇거뭇해지고 가리고 싶은 잡티가 많이 생길 수 있습니다. 이럴 때는 특히 파운데이션을 전체적으로 바르고 나서 부분적으로 컨실러를 사용해 보세요. 다크서클 때문에 아파 보인다면 피부보다 한 톤 밝은 컬러를 선택해 눈 밑 다크서클을 커버해 보세요.

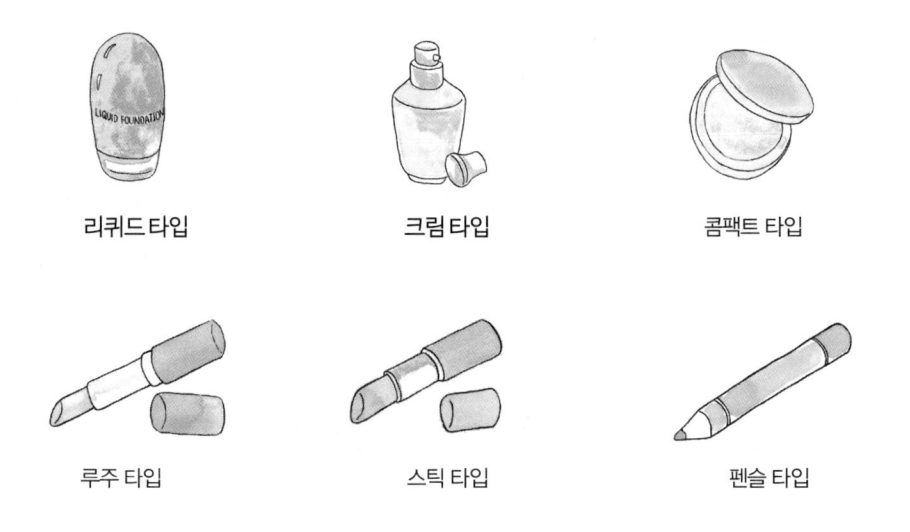

리퀴드 타입   크림 타입   콤팩트 타입

루주 타입   스틱 타입   펜슬 타입

얼굴에 활력을 불어넣는 메이크업

눈썹 그리기 눈썹이 빠진 경우에는 눈썹을 그리기가 쉽지 않습니다. 우선 눈썹의 앞부분이 아닌 중간 부분부터 시작하여 펜슬로 눈썹을 그린 다음 면봉을 이용해 양 옆으로 살짝 쓸어주면 자연스러운 모양이 됩니다. 눈썹 주변에 파우더나 밝은 색 아이섀도를 발라 기름기를 제거하면 눈썹 모양이 오래 지속됩니다. 그 밖에 타투나 문신 등 다양한 방법이 있으니 자신에게 맞는 것을 찾아보고 활용해 보세요.

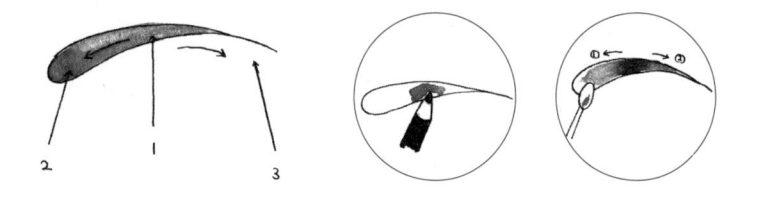

아이섀도로 그윽한 눈매 표현하기 우선 눈 부근 전체를 베이지색으로 칠한 다음, 속눈썹 근처는 오렌지색으로 칠해주고 눈꼬리 뒷부분과 눈두덩이 부분은 분홍색으로 포인트를 줍니다. 그런 다음 아이라인 부분에 얇은 브

러시로 진한 갈색이나 포인트 컬러로 진한 색을 발라 입체감 있게 마무리합니다.

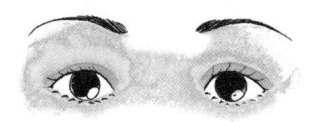

볼터치로 건강하고 생기 있는 얼굴 만들기 밋밋해 보이는 얼굴에 생기를 불어넣기 위해 활짝 웃었을 때 광대뼈가 도드라지는 부분에 핑크 계열의 볼터치를 칠해주세요. 만약 광대뼈가 나온 얼굴이라면 펄이 없는 것으로, 광대뼈가 없다면 펄이 있는 볼터치를 이용하면 좋습니다. 어두운 피부에는 오렌지색을, 밝은 피부에는 핑크 계열의 볼터치를 사용하면 좋아요. 여러 번 덧바르면 자칫 어색해 보일 수 있으니 한두 번의 터치로 마무리해 줍니다.

자연스럽고 촉촉한 입술 그리기 항암치료로 인해 건조해진 입술에 립스틱을 바른 후 보습 효과가 뛰어난 립밤이나 립글로즈를 덧발라 주면 색이 은은하게 표현되고 입술의 촉촉함도 오래 지속됩니다.

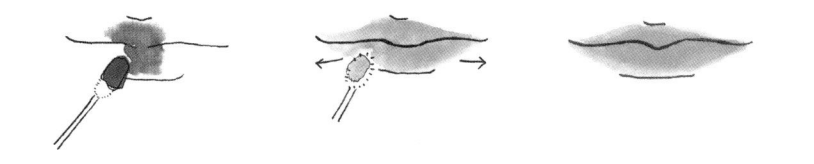

선명한 눈매를 위한 아이라인 그리기 항암치료로 인해 속눈썹이 빠졌다면 속눈썹이 있는 것처럼 보이기 위해 아이라인을 그리는 것이 도움이 됩니다.

탈모, 가발 구입 요령

탈모 시 가발을 사용하기로 결정했다면 탈모가 진행되기 전에 가발을 미리 준비하세요. 맞춤형 가발을 주문하려면 1~2주가 걸리기 때문입니다. 가발을 구입할 때는 종류, 착용감, 관리 방법, 가격, 구입 후 서비스를 고려합니다.

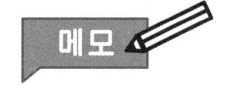

메모

가발 종류에 따른 장단점

· 인모(생머리 가발로 적합)

장점 - 드라이, 샴푸 가능

단점 - 수분 흡수로 스타일이 변형될 수 있고 염색 상태에 따라 색이 바랠 수 있음

· 인조 원사(강한 파마 스타일의 가발로 적합)

장점 - 수분 흡수 없음, 스타일 변하지 않음

단점 - 드라이 불가, 열로 손상될 수 있음

· 기능성 원사

장점 - 드라이와 샴푸 가능, 스타일 변형 가능, 스타일 재생 가능, 긴 수명

단점 - 높은 가격, 염색 불가

가발의 종류를 알아볼까요

인모 가발을 사용하면 미용실에서 파마나 염색, 드라이를 할 수 있어 좋다고 생각하는 경우가 있는데, 잘못된 상식입니다. 생머리를 선호한다면 인모가 좋고, 그렇지 않다면 인조나 기능성 원사가 더 좋을 수 있습니다.

가발을 착용했을 때 가볍고 통풍이 잘되는 것을 사용하세요

장시간 가발을 착용해야 하니 가볍고 통풍이 잘되며, 균과 습기에 강한 것을 사용하세요. 그래야 두피에 피부염을 일으키지 않습니다. 특히 항암치료 중에는 갱년기 증상으로 화끈거리는 느낌을 자주 받고 머리 부분에 땀이 많아집니다. 또 대부분 민머리 상태에서 가발을 착용하기 때문에 벗겨지지 않을까 불안해합니다. 바람이 불면이마의 경계선이 보일까 걱정도 되고요. 따라서 썼을 때 편하고 밀착이 잘 되는, 자신의 머리 크기에 맞는 가발이 좋습니다. 머리카락이 자라기 시작하면 자라나는 머리카락 때문에 가발 안쪽 네트가 밀릴 수 있는데 이때는 구입처에 가서 고정할 수 있는 클립을 달아달라고 하세요.

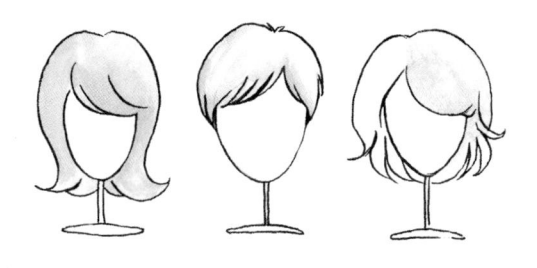

관리 요령, 가격도 따져보세요

세척 방법은 간편한지 살피세요. 세척할 때마다 드라이를 해야 하는 제품도 있기 때문입니다. 가급적 변형이 없는 제품이 좋겠죠. 또 가발 가격은 회사의 인지도, 규모, 원사의 종류와 비율에 따라 다양한데, 가격만 보지 말고 이모저모를 함께 고려하세요. 가격이 싸도 관리가 어려우면 추가 비용이 더 들 수 있습니다. 구입 후 서비스도 중요합니다. 사용하면서 스타일을 바꾸거나 관리도 받아야 하니까요.

05

성생활

정상적인 성생활은 삶에 대한 자신감을 주는 중요한 요소임에도 불구하고 의료진과 환자 모두 치료 과정 중에 발생할 수 있는 성생활 문제에 대해 언급하기를 꺼리는 경향이 있습니다. 하지만 암 치료는 남성의 생식 능력에 영향을 줄 수 있고 여성은 폐경을 일찍 겪을 수 있습니다. 그러나 암 치료를 받은 부위에 따라서 증상의 정도가 다르고 어느 정도 회복이 가능합니다.

부부의 성이란?

사랑은 정신적인 것과 육체적인 것을 모두 포함합니다. 애정 어린 시선 주고받기, 손잡기, 포옹, 키스 등은 모두 사랑의 표현입니다. 모든 것이 그러하지만 특히 성과 관련해서는 배우자와 서로 대화하고 상의하는 것이 중요합니다. 사랑하는 관계에는 마음의 표현, 신체 접촉, 친밀감이 반드시 필요합니다.

사랑과 애정을 표현하기

항암치료 후에는 체력이 약해져 성욕이 감퇴할 수 있습니다. 호르몬 치료를 받거나 수술로 생식 기관을 제거한 경우에도 성호르몬에 변화가 생겨 성욕이 감퇴할 수 있습니다. 또한 성기 부위의 방사선 치료는 성관계 시 통증을 유발하기도 합니다.

이런 변화에 대해 배우자에게 솔직하게 이야기하세요. 혼자서 압박감이나 자괴감을 가질 필요는 없습니다. 성관계를 원하고 자신이 있을 때는 배우자가 이야기할 때까지 기다리지 말고 배우자에게 먼저 이야기하십시오. 다만 의사가 백혈구가 낮아서 감염의 위험이 높다고 할 때는 성관계를 피하는 것이 좋습니다.

분명한 것은 암은 전염병이 아니라는 점입니다. 배우자에게 암은 전염되지 않습니다. 성 접촉으로 항암제나 방사선이 배우자에게 전달되지 않습니다. 정상적인 성생활을 유지하는 데 있어서 근본적인 해결 방안은 부부 간의 사랑과 애정입니다. 직접적인 성관계가 아니더라도 신체적 접촉을 유지하는 것도 좋습니다. 손으로 애무하기, 입으로 자극하기, 키스하기, 만지기, 포옹하기 등 표현 방법은 다양합니다.

남성 환자의 발기부전은 차차 나아져요

성기 부위에 방사선 치료를 받은 경우 40~60%에서 발기부전이 생기기도 하는데, 방사선 치료 직후에 생기기도 하지만 대개 1~2년 후에 생깁니다. 미리 알고 있으면 증상을 받아들이는 데 도움이 됩니다. 아울러 발기 시 통증이 생기거나 정액의 양이 줄거나 성기 부위의 피부가 약해져 성관계 시 통증이 생길 수도 있습니다.

전립선이 포함된 수술은 바로 발기부전이 생기지만 점차 회복되기도 합니다. 전립선암 환자는 정액에 피가 섞여 나올 수 있고, 특히 전립선 조직검사를 하고 난 뒤에는 거의 항상 정액에 피가 섞여 나올 수 있습니다. 위험하거나 걱정할 만한 상황은 아니지만 의사에게 이야기하는 것이 좋습니다.

고환암으로 수술한 경우 정액이 거의 안 나올 수도 있습니다. 그러나 정액은 성적인 만족에는 전혀 영향이 없으므로 성생활을 즐기는 데 문제되지 않습니다. 때때로 성관계 중 소변이 나올 수도 있지만 걱정할 필요는 없습니다. 소변에는 균이 없고 성 파트너에게 아무런 해를 주지 않기 때문입니다. 성관계 후 함께 샤워하는 것도 좋은 관계를 유지하는 데 도움이 됩니다.

여성 환자의 성교통은 노력으로 개선될 수 있어요

부인암 수술을 받은 경우 질이 짧고 좁아지므로 성관계 시 통증을 느낄 수 있습니다. 이럴 땐 여성이 삽입 깊이와 강도를 조절할 수 있는 여성 상위 체위나 옆으로 누운 자세로 성관계를 하는 것이 좋습니다. 관계하기 전에 미리 성기에 상처나 통증 부위가 있는지 살펴보는 것도 좋습니다.

성교 시작 전에 충분히 흥분되어 있어야 합니다. 그래야 질이 최대한으로 길어지고 늘어나 질 벽에서 윤활액이 분비됩니다. 여성이 폐경이 되면 완전히 흥분하기까지 시간이 더 걸립니다.

성교 전 질 내와 주변에 수용성 윤활 젤리를 바릅니다. 전희 동안 녹는 윤활 좌약을 사용해도 됩니다. 질 보습제는 성교를 하지 않더라도 규칙적으로 사용해야 합니다.

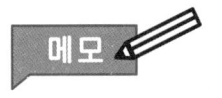

암 치료 기간에는 피임하세요

암 치료는 종류에 따라 기형아를 유발할 수 있어 피임이 필요합니다. 항암치료 도중에 생리가 없을 수도 있지만, 생리를 하지 않는다고 해서 난소가 기능을 하지 않는 것은 아닙니다. 여러 달 동안 생리를 하지 않아도 임신이 가능할 수 있으니 주의해야 합니다. 한편, 치료 후 불임이 예상된다면 의사와 정자나 난자를 미리 보존하는 방법을 상의해 보세요.

파트너에게 통증 없는 자세와 애무하는 방법을 보여줍니다. 윤활제를 발랐다면 보통 음핵 주변 부위와 질 입구를 가볍게 접촉하는 정도는 아프지 않을 것입니다.

방사선 치료로 질이 좁아지고 건조해졌다면 손가락이나 성기, 질 삽입 기구를 이용해 일주일에 서너 번 질을 늘릴 수 있습니다. 성기 삽입 시 엄지와 검지손가락으로 질 입구를 동그랗게 만들거나, 허벅지를 안으로 모아도 질이 길게 늘어납니다. 질이 건조해져서 분비물이 잘 나오지 않는다면 질 윤활제를 사용할 수 있습니다. 방사선 치료 후 질 벽이 얇아져 성관계 시 피가 날 때에도 수용성 질 윤활제가 도움이 됩니다. 다만 피임용 젤이나 비누는 성기 부위의 통증을 유발할 수 있으므로 피하는 것이 좋습니다. 만일 성관계 중에 화끈거리는 통증이 있다면 곰팡이 감염일 수 있으므로 의료진에게 알리십시오.

인공 항문 주머니가 있다면 성관계 전에 항문 주머니를 비웁니다. 비운 주머니를 미리 고정시킨 다음 주머니 부위는 덮고 성기 부위는 뚫린 속옷을 입으십시오. 주머니를 가릴 수 있는 티셔츠를 입는 것이 더 낫다는 사람도 있습니다. 만약 주머니가 샌다면 함께 샤워하고 성관계를 계속합니다.

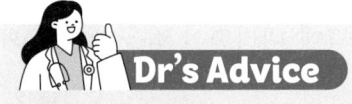

Dr's Advice

이럴 땐 의사에게 도움을 요청하세요

성관계 시 새로 통증이 생겼거나 많은 양의 출혈이 있을 땐 의료진에게 알리십시오. 발기 능력이나 정자 양에 현저한 변화가 나타나거나 성관계에 대해 의문점이 생기거나 상대방과 이야기가 잘 되지 않을 때에도 도움을 요청하세요.

의사에게 알리면 원활한 대화가 가능하도록 전문가를 소개해 줄 수 있습니다. 성생활의 어려움으로 자존감 저하 등 우울증을 겪는다면 이는 삶의 질에도 영향을 주므로 전문가의 도움을 받아 치료하는 것이 좋습니다. 성기 부위에 이상이 생긴 경우에는 진찰을 통해 진단하고 치료 방법을 찾아줍니다.

여성 암 환자의 성생활에 도움이 되는 운동법

회음부 근육 강화 운동(케겔 운동)은 여성 암 환자의 질의 탄력을 좋게 해 성적 흥분을 높여줍니다. 이 운동은 하루에도 여러 번 수시로 반복할 수 있으며, 일상생활 중 어떤 자세에서도 항문과 질을 오므리는 기분으로 하복부에 힘을 줬다가 빼는 것으로 운동을 대신할 수 있습니다.

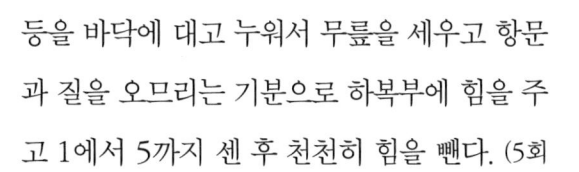

1단계

1단계

등을 바닥에 대고 누워서 무릎을 세우고 항문과 질을 오므리는 기분으로 하복부에 힘을 주고 1에서 5까지 센 후 천천히 힘을 뺀다. (5회 반복)

2단계

2단계

다리를 펴고 똑바로 누운 상태에서 손을 배 위에 얹고 힘을 줬다 빼는 동작을 반복한다. (5회 반복)

3단계

3단계

무릎을 세운 후 허리를 높이 들고 어깨, 등, 엉덩이 순으로 바닥에 내리면서 힘을 뺀다. (5회 반복)

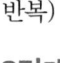

4단계

테이블에 양손을 얹고 항문, 질, 요도의 순으로 하복부를 천천히 오므리면서 5까지 센 후 천천히 힘을 뺀다. (5회 반복)

5단계

같은 위치에서 발끝으로 서서 배를 안으로 끌

4단계   5단계

어들이는 기분으로 엉덩이와 하복부에 힘을 주어 3까지 센 후 힘을 뺀다. (5회 반복)

6단계

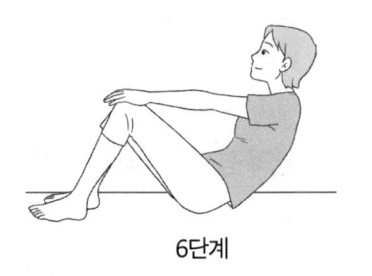

6단계

똑바로 누워 무릎을 세운 후 항문, 질, 요도를 오므리고 앉은 자세를 취하며 5까지 천천히 센다. 근육을 수축한 채 원래 자세로 돌아가 힘을 뺀다.

배우자가 도와줄 수 있는 것

우선 암으로 환자가 얼마나 영향을 받는지 알아봐야 합니다. 피로와 허약감이 생겨 성욕이 감퇴할 수 있고, 성기 부위의 수술이나 방사선 치료로 성기능과 성기 구조에 변화가 생길 수도 있으니까요. 환자가 자신의 몸이나 성에 대해 어떻게 생각하고 느끼는지도 조용히 알아보세요. 환자는 암 진단 후 성적 매력을 상실했다고 느끼는 경우가 많은데 이럴 때는 파트너와의 관계가 나빠질 수 있습니다. 대화가 어려울 때는 의료진과 상의해 전문가의 상담을 받으십시오.

환자가 항암치료, 방사선 치료 중이거나 호르몬 제제를 복용 중이라면 성기능과 성욕에 변화가 생길 수 있으므로 환자가 성욕을 느낄 때까지 기다려 주십시오. 성기 삽입 이외에 애무나 포옹, 손 잡기, 쓰다듬기 등으로 친밀감을 유지하시면 됩니다. 환자가 준비가 되었다면 부드러운 성기 삽입 방법과 새로운 체위를 시도해 보십시오. 성관계 시 건조함을 느낀다면 윤활제가 도움이 됩니다. 환자와 성 문제에 대해 이야기하는 것이 두려울 때는 의료진과 상의하십시오.

성공적인 성생활의 네 가지 기본 원칙

암과 성생활에 대한 잘못된 생각

암에 대한 잘못된 인식을 갖고 있는 암 환자와 배우자가 많습니다. 이는 성생활을 기피하거나 금기시하는 원인이 되기도 하지요. 잘못 인식하고 있는 정보로는 다음과 같은 것이 있습니다.

· 자궁이 있어야만 성생활이 가능하다. → 아닙니다. 없어도 가능합니다.

· 성생활 때문에 암이 발생했을 것이다. → 단지 성생활만으로 암이 발생하지는 않습니다.

· 성생활을 통해 암이 재발되거나 악화될 수 있다. → 성생활을 통해 암이 재발되거나 나빠지지는 않습니다.

· 암이 상대에게 전염될 수 있다. → 암은 전염되지 않습니다.

· 암 환자는 성생활을 할 수 없다. → 암 환자도 성생활을 할 수 있습니다.

· 암 환자는 성생활에 있어서 상대를 만족시킬 수 없을 것이다. → 암 환자도 성생활을 통해 만족감을 느끼고 만족감을 줄 수 있습니다.

① **포기하지 않기** 장애가 생기면 우리는 많은 것을 포기합니다. 중요한 것은 우리 부부도 성생활을 할 수 있다고 생각하는 것입니다.

② **자신을 사랑하기** 긍정적이고 적극적인 사람이 성생활도 성공적으로 할 수 있습니다.

③ **배우자를 사랑하고 대화를 많이 하기** 부부가 서로 사랑하고 깊이 대화를 나눌 때 어려움을 극복하려는 마음이 생기고 성생활로 서로의 사랑을 나누겠다는 의지가 생깁니다.

④ **창조적인 성생활 개발하기** 성교만이 성생활의 전부가 아닙니다. 성교가 아니더라도 포옹이나 입맞춤만으로도 얼마든지 깊은 사랑을 표현하고 나눌 수 있습니다. 개인에게 맞는 창조적인 성생활을 개발하세요.

항암화학요법, 방사선 치료 중에도 성생활은 가능해요

항암화학요법(항암제 치료)이 진행되는 동안 성적 욕구는 변화가 없거나 약간 저하될 수 있으나 양상은 개인마다 다릅니다. 또한 성생활이 암 환자에게 해롭거나, 배우자에게 암을 옮길 수 있다는 생각은 잘못된 것이므로 성생활을 일부러 피할 필요는 없습니다. 실제로 치료 중에도 정상적인 성생활이 불가능하지는 않습니다.

그러나 여성 암 환자에게 있어 항암제 투여는 난소 기능에 영향을 줄 수 있습니다. 난소에서 생산되는 여성호르몬 분비에 영향을 주어 월경 주기가 바뀌거나 폐경이 올 수도 있습니다.

골반 부위에 방사선 치료를 받은 여성은 난소 기능이 상실되어 여성호르몬 분비가 없어져서 폐경을 경험하게 되며, 질 위축 및 협착으로 성생활 시 불편을 느끼게 됩니다.

이런 증상은 다양한 여성호르몬 약제로 완화될 수 있으나, 치료받는 질병과의 관련성을 고려해야 하므로 반드시 담당 의사와 상의하십시오. 또한 질 위축을 해소하기 위해 질 확장기를 이용하기도 하는데, 기구를 잘 소독하고 매일 꾸준히 사용해야 효과를 볼 수 있습니다.

장루를 가진 환자의 변화를 이해해 주세요

대장암, 직장암 수술로 장루를 갖게 된 환자는 대부분 회복 기간 이후 정상적인 성생활로 복귀할 수 있습니다. 장루 환자의 대부분은 배우자가 장루에 대해 어떻게 생각할지 걱정하는데, 이러한 신체 구조의 변화는 서로 간의 이해와 애정으로 충분히 극복할 수 있습니다. 방광암 수술로 요루를 갖게 된 환자도 퇴원 후 일정 시간이 지나 스스로 요루 관리를 할 수 있게 되면 정상적인 성생활을 할 수 있습니다. 또한 성생활 시 자세를 여러 가지로 바꾸는 것은 장루 및 요루로 인한 불편감 해소에 도움이 됩니다.

자궁암·유방암 환자를 배려해 자신감을 주세요

생식기 부위에 암 수술을 받은 여성 암 환자는 정상적인 성생활에 영향을 받습니다. 자궁경부암으로 인한 광범위 자궁 적출술은 자궁 및 주변 부속기를 넓게 절제하므로 수술 중에서 성생활에 미치는 영향이 가장 큽니다. 자궁 전체뿐만 아니라 난소를 함께 절제하는 경우도 많고, 질의 1/3 및 자궁 주변 인대 그리고 임파선을 절제하기 때문입니다. 이런 이유로 자궁 절제술을 받은 여성은 수술 후 폐경 상태를 경험하게 되며, 짧아진 질의 길이로 인해 정상적인 성생활에 영향을 받습니다.

일부 환자는 자궁 절제술 이후 몸속이 비어있는 것 같은 공허함을 느끼기도 합니다. 또 광범위 자궁 절제술 이후에 방사선 치료를 추가로 받는 경우에는 짧아진 질이 위축되어 정상적인 성생활에 더 큰 어려움이 겪습니다. 하지만 성생활은 질을 통해 이루어지며 자궁과는 무관합니다. 수술 후 질 부위가 회복되는 6~8주부터 정상적인 성생활을 시도해 볼 수 있습니다.

유방암 환자의 경우, 외형적으로 유방 일부 또는 전체를 절제하거나 방사선 치료로 피부색이 변하는 등 신체상의 변화를 경험할 수 있습니다. 이는 자존감 저하를 초래해 성생활 기피 원인으로 작용할 수 있습니다. 이러한 상황일수록 배우자의 따뜻한 사랑과 배려가 더욱 필요합니다.

06

임신과
출산

암 진단을 받았다고 해서 임신과 출산을 할 수 없는 것은 아닙니다. 암의 종류와 치료 단계에 따라 다르고 개인에 따른 차이도 있습니다. 따라서 암 치료를 성공적으로 마쳤다면 의사와의 상담을 거쳐 임신과 출산을 할 수 있습니다.

암 치료 후의 임신

'암 치료 후 아기를 낳을 수 있을까?'라고 생각하는 여성 암 환자가 많습니다. 특히 유방암 환자는 "여성호르몬 때문에 임신을 하면 재발이 더 잘된다고 하던데요?"라는 질문을 종종 합니다. 결론부터 이야기하자면 임신을 할 수 있습니다. 더욱이 최근 연구 결과를 보면, 성공적으로 암 치료를 마친 경우 임신과 암 재발은 관련이 없다는 보고가 많습니다. 하지만 여러 개인적인 상황을 고려해야 합니다. 항암제를 맞으면 폐경이 되기도 하고, 암 치료 중 임신을 하면 기형아를 유발할 수도 있습니다. 유방암의 경우 항

암과 임신에 대한 궁금증

1. 임신 중에 글리벡을 복용해도 되나요?

안 됩니다. 만성 골수성 백혈병을 앓고 있는 환자가 복용하는 항암제 글리벡은 태아 기형을 유발할 수 있습니다. 여성 환자가 글리벡 복용 중에 임신을 했다면 당장 글리벡을 끊어야 합니다. 또한 여성 환자의 경우, 임신 중 글리벡 복용 중단은 대부분 암 재발을 유발해 병이 악화될 위험이 있음을 인지해야 합니다. 남녀 환자 모두 임신 사실을 알게 된 그 즉시 담당 의사와 상의하십시오.

2. 갑상선기능항진증은 불임을 일으키나요?

갑상선기능항진증이 생긴 경우, 치료받기 전에는 임신이 어려운 것이 사실이나 불임이 되는 것은 아니며 치료를 통해 갑상선 기능이 정상으로 잘 유지되면 임신이 가능합니다. 따라서 임신을 계획하고 있다면 의료진과 상의하여 갑상선 약의 용량을 임신이 가능한 용량까지 줄여서 먹으면서 갑상선 기능을 지속적으로 측정하여 안전하다고 판단이 되면 임신을 시도할 수 있습니다. 전문의에게 꾸준한 관찰과 치료를 받으면 안전한 임신과 출산이 가능합니다.

암치료를 하거나 항호르몬제를 복용하는 동안 임신을 하면 아기에게 기형이 발생할 수 있습니다. 이때는 피임을 하거나 약을 끊어야 하지요. 또한 항암치료 도중에 생리가 없을 수도 있지만, 생리를 하지 않는다고 해서 난소가 기능을 하지 않는 것은 아닙니다. 여러 달 동안 생리를 하지 않아도 임신할 수 있으니 주의해야 합니다.

임신 시기 계획하기

암 치료가 끝난 뒤에도 재발이 되지 않는 시기를 기다려 임신해야 합니다. 최소한 수술 후 2년이 지난 뒤에 임신을 시도하는 것이 좋습니다. 암의 경우에는 종류와 정도에 따라 차이가 있습니다. 초기 유방암은 임신이 암의 재발에 영향을 주지 않는다는 연구 결과가 많습니다. 그러나 전이성 유방암에서의 연구는 아직 부족한 상황입니다. 에스트로겐 민감성 유방암 환자는 임신 기간 중 증가하는 에스트로겐 영향도 고려해야 합니다. 유방암 초기의 폐경 전 환자가 재발 방지 차원에서 항호르몬 치료를 받고 있다면, 임신을 위해 항호르몬 치료를 일시적으로 중단할 수 있습니다. 보통은 임신하기 3~6개월 전부터 항호르몬제를 중단하고 임신을 시도합니다. 하지만 유방암 3기라면 재발률이 높기 때문에 상황이 달라질 수 있습니다. 이처럼 개인별 상황이 매우 다양하므로 임신을 계획하고 있다면 반드시 담당 의사와 상의하십시오.

시험관 임신 시도

암 치료가 끝났는데도 정자 또는 난소의 기능이 이전만큼 돌아오지 않아 임신이 어려운 경우 시험관 임신을 시도하기도 합니다. 예를 들어 유방암의 경우, 항암치료를 하는 동안 난소 보호 주사를 쓰기도 하는데, 치료를 중단하였다고 바로 난소 기능이 회복되지는 않으며, 이전의 기능만큼 회복되지 않을 수도 있습니다. 얼마 정도 난소 기능 회복을 지켜봐야 할지, 자연임신 시도가 가능할지, 시험관 임신을 시도해야 할지 등에 대한 부분은 의사와 상담이 필요합니다. 젊은 나이에 암 진단을 받았고 앞으로 임신을 계획하고 있다면, 항암치료 전에 난자 혹은 배아 동결을 고려해야 하고, 난소 기능을 보호해 주는 주사를 맞아야 합니다. 따라서 암 진단을 받았거나 치료가 종료된 후 임신을 계획하고 있다면, 항암치료나 방사선 치료 전에 산부인과 의사와 상의하시기 바랍니다. 남성의 경우는 다릅니다. 임신을 계획한다면 항암치료나 방사선 치료를 하기 전에 정자를 냉동 보관하는 방법이 가장 안전합니다. 하지만 상황이 여의치 않아 정자 냉동 보관을 하지 못했고 정자의 기능이 좋지 않아 임신이 안 된다면 정자를 선별해서 임신을 시도하는 시험관 임신 방법을 고려할 수 있습니다.

07

암 환자의
운동

규칙적인 신체 활동은 에너지 대사를 개선해 인슐린과 인슐린 유사 성장 인자의 순환 농도를 줄입니다. 그래서 암 예방에 도움을 주지요. 또 대장의 배변 기능을 향상시키기 때문에 암을 유발하는 원인 물질이 몸속에 존재하는 시간을 줄여 대장암을 예방할 수 있습니다. 더불어 유방 조직에 에스트로겐이 미치는 영향을 줄여 유방암을 예방하는 효과도 있습니다.

암 환자에게 도움이 되는 신체 활동

규칙적인 신체 활동이란 무엇일까요? 중간 정도 강도의 신체 활동을 주 5일 이상 하는 것입니다. 이때 하루 동안의 신체 활동 시간이 최소 30분 이상이어야 하는데, 이는 최소 10분 단위로 누적해 30분 이상, 또는 연속해 30분 이상 신체 활동을 하는 것을 말합니다. 또 고강도 신체 활동은 주 3회 이상(1회 최소 20분 이상)이어야 합니다.

중간 정도 강도의 신체 활동이란 신체 활동을 할 때 심장 박동수가 최대 심장 박동수의 50~70%로 증가하거나 호흡이 증가해도 옆 사람과 대화할 수 있는 정도의 신체 활동을 말합니다. 예로 보통 속도 이상으로 걷기, 가벼운 댄스, 자전거 타기, 승마, 요가, 배구, 골프, 소프트볼, 야구, 세차, 장보기, 손빨래, 진공청소기 돌리기, 가벼운 물건 옮기기 등이 있습니다.

고강도 신체 활동이란 신체 활동을 할 때 심장 박동수가 최대 심장 박동수의 70~85% 이상이거나 호흡이 크게 증가해 대화가 어려운 정도의 활동입니다. 예로 조깅, 빠르게 자전거 타기, 웨이트 트레이닝, 등산, 에어로빅, 줄넘기, 수영, 인라인스케이트, 축구, 배드민턴, 테니스, 라켓볼, 농구, 스키, 무거운 물건 옮기기 등이 있습니다. 그러나 안전하고 효과적인 신체 활동을 하려면 먼저 자신의 건강 상태를 확인해야 합니다. 운동할 때 가슴에 통증을 느끼는지, 현기증 때문에 균형을 잃거나 의식을 잃어본 적이 있는지, 뼈나 관절에 문제가 있지는 않은지, 혈압이나 심장질환 때문에 약을 복용하는지 등을 살펴 어떤 운동을 어떻게 시작해야 할지에 대해 의사와 상의하세요.

효과적인 운동을 위해 다음을 참고하세요

첫째, 개인의 체력, 건강을 고려해 운동량 및 강도를 설정합니다. 본인의 체력 수준에 비해 운동량 및 강도가 적거나 낮으면 효과가 없고 너무 높으면 부상의 원인이 되는 등 오히려 해가 될 수 있습니다.

둘째, 운동은 규칙적으로 해야 효과적입니다. 어쩌다 한 번씩 한꺼번에 과다한

> **메모** ✏️
>
> ### 암 환자를 위한 준비 운동
>
> 퇴원 후 일상생활을 하면서 운동할 때는 꼭 준비 운동이 필요합니다. 그래야 부상을 예방하는 등 안전한 운동을 할 수 있습니다.
>
> 1. 팔을 위로 올리면서 숨을 들이마시고 팔을 내리면서 숨을 내쉬는 숨쉬기 운동을 합니다.
>
> 2. 한 걸음 나아간 자세에서 앞쪽 무릎을 구부린 자세를 유지해 종아리를 스트레칭합니다.
>
> 3. 스트레칭을 한 후에 고정식 자전거를 약 5~7분가량 타고 가벼운 속도(3km/h)로 5~7분 정도 걸어 온몸의 근육을 풀어줍니다.

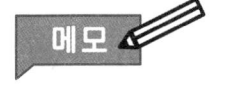

암 환자를 위한 정리 운동

본격적인 운동 후에는 온몸의 경직된 근육을
풀어주는 정리 운동이 필요합니다.

1. 워밍업 운동과 마찬가지로 숨쉬기 운동
을 합니다.

2. 팔을 모아 발을 향해 허리를 숙인 다음 앉
은 자세에서 고개를 돌리면서 허리를 회전
시키세요. 그런 다음 선 자세에서 한쪽 다리
를 앞으로 하고 뒤쪽 다리는 편 상태를 유지
하면서 엉덩이를 천천히 앞으로 내밀어 5초
간 유지합니다.

운동을 해서는 충분한 효과를 얻기 힘들
고 부상을 입을 수 있습니다.

셋째, 운동은 단계가 있습니다. 체력이
낮고 운동을 처음 시작하거나 오랜만에
다시 시작하는 적응 단계, 운동에 대한 적
응이 끝난 다음 체력을 높이는 단계, 체력
을 유지하고 건강을 증진하기 위한 유지
단계입니다. 운동은 이런 단계에 맞게 천
천히 조금씩 높여가는 것이 좋습니다.

넷째, 운동할 때에는 반드시 준비운동
을 해야 합니다. 준비운동은 활동을 원활
히 수행할 수 있게 해주고, 근육 및 관절
에 발생하기 쉬운 운동 손상의 위험을 줄
여줍니다. 정리 운동도 꼭 해야 하는데, 운동 후 피로를 해소해 빠르게 컨디
션을 회복할 수 있도록 도와주기 때문입니다. 특히 겨울철이나 운동을 처
음 시작하는 사람일수록 준비 및 정리 운동에 더 많은 시간이 필요합니다.

다섯째, 너무 격렬하거나 장시간 지속적으로 하는 운동은 일시적으로 면
역력을 떨어뜨리는 등 오히려 해가 될 수 있으므로 피하는 것이 좋습니다.

신체 활동이 줄면 이런 증상이 나타날 수 있어요

암 환자는 암 자체에 대한 치료로 수술, 항암치료, 방사선 치료를 받습니
다. 그러한 치료 과정에서 치료 때문에 또는 암으로 인한 신체 기관의 손상
때문에 삶의 질에 중대한 영향을 주는 어려움에 직면하게 됩니다. 암과 연
관하여 신체 상태가 나빠지면 신체 활동이 감소하고 더 나아가 피로함, 식
욕부진, 전신 쇠약, 우울증 등의 증상이 나타납니다. 또한, 신체에 다음과

같은 증상이 나타날 수 있습니다.

①**근골격계** 신체 활동 감소로 근 위축, 관절 구축이 올 수 있고, 또 이로 인한 신체 가동 범위가 줄어들 수 있습니다.

②**호흡기계** 신체 활동 감소로 약해지는 근육에 호흡근도 포함될 수 있습니다. 약해진 호흡근은 폐를 둘러싼 막을 딱딱하게 만들어 폐 호흡량을 줄이고 폐 기능을 감소시킵니다. 그 때문에 무기폐, 폐렴 등 호흡기계의 합병증이 일어날 수 있습니다.

③**비뇨기계** 신체 활동 감소로 누워서 소변을 보게 되면 소변의 정체가 생깁니다. 이는 요석과 요로 감염이 생길 가능성을 높입니다.

④**소화기계** 신체 활동 감소로 장 기능이 떨어지고 이 때문에 변비가 생깁니다. 마약성 진통제 복용도 변비를 초래할 수 있으며, 항암치료를 받으면 구역, 구토, 식욕부진 등의 소화기계 증상이 나타날 수 있습니다.

⑤**심혈관계** 신체 활동 감소로 혈액의 점도가 오르면 심부정맥혈전증의 위험이 커집니다. 또 교감신경계의 항진으로 심장 박동수가 빨라지고 혈압이 높아집니다. 그리고 오래 누워있으면 기립성 저혈압의 발생 위험이 높아지고, 이 때문에 기립 시 뇌혈류량이 줄어 실신할 수 있습니다. 더불어 심장의 혈액 박출량이 줄어 허혈성 심장질환의 위험성이 커집니다.

⑥**신경계** 침상에서의 생활이 길어지면 신체 활동의 감소로 신체 균형 및 조정 감각에 이상이 생기고 낙상 위험이 커지며 인지와 지각 능력이 떨어질 수 있습니다. 또 수술, 항암치료, 방사선 치료 부작용도 많이 발생합니다.

지금까지 말한 것처럼 암 자체에 의해 또는 암 치료에 의한 결과로 신체 활동이 줄어들면 많은 문제가 발생할 수 있습니다. 따라서 암 환자에게는 운동과 각 상황에 맞는 적절한 치료가 필요합니다.

암 치료를 받는 동안 꾸준히 운동하면 피로감, 감정적 스트레스, 우울증,

불안감이나 통증을 줄일 수 있습니다. 또 운동은 수면 패턴을 유지하고 인지 기능을 향상시키며 근육량 감소와 심폐 기능 감소를 막아주는 효과가 있습니다. 세포 수준에 있어서는 에너지 대사의 효율성을 높이고 면역력 향상도 가져옵니다. 이렇게 암 환자에게는 운동이 꼭 필요하며, 운동 내용, 운동 강도 및 빈도에 관해서는 주기적으로 전문적인 관리를 받는 것이 좋습니다. 특히 치료 중에 시행하는 운동은 반드시 의료진과 상의해야 합니다. 과도한 피로감, 구역, 구토, 백혈구 수치 감소, 림프부종이나 뼈로의 전이 등이 있는 환자라면 더욱 주의해야 하고요.

주요 암의 종류에 따른 추가 운동

주요 암 종류에 따라 다음과 같은 세부적인 운동을 추가로 시행하면 좋습니다.

① **유방암** 수술 후 어깨 움직임에 장애가 오기 때문에 처음에는 어깨 관절을 적극적으로 스트레칭하고 관절 운동을 합니다. 이후 점차 탄력 밴드 등을 이용한 근력강화 운동, 자전거 타기, 트레드밀 등의 유산소 운동을 합니다.

② **두경부암** 두경부 및 어깨 근골격계의 기능 손실이 생기기 때문에 어깨 근육과 견갑골 주위 근육의 관절 운동 및 스트레칭, 근력강화 운동을 합니다.

③ **근골격계암** 보행 기능을 유지하기 위해 걷기 운동, 근력강화 운동, 관절 운동을 하고, 필요하면 보행 기구를 이용한 훈련을 합니다.

④ **폐암** 수술 후 통증 관리 및 다양한 호흡 운동, 몸통의 올바른 자세 유지를 위한 운동, 하지 위주의 운동과 보행 운동 등을 합니다.

⑤ **혈액암** 골수 이식을 받은 환자는 합병증과 재원 기간을 줄이고 우울증과 사회적 고립 같은 정서적 문제의 발생을 줄이기 위해 누운 자세나 앉

은 자세에서 관절 운동, 침상 옆 자전거 운동, 가벼운 걷기 등의 운동을 합니다.

암 환자가 적절한 운동으로 얻을 수 있는 것

암 환자의 적절한 운동은 암 치료 중과 치료 후에 여러 이득을 가져옵니다. 이에 대한 의학적 근거도 많습니다. 일반적으로 중간 정도 강도의 유산소 운동(보통 속도 이상으로 걷기, 자전거 타기, 트레드밀), 근력강화 운동, 스트레칭을 하루에 20~60분, 주 3~5일 시행할 것을 권장합니다. 운동은 크게 유산소 운동, 근력강화 운동, 균형감각 운동, 유연성 운동으로 나눌 수 있습니다.

유산소 운동

암 환자는 항암화학요법, 방사선 치료 등 암 치료를 하는 동안 심한 피로감을 느낍니다. 최근의 연구에 따르면 암 치료 기간 동안 적극적인 유산소 운동을 시행한 환자는 운동하지 않은 환자보다 피로감 감소, 수면의 질 개선, 심리적 안정, 면역 기능 측면에서 향상 효과를 보였고, 신체 기능도 향상됐다고 합니다. 하지만 운동 강도가 너무 낮으면 효과가 미비할 수 있어 적절한 운동을 위해서는 개인별 운동기능 평가 및 운동 처방이 필요합니다.

유산소 운동은 칼로리를 태우기 때문에 체중을 유지하기 위한 좋은 방법 중 하나입니다. 근력강화 운동과 유산소 운동을 번갈아 하면 순수 근육의 양과 대사량은 늘고 지방은 줄어들죠. 또 유산소 운동은 암 치료를 하는 동안 기분을 좋게 하는 데 도움을 주고 수술 후 회복에도 도움이 됩니다. 유산소 운동에는 심장 박동수를 높여주는 걷기, 자전거 타기, 달리기 등이 있습니다. 이 중 걷기 운동은 유산소 운동 중에서도 가장 안전한 운동으로 꼽

힙니다. 하지만 암 환자에게는 하루에 운동을 30분씩 몰아서 할 에너지가 충분하지 않기 때문에 하루에 세 번 10분씩 나눠 운동하면 좋습니다.

특별한 제한이 없다면 모든 환자가 주 5회 이상, 하루 30분 이상 땀이 날 정도로 걷거나 운동하면 좋습니다. 이때 운동을 안전하게 하기 위해서는 강도 조절이 필요한데, 어떤 운동이든 숨이 차서 대화가 유지되지 않으면 운동 수준을 낮추세요. 뛰고 있다면 속도를 줄이고, 걷고 있다면 멈춰 서거나 앉습니다. 이렇게 하면 안전한 수준을 지킬 수 있습니다.

근력강화 운동

근력강화 운동은 근육 긴장도를 높이고 노화에 따른 근육 손실을 막아줍니다. 즉 근육이 강화되면 근육 밀도가 높아지면서 뼈에 압력을 주어 뼈가 튼튼해집니다. 따라서 골다공증 예방을 위해서도 꼭 필요한 운동입니다. 근력강화 운동이 골밀도를 늘리지는 못하더라도 유지할 수 있게 해주기 때문입니다. 이런 근력강화 운동에는 앉았다 일어서기, 팔 굽혀 펴기, 윗몸일으키기, 턱걸이 등이 일반적이며 아령 들기, 역기 들기, 헬스 기구를 이용한 웨이트트레이닝이 있습니다. 단, 암 환자는 근력강화 운동을 하기 전 담당 의사와 꼭 상의하세요.

균형감각 운동

균형감각이 좋으면 미끄러지거나 넘어지는 것을 예방할 수 있죠. 어떤 환자는 항암제를 맞는 것만으로도 균형감각이 손상될 수 있습니다. 또 항암치료를 받은 환자는 골밀도가 줄어 넘어지면 뼈가 부러지는 등의 부상을 당할 수 있습니다. 따라서 좁은 길 걷기, 언덕길 오르기, 한 발로 60초 동안 서있기 등의 균형감각을 높일 수 있는 운동을 하면 좋습니다.

유연성 운동(스트레칭)

수술한 암 환자는 회복 과정에서 수술 부위나 그 주변 근육이 경직되거나 관절의 구축이 발생할 수 있습니다. 경직과 구축이 진행되면 신체 활동이 줄어들고 이 때문에 경직과 구축이 심해지는 악순환이 생깁니다. 수술받은 영역을 스트레칭하면 이후 운동성 회복에 도움이 될 수 있습니다. 또 방사선 치료 이후 나타나는 근육의 섬유화 현상은 방사선을 조사한 부위의 근육 단축을 조장합니다. 그러므로 방사선 치료를 하는 동안과 그 이후에도 꼭 스트레칭을 합니다. 스트레칭을 할 때도 근력강화 운동과 마찬가지로 운동 전 의사와 꼭 상의하세요.

입원 중 운동

입원 중 시행되는 운동으로는 치료 부위와 온몸의 긴장도를 완화시키는 전신 이완 운동, 관절이 정상 각도로 움직일 수 있게 도와주는 유연성 운동, 근육의 강도를 점차 높이는 근력강화 운동이 있습니다.

전신 이완 운동

우선 침대 위에 편안하게 누운 상태에서 복식호흡으로 시작해 각 부위별로 3초간 수축한 뒤 이완하는 동작을 반복하세요.

※ 각 동작은 한 번 할 때 5회 반복하세요. 단, 증상이나 상태에 따라 횟수와 강도는 달라질 수 있습니다.

① 아랫배가 올라오도록 코로 숨을 들이마시고 입으로 내쉬세요.

② 눈을 꼭 감고 3초 동안 유지하고 이완하세요.

③ 목 주위 근육을 수축한 다음 3초 동안 유지하고 이완하세요.

④ 편안한 상태에서 호흡만 반복하세요.

⑤ 어깨 근육을 최대한 수축시킨 채 어깨를 귀 쪽으로 올려 3초 동안 유지하고 이완하세요.

⑥ 가슴 근육이 수축될 때까지 양쪽 어깨를 가슴 쪽으로 당긴 채 3초 동안 유지하고 이완하세요.

⑦ 가슴 근육이 최대로 당겨질 때까지 양쪽 어깨를 바닥으로 밀어 3초 동안 유지하고 이완하세요.

⑧ 주먹을 쥐어 팔 전체를 수축시켜 3초 동안 유지하고 이완하세요.

⑨ 복부 근육을 최대한 수축시켜 3초 동안 유지하고 이완하세요.

⑩ 엉덩이 근육을 수축시켜 3초 동안 유지하고 이완하세요.

⑪ 편안한 상태에서 호흡만 반복하세요.

⑫ 양쪽 다리를 최대로 쭉 편 상태에서 3초 동안 유지하고 이완하세요.

⑬ 무릎은 쭉 펴고 뒤꿈치로는 바닥을 누른 채 3초 동안 유지하세요.

⑭ 종아리 근육이 당겨질 때까지 발목을 올려 3초 동안 유지하세요.

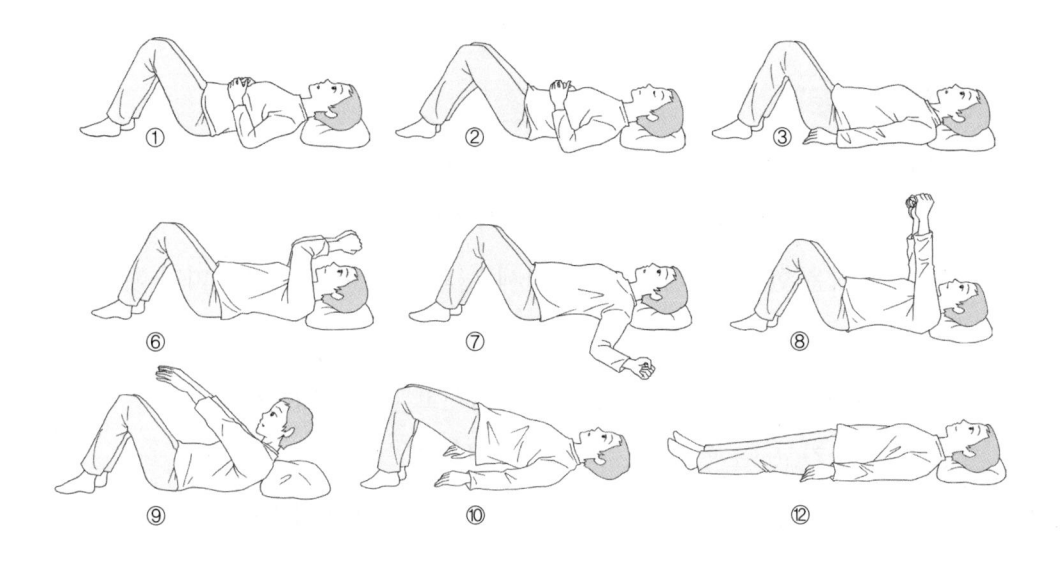

⑮ 발가락을 벌려 3초 동안 유지하고 이완하세요.

⑯ 복식호흡으로 마무리하세요.

목과 팔의 유연성 및 신장 운동

① **머리 돌리기** 머리를 좌우로 돌리세요. 이때 턱과 눈은 수평이 되도록 합니다.

② **어깨 전후방으로 돌리기** 어깨를 전방과 후방으로 원을 크게 그리며 돌리세요.

③ **어깨 상하로 움직이기** 어깨 올리기 → 제자리 → 어깨 내리기 → 제자리를 반복하여 시행합니다.

④ **팔 돌리기** 팔을 어깨 높이만큼 옆으로 벌린 다음, 팔을 앞뒤로 돌리세요.

⑤ **어깨 내전 운동** 막대기를 들어 올리고 머리 뒤로 넘겨 유지하세요.

⑥ **어깨 외전·내전 운동** 막대기를 머리 위로 올려 오른쪽으로 막대를 움직입니다. (양쪽 방향으로 실시하며, 몸이 기울어지지 않도록 주의하세요.)

⑦ **어깨 신전 운동** 선 자세로 등 뒤에서 깍지를 껴 손을 뒤로 올립니다.

⑧ **날개 뼈 서로 모으기** 팔을 약간 들고 직각으로 팔꿈치를 구부려서 어깨를 최대로 뒤로 하여 날개 뼈가 모이도록 합니다.

⑨ **팔꿈치 구부렸다 펴기** 손바닥을 위로 하고 팔꿈치 구부렸다 펴기를 반복하세요.

⑩ **손목 돌리기** 주먹을 쥔 상태에서 손목을 돌려주세요.

⑪ **손가락 운동** 손가락을 쫙 편 상태에서 양손을 붙이고 손가락을 하나씩 움직이세요.

⑫ **주먹 쥐었다 펴기** 주먹을 쥐었다 펴기를 천천히 반복하세요.

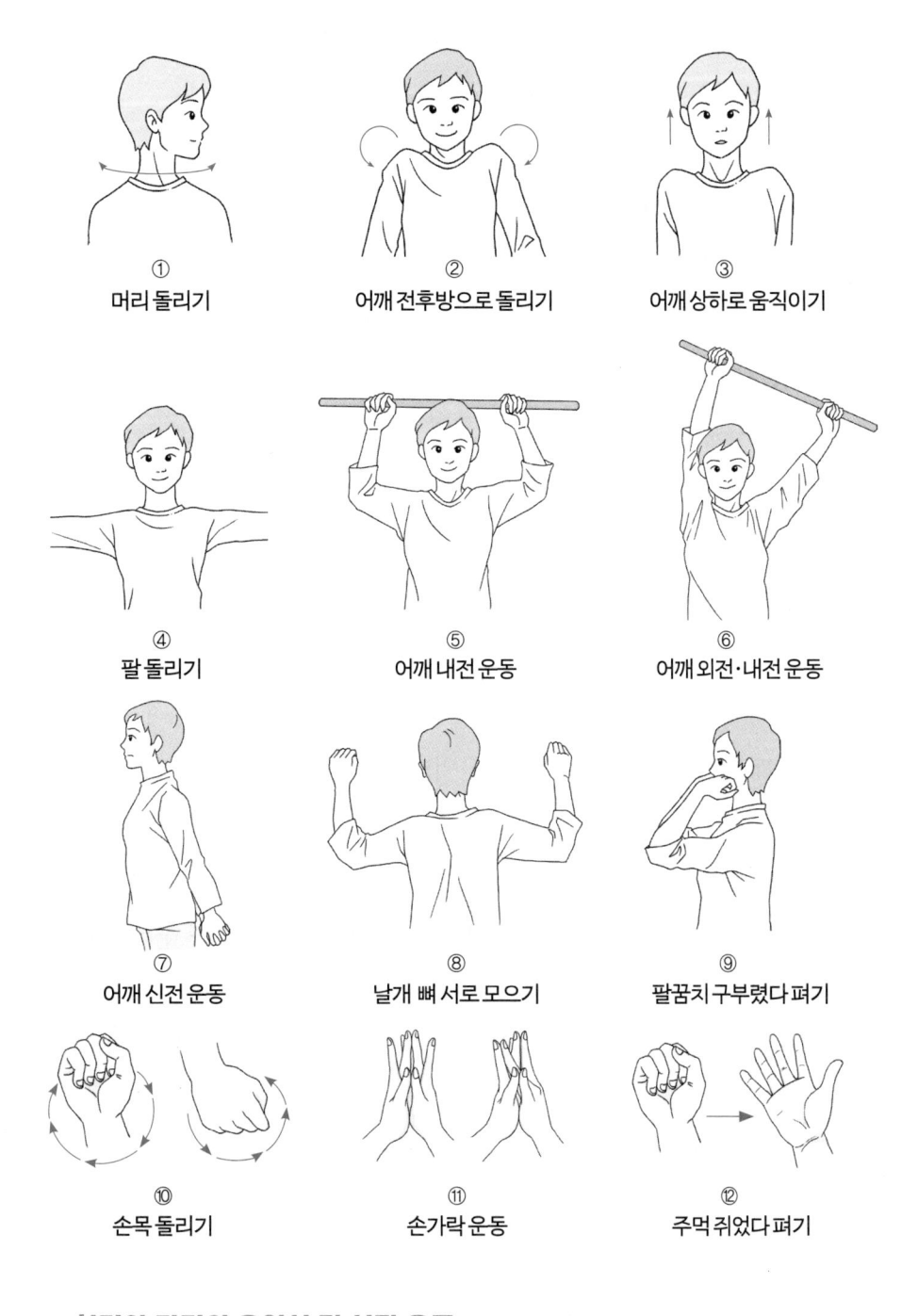

① 머리 돌리기

② 어깨 전후방으로 돌리기

③ 어깨 상하로 움직이기

④ 팔 돌리기

⑤ 어깨 내전 운동

⑥ 어깨 외전·내전 운동

⑦ 어깨 신전 운동

⑧ 날개 뼈 서로 모으기

⑨ 팔꿈치 구부렸다 펴기

⑩ 손목 돌리기

⑪ 손가락 운동

⑫ 주먹 쥐었다 펴기

허리와 다리의 유연성 및 신장 운동

① **허리와 고관절 신장 운동** 누운 자세에서 양 무릎을 가슴으로 당겨 5초

정도 유지하세요.

② **고관절 굴곡근 신장 운동** 누운 자세에서 천천히 무릎을 한쪽씩 가슴 쪽으로 끌어당기세요.

③ **고관절 신전근 신장 운동** 한쪽 발을 들어 양팔로 대퇴부 뒤를 잡고 고정한 후 무릎을 천천히 뻗으세요.

④ **허리 회전 운동** 무릎을 구부려 세운 자세에서 좌우로 무릎을 돌려 유지하세요.

⑤ **서혜부 신장 운동** 발바닥을 붙이고 앉은 자세에서 서혜부가 최대한 신장될 때까지 발을 안쪽으로 당기세요.

⑥ **다리 돌리기** 누운 자세에서 최대로 발을 바깥쪽으로 돌리세요.

⑦ **발목 구부렸다 펴기** 누운 자세에서 발목을 위로 최대한 올렸다가 아래로 미는 동작을 반복하세요.

⑧ **발가락 구부렸다 펴기** 발가락을 구부렸다가 펴는 동작을 반복하세요.

① 허리와 고관절 신장 운동

② 고관절 굴곡근 신장 운동

③ 고관절 신전근 신장 운동

④ 허리 회전 운동

⑤ 서혜부 신장 운동

⑥ 다리 돌리기

⑦ 발목 구부렸다 펴기

⑧ 발가락 구부렸다 펴기

상지 근력강화 운동

① **어깨 굴곡근 근력 운동** 가벼운 모래주머니를 매단 팔을 누운 자세에서 머리 위로 들어 올리세요.

② **어깨 외전근 근력 운동** 옆으로 누운 자세에서 팔꿈치를 구부리고, 가벼운 모래주머니를 매단 팔을 천장을 향해 올리세요.

③ **바깥쪽으로 손 밀기** 양손을 몸 앞에 두고 한쪽 손을 바깥쪽으로 미세요. 이때 반대쪽 손으로 저항을 중간 정도로 유지하세요.

④ **팔꿈치를 뒤쪽으로 밀기** 팔꿈치를 뒤로 미세요. 이때 반대쪽 손으로 저항을 중간 정도로 유지하세요.

⑤ **어깨 굴곡근 근력 운동** 선 자세에서 고무밴드의 한쪽 끝을 잡아 골반 높이에 고정하고, 반대쪽 팔을 위로 올려 유지하세요.

⑥ **어깨 신전근 근력 운동** 선 자세에서 고무밴드를 머리 위 높이에 고정하고, 반대쪽 팔을 천천히 아래로 내려 유지하세요.

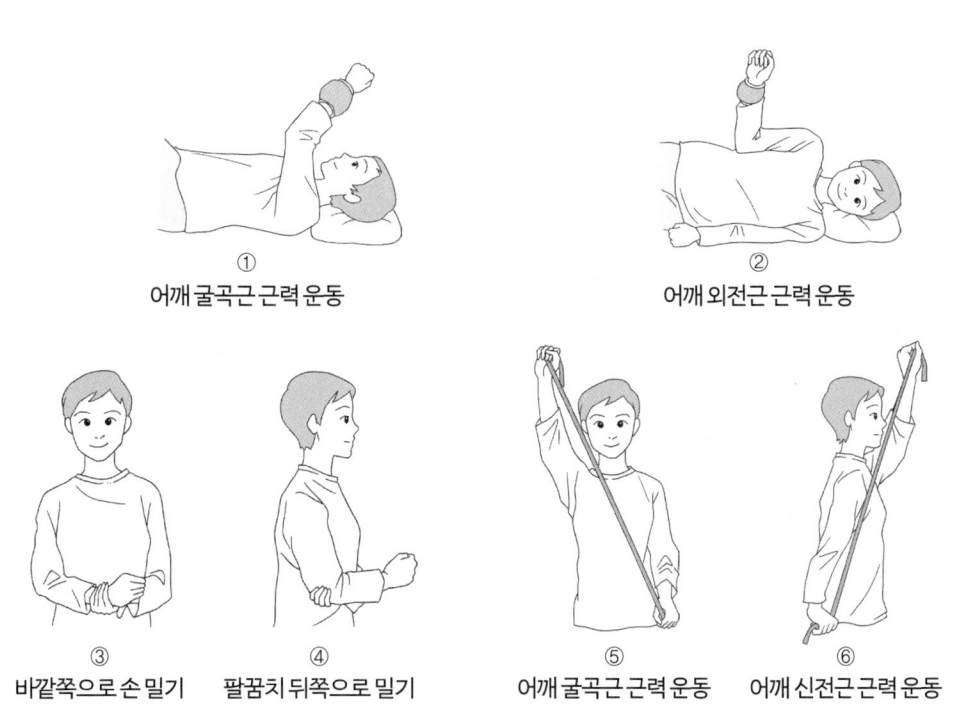

① 어깨 굴곡근 근력 운동

② 어깨 외전근 근력 운동

③ 바깥쪽으로 손 밀기

④ 팔꿈치 뒤쪽으로 밀기

⑤ 어깨 굴곡근 근력 운동

⑥ 어깨 신전근 근력 운동

⑦ **어깨 외전근 근력 운동** 선 자세에서 고무밴드를 골반 높이에 고정하고, 반대쪽 팔을 몸 바깥쪽으로 올려 유지하세요.

⑧ **어깨 내전근 근력 운동** 선 자세에서 고무밴드를 양쪽 어깨에 걸치고 최대한 팔을 벌리세요. 그런 다음 몸 안쪽으로 팔을 모아 유지하세요.

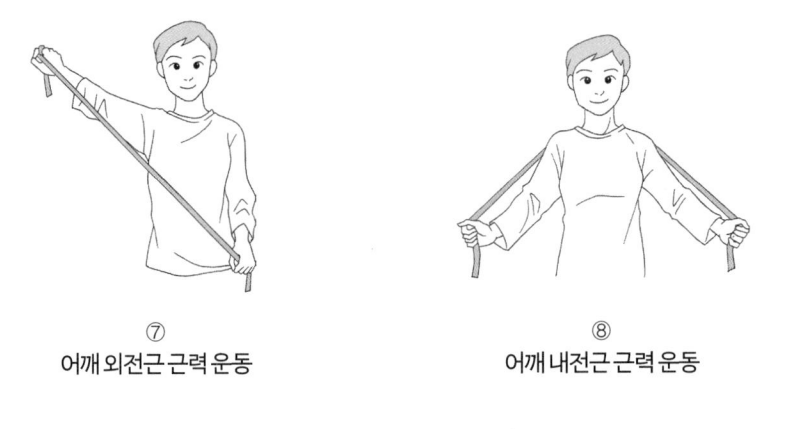

⑦
어깨 외전근 근력 운동

⑧
어깨 내전근 근력 운동

허리와 다리 근력강화 운동

① **윗몸 일으키기 운동** 무릎을 구부려 세운 자세에서 손이 무릎에 닿을 정도까지만 상체를 들어 올리세요.

② **골반 후방 경사 운동** 무릎을 구부려 세운 자세에서 복근에 힘을 주면서 엉덩이가 살짝 들릴 수 있도록 힘을 주세요.

③ **둔부 근육 강화 운동** 누운 자세에서 양쪽 둔부 근육에 힘을 주어 유지

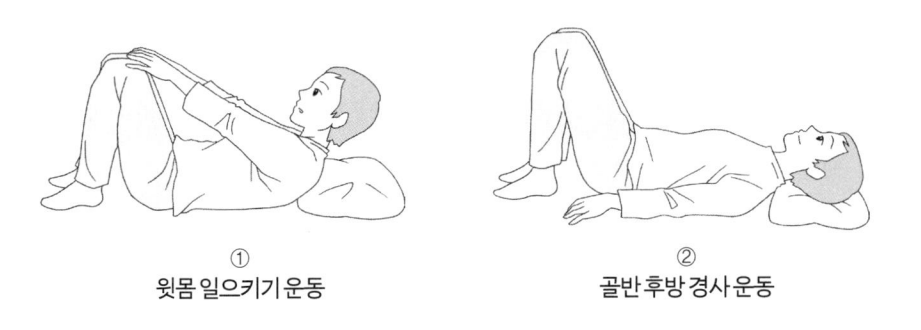

①
윗몸 일으키기 운동

②
골반 후방 경사 운동

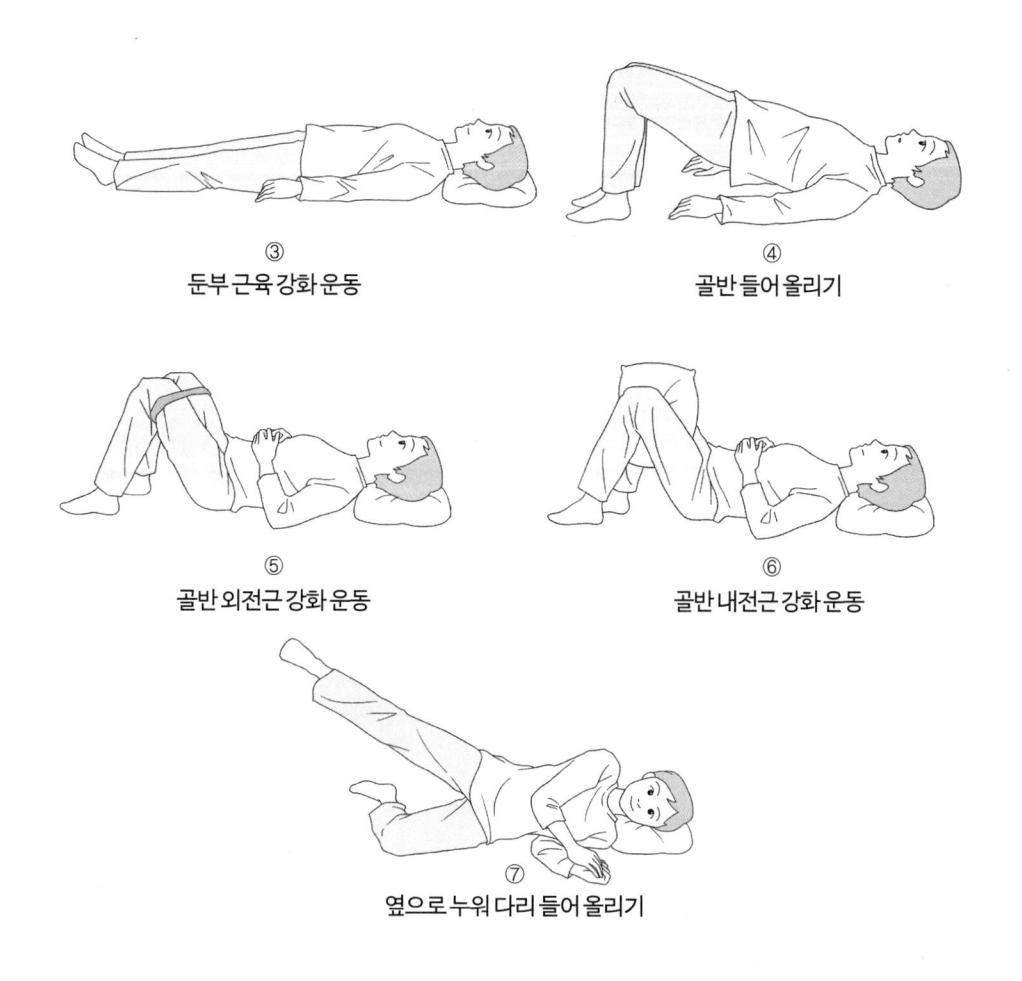

③
둔부 근육 강화 운동

④
골반 들어 올리기

⑤
골반 외전근 강화 운동

⑥
골반 내전근 강화 운동

⑦
옆으로 누워 다리 들어 올리기

하세요.

④ **골반 들어 올리기** 무릎을 구부려 세운 자세에서 골반을 들어 올려 유지하세요.

⑤ **골반 외전근 강화 운동** 무릎을 구부려 세운 자세에서 무릎 주위에 고무밴드를 묶고 천천히 힘을 주어 바깥쪽으로 밀어 유지하세요.

⑥ **골반 내전근 강화 운동** 무릎을 구부려 세운 자세에서 무릎 사이에 베개를 넣고 힘을 주어 안쪽으로 밀어 유지하세요.

⑦ **옆으로 누워 다리 들어 올리기** 옆으로 누운 자세에서 다리를 한쪽씩 위로 들어 올려 유지하세요.

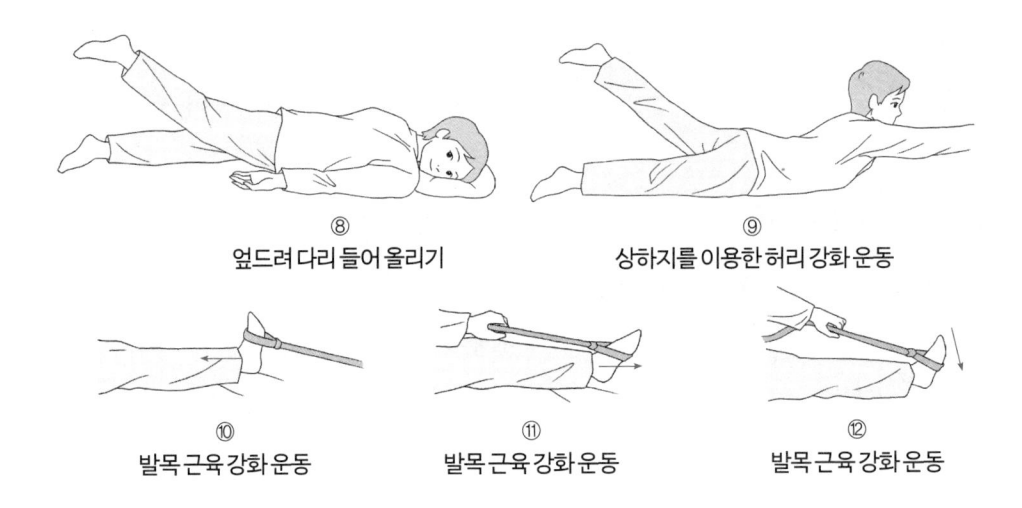

⑧ 엎드려 다리 들어 올리기　⑨ 상하지를 이용한 허리 강화 운동

⑩ 발목 근육 강화 운동　⑪ 발목 근육 강화 운동　⑫ 발목 근육 강화 운동

⑧ **엎드려 다리 들어 올리기**　엎드려 누운 자세에서 무릎을 쭉 펴고 다리를 한쪽씩 위로 들어 올려 유지하세요.

⑨ **상하지를 이용한 허리 강화 운동**　엎드려 누운 자세에서 팔을 위쪽으로 쭉 뻗고 복근을 수축한 상태를 유지하면서 교차되는 팔과 다리를 동시에 천천히 올려 유지하세요.

⑩ **발목 근육 강화 운동**　발 바깥쪽으로 고무밴드를 묶고 발끝을 몸 쪽으로 당겨 유지하세요.

⑪ **발목 근육 강화 운동**　발 안쪽으로 고무밴드를 묶고 발끝을 발바닥 쪽으로 구부려 유지하세요.

⑫ **발목 근육 강화 운동**　발 안쪽으로 고무밴드를 묶고 발끝이 바깥쪽으로 향하게 움직여 유지하세요.

복부 수술 후 운동

입원 후 병실에서 지내다 보면 움직임이 줄어 근육이 약해지고 유연성

운동할 때 꼭 점검하세요

다음 항목 중에서 어느 한 가지라도 이상이 있으면 운동을 멈추고 의사에게 이야기하세요.

1. 몸이 나른하다·····························□

2. 두통이 있다·····························□

3. 어지럼증이 있다 ······················□

4. 가슴이나 배가 아프다·················□

5. 밤에 잘 자지 못한다····················□

6. 열이 있다·····························□

7. 기침이나 가래가 나온다················□

8. 숨이 차다·····························□

9. 설사나 심한 변비가 있다···············□

10. 다리나 허리에 통증이 있다···········□

도 떨어지며 온몸이 약해집니다. 또 금식과 전신마취로 여러 합병증이 생길 수도 있습니다.

그렇기 때문에 복부 수술 후 입원해 있는 동안 근육을 풀어주고 관절을 유연하게 하는 적절한 운동을 꼭 해야 합니다. 하지만 무리해서 운동하면 안 됩니다. 복부 수술을 했을 때 복압이 상승하는 무리한 운동을 잘못하면 수술 부위에 압력을 주어 수술 후 상태를 악화시킬 수도 있기 때문입니다. 그러므로 복압이 상승하지 않는 운동 방법을 제대로 익히는 것이 중요합니다.

여기서 소개하는 운동은 복부 수술 후 2~5일 안에 할 수 있으며, 각 운동은 강도에 따라 횟수가 다르고 모든 동작은 한꺼번에 하지 않아도 됩니다. 또 개인의 능력에 따라 동작을 선택합니다.

그리고 입원 중에 하는 운동은 복대를 착용한 채 하는 게 좋습니다. 여기서 소개하는 운동은 입원 중 복부 운동이므로 퇴원 후 운동에 관해서는 의료진, 전문가와 상담하세요.

운동할 때 기억할 점

운동은 많이 한다고 좋은 것이 아닙니다. 운동할 때도 방법이 있습니다. 운동하기에 앞서 알아두어야 할 것이 있습니다. 수축기 혈압 180mmHg

이상, 확장기 혈압 100mmHg 이하, 맥박 분당 100회 이상일 때는 운동을 그만두고 의사와 상의합니다. 당뇨 환자는 혈당수치가 60mg/dl 이하이거나 300mg/dl 이상일 때 운동을 그만두고 역시 의사와 상의합니다. 이 같은 사항은 입원 중에도, 퇴원 후에도 지켜야 합니다.

심호흡 방법

암 환자에게 심호흡은 몸과 마음에 있어 좋은 운동이 됩니다. 여기서는 쉽게 따라 할 수 있는 심호흡 방법을 소개합니다.

기본적인 심호흡 방법

입을 다물고 코로 숨을 들이마시고 3~5초 동안 멈춘 다음 입을 오므려 천천히 숨을 내쉬면 됩니다. 한 시간에 5~10회 정도 실시하세요.

기구를 이용한 심호흡 방법

여기에서 사용하는 기구는 실린더 안에 공이 들어있는 인스피로미터(Inspirometer)입니다.

① 숨을 최대한 내쉰 후 호스를 입에 갖다 대세요.
② 기구 안의 공이 올라오도록 최대한 빨아 당기세요.

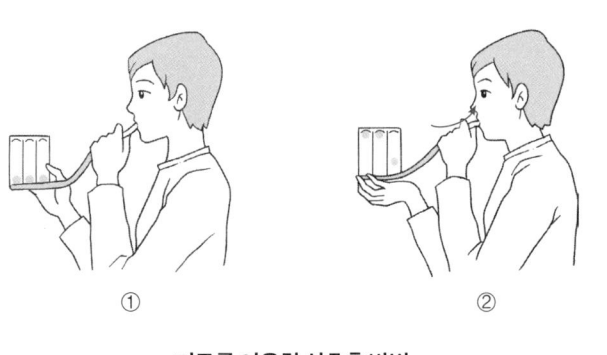

①   ②

기구를 이용한 심호흡 방법

봉지 불기

① 숨을 크게 들이마신 다음 봉지를 입에 대고 바람이 새지 않게 입구를 조이세요.

② 봉지가 최대한 부풀게 힘껏 붑니다. 이렇게 3회 반복하세요.

※ 봉지 대신 풍선을 사용해도 괜찮습니다.

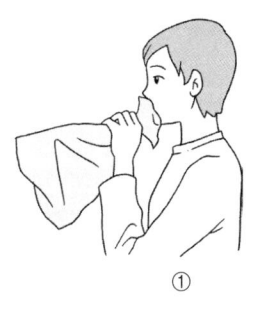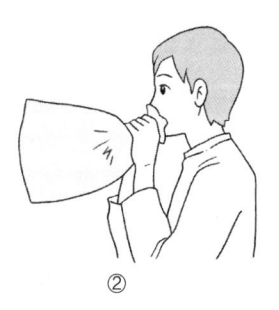

봉지 불기

누워서 하는 운동

아래 운동은 각 단계별로 5회 이상 진행합니다. 각 자세마다 5회씩 3세트를 추천합니다. 순서에 맞게 진행하되 개인의 능력에 맞추어 무리 없이 실행합니다.

목 스트레칭

① **고개 돌리기** 고개를 왼쪽으로 돌리세요. 이때 턱과 눈은 수평이 되게 하세요. 오른쪽도 마찬가지로 시행합니다.

② **머리 옆으로 숙이기** 머리를 왼쪽 어깨 쪽으로 기울이세요. 이때 어깨가 올라가지 않게 주의하세요. 오른쪽 어깨 쪽도 마찬가지로 시행합니다.

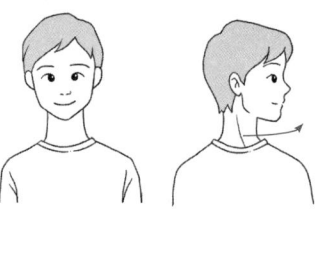

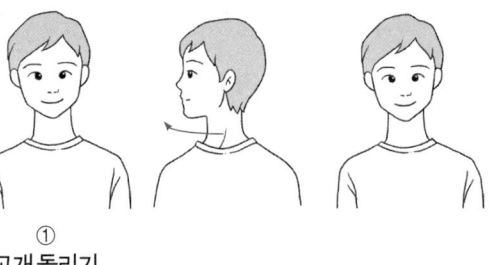

①
고개 돌리기

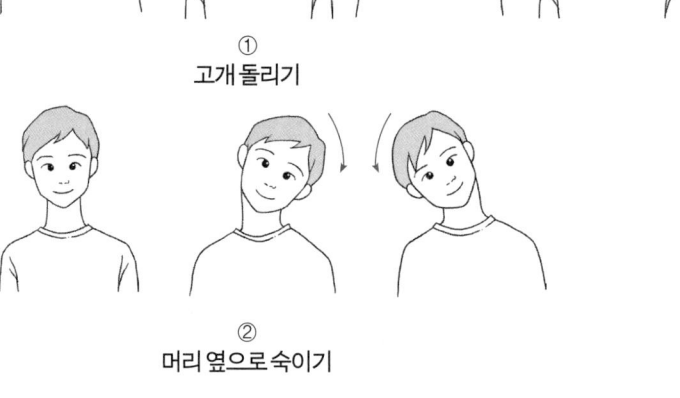

②
머리 옆으로 숙이기

어깨 스트레칭

〈어깨 올리기〉

어깨를 올릴 때 숨을 들이마시고 어깨를
내릴 때 숨을 내쉬세요.

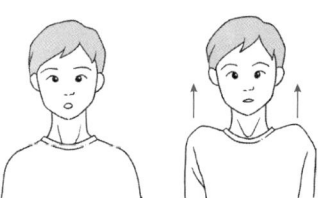

어깨 올리기

손 스트레칭

〈손목 돌리기〉

① 안쪽으로 돌리세요.
② 바깥쪽으로 돌리세요.

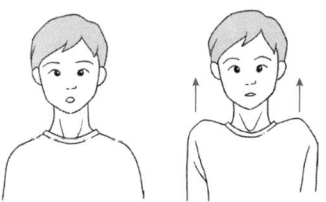

손목 돌리기

팔 스트레칭

① **팔 감싸 안기** 등이 당겨지는 느낌이 들도록 최대한 감싸 안으세요.

② **팔 앞으로 뻗기** 팔을 뻗으며 등이 바닥에서 떨어지게 하세요.

③ **팔 위로 뻗기** 팔을 올릴 때 숨을 내쉬세요.

※ 팔 운동은 각 자세마다 10회씩 실시하세요.

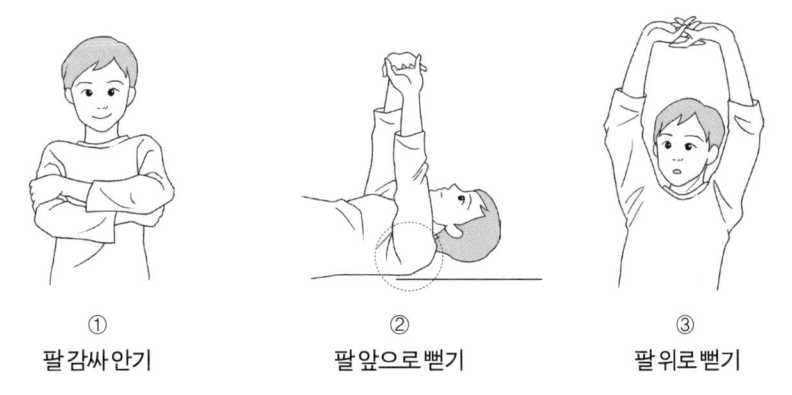

①
팔 감싸 안기

②
팔 앞으로 뻗기

③
팔 위로 뻗기

삼각근 스트레칭

〈팔 펴서 가슴으로 당기기〉

① 등을 편 채 똑바로 누우세요. 그런 다음 왼팔을 오른쪽으로 펴서 가슴으로 가져가세요.

② 왼팔을 오른쪽 팔로 감싸 안아서 당겨주세요.

③ 시선을 유지한 채 왼팔을 오른쪽으로 최대한 당기세요. 이때 오른쪽, 왼쪽 팔이 각각 수평, 수직을 이루도록 하세요. 반대쪽도 같은 방법으로 실시합니다.

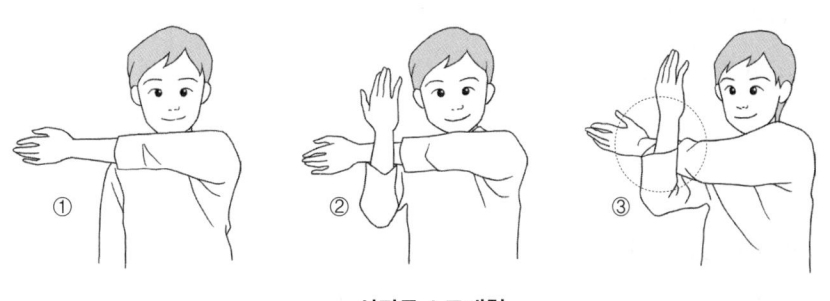

①　②　③

삼각근 스트레칭

발목 스트레칭

〈발목 꺾기와 펴기〉

① 무릎을 펴고 발끝에 힘을 주어 최대한 밀어주세요.

② 무릎을 펴고 발뒤꿈치에 힘을 주어 최대한 당기세요.

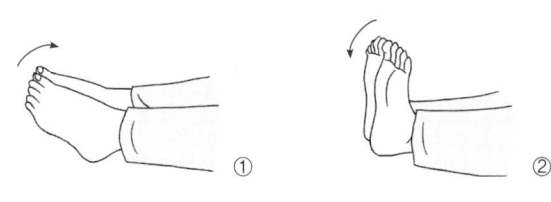

발목 꺾기와 펴기

다리 근력 운동

① 다리를 쭉 펴고 누우세요.

② 한쪽 다리를 발뒤꿈치로 바닥을 긁으면서 끌어당겨 무릎을 올리세요.

③ 다리를 굽힌 채 10초간 유지합니다. 그런 다음 다시 제자리로 돌아가세요.

④ 반대쪽 다리도 마찬가지로 실시하세요.

※ 이 운동은 몸의 혈액순환을 돕고 척추의 긴장을 줄여줍니다. 대퇴부와 복부 근육을 약간 수축함으로써 근육이 강화됩니다.

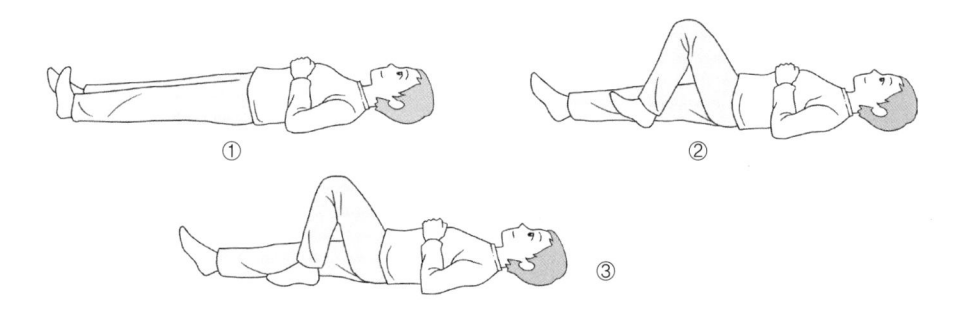

다리 근력 운동

발목 돌리기

① 다리를 30cm 정도로 벌리고 무릎은 펴세요.

② 무릎을 편 상태에서 발끝을 안쪽으로 최대한 오므리세요.

③ 무릎을 편 상태에서 발끝을 바깥쪽으로 최대한 벌리세요.

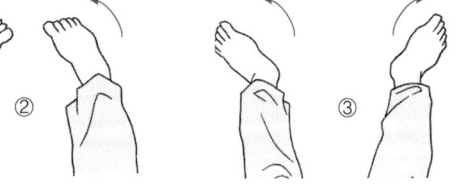

발목 돌리기

앉아서 하는 운동

아래 운동은 각각 5회 이상 진행합니다. 보통 5회씩 3세트를 추천합니다. 순서에 맞게 진행하되 개인의 능력에 맞추어 무리 없이 시행하세요.

목 스트레칭

〈좌우 동작〉

① 앞을 보고 등을 펴세요.

② 오른손으로 반대편 머리끝을 잡고 최대한 잡아당기세요.

③ 반대로 왼손으로 반대편의 머리끝을 잡고 최대한 잡아당기세요.

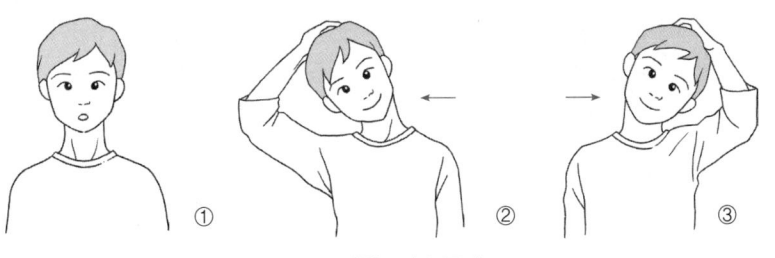

목 스트레칭 - 좌우 동작

④ 왼쪽, 오른쪽 각각 5회씩 세 번 실시하세요.

〈위아래 동작〉

① 양손을 깍지 껴서 머리 뒤에 대고 앞으로 서서히 당기세요.

② 겨드랑이를 모으고 턱을 최대한 가슴 쪽으로 당기세요. 이때 손의 위치는 목 부위가 아닌 머리 뒤입니다.

③ 목이 시원하다 느껴지면 고개를 바로 하고 양손을 맞잡으세요.

④ 엄지를 이용해 턱을 위로 밀며 목 앞쪽을 늘리세요.

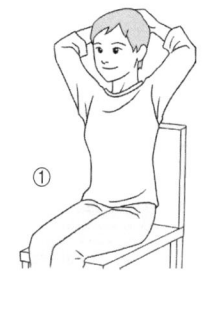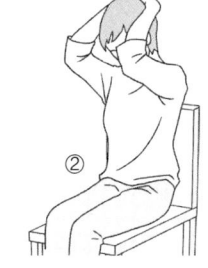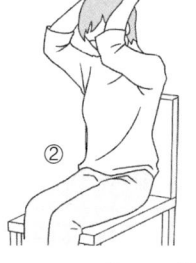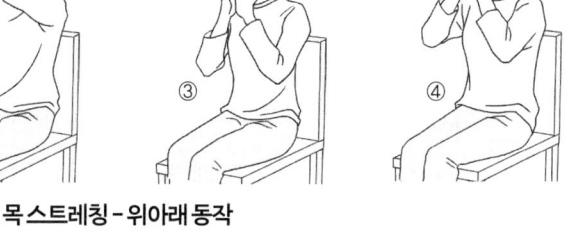

목 스트레칭 – 위아래 동작

어깨 스트레칭

〈어깨 올리기〉

① 앞을 보면서 등을 펴고 똑바로 앉으세요.

② 숨을 들이마시면서 양쪽 어깨를 최대한 올린 다음 숨을 내쉬면서 천천히 어깨를 내리세요. 이때 숨쉬기가 중요합니다.

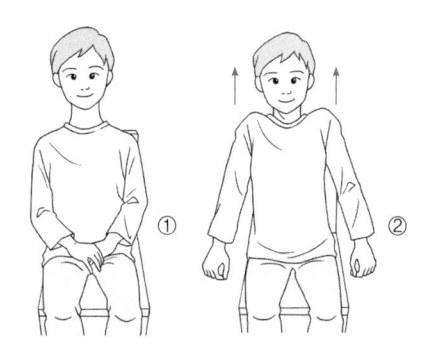

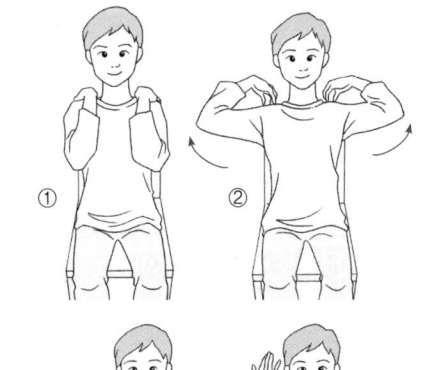

〈어깨 돌리기〉

① 앞을 보면서 등을 펴고 똑바로 앉은 뒤 양손을 양쪽 어깨 위로 올리세요.

② 천천히 팔꿈치를 바깥 방향으로 돌립니다. 같은 방법으로 안쪽 방향도 시행하세요.

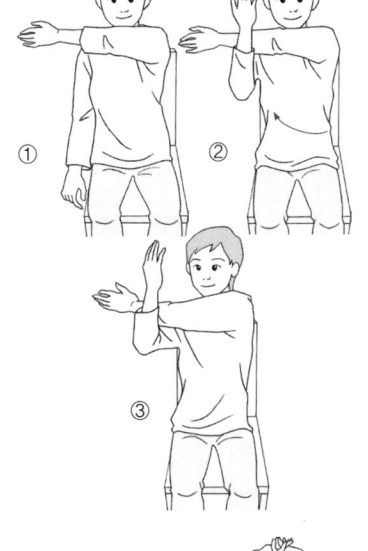

팔 스트레칭
〈팔 펴서 가슴으로 당기기〉

① 앞을 보면서 등을 펴고 똑바로 앉은 뒤 왼팔을 옆으로 펴서 가슴으로 가져가세요.

② 왼팔을 오른쪽 팔로 감싸 안아 당겨주세요.

③ 앞을 보면서 오른쪽으로 최대한 당기세요. 이때 오른쪽, 왼쪽 팔이 각각 수평, 수직을 이루게 합니다. 반대쪽도 같은 방법으로 시행하세요.

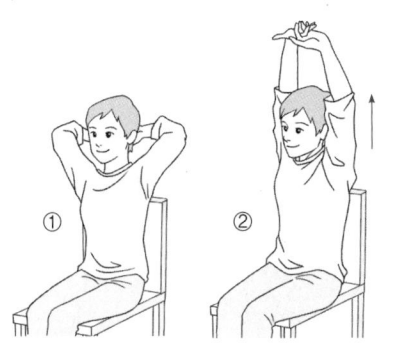

〈팔 위로 뻗기〉

① 앞을 보면서 등을 펴고 똑바로 앉은 뒤 머리 뒤에서 양손을 깍지 끼세요. 이때 머리 뒤에서 깍지를 끼는 것이 중요합니다.

② 깍지를 낀 채로 손바닥을 하늘로 향하게 하여 머리 위로 가능한 범위까지 올립니다.

허리 스트레칭
〈몸통 돌리기〉

① 시선은 정면을 향한 채 등을 펴고 똑바로 앉은 뒤 왼팔을 의자 뒤로

두세요. 오른손은 왼쪽 다리에 댑니다.

② 오른팔을 왼쪽 다리에 지지한 상태에서 얼굴을 같은 방향으로 천천히 가능한 범위까지 몸통과 함께 돌립니다. 이때 하체는 정면을 향하게 합니다. 반대쪽도 같은 방법으로 시행하세요.

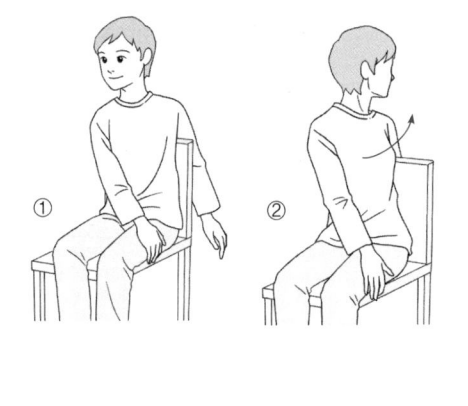

다리 스트레칭

〈발목 당기기〉

다리를 약간 위로 올리면서 발끝을 최대한 위로 당기세요. 이때 발목이 몸 쪽으로 당겨져 있는 모습이어야 하고, 종아리가 당겨지는 것이 느껴지면 됩니다. 반대쪽도 같은 방법으로 시행하세요.

〈까치발 들기와 발목 꺾기〉

① 시선을 정면에 고정한 다음 등을 펴고 똑바로 앉습니다. 그리고 양 무릎을 붙인 상태에서 양쪽 발끝을 바닥에 고정한 채 발뒤꿈치를 최대한 위로 올리세요. 이때 무거운 책을 한 권 올리면 운동 효과가 더 커집니다.

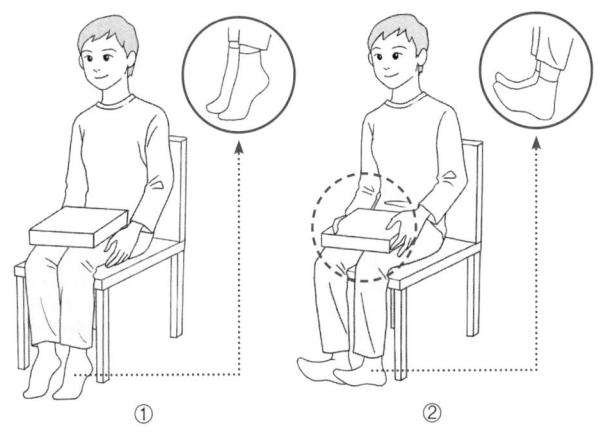

② 이번에는 반대로 발뒤꿈치를 바닥에 고정한 채로 발끝을 최대한 위로 당기세요.

③ 이 동작을 연이어 5초씩 3회 실시하세요.

서서 하는 운동

아래 운동은 각 단계별로 5회 이상 진행합니다. 순서에 맞게 진행하되 개인의 능력에 맞추어 무리 없이 진행되도록 합니다.

가슴 스트레칭

〈어깨 늘리기〉

① 시선은 정면에 고정하고 등은 편 다음 똑바로 선 자세에서 턱을 당기고 가슴이 나오지 않게 합니다. 그리고 손바닥을 펴고 손을 귀 근처까지 올리세요.

② 귀 앞에 있던 손바닥을 귀 뒤로 천천히 최대한 옮기세요. 등 뒤의 어깨 근육이 당겨지는 게 느껴지면 앞으로 천천히 제자리로 돌아옵니다.

※ 5회씩 3세트 실시하세요.

팔 스트레칭

〈벽 대고 밀기〉

① 시선을 정면에 고정하고 등은 펴세요. 그리고 똑바로 선 자세에서 양쪽 손이 지면과 수직을 이루도록 벽을 짚고 발은 11자 모양이 되게 합니다.

② 벽을 짚은 자세에서 다리를 곧게 펴고 발뒤꿈치는 바닥에 붙입니다. 그 상태에서 한쪽 다리를 앞으로 한 발짝 옮긴 뒤 무릎을 굽히면서 벽을 미세요. 그러면 뒤에 있는 다리의 종아리가 스트레칭이 됩니다. 반대쪽도 같은 방법으로 합니다.

※ 3회씩 2세트 실시하세요.

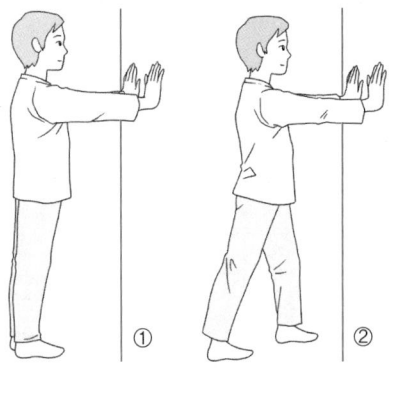

다리 스트레칭

〈다리 직각으로 올리며 걷기〉

① 시선을 정면에 고정하고 등은 편 채 똑바로 서세요. 그 상태에서 한쪽 손을 옆으로 뻗어 벽을 짚으세요.

② 벽을 짚은 자세에서 반대쪽 무릎을 천천히 높이세요. 허리를 쭉 편 채로 넘어지지 않게 한쪽 손은 벽을 짚으면서 실시합니다. 이 동작은 지정된 거리를 걸으면서 중간에 시행하세요.

※ 3회씩 2세트 실시하세요.

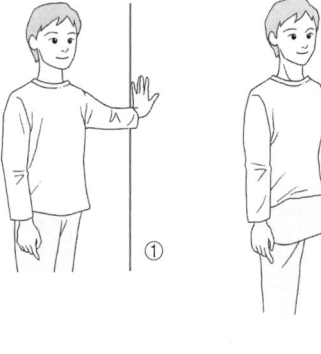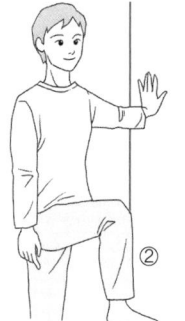

허벅다리 바깥쪽 근육 스트레칭

① 시선을 정면에 고정하고 등은 펴세요. 이렇게 똑바로 선 자세에서 한쪽 손을 옆으로 뻗어 벽을 짚고 한쪽 손은 허리를 살짝 잡은 뒤 다리를 30cm 정도 벌립니다.

② 벽을 짚은 자세에서 벽을 기준으로 안쪽 다리를 반대편 다리 뒤로 가져가세요. 앞쪽 다리를 살짝 구부리면서 골반을 벽으로 가져갑니다.

※ 오른쪽, 왼쪽 각각 5회씩 실시하세요.

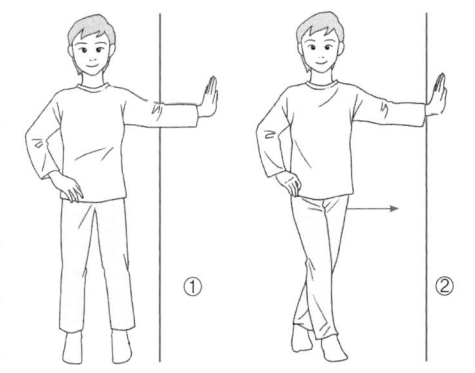

허리 스트레칭

〈몸통 구부리기와 펴기〉

① 앞을 보면서 등을 펴고 똑바로 섭니다. 그 자세에서 양쪽 손은 허리를

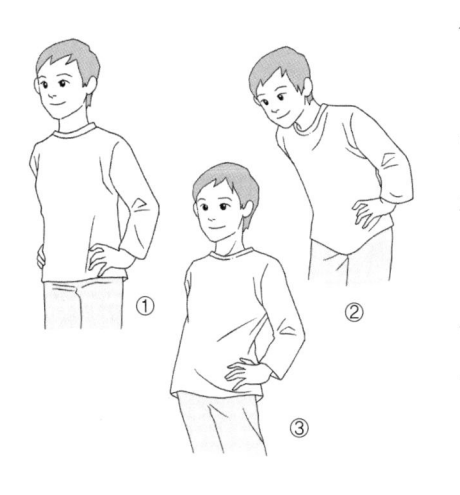

살짝 잡고 다리는 30cm 정도로 벌리세요.

② 다리를 벌린 상태에서 본인이 할 수 있는 범위까지 천천히 몸통을 앞으로 숙이세요. 균형 감각이 떨어져 넘어질 수 있으니 조심하세요.

③ 다시 천천히 제자리로 돌아온 다음 반대로 본인이 할 수 있는 범위까지 천천히 허리를 폅니다.

※ 고개를 젖히지 않도록 주의합니다. 각 자세로 5회씩 실시하세요.

허벅다리 근력 운동

허벅다리 근력 운동은 다리 근육과 엉덩이 근육의 힘을 길러줍니다.

〈앞으로 다리 들기〉

① 앞을 보면서 등을 펴고 똑바로 섭니다. 그 자세에서 한쪽 손을 옆으로 뻗어 벽을 짚으세요. 다른 팔은 차렷 자세를 하거나 허리를 살짝 잡아주세요.

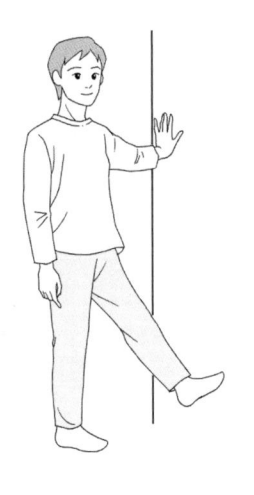

② 벽을 짚은 자세에서 한쪽 다리를 앞으로 천천히 올리세요. 넘어지지 않게 중심을 잡고 허리는 쭉 폅니다. 이때 발은 몸 쪽으로 당겨서 들고, 발끝은 위로 향하게 최대한 올린 다음 약 5초 동안 그 상태를 유지하세요.

※ 양쪽 모두 각 자세별로 5초씩 실시하세요. 발의 방향을 정면 11자로 하지 않으면 골반 근육에 무리를 주어 통증이 생길 수 있으니 주의하세요.

316

〈옆으로 다리 들기〉

벽을 짚은 자세에서 한쪽 다리를 옆으로 천천히 올립니다. 넘어지지 않게 한쪽 손은 벽을 짚고 허리는 쭉 펴세요. 다리를 올릴 때 발끝이 정면을 향하게 하고 몸통이 기울어지지 않게 주의합니다. 다리를 올린 다음 약 5초 동안 그 상태를 유지하세요.

〈뒤로 다리 들기〉

두꺼운 책 위에 올라가 벽을 짚은 자세에서 한쪽 다리를 뒤로 천천히 올리세요. 넘어지지 않게 한쪽 손은 벽을 짚고 허리는 쭉 폅니다. 발끝이 정면을 향하게 하고 무릎은 똑바로 편 채로 최대한 올린 다음 약 5초 동안 유지합니다.

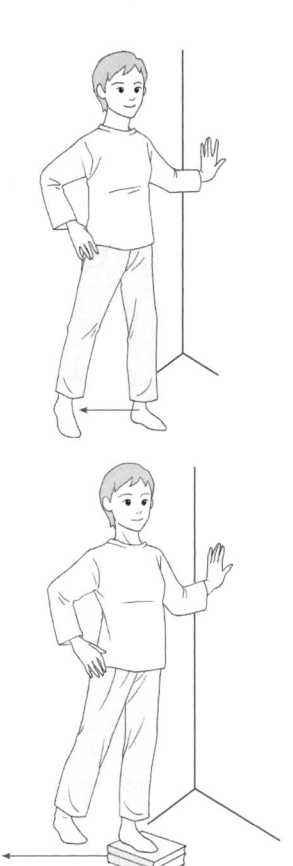

종아리 근력 운동
〈발뒤꿈치 들기〉

① 시선을 정면으로 고정하고 등을 편 다음 똑바로 섭니다. 그 자세에서 양쪽 손이 지면과 수직을 이루도록 벽을 짚고 발은 11자 모양이 되게 합니다.

② 벽을 짚은 자세에서 다리는 곧게 펴고 발 앞쪽 끝을 바닥에 붙인 채로 까치발을 들어줍니다. 이때 팔을 굽히지 말고 얼굴은 정면을 바라보세요.

※ 기본 횟수 10회로, 벽을 짚고 실시하세요.

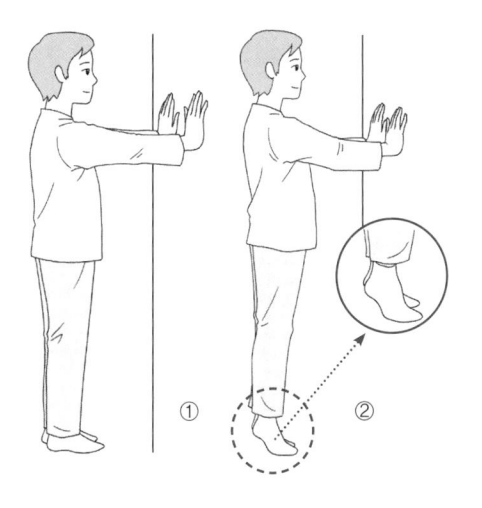

골반 및 복부 주변 근육의 근력 강화 운동

이 운동은 대장암이나 직장암 수술 후 흔히 경험하는 잦은 배변, 급박감, 잔변감, 변누출, 변실금 등의 증상 개선에 도움이 됩니다. 운동의 형태는 여성 암 환자의 성생활에 도움이 되는 케겔 운동과 비슷하나 실제로는 골반 저근육(Pelvic Floor Muscles)을 운동시킴으로써 질을 수축시키는 동시에 골반 아래에 있는 괄약근이 강화되는 운동법입니다.

1단계 운동

소변을 보다가 멈출 때처럼 골반 아래에 있는 괄약근을 수축 및 이완시키는 운동법으로 모든 운동은 5~10초간 수축과 이완을 교대로 진행하며, 10회 반복하고 3세트 실시합니다. 이 운동을 정확하게 시행하기 위해서는 어떻게 하면 근육을 올바르게 수축하고 이완하는지에 대해 배우고 실천해야 하는데, 수축 시 복부에 힘을 주지 않고 자연스럽게 천천히 호흡하는 것이 중요합니다. 또한 소변 배출 시 이 운동을 지속적으로 하면 다른 건강상의 문제가 생길 수 있으므로 소변을 볼 때는 이 운동을 하지 않도록 하십시오.

골반 및 복부 근육 수축하기

① 베개를 엉덩이에 놓고 골반을 약간 비스듬하게 둡니다.

② 양 손가락을 골반 내측 약간 아래에 그림과 같이 둡니다.

③ 소변을 보다가 참을 때처럼 골반 및 복부 근육에 힘을 주어 항문을 수축합니다.

④ 5~10초간 수축과 이완을 교대로 10회씩 3세트 실시하세요.

엉덩이 들기

① 골반 및 복부 근육의 수축을 유지합니다.

② 발끝을 들어 발뒤꿈치만 바닥에 닿게 하세요.

③ 골반을 들어 올려서 다리와 골반이 일자가 되게 합니다.

④ 5~10초간 수축과 이완을 교대로 10회씩 3세트 실시하세요.

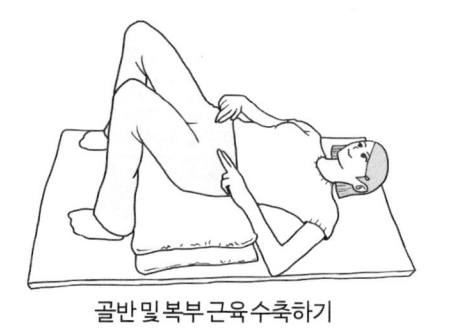

골반 및 복부 근육 수축하기   엉덩이 들기

2단계 운동

올바른 근육의 수축/이완법을 익힌 상태에서 복부에 추가적인 압력을 주는 운동으로 골반 저근육을 수축한 상태에서 기침, 재채기를 해줍니다. 일상생활에서 일어나는 여러 가지 동작 중에도 골반 및 복부 근육의 긴장도를 유지하면서 할 수 있는 운동으로, 본인이 할 수 있는 단계의 운동을 충분히 익힌 다음 좀 더 높은 단계의 운동을 시행하세요. 모든 운동은 5~10초간 수축과 이완을 교대로 진행하며, 10회 반복하고 3세트 실시합니다.

양 무릎 벌리기 / 양 무릎 모으기

① 무릎 사이에 베개를 놓거나 양 무릎에 밴드를 걸어놓습니다.

② 골반 및 복부 근육의 수축을 유지하세요.

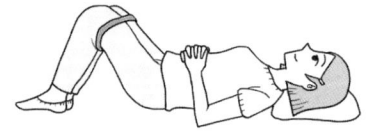

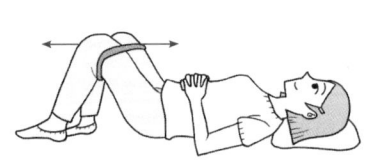

③ 무릎 사이의 베개를 양 무릎으로 모으거나 밴드가 늘어나게 양 무릎을 벌립니다.

④ 5~10초간 수축과 이완을 교대로 10회씩 3세트를 실시하세요.

누운 상태에서 양 무릎을 좌우로 움직이기

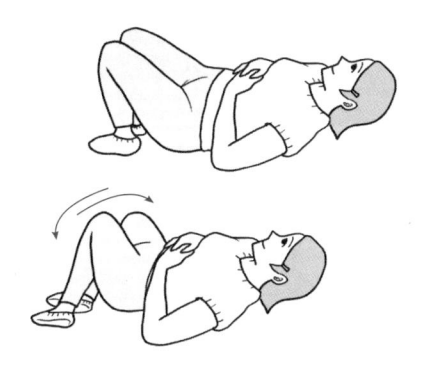

① 골반 및 복부 근육의 수축을 유지합니다.

② 그 상태로 움직일 수 있는 만큼 양 무릎을 좌우로 움직이세요.

③ 5~10초간 수축과 이완을 교대로 10회씩 3세트를 실시하세요.

골반을 움직이지 않고 다리 펴고 오므리기

① 양손을 양쪽 골반에 놓습니다.

② 골반 및 복부 근육의 수축을 유지한 상태로 한 다리씩 발뒤꿈치로 미끄러지면서 폈다가 다시 오므리세요.

③ 다리를 펴고 구부릴 때 골반이 한쪽으로 기울어지지 않게 유지해야 합니다.

④ 10회씩 3세트 실시하세요.

윗몸 일으키기

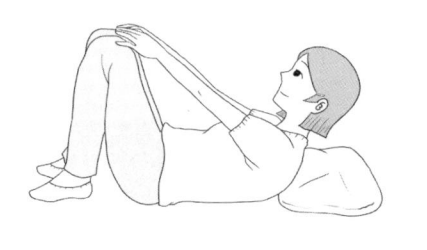

① 골반 및 복부 근육의 수축을 유지합니다.

② 그 상태로 양손을 허벅지에 놓고 윗몸을 일으키면서 양손을 무릎으로 가져가세요.

③ 5~10초간 수축과 이완을 교대로 10회씩 3세트를 실시하세요.

다리 펴서 들어 올리기

① 한쪽 다리는 펴고 다른 쪽은 구부린 상태로 눕습니다.

② 골반 및 복부 근육의 수축을 유지합니다.

③ 그 상태로 편 다리를 양 무릎 높이가 같아지도록 들어 올리세요.

④ 5~10초간 수축과 이완을 교대로 10회씩 3세트를 실시하세요.

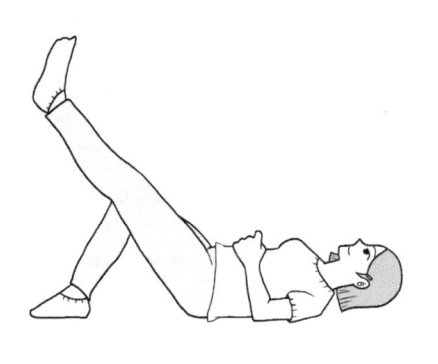

서있는 상태에서 골반 및 복부 근육 수축

① 양손을 테이블 위에 놓아 넘어지지 않도록 지지해 줍니다.

② 소변을 보다가 참거나 항문에 힘을 주듯이 골반 및 복부 근육에 힘을 주세요.

③ 5~10초간 수축과 이완을 교대로 10회씩 3세트를 실시하세요.

④ 동작이 쉬워지고 잘되면 발뒤꿈치를 들어 올린 상태에서 반복하세요.

퇴원 후 운동법

퇴원 후에도 지속적으로 운동을 하면 여러 가지 장점이 있습니다.

첫째, 신체 능력이 유지되거나 향상되고 평형 감각이 좋아져 낙상과 골절의 위험이 줄어듭니다.

둘째, 뼈를 튼튼하게 합니다. 특히 여성은 암 치료로 골다공증이 생기기 쉬운데, 걷기와 근력운동 등 체중 부하 운동을 하면 골다공증을 예방하는 데 도움이 됩니다.

셋째, 지속적인 운동은 관절의 운동 범위를 늘리고 근육을 다시 만들어 근육의 힘이 회복되도록 돕습니다. 또 수술 후 오십견으로 고생하기도 하는데, 지속적으로 운동을 하면 오십견 예방에도 좋습니다.

넷째, 운동은 온몸으로 피를 잘 순환시켜 심장질환이나 혈전의 위험을 낮추고 활력을 얻게 도와줍니다.

다섯째, 암 환자가 흔히 경험하는 피로 증상을 극복할 수 있게 도와줍니다. 또 불안과 우울함이 줄어들고 자신감이 생깁니다. 퇴원 후 운동에서 주의할 점은 먼저 의료진, 전문가와 상담해야 한다는 것입니다. 또 운동 치료 처방 내용은 환자의 상황에 맞춰 주기적으로 조절돼야 합니다. 만약 운동 중 통증이나 호흡곤란, 과도한 피로감 등이 일어나면 운동을 멈추고 의료진에게 꼭 연락하세요.

전 운동(워밍업)

① **숨쉬기** 팔을 위로 올리면서 숨을 들이마시고 팔을 내리면서 숨을 내쉬세요.

② **종아리 스트레칭** 한 걸음 나아간 자세에서 앞에 있는 무릎을 구부리세요. 이때 뒤에 있는 다리는 펴져있어야 합니다.

③ **고정식 자전거** 속도는 가장 낮은 강도로 5~7분 동안 하세요.

④ **걷기** 가벼운 걷기 속도(1.5~3.0 km/h)로 5~7분 정도 걸어서 전신 근육을 풀어줍니다.

목, 어깨 및 팔 운동

① **고개 숙이기 운동** 양손으로 수건을 잡고 수건을 머리 뒤에 붙인 다음 고

개를 숙이며 천천히 당겨주세요. 고개를 숙인 상태로 5초 동안 유지합니다.

② **고개 들기 운동** 양 엄지를 턱 밑에 두고 천천히 위로 밀어 올리면서 천장을 바라보세요. 고개를 든 상태로 5초 동안 유지합니다.

③ **고개 돌리기 운동** 고개를 최대한 좌우로 돌리세요.

④ **고개 기울이기 운동** 한쪽 방향으로 고개를 잡아당겨 목을 기울여 주세요. 반대쪽도 똑같이 실시합니다.

⑤ **팔 펴서 가슴으로 당기기** 팔을 펴서 가슴으로 가져간 다음 반대쪽 팔로 감싸 안아서 당기세요.

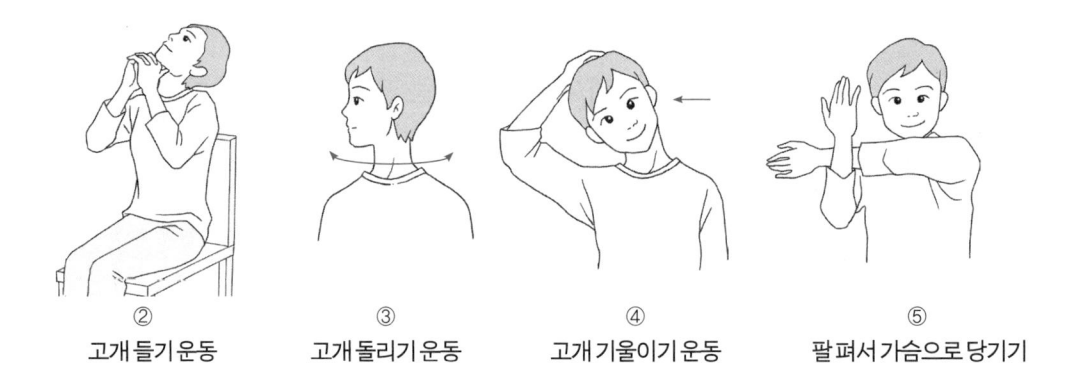

| ② | ③ | ④ | ⑤ |
| 고개 들기 운동 | 고개 돌리기 운동 | 고개 기울이기 운동 | 팔 펴서 가슴으로 당기기 |

몸통 및 다리 운동

① **허리와 고관절 신장 운동** 누운 자세에서 양 무릎을 가슴 쪽으로 당겨 5초 동안 유지합니다.

② **고관절 신전근 신장 운동** 누운 자세에서 한쪽 다리를 올린 다음 양팔로 골반의 뒷 부분을 잡고 고정한 뒤 무릎을 천천히 펴세요.

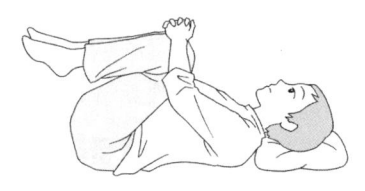

① 허리와 고관절 신장 운동

③ **전신 비틀기 운동** 옆으로 누운 상태에서 위에 있는 무릎을 당겨 아래에 있는 팔로 고정하세요. 그런 다

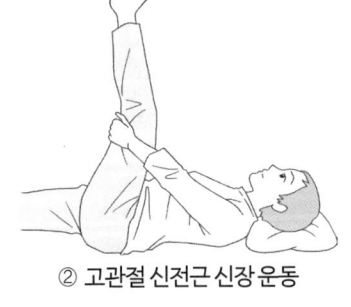

② 고관절 신전근 신장 운동

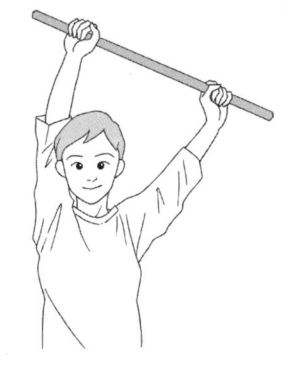

⑤ 옆구리 신장 운동

음 반대쪽 팔을 위로 젖혀 올립니다.

④ **등 구부리고 펴기** 네 발로 기는 자세를 합니다. 그 자세에서 고개를 들면서 허리와 등을 펴고 고개를 숙이면서 구부립니다.

⑤ **옆구리 신장 운동** 양손으로 막대나 수건을 잡고 머리 위로 팔을 편 다음 좌우로 몸을 구부리세요. 구부린 상태를 5초 동안 유지합니다.

⑥ **무릎 구부리기 운동** 엎드린 자세에서 발목을 엉덩이로 잡아당기세요.

⑦ **골반 신장 운동** 선 자세에서 한쪽 다리를 앞으로 하고 뒤쪽 다리는 폅니다. 그 상태를 유지하면서 엉덩이를 천천히 앞으로 내미세요.

상지 근력 운동

① **팔 굴곡근 근력 운동** 가벼운 모래주머니(1kg)를 손에 쥐고 팔꿈치를 구부렸다 펴세요.

② **팔 신전근 근력 운동** 앞으로 몸을 기울인 자세에서 가벼운 모래주머니를 손에 쥐고 팔을 뒤로 천천히 펴세요.

③ **어깨 외전근 근력 운동** 가벼운 모래주머니를 손에 쥐고 양팔을 편 다음 어깨높이만큼 옆으로 올렸다 내리세요.

④ **어깨 굴곡근 근력 운동** 가벼운 모래주머니를 손에 쥐고 양팔을 편 다음 어깨높이만큼 앞으로 올렸다 내리세요.

하지 근력 운동

① **무릎 펴기 운동** 앉은 자세에서 가벼운 모래주머니를 차고 무릎을 폈

다가 구부리세요.

②**바로 누워 다리 들기** 누운 자세에서 무릎을 펴고 한쪽 다리를 바닥에서 10cm 정도 들어 올리세요.

③**엎드려서 다리 들기** 엎드린 자세에서 무릎을 펴고 한쪽 다리를 바닥에서 10cm 정도 들어 올리세요.

④**무릎 구부리기 운동** 엎드린 상태에서 가벼운 모래주머니를 발에 묶고 무릎을 구부려 발을 올렸다가 내립니다.

⑤**다리 펴서 옆으로 들어 올리기** 옆으로 누운 상태에서 가벼운 모래주머니를 발에 묶고 다리를 펴서 옆으로 들어 올려 유지하세요.

⑥**한 발 내민 자세에서 무릎 구부리기** 앞으로 한 걸음 정도 발을 내민 다음 양쪽 무릎을 구부려 앉았다 일어섭니다.

균형 운동

①**한 발로 서서 균형 잡기** 한쪽 발을 들고 선 자세를 유지하면서 균형을 잡으세요.

②**균형 잡기 운동** 네 발로 기는 자세에서 한쪽 팔과 반대편 다리를 들어 균형을 잡으세요.

유산소 운동의 예시

①**걷기** 트레드밀을 이용해 걸으세요. 속도와 시간, 목표 심장 박동수를 기록합니다.

②**고정식 자전거** 자전거를 타거나 고정식 자전거를 이용하세요. 속도와 시간, 목표 심장 박동수를 기록합니다.

③**팔 자전거(Arm Ergometer)** 팔 자전거를 이용하세요. 속도와 시간, 목표 심장 박동수를 기록합니다.

기구 운동의 예시

① **다리 신전 운동** 다리 확장 운동(Leg Extension) 기구를 이용하세요. 무게, 횟수, 세트를 기록합니다.

② **팔로 밀기** 가슴압박 운동(Chest Press) 기구를 이용하세요. 무게, 횟수, 세트를 기록합니다.

③ **뒤로 잡아당기기** 시티드 로우(Seated Row) 기구를 이용하세요. 무게, 횟수, 세트를 기록합니다.

④ **고정식 자전거(Bike)** 고정식 자전거를 이용하세요. 속도와 시간, 목표 심장 박동수를 기록합니다.

⑤ **다리 굴곡 운동** 다리 굴곡 운동(Leg Curl) 기구를 이용하세요. 무게, 횟수, 세트를 기록합니다.

⑥ **복부 근력 운동** 복부 근육 운동(Abdominal Machine) 기구를 이용하세요. 무게, 횟수, 세트를 기록합니다.

⑦ **허리 근력 운동** 백 머신(Back Machine) 기구를 이용하세요. 무게, 횟수, 세트를 기록합니다.

⑧ **크로스컨트리** 크로스워커(Crosswalker) 기구를 이용하세요. 속도, 시간, 목표 심장 박동수를 기록합니다.

정리 운동의 예시

① **숨쉬기** 팔을 위로 올리면서 숨을 들이마시고 팔을 아래로 내리면서 숨을 내쉬세요.

② **허리 숙이기** 앉은 상태에서 팔을 모으면서 발을 향해 허리를 숙이세요.

③ **체간 회전하기** 앉은 자세에서 고개를 돌리면서 허리를 회전하세요.

④ **골반 신장하기** 선 자세에서 한쪽 다리를 앞으로 하고 뒤쪽 다리는 폅니

다. 그 상태를 유지하면서 엉덩이를 천천히 앞으로 내밀어 5초 동안 유지하세요.

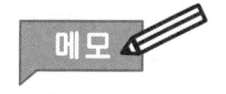

퇴원 후 운동, 이것이 궁금해요

Q 어떤 운동의 형태가 좋은가요?

유산소 운동과 근력운동을 같이 하는 것, 즉 걷기와 맨손체조를 같이 하는 게 좋습니다.

Q 운동의 강도는 어느 정도면 되나요?

최대 심장 박동수의 40~50% 정도로, 암 환자가 힘들어하지 않는 운동 강도를 유지하세요. 운동 중에 다른 사람과 이야기해도 숨이 차지 않는 정도의 운동 강도가 적절합니다.

Q 운동 시간은 어느 정도가 적당한가요?

매주 5~6일, 1회 30~40분입니다. 예를 들어, 10분 운동-5분 휴식-10분 운동-5분 휴식처럼 10분 운동과 5분 휴식의 주기를 반복하세요. 운동이 힘들면 운동 시간을 5분으로 줄이고 휴식 시간을 조금 늘립니다.

Q 운동 프로그램의 순서는 어떻게 할까요?

정적인 동작-동적인 동작-정적인 동작 순서로 합니다. 예를 들면, 제자리에서 하는 스트레칭 운동, 움직이면서 하는 운동, 제자리에서 하는 호흡 조절 운동의 순서가 좋습니다.

Q 운동을 꾸준하게 하는 방법은 없을까요?

가족이나 보호자와 함께 운동하세요. 왜 운동해야 하는지 서로 이야기하고 운동을 지속할 수 있게 응원도 해주세요.

증상별 추천 운동

효과	유산소 운동			근력운동		
	운동 빈도	운동 강도	운동 시간	운동 빈도	운동 강도	반복 횟수
피로감 해소	주3회	중등도	30분	주2회	중등도	12~15회 2세트
삶의 질 향상	주2~3회	중등도~ 고강도	30~60분	주2회	중등도~ 고강도	8~15회 2세트
신체 기능 향상	주3회	중등도~ 고강도		주2~3회	중등도~ 고강도	8~15회 2세트
불안감 개선	주3회	중등도~ 고강도		유산소 운동 권장		
우울감 개선	주3회	중등도~ 고강도				
림프부종 개선	근력운동 권장		주2~3회	부종이 심해지지 않을 정도로 천천히 강도를 높여서		
뼈 건강 개선	근력운동 권장		주2~3회	중등도~고강도 근력 운동 + 고강도 체중부하 운동		
수면 장애 개선	주3~4회	중등도	30~40분	유산소 운동 권장		

· 중등도 강도: 목표 심박수 = (220-나이)의 65~75%, 보통~다소 힘듦, 숨이 가쁘지만 지속적인 대화 가능
· 고강도: 목표 심박수 = (220-나이)의 76~96%, 다소 힘듦 ~ 매우 힘듦, 숨이 가빠서 단어 수준의 대화만 가능

※ 삼성서울병원 암치유센터 암재활 클리닉 암 환자의 운동지침

08

건강검진

한번 암에 걸리면 같은 나이와 성별의 일반인에 비해 새로운 암의 발생 위험이 약간 더 높은 것으로 알려져 있습니다. 따라서 병원에서 하는 정기검진 말고도 2차 암 예방을 위한 건강검진을 따로 받아야 합니다. 암 생존자도 일반인에 적용되는 암 조기검진 권고안대로 검진받을 것을 권장합니다.

전문의와 상의한 후 검진받기

바쁜 일상에서 제대로 된 건강검진을 받기가 쉽지만은 않습니다. 건강검진 항목이 워낙 많다 보니 내게 꼭 필요한 검사가 무엇인지 몰라 제대로 된 검진을 받지 못하는 사람도 많죠. 가장 적절한 건강검진은 경험 많은 검진 전문의와 상담한 후 연령별·성별·위험 요인별로 검사하는 것입니다.

암 환자의 경우 일반인을 위한 건강검진 방법을 참고하되, 필요한 다른 검진도 스스로 챙겨야 합니다. 예를 들어 내가 자궁경부암이라면 이를 제외한 유방암 검사, 위 내시경, 대장 내시경 등은 본인이 챙겨서 받아야 합니다.

연령대별 받아야 할 건강검진

일반 건강검진에는 대부분 신장, 체중, 비만도, 시력, 청력, 혈압, 간 기능·혈당·총 콜레스테롤·빈혈 등 혈액 검사, 흉부 엑스레이, 심전도 검사가 포함돼 있습니다. 모든 연령대에 공통으로 적용되는 이들 검사로는 현재 몸 상태의 기본적인 문제를 파악할 수 있습니다. 10~20대에는 기본 검사만으로 충분한 경우가 많지만, 30대부터는 신체 노화가 시작되고 사회생활 등으로 인해 다양한 질환의 위험에 노출되므로 추가적인 검사가 필요합니다.

10대는 예방접종을 받고 비만 관리를 시작하세요

10대는 성장기로 체력이 왕성한 시기이기에 건강 관리에 대한 필요성을 느끼지 못하는 경우가 많습니다. 하지만 신체적으로나 정신적으로 가장 많은 변화가 일어나는 시기인 만큼 신체적 문제의 조기 검진과 치료 그리고 전반적인 심리적 문제 등을 진단해 볼 필요가 있습니다. 특히 B형 간염 접종, 자궁경부암 예방접종(10대 여성의 경우) 등 건강의 기초가 되는 여러 가지 예방접종을 필수로 받고 콜레스테롤 검사 등을 통한 비만 관리에도 신경을 써야 합니다. 요즘에는 비만 연령이 점점 어려지고 있기 때문입니다. 또한 만 10세 이후 여성은 성경험이 생기기 전 자궁경부암 예방 백신을 접종하는 것이 좋습니다.

20대 여성은 매년 산부인과 검진을 받는 게 좋아요

건강검진은 가능하다면 20대부터 시작하는 것이 좋습니다. 해마다 기본 검사를 받는 것이 가장 좋으며, 일반 건강검진 항목만 받아도 충분합니다. 20대 여성의 경우 성경험 시작 후부터 2년 주기로 자궁경부암 검진을 받는 것을 권장하며 생리불순이나 냉을 가볍게 지나치지 말고 치료받아야 합니다. 결혼 예정이라면 결혼 전후로 전문의와 피임 상담도 하는 것이 좋고, 가족 중 유방암 환자가 있거나 BRCA 유전자 돌연변이가 있는 고위험군이라면 25세경부터 유방에 대한 진료와 초음파 검사를 받아야 합니다.

30대 남성은 2년마다 위 내시경 검사를 추가하세요

기본 검사와 함께 상복부 초음파, 위 내시경 검사를 추가로 받도록 합니다. 연령상 암은 물론 뇌경색·심장질환은 발생이 드물기는 하지만, 위궤양·식도염 빈도는 높은 편이므로 2년에 1회 정도 위 내시경 검사를 받는 것이 좋습니다. 이 시기 건강을 위해서는 전문의와의 상담을 통해 술·담배를 끊어야 합니다. 매일 술을 마시고 담배를 피우면 아무리 건강하더라도 건강에 치명적인 영향을 미칠 수 있으니까요.

여성의 경우 2년 주기로 자궁경부암 검사를 계속 받고, 필요에 따라 골반초음파 검사를 받을 수 있습니다. 만약 자궁경부암 백신을 미리 맞지 못했다면, 30대에 맞아도 늦지 않습니다. 유방암 검사는 증상이나 가족력이 없더라도 40세 이후부터 2년마다 시행하는 것이 좋습니다. 그러나 가족 중에서 부모나 형제가 유방암을 앓았다면 30세 전이라도 정기적인 유방 검진을 권장합니다.

40대는 3~5년 간격으로 대장 내시경을 받으세요

40대 이상에는 기존 병력에 따라 6개월~1년에 한 번씩 건강검진을 받도록 합니다. 이때부터는 3~5년 간격으로 대장 내시경을 시행합니다. 용종이 있거나 대장암 가족력이 있다면 전문의와의 상담을 통해 검사 간격과 시기를 앞당기는 것이 좋습니다. 총 콜레스테롤 수치 체크와 위 내시경, 위투시 검사도 마찬가지입니다. 간염 바이러스 보유자는 6개월~1년에 한 번씩 간기능 검사(간 초음파)를 받고 혈당 검사로 당뇨를 예방하도록 합니다.

50대 남성은 전립선, 여성은 골다공증 검사를 추가하세요

50대는 남성에게 뇌혈관계 질환 발생이 급격하게 증가하는 시기입니다. 직장암·대장암 발생도 많아지므로 대장 내시경 검사를 꼭 받아야 합니다.

나이가 들면서 아픈 곳이 많아지다 보니 조금 아파도 대수롭지 않게 지나치는 경우가 많은데 이는 병을 키우는 일입니다. 그렇기 때문에 조금이라도 증상이 나타나면 정확한 검사를 받아 조기에 치료를 해야 합니다. 특히 당뇨·고혈압 등 만성질환자의 경우 주치의와 상담 후 심장 초음파, 심장 운동부하 검사, 뇌혈류 검사가 필요할 수 있습니다. 고지혈증·당뇨병·심장병 등의 가족력이 있고 의심 증상이 있다면 주치의와 상의 후 심전도 또는 운동부하 검사가 필요할 수 있습니다. 또한 50대는 직장수지 검사(의사가 장갑을 끼고 환자의 직장에 손가락을 넣어 전립선의 상태를 진단하는 검사)와 전립선 초음파도 고려해야 하는 때입니다. 여성은 50세 전후로 폐경기를 맞게 되는데 이때는 호르몬 변화로 인한 골다공증 위험이 있으므로 폐경 이후로는 골밀도 검사를 받아야 합니다. 2년마다 자궁경부암 검사와 유방암 검사를 받는 것도 잊지 마십시오.

60대는 치매 등 퇴행성 질환 조기 발견과 예방이 중요해요

60대는 건강상 문제가 가장 중요한 시기입니다. 치매 등 퇴행성 질환과 각종 성인병으로 인한 합병증의 발생이 높으므로 체계적인 관리가 필요하지요. 조기 진단을 통해 치료하지 않으면 생명에 위협을 초래할 가능성이 높기 때문에 주기적인 건강검진을 반드시 받아야 합니다.

50대 건강검진 항목과 크게 다르진 않지만, 대장 내시경 검사를 좀 더 강화할 필요가 있습니다.

치매 등 퇴행성 질환과 함께 고혈압·당뇨 등 각종 성인병을 조기에 발견하고 예방하기 위해 뇌파 및 혈류 검사, 심장 초음파 검사, 동맥경화증 검사 등을 고려해 볼 수 있습니다.

담배를 30년 이상 피운 경우 폐암 조기 검진을 위해 저선량 폐 CT를 받아볼 수 있습니다. 노인성 난청이나 백내장의 조기 발견을 위해 정기적으로 시력과 청력 검사를 받고 우울증에 관한 검사도 받습니다. 기초 체력·치매 선별·우울증·골밀도·빈혈 검사 등도 해야 하지요. 여성은 유방 엑스레이 검사를 74세까지는 2년마다 실시하고, 자궁경부암 검사도 74세까지 2년(최대 3년)마다 받습니다.

여성호르몬 검사, 골반 초음파 검사 등이 추가될 수도 있습니다. 남성의 경우 남성호르몬 검사, 전립선 초음파 검사 등을 추가할 수 있습니다. 노년이 시작되는 이 시기에는 생활 습관을 고쳐도 이미 진행 중인 각종 퇴화 현상으로 질병을 원천적으로 막기는 힘듭니다. 1년에 한 번은 꼭 의사와 상담해 본인에게 맞는 건강검진을 받으십시오.

메모

건강검진 가이드 10계명

① 연말 우편물로 안내되는 무료 검진부터 챙기기

② 정밀 건강검진은 위험 질환에 따라 1~2년에 한 번 규칙적으로 받기

③ 신년이나 생일 등 기억하기 쉬운 날을 건강검진 날로 지정해 두기

④ 나에게 맞는 건강검진은 검진 전문 상담원을 통해 추천받기

⑤ CT, MRI 등을 많이 한다고 좋은 것은 아니니 검진 전문의와 상담 후 꼭 필요한 고위험군만 선택하기

⑥ 결혼을 앞둔 예비부부는 건강한 결혼생활과 출산을 위해 혼전 건강검진을 챙기기

⑦ 여성은 20~30대부터 자궁경부암, 유방암 예방을 위해 검사를 받기

⑧ 50대 이상은 골밀도 검사, 치아 검사 등 삶의 질을 떨어뜨리는 질환을 대비하는 검진을 챙기기

⑨ 흡연자는 저선량 폐 CT로 검진하기

⑩ 건강검진이 건강 보증수표는 아니므로, 결과 상담을 통해 건강 관리와 치료 계획을 세우고 실천하기

유방암의 자가 검진

유방암은 외국뿐만 아니라 우리나라에서도 여성 암 중 가장 흔한 암입니다. 식습관과 생활 패턴의 서구화 등으로 매년 발생 빈도가 증가하고 있지요.

국가암등록통계에 따르면 2021년 한 해 동안 우리나라에서 10만 명당 55.7명의 환자가 새로 발생했으며, 서구에 비해 비교적 젊은 나이인 40대 여성에서 발생 빈도가 높은 양상을 보이고 있습니다.

유방암은 조기에 발견하면 좋은 치료 성적을 기대할 수 있습니다. 여러 첨단 검사법도 개발 중이지만 아직까지 유방암 환자 세 명 중 두 명은 스스로 혹이 만져서 병원을 방문하고 있습니다. 그만큼 유방 자가 검진법을 알고 시행하는 것은 유방암 조기 검진을 향한 중요한 첫걸음입니다. 일반인이 자가 검진을 통해 유방암을 발견할 수 있다는 데 논란이 많기도 합니다. 그렇지만 자주 자신의 유방을 만져보아 자신의 유방과 친해지면, 유방에 생긴 변화에 민감해져 보다 정확한 검사를 할 수 있습니다. 그런 만큼 유방암도 빨리 발견할 수 있겠죠. 또 유방암 수술 후에도 반대쪽 유방에 대한 검사를 계속하며 자가 검진하는 습관을 갖는 게 매우 중요합니다.

유방 자가 검진은 폐경 전 여성의 경우 매달 생리 직후부터 3~5일 이내, 폐경 후 여성이라면 매달 정해진 날(예를 들면, 매달 1일, 매달 15일 등)에 하면 됩니다.

Dr's Advice

이럴 땐 의사에게 도움을 요청하세요

자가 검진 후에 한쪽 유방의 크기가 평소보다 커졌거나 한쪽 유방이 늘어진 경우, 유방 피부에 귤껍질 같은 곳이 있거나 평소와 다르게 유두가 들어가 있는 경우, 유두의 피부가 변했거나 평소와 달리 위쪽 팔이 부어있는 경우, 유두에서 분비물이 나오거나 덩어리가 만져지고 겨드랑이 림프절이 커진 경우에는 반드시 유방 전문의와 상담하십시오.

유방암 자가 검진

① **1단계** 거울 앞에 서서 자신의 유방을 보며 유방의 형태를 관찰합니다.

② **2단계** 왼손을 머리 위로 올린 후 오른쪽 가운데 2, 3, 4번째 손가락의 첫마디 바닥면을 이용해 유방의 바깥쪽에서부터 시계 방향으로 원형을 그리며 유두를 향하여 천천히 들어오면서 유방을 촉진합니다. 촉진은 동전 크기만큼 약간 힘주어 유방을 눌러서 비비는 느낌으로 실시합니다. 유방 전체를 확인한 후에는 반드시 겨드랑이와 쇄골 위아래를 같은 방법으로 검진합니다. 유두 주변까지 작은 원을 그리며 만져본 후에는 유두의 위아래와 양옆에서 안쪽으로 유방을 꽉 잡아 비정상적인 분비물이 있는지 확인합니다. 반대쪽 유방도 같은 방법으로 확인합니다.

③ **3단계** 편한 상태로 누워서 검사하는 쪽 어깨 밑에 수건을 접어 받친 후 검사하는 쪽 팔을 위쪽으로 올리고 반대편 손으로 2단계의 방법과 같이 검진합니다. 양쪽 유방을 같은 방법으로 검사합니다.

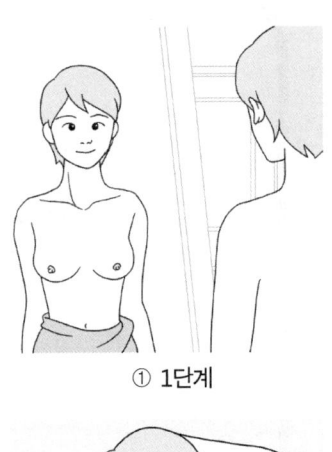

① 1단계

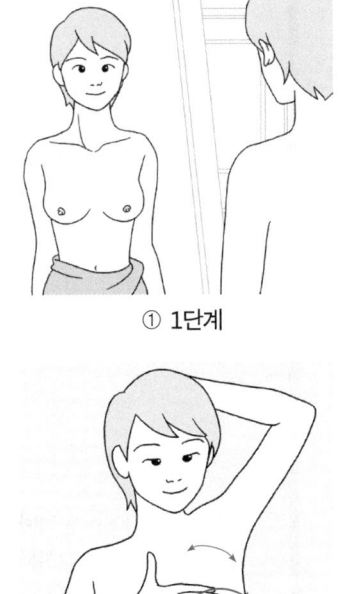

② 2단계

③ 3단계

09

예방접종

암 치료 기간에는 면역반응이 제대로 발휘되지 못하는 경우가 많아 세균 관련 질환에 더 취약할 수 있습니다. 암을 치료하는 동안 심각한 감염을 막으려면 필요한 예방접종을 실시해야 합니다. 감염의 최초 징후에 항상 유의하고, 아프기 시작하면 즉시 의사에게 알려야 합니다. 인플루엔자 예방접종과 폐렴구균, 대상포진 예방 백신도 여기에 포함됩니다.

인플루엔자 예방접종

암 환자도 독감 예방주사를 맞아야 합니다. 독감도 심각한 질병으로 발전할 수 있기 때문에, 여러 가지 치료로 면역력이 떨어진 암 환자는 접종이 필요합니다. 그리고 수술, 방사선 치료, 항암치료를 받고 있다면 먼저 담당 의료진과 상의하세요. 만약 암 치료로 백혈구 수치가 떨어져 있다면 오히려 독감 예방주사 때문에 열이 날 수도 있으니까요.

누구나 감염될 수 있으므로 건강한 사람도 맞아야 해요

인플루엔자 예방접종은 건강한 사람도 맞아야 합니다. 현재 건강 상태가 양호하다 할지라도 누구나 인플루엔자에 감염될 수 있고, 이를 예방하는 가장 좋은 방법이 백신을 맞는 것입니다. 특히 65세 이상 모든 노인과 6개월 이상의 모든 소아를 비롯해 성인 중 당뇨·신부전·빈혈이 있는 사람, 면역 억제 요법을 받는 사람, 천식·폐 기종 등의 만성 폐질환자, 만성 심장질환자, 면역력이 저하된 만성 질환자 그리고 이들과 생활하는 사람 등 고위험군에서는 백신접종이 필수입니다. 인플루엔자 감염은 심각한 합병증을 유발할 수 있고 심한 경우 사망에 이를 수 있습니다.

메모

예방접종 후 해당 부위의 감염을 막으려면

예방접종을 받은 후에는 주삿바늘이 삽입됐던 부위에 염증이나 부종 혹은 붉어짐 현상이 있는지 체크합니다. 비누와 따뜻한 물로 손을 씻고, 접종을 한 날에는 탕에 들어가는 목욕은 하지 않고 가벼운 샤워만 하도록 합니다.

안전성이 높은 백신이니 부작용 걱정은 마세요

인플루엔자 백신은 안전성이 높은 백신 중 하나입니다. 부작용의 대부분은 접종 부위가 다소 빨갛게 되거나 부어오르는 정도로, 심각한 부작용은 매우 드물게 나타납니다. 다만, 달걀 성분 등에 알레르기가 있는 사람은 아주 드물게 백신 접종 후 알레르기 반응이 나타날 수 있어 백신 접종을 권고하지 않습니다.

매년 10~12월, 호중구감소증 상태 기간을 피하여 접종하세요

인플루엔자 백신은 매년 10~12월에 1회 접종하는 것이 좋습니다. 만약 항암화학요법이 예정되어 있다면 늦어도 첫 항암치료 시작 2주 전 접종을 권고하며, 항암치료 중 접종해야 할 때는 다음 항암치료를 시작하기 2주 전, 호중구(백혈구 중 하나로 선천 면역에서 주요한 역할을 하는 세포)감소증 상태일 기간을 피하여 접종하기 바랍니다.

독감 예방접종을 해도 감기에 걸릴 수 있어요

독감 접종을 하면 감기에 걸리지 않는다는 생각은 감기와 독감의 증상이 비슷한 데서 생긴 오해입니다. 독감에 걸리면 기침·콧물·발열 등 일반적인 감기 증세가 심해질 뿐 아니라, 팔다리가 쑤시고 관절이 아프며 무력감과 고열 등의 전신적 증상이 심하게 나타납니다. 예방접종약은 원인이 되는 균(세균, 바이러스)으로 만들기 때문에 그 질병에만 예방 효과가 있습니다. 그런데 독감을 일으키는 '인플루엔자' 바이러스는 일반 감기를 일으키는 바이러스와 다르기 때문에 독감 예방접종으로는 감기를 예방할 수 없습니다.

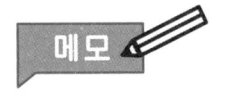

생활 속 감기 예방법

가장 좋은 방법은 자주 손을 씻고 외출 후 바로 양치질과 세수를 하는 것입니다. 실내 습도를 50% 정도로 유지하고 체온을 따뜻하게 유지하는 것도 효과적인데, 습도가 50% 이하거나 70% 이상일 때, 체온이 낮을 때는 바이러스의 활동이 활발해지기 때문입니다. 또 실내 온도가 너무 높아서 외부와 10도 이상 온도 차이가 나는 것도 좋지 않습니다. 급격한 기온 변화에 우리 몸이 적응하기 힘들기 때문이죠. 실내 온도를 여름에는 22~26도, 겨울에는 20도 정도로 유지하고 내의를 착용하는 편이 좋습니다.

폐렴구균 예방접종

폐렴구균에 감염되면 가장 흔하게는 폐렴에 걸리지만 그 외에도 수막염, 균혈증, 부비동염, 중이염 등에 걸릴 수도 있습니다. 백혈병, 림프종, 다발성 골수종 등 암 환자는 폐렴구균 감염의 고위험군이고 면역저하자가 아닌 65세 이상 노인, 만성 심혈관/폐질환 환자,

당뇨 환자 등도 감염 위험이 높습니다.

암 환자는 두 종류의 백신을 순차적으로 접종하는 것이 좋아요

고위험군에 속하는 암 환자는 15가 단백결합 백신을 먼저 접종한 후 8주 뒤 23가 다당백신을 접종할 수 있습니다. 만약 23가 다당백신을 먼저 접종했다면 1년이 지난 후에 15가 단백결합 백신을 접종해야 합니다. 65세 이전에 23가 다당백신을 접종했다면 5년 후 23가 다당백신을 한 번 더 접종하면 높은 예방 효과를 얻을 수 있습니다.

부작용이 적고, 인플루엔자 예방접종과 동시 접종이 가능해요

접종받은 사람 10명 중 3~5명은 접종 부위 통증, 홍반, 부종 등이 나타날 수 있지만 대체로 48시간 이내에 소실되며 발열, 근육통, 주사 부위 경화 등의 부작용은 드뭅니다. 인플루엔자 백신과 동시 접종도 안전하게 시행할 수 있습니다. 만약 급성 질환을 앓고 있다면 질환이 호전된 후 접종하는 것이 좋으므로 폐렴에 걸린 후 접종을 고려할 때는 의사와 상의하여 접종 시기를 조정하세요.

대상포진 예방접종

대상포진은 이미 몸속에 들어와 신경절에 잠복 상태로 있던 수두-대상포진 바이러스가 재활성화되면서 발생하며, 국내 만 50세 이상 성인의 대부분은 수두에 대한 항체가 양성이므로 자신도 모르게 과거에 수두에 걸렸을 가능성이 높습니다. 특히 조혈모세포 이식을 받았거나 고형암, 혈액암 등 중증면역저하 상태에 있는 환자는 대상포진 발병 위험이 크게 증가하며 대상포진의 중증도와 질병 부담도 훨씬 커서 예방접종이 중요합니다.

이제 면역저하자도 안전하게 맞을 수 있어요

우리나라에서는 2012년부터 대상포진 생백신 접종이 가능했지만, 생백신의 특성상 중증면역저하자에게는 사용할 수 없었습니다. 특히 백혈병, 림프종, 골수나 림프계 침범 소견이 있는 악성종양 환자는 대상포진 발생 고위험군이고 파종성 피부병변이나 뇌수막염 등 중증으로 진행할 위험성이 높았지만 접종이 어려웠습니다. 그러나 재조합 대상포진 백신이 개발되고 2022년 12월부터 국내에서도 접종이 시작되어 면역저하자도 안전하게 접종받을 수 있게 되었습니다.

발생뿐 아니라 대상포진 후 신경통도 예방할 수 있어요

대상포진 불활성화 백신은 70세 이상의 성인에게서 91.3%의 예방 효과를 보였으며 대상포진 후 신경통에 대한 예방 효능도 88.8%로 높게 나타났습니다. 이는 기존의 생백신에 비해서도 매우 높은 효과입니다. 극심한 통증으로 악명이 높은 대상포진 후 신경통은 나이가 많을수록 발생 빈도도 높기 때문에 예방접종을 통해 예방하는 것이 중요합니다. 2~6개월 간격 2회 접종으로 접종이 완료되며 접종 후 해당 부위에 통증, 발적, 부기 등이 발생할 수 있으나 시판 진통제 등으로 조절이 가능합니다. 1차 접종 후 이상 반응이 발생하더라도 2차 접종 시 이상 반응이 유의미하게 증가하는 것은 아니므로 예정대로 2차 접종을 완료할 수 있습니다.

대상포진에 걸린 적이 있어도 접종할 수 있어요

대상포진이 발생하면 수두-대상포진 바이러스에 대한 면역반응이 강화되어 단기간에 재발하는 경우는 드물지만 시간이 지나면 재발 위험이 증가합니다. 과거 대상포진에 걸렸던 적이 있는 환자에게서도 예방접종 시 충분한 예방 효과가 확인되었으며 이상 반응도 유의미하게 증가하지 않았습니다. 단 발생 직후보다는 1년 이상의 간격을 두고 접종하면 더 높은 예방 효과를 기대할 수 있습니다.

10

여행

암 치료 중이거나 치료 후 회복 기간에 여행이 가능할까요? 환자 대부분이 여행을 가고는 싶지만 치료 기간에 떨어진 체력으로 여행을 감당할 수 있을지 두려워합니다. 비행기를 타야 하는 장거리 여행이라면 더욱 그렇습니다. 하지만 의료진과 상의해 꼼꼼히 준비한다면 불가능하지는 않습니다.

항암치료 중에는 공공장소와 대중교통 멀리하기

항암치료 중에는 면역력이 떨어져 감염 위험이 높기 때문에 사람이 많은 공공장소에는 가지 않는 것이 좋습니다. 하지만 부득이하게 꼭 가야 한다면 의료진과 상의한 다음 결정하십시오. 조혈모세포 이식을 받고 퇴원한 환자라면 대중교통과 군중을 피할 수 있는 곳으로, 피곤하지 않을 정도의 여행만 가능합니다. 기차나 버스 등은 공기나 사람에 의해 감염될 가능성이 많으므로 절대 이용하지 않아야 합니다. 자가 운전은 조혈모세포 이식 후 6개월 정도가 지난 다음 의료진과 상의 후에 결정하세요.

해외 여행 시 무리한 일정은 금물

암 환자는 비행기 여행 시 일반석증후군으로 알려진 심부정맥 혈전을 일으킬 위험이 일반인보다 두 배 가까이 높다는 연구 결과가 있습니다. 혈전을 발생시키는 화학물질이 일반인보다 암 환자에게서 많이 나오기 때문입니다. 따라서 비행기를 탈 때는 가능한 한 압박스타킹을 신고, 음료수를 자주 마시며 발목 운동을 많이 하는 것이 좋습니다.

여행지에서도 건강한 음식을 먹는 것이 좋습니다. 현지의 신선한 채소나 과일 위주의 식단을 선택하면 좋습니다. 몸이 극도로 피곤해지는 빡빡한 일정은 위험합니다. 여행 중에도 충분한 휴식을 취할 수 있도록 시간을 조절해야 합니다. 장시간의 야외 활동이 계획되어 있다면 암 치료로 약해진 피부를 보호하기 위해 자외선차단제를 바르세요. 손과 발에 상처가 나지 않도록 장갑과 양말을 착용하고, 되도록이면 맨발로 다니지 않도록 합니다. 본인이 평소에 먹는 약이나 상비약은 반드시 챙겨 가세요.

동남아 등에서는 풍토병에 주의하세요

일반적으로 특정 지역에서 계속 유행하는 질병을 풍토병이라고 하는데 대부분 세균이나 기생충에 의한 감염성 질환입니다. 아프리카, 동남아시아, 중남미 지역이 풍토병의 대표적 지역이지요. 풍토병은 전파 경로에 따라 벌레나 모기에 물려서 생기는 질환(말라리아, 뎅기열, 황열, 일본뇌염, 수면병, 리슈마니아증 등), 음식이나 물 때문에 생기는 질병(설사, 이질, 장티푸스, 콜레라, 주혈흡충증 등), 성 접촉에 의한 질병(AIDS, 매독 등) 세 가지로 나눌 수 있습니다.

말라리아 예방약

말라리아를 예방하기 위해서는 모기에 물리지 않는 것이 가장 중요하지만, 이와 함께 예방약을 복용해야 안전합니다. 따라서 여행 전 의사와 상의하여 예방약을 처방받도록 합니다. 예방약은 말라리아 유행 지역을 간다면 여행 기간에 상관없이 복용하며, 여행 출발 1~2주 전에 시작해서 혈중 농도를 높이고 부작용 발생 여부를 확인해야 합니다.

말라리아 예방약은 여행 지역에 따라 달리 선택해야 하며 약에 따라 복용 기간이 다르므로 여행 전 감염내과 의사와 상의하는 것이 좋습니다. 예방약을 복용해도 말라리아에 걸릴 수 있으므로, 여행 중이나 귀국 후 두 달 내에 열이 나면 즉시 병원을 방문하세요.

말라리아에는 예방약을 먹어야 안전해요

말리리아는 매년 전 세계 102개국에서 3~5억 명의 새로운 환자가 발생하고, 이 중 100~200만 명이 사망하는 무서운 병입니다. 국내에서 크게 유행했던 삼일열 말라리아는 중동, 중미, 동남아시아 지역에서 흔히 발생합니다. 아프리카, 동남아시아, 남미 등 열대 지역에서 주로 유행하는 열대열 말라리아는 각종 합병증을 일으킵니다.

특히 서부 아프리카에서는 여행객의 50~200명당 한 명꼴로 열대열 말라리아가 발생해 2% 정도가 사망하는 것으로 알려지고 있습니다. 초기 증상은 독감처럼 시작해 고열·오한·두통과 함께 구토·설사 등이 나타납니다. 말라리아 유행 지역을 여행 중이거나 귀국 후 2개월 내에 고열이 나면 일단 말라리아를 의심해야 합니다.

뎅기열은 말라리아 다음으로 흔한 열대성 질환으로 모기를 통해 전파됩니다. 동남아 및 중남미 지역에서 주로 발생하는데, 국내 여행객 중에는 태국과 캄보디아 등을 여행한 후 뎅기열에 감염된 예가 있는 만큼 주의가 필요합니다.

황열은 황열 바이러스에 의한 감염으로 역시 모기가 원인입니다. 아프리카, 중남미의 적도 중심 20도 내외의 지역에서 발생하며, 고열과 함께 황달이 생겨 황열이라는 이름이 붙었습니다. 이 질환은 공항 검역소에서 예방접종이 가능합니다.

의심 증상이 있을 땐 병원에 가세요

여행 중에는 어떤 문제가 발생해도 병원에 가야 하는지, 어느 정도 심각한지 등을 판단하기가 쉽지 않습니다. 언어 소통의 문제, 보험 관계 등도 골칫거리이지요.

우선 두통 및 발열이 생겼을 때에는 머리를 숙여 턱을 가슴 안쪽으로 붙이십시오. 이때 턱을 붙이기 힘들고 심한 두통, 고열, 구토 등이 나타난다면 뇌막염의 가능성이 있으므로 즉시 병원에 가야 합니다. 하지만 턱을 가슴 안쪽으로 붙일 수 있고, 코 양쪽 옆의 부비동(광대뼈 부위)에 압통이나 귀의 통증(이통)이 없으면 일단 상비약 중 진통해열제를 복용하십시오.

귀의 통증이 발생했을 때 귓불을 잡고 귀를 잡아당겨 심한 통증이 있으면 대개 외이도염이 생긴 것이니 병원에 가서 항균제를 처방받아야 합니다. 축농증의 경우 콧물이 나오고 양쪽 광대뼈 부위에 통증이 있으면 부비동염이 생긴 것입니다. 이때도 귀의 통증과 같이 항균제를 복용해야 하므로 병원으로 가십시오. 만일 말라리아 유행 지역을 여행 중인 상태에서 오한·두통·심한 근육통에 고열과 오한이 동반되면 말라리아일 가능성이 높습니다. 즉시 병원에 가야 합니다.

한편 소화가 안 되거나 설사가 있을 때도 증상에 따라 병원에 가야 합니다. 배를 눌렀는데 압통이 심하거나 눌렀다가 손을 뗄 때 통증이 심하면 복막염일 가능성이 있으므로 병원에 갑니다.

출국 전 '필수 예방접종'을 알아볼까요

해외 여행 증가 추세에 따라 해외 관광객 가운데 콜레라 환자가 발생하는 등 여행 중 각종 현지 풍토 전염병에 걸릴 가능성이 높아졌습니다. 여행

상비약을 챙기고 음식과 물에 유의하세요

열대지방에서는 음식물에 의한 전염병에 주의해야 합니다. 가급적 날음식은 삼가고 물은 끓인 물이나 미네랄 워터를 마십니다. 외국에서는 의사의 처방 없이는 약국에서 약을 사기가 어렵고, 사전 예약 없이는 의사의 진찰을 받기 어려우므로 병이 날 경우에 대비해 반드시 상비약을 준비하세요. 지병이 있는 사람은 국내에서 영문으로 처방전을 받아두면 만일의 경우 외국 의사가 진찰하는 데 도움이 됩니다. 또한 오늘날 에이즈가 퍼져있지 않은 지역은 거의 없습니다. 외국 여행 시 배우자가 아닌 다른 사람과의 성 접촉을 피하는 것이 에이즈 예방의 지름길입니다.

중 개인 위생에 신경을 쓰고, 물은 반드시 끓여 마시며 음식물에 주의하고 모기에 물리지 않도록 합니다. 여행자는 여행하는 국가의 요구에 따라 황열병 예방접종을 하고 입국 시 예방접종 카드를 검역관에게 제시해야 합니다. 예방접종 대상 국가는 황열병의 경우 아프리카·중남미 일부 지역, 콜레라는 아프리카·중남미·동남아 대부분입니다. 황열과 콜레라 예방접종은 국내 지정병원 및 전국국립검역소에서 맞을 수 있습니다.

질병관리청에서 제공하는 '해외감염병 NOW' 홈페이지(해외감염병now.kr)를 참고하면 국가별 감염병 예방 정보에 대한 자세한 내용을 알 수 있습니다.

세계보건기구(WHO)에서 정한 의무 예방접종

황열이 발생하는 지역으로 고시되어 있는 국가를 방문하는 경우 예방접종을 받아야 합니다. 또한 기타 국가에서도 황열 발생 지역을 거쳐서 입국할 때에는 예방접종 증명서를 요구하는 경우가 있으므로 여행 계획에 따라 미리 예방주사를 맞을지 결정해야 합니다. 황열 백신은 세계보건기구에서 인정하는 지정 장소에서 맞아야 하며, 국내에서는 서울국제공항 검역소, 인천 검역소, 부산 검역소 등에서 맞을 수 있습니다. 백신은 반드시 여행 출발 10~14일 전에 맞아야 하고 유효 기간은 10년입니다.

콜레라는 예방접종을 공식적으로 요구한 국가는 없으며, 철저한 개인

위생과 안전한 음식 섭취로 예방이 가능합니다.

여행지에 따라 필요한 예방접종

장티푸스 예방접종은 아프리카, 동남아시아, 중남미 지역을 여행할 때 도시를 벗어나거나 장기 체류할 경우 받는 것이 좋습니다. 예방접종은 주사용과 경구용 백신이 있습니다. 경구용 백신은 전신 부작용이 없고 약 70%의 예방 효과가 있습니다. 공복 시에 1회 1캡슐씩 하루 걸러서 총 3회 복용하며, 약은 냉장 보관해야 합니다. 6세 미만의 소아, 임산부, 면역 저하 환자나 위장 질환이 심한 환자 및 현재 항생제 치료를 받는 환자는 사용을 금합니다. 경구용 백신의 경우 5년간, 주사용 백신은 3년간 유효합니다.

수막구균 백신은 사하라 사막 이남의 중부 아프리카 지역(12~6월), 사우디아라비아(성지 순례 기간)의 시골 지역을 여행하거나 장기 체류하는 경우 받는 것이 좋습니다. 수막염(뇌막염)은 일단 발생하면 매우 급속히 사망할 수 있는 병이므로 주의해야 합니다. 예방접종은 여행 출발 14일 전에 1회 주사를 합니다.

일본뇌염은 주로 아시아 온대 지역(한국, 일본, 중국, 네팔, 방글라데시, 라오스, 미얀마, 인도 북부)에서는 대개 7월부터 9월 사이, 적도 지역(인도 남부, 태국, 필리핀, 대만, 인도네시아)에서는 연중 발생합니다. 일본뇌염모기가 전파하며,

메모

황열 예방접종이 필요한 국가

· **아프리카:** <u>가나</u>, <u>가봉</u>, <u>감비아</u>, <u>기니</u>, <u>기니비사우</u>, 나이지리아, <u>니제르</u>, 라이베리아, 르완다, 말라위, <u>말리</u>, 모리타니, <u>부르키나파소</u>, <u>부룬디</u>, <u>베닌</u>, 상투메프린시페, 세네갈, 소말리아, <u>남수단</u>, <u>시에라리온</u>, 앙골라, <u>우간다</u>, 에티오피아, 자이레, 잠비아, <u>적도기니</u>, 중앙아프리카공화국, 지부티, 차드, <u>카메룬</u>, 카보, 케냐, <u>코트디부아르</u>, 콩고, 탄자니아, <u>토고</u>, 보츠와나

· **중남미:** 가이아나, 기아나, 니카라과, 베네수엘라, 벨리즈, 볼리비아, 브라질, 수리남, 에콰도르, 온두라스, 콜롬비아, 코스타리카파나마, 페루, 과테말라, 트리니다드토바고

※ 밑줄 친 국가는 해당 국가에 입국할 때 증명서가 없을 시 불이익을 받을 수 있으며, 해당 국가는 변동될 수 있으므로 여행 전 확인이 필요합니다. (2023년 1월 기준)

도시 지역에만 체류하거나 유행 시기가 아닌 경우에는 감염 위험이 낮아 백신접종을 권장하지 않고 모기에 물리지 않는 것이 최선의 예방법입니다. 우리나라 성인의 경우 일본뇌염 예방접종의 대상이 되지는 않으나, 소아는 백신을 맞는 것이 좋습니다. 예방접종은 첫 번째 접종인 경우 일주일 간격으로 3회 피하 주사하며, 반복 접종은 2년마다 합니다. 여행 전 10일 이전에 예방접종을 완료해야 합니다.

광견병은 일단 발생하면 100%의 치사율을 보이는 질병으로, 동물에 물리거나 긁혀서 생깁니다. 여행객이 걸릴 위험성은 높지 않으나 아프리카, 동남아, 중남미 일부 지역에서 연중 발생합니다. 이들 지역에서는 반려동물이더라도 만질 때는 조심해야 하며, 시골에 가서 동물과 접촉이 많을 것이 예상되고 한 달 이상 장기 여행을 하는 경우에는 예방접종을 받는 것이 좋습니다.

여행과 상관없이 맞아야 하는 예방접종

B형간염은 우리나라를 포함하여 전 세계에 분포하며 특히 개발도상국이나 저개발국에 발생 빈도가 높습니다. 따라서 아프리카나 동남아 지역을 여행하며 현지인과 밀접한 접촉이 있을 것으로 예상된다면 미리 B형간염 백신을 맞는 것이 좋습니다. 예방접종은 첫 접종 후 한 달, 여섯 달째 각각 2회, 3회의 접종을 함으로써 완료됩니다.

인플루엔자는 보통 감기와는 다른 매우 심한 독감으로 고열, 심한 근육통을 동반하여 폐렴 등이 합병되기 쉽고 고령의 환자에게는 치명적일 수 있는 위험한 질병입니다. 따라서 여행과 상관없이 65세 이상의 노인, 심장질환·폐질환을 가지고 있는 환자, 아스피린 치료를 받고 있는 소아 등이 대상이며 매년 1회씩 접종을 받아야 합니다.

유방암 환자의 해외여행은 가능할까요

유방암 전 절제술을 받은 환자는 림프부종의 위험성 때문에 비행기를 타면 안 되는지 물어보는데요. 장기간의 여행이 유방암 재발에 영향을 미친다는 연구 결과는 없지만, 림프절 절제술까지 받았다면 림프부종이 발생할 수 있습니다. 아직 림프부종이 생기지 않았다면 비행기를 탈 수 있습니다. 하지만 만약 림프부종이 생긴 경우라면 장시간의 비행은 체력적으로 힘들 수 있습니다. 따라서 장기간의 여행을 계획할 때에는 반드시 담당 의료진과 상의하도록 합니다.

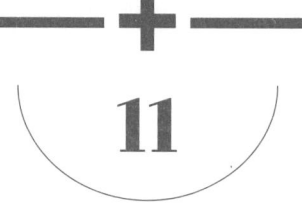

직업 복귀

암 진단 이후 직업 복귀는 단순한 경제적 목적뿐만 아니라 삶의 목적과 의미를 부여하며, 다른 사람과의 상호작용을 통한 사회적 지지도 유지할 수 있다는 장점이 있습니다. 치료하는 동안 일을 계속한 환자가 전혀 일을 하지 않은 환자보다 정신적·육체적으로 훨씬 건강한 사례도 많습니다. 하지만 어떤 암 치료를 받았는지, 회복 정도가 어떤지에 따라 주의해야 할 부분도 있습니다.

수술 후 직업 복귀하기

암 수술 방법과 수술 범위에 따라 복귀 시기가 다를 수 있으며, 회복 기간 역시 나이, 건강 상태 등 다양한 요인에 따라 차이가 날 수 있습니다. 복귀까지는 짧게는 몇 주에서 몇 달 정도 걸릴 수 있으며 육체적 활동이 많은 직업이라면 조금 더 시간이 걸리기도 합니다. 수술 후 3주부터는 서서히 활동을 시작할 수 있고, 일반적인 사무직이라면 복귀가 가능할 수 있습니다. 복귀 시점부터 너무 무리하게 일을 하기보다 서서히 업무량을 늘려가는 것이 좋습니다.

암 수술 환자가 직업에 복귀한 후 가장 힘들어하는 부분은 점심식사와 회식입니다. 매끼 몸에 좋은 음식을 챙겨 먹어야 한다는 부담감이 커서 매일 아침 도시락을 준비해야 하는 것이 아닌가 걱정하기도 하는데, 그럴 필요는 없습니다. 회사에 구내식당이 있다면 충분히 이용 가능하며, 너무 자극적인 음식만 아니라면 동료들과 함께 식사를 해도 됩니다. 필요 시 야채, 과일을 간단히 준비해서 쉬는 시간 틈틈이 먹을 수 있습니다.

일부러 회식을 피하는 경우도 있는데, 아주 가끔 있는 회식 자리라면 참석하여 동료들과 함께 어울릴 필요도 있습니다. 본인이 먹기 힘든 음식이라면 동료들에게 솔직히 이야기하고 먹을 수 있는 메뉴를 선택할 수 있습니다. 술, 담배는 절대 하지 않아야 한다는 것만 명심하세요.

조혈모세포 이식을 받은 환자의 경우

조혈모세포 이식을 받았다면 직업 복귀 시기는 여러 요인에 따라 달라질 수 있습니다. 자가 이식 혹은 동종 이식의 여부, 이식 후 합병증의 유무, 면역체계의 회복, 전반적인 건강 상태 및 일의 성격, 작업 환경 등을 고려하여 복귀 시점을 정해야 합니다. 자가 이식의 경우 6개월 이내에 복귀를 고려할 수 있지만, 동종 이식이라면 회복하기까지 더 오래 걸릴 수 있습니다. 정기검진 시 의료진과 지속적으로 소통하여 자신의 회복 상태와 직업 복귀 가능성을 평가할 필요가 있습니다.

항암치료 중일 경우

항암치료로 인한 피로감, 메스꺼움, 구토, 빈혈 등이 업무를 힘들게 할 수 있습니다. 하지만 개인마다 약물에 대한 반응은 다양하기 때문에 항암치료를 한두 차례 진행해 본 후 계속 일을 할지, 휴직을 할지 결정할 것을 권합니다. 내 몸이 항암 주사를 맞고 어느 정도 기간 만에 회복하는지, 어떤 부작용이 생기는지 경험한 다음에야 정확한 판단을 할 수 있을 테니까요.

탈모를 유발하는 항암제의 경우 항암치료가 끝난 후 6개월쯤 지나야 어느 정도 머리카락이 자라기 때문에 가발을 착용해야 할 수도 있습니다. 또한 골수 기능 억제로 감염의 위험이 높은 기간에는 많은 사람을 상대하는 일이나 피부에 상처가 날 수 있는 업무는 피하는 것이 좋습니다.

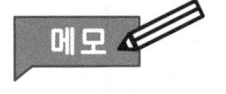

직업 복귀가 스트레스를 줄여주기도 해요

다시 일을 하면 일과 관련된 스트레스 때문에 암이 재발하지 않을까 걱정하는 분이 많습니다. 하지만 일을 한다고 해서 암 재발이 더 잘되는 것은 아닙니다. 또, 일을 안 해도 스트레스는 생깁니다. 집에 있어도 가족, 친구 관계에서 스트레스를 받을 수 있으며, 경제적 문제를 비롯한 다양한 일로 스트레스를 받을 수 있습니다. 오히려 일을 다시 시작함으로써 암 진단 이후에도 여전히 사회에 기여할 수 있다는 자신감을 가질 수 있으며, 안 좋은 생각을 떨쳐내고 무언가에 몰입할 수 있는 계기를 얻기도 합니다. 만약 직업 복귀 후 다시 스트레스를 받을까 봐 걱정이 된다면, 기존에 어떤 방식으로 스트레스를 해소했는지 파악하여 조금 더 현명하게 스트레스를 풀 수 있는 방법을 찾을 필요가 있습니다.

12

스트레스
관리

암은 신체적인 문제뿐 아니라, 사회적·경제적·정서적인 문제에도 영향을 줍니다. 실제로 암 환자와 보호자가 경험하는 스트레스는 암의 발병, 진행, 예후에 여러 영향을 미치는 것으로 보고되고 있습니다. 암 환자와 보호자 모두의 건강과 삶의 질 향상을 위하여 스트레스를 예방하고 적극적으로 관리해야 합니다.

삶의 질을 높이는 스트레스 관리

자신의 스트레스를 긍정적으로 이해하고 적절한 방법으로 해소하면 삶의 질을 높일 수 있고 스트레스로 인해 생기는 증상을 줄일 수 있습니다. 그렇다면, 스트레스 관리는 어떻게 하는 것이 좋을까요?

스트레스 확인하고 이해하기

스트레스 관리는 나의 스트레스를 스스로 구체적으로 점검하는 데에서부터 시작합니다. 지난 일주일간 나의 스트레스가 0점(없음)부터 10점(매

스트레스가 높다면 의료진에게 도움 요청하기

나를 불편하게 하는 스트레스가 반복되어 일상생활 및 건강관리에 부정적인 영향을 준다면, 전문가와의 상담과 정신건강의학과의 치료를 고려합니다. 전문 치료와 상담으로 스트레스를 관리하고, 불안과 우울 등의 불편한 마음 상태를 관리하는 것은 암 치료에 큰 도움이 됩니다. 아래 항목 중 다섯 가지 이상이 2주 이상 지속될 경우, 정신건강의학과 전문의와 상담하기 바랍니다.

✓ 종일 우울하거나 슬픈 기분이 든다.

✓ 흥미도, 즐거운 일도 없다.

✓ 식욕이나 체중이 줄거나 늘었다.

✓ 밤에 잠을 제대로 자지 못한다.

✓ 행동이 느려지거나 초조하다.

✓ 피로감이 계속되고 활력이 저하됐다.

✓ 무가치한 느낌이 들고 부적절한 죄책감이 든다.

✓ 집중하기 어렵다.

✓ 자살에 대해 반복적으로 생각한다.

우 높음)까지 중에서 어디에 해당하는지, 스스로의 마음 상태를 확인합니다. 그리고 요즘 나에게 스트레스를 유발한 원인이 무엇이었는지, 어떤 상황에서 스트레스가 심해졌는지, 스트레스를 받을 때 어떤 기분이나 감정이 들었는지를 생각해 보고 적어보면서 나의 스트레스를 자연스럽게 이해합니다. 이렇게 나의 스트레스 상태를 정기적으로 점검하면, 내가 경험하는 스트레스를 정확하게 파악하고 나만의 스트레스 대처 방법을 효과적으로 찾는 데 도움이 됩니다.

예상하지 못한 삶의 변화, 불편한 일 등이 발생하거나 중요한 치료나 검사를 앞두고 있을 때 스트레스가 '10점'에 가까워지는 것과 시간과 상황의 변화에 따라 스트레스가 완화되는 것 모두가 나의 자연스러운 변화입니다. 하지만 일상적인 기분 및 감정의 변화가 아니라, 나를 힘들고 불편하게 하는 스트레스의 정도가 '4점' 이상으로 자주 반복된다면, 스트레스를 더욱 적극적으로, 효과적으로, 긍정적으로 관리해야 합니다.

마음 다스리기

불편한 마음과 높은 스트레스를 알아차린다는 것은 신호등에서 '주황색' 신호를 보는 것과 같습니다. 지금 내가 힘든 기분, 감정, 스트레스를 겪고 있음을 인지했다면, 그 마음 상태를 회피하거나 억누르지 말고 스스로 격려하여 마음을 안정시킵니다. 스트레스로 인해 '어떻게 할 수 없을 것' 같은 생각이 들 때, '괜찮아'라고 차분하게 말하면서 호흡을 부드럽게 천천히 반복합니다. 주변의 사물이나 현재 나의 행동(호흡, 걷기 등)에 주의를 집중하며 마음의 안정을 취합니다. 그리고, 내 마음의 안정을 위해 무엇이 필요한지 생각하고 실천합니다.

일상생활에서 스트레스 대처하기

일상생활에서 스트레스에 대처하는 방법으로는 운동, 호흡, 명상, 감정표현 등이 있습니다. 자신에게 적절하고 효과적인 방법을 선택하여 규칙적으로, 유연하게 실천합니다.

①**운동** 운동은 스트레스 해소에 도움이 되고 면역 기능을 높입니다. 심신에 무리를 주는 과한 운동은 피하고, 나의 컨디션에 맞게 하는 것이 좋습니다. 산책, 요가, 스트레칭 등의 가벼운 운동을 하루 10~30분, 매일 또는 격일로 꾸준히 하는 것이 좋습니다.

②**호흡** 호흡은 부교감신경을 활성화함으로써 스트레스 상황에서 흥분 상태인 교감신경을 안정시키는 데 도움이 됩니다. 배를 불리면서 숨을 천천히 고르게 들이쉬고, 배를 들어가게 하면서 숨을 천천히 내쉽니다. 하루 2~3회, 10분 이상 깊은 호흡을 하는 것이 좋습니다.

③**명상** 눕거나 앉아 편안한 자세로 눈을 감고, 자신이 좋아하는 2음절 단어를 생각하는 것만으로 충분합니다. 바다·숲·들판·나무 등의 평온한 광경을 상상하고, 호흡은 깊게 천천히 반복합니다. 명상 음악을 듣는 것도

마음의 안정에 도움이 됩니다. 하루 1~2회, 30분 정도 실천합니다.

④ **감정표현** 말과 글로 표현을 적절하게 하여 마음의 안정을 찾는 방법입니다. 부정적인 감정을 무조건 참거나, 자신의 감정만 일방적으로 강하고 급작스럽게 표현하면 자신과 주변 사람에게 좋지 않습니다. 우선, 힘들게 된 상황이나 배경 그리고 상대의 행동과 생각 등을 객관적으로 말합니다. 그리고 그로 인해 자신이 받은 영향이나 느낌을 차분하게 표현합니다. 마지막으로, 자신이 바라는 점을 구체적으로 설명합니다. 예를 들어, "(상황이) ~하고, (상대가) ~하니, 지금 나는 ~했고, 이제 ~하기를 원한다"의 순서로 부드럽게 표현합니다. 예를 들어, 식사하기 힘들 때 배우자와 이렇게 대화할 수 있습니다. "여보, 나 오늘 너무 힘들어요. 음식 냄새 맡기도 불편해요. 당신이 식사를 준비하느라 고생을 많이 했을 텐데 미안해요. 지금은 먹기 힘들어요."

긍정적인 마음으로 생활하고 대화하기

간단한 소일거리, 취미, 봉사, 노래 부르기, 드라이브, 외모 가꾸기, 산책, 종교활동 등 일상의 활동을 편안하고 긍정적인 마음으로 합니다. 가족, 친구의 지속적인 관심과 사랑이 정서적인 안정감을 주므로 일상생활에서 따뜻하고 부드러운 말과 손길로 진심 어린 감정을 전하는 것이 필요합니다. "당신이 있어 참 든든해요. 곁에 있어줘서 고마워요." "당신, 참 잘하고 있어요. 당신이 자랑스러워요"와 같은 친근감 있는 감사, 칭찬 및 격려의 말은 마음의 안정에 도움이 됩니다.

나를 위한 생활 계획을 만들고 실천하기

스트레스를 점검하고 나에게 맞는 스트레스 관리법을 선택했다면, 이제 나의 생활 속에 적용하는 것이 중요합니다. 생활 계획을 만들고 실천하기 전에 나의 치료 목적은 무엇인지, 내가 바라는 삶의 목적과 일상생활은 어떤 것인지 차분하게 생각합니다. 그리고 일상생활에서 내가 잘할 수 있는 것과 즐겁게 할 수 있는 것이 무엇인지 생각합니다. 이렇게 생각한 내용으로 생활 계획을 만들고 실천하면 스트레스 관리에 도움이 됩니다. 나아가 이러한 나의 노력을 스스로 칭찬하고 격려하여 성취감을 갖는 태도가 필요합니다. 변화된 생활에 맞는 나만의 생활 계획을 만들고, 일상생활에서 여유 있는 마음으로 즐겁게 실천하시기 바랍니다.

스트레스를 예방하고 완화하는 방법

스트레스 예방 및 완화를 위해서 여러 분야에서 다양한 방법을 시도하고 있으며, 대부분 'ㅇㅇ요법' 'ㅇㅇ치료' 등의 표현으로 대중에게 소개되고 있습니다. 어떤 방법이든 암 치료 과정과 자신의 의료적 상태에 적절한 것이어야 하고, 자신은 물론이고 가족 등 주변 환경에 큰 부담을 주지 않는 수준에서 할 수 있어야 합니다. 어떤 방법이 적절한지 사전에 의료진 및 전문가와 상담하기 바랍니다. 몇 가지 방법을 소개하면 다음과 같습니다.

① **호흡, 이완, 명상, 심상 다스리기** 마음의 이미지를 긍정적으로 변화시켜 심신의 안정을 돕는 방법입니다. 편안하고 차분하게 호흡하기, 몸의 긴장을 풀고 안정하기, 내면의 생각과 의식 이해하기, 긍정적인 마음을 지닌 모습 생각하기 등으로 나의 생각, 태도가 개선될 수 있습니다.

② **글쓰기** 자신의 상황, 어려움, 마음 등을 일기나 편지 등 여러 종류의 글로 표현하는 방법입니다. 쓰기 전에 나의 생각을 정리하고, 실제 글을 쓰면서 마음을 표현하고, 자신이 쓴 글을 읽어보면서 나의 감정을 확인하고 되돌아봅니다. 이를 통해 내 마음이 좀 더 분명해지고 정서적 안정감이 생

깁니다.

③ **웃기** 웃음으로써 즐거운 느낌을 가지면 신체의 불편한 증상과 부정적인 생각에서 벗어날 수 있습니다. 단지 힘든 감정을 일시적으로 유쾌하게 해소하는 것만이 아니라, 웃음으로 즐거운 마음을 유지하는 것을 습관화하면 자신감 향상과 긍정적 사고에 도움이 됩니다.

④ **미술** 자신이 표현하고 싶은 것을 그림 등의 미술 창작물로 만들어가는 방법입니다. 미술을 통해 만들고자 하는 것에 대해 생각하고 자신의 손으로 직접 만들어가는 동안 마음을 집중하고 몰입할 수 있습니다. 이러한 과정 속에서 걱정, 불안, 우울 등의 힘든 기분이 감소하고, 자신이 만들어낸 미술 창작물에 대해 성취감과 만족감을 느끼게 되며, 미술 창작물로 주변의 사람들과 이야기 나누면서 생각과 감정을 공유할 수 있습니다.

⑤ **음악** 자신의 마음 상태를 고려한 음악을 감상하면 마음이 긍정적으로 변화합니다. 음악을 감상하는 것 외에 실제로 노래 부르기, 가사 만들어보기, 악기 연주하기 등 음악을 다루는 활동은 긴장감, 답답함, 우울함, 불안함 등의 감정을 완화하고 마음을 평온하고 즐겁게 만듭니다.

⑥ **원예** 식물을 기르고 가꾸는 활동은 흥미, 관심, 정성스러운 마음을 촉진합니다. 그리고 식물을 돌보고 관찰하는 과정에서 생기는 애정과 성취감은 주변의 사물 및 환경에 대한 친근한 시선과 마음을 갖게 해줍니다.

⑦ **요가** 요가의 내용과 방법은 연령과 목적에 따라 각기 다릅니다. 암 환자를 위한 요가는 치료를 위한 '테라피 요가'입니다. 테라피 요가는 일반 요가와 달리 근력과 유연성이 저하된 몸이 보다 잘 기능할 수 있도록 도와주고 기초 체력을 개선합니다. 그리고 여러 마음의 불편함에서 벗어나게 하는 심리적 효과가 있습니다. 요가를 할 때는 몸 상태에 따라 무리가 갈 수 있으니 주의해야 합니다.

⑧ **발 마사지** 발을 마사지하면 여러 근육이 이완되고 혈액순환이 개선되

며 통증이 줄어듭니다. 기분전환 및 피로감 해소 등의 효과도 기대할 수 있습니다. 손발증후군이 있거나 발에 상처가 있는 경우 등 상황에 따라 발 마사지가 적절하지 않는 경우가 있으니 의료진과 상의 후 시행해야 합니다.

⑨ **아로마 테라피** 식물로부터 추출된 오일로 후각을 자극해 심신을 안정시키고 증상을 완화하는 것입니다. 마사지, 목욕, 흡입, 기화, 찜질 등 여러 방법이 있습니다. 피부의 자극, 알레르기, 천식 등을 일으킬 수 있으니 주의해야 합니다.

⑩ **차 마시기** 차를 마시는 과정과 시간으로 기분을 전환하고 마음의 안정을 찾는 방법입니다. 암 치료 과정 및 건강 상태에 따라 차의 종류, 성분 및 마시는 방법 등을 주의해야 합니다.

보호자의 스트레스 대처

암은 암 환자만이 아니라 가족 모두에게 영향을 줍니다. 잘 지내던 가족도 암으로 인한 스트레스로 가족 간의 대화가 어려워지고, 무엇을 어떻게 해야 할지 몰라 당황하고, 무기력감에 빠지기도 합니다. 그러므로 가족 역시 암을 이해하고, 암으로 인해 생기는 여러 상황 속에서 자신의 마음을 긍정적으로 돌보는 것이 중요합니다.

암 환자를 돌보는 일은 육체적·정신적 부담을 주므로 보호자도 큰 스트레스를 가질 수 있습니다. 그러므로 간병에 앞서 보호자 자신을 어떻게 돌볼지를 생각하고 이에 대해 암 환자를 비롯한 가족과 솔직한 대화를 나누는 것이 중요합니다. 서로 간의 이해와 소통, 도움 속에서 보호자는 자신의 식사, 운동, 휴식, 여가 활동을 챙기고 돌볼 수 있어야 합니다.

보호자의 마음과 건강 돌보기

보호자는 '내가 뭘 잘못했나'라는 죄책감, '왜 하필 우리 가족에게 이런 일이 일어나지'라는 분노, '너무 힘들고 슬프다'라는 감정을 느낍니다. '앞으로 어떻게 해야 하나'와 같은 걱정, '아무것도 할 수 없을 것'과 같은 낙담, '과연 잘할 수 있을까' 하는 중압감을 느낍니다. 그리고 간병을 하면서 생기는 피로감, 개인의 생활 제한 등은 보호자의 마음 상태에 부정적인 영향을 줄 수 있습니다. 보호자가 경험하는 마음 및 감정의 변화는 매우 자연스러운 것이지만, 이에 적절히 대처하여 암 환자와 보호자 모두 마음의 안정을 찾고 치료를 잘 받을 준비를 해야 합니다. 그러므로 보호자는 본인이 자신과 환자를 위해 하고 있는 것에 대해 스스로를 긍정적으로 지지하고 격려해야 합니다.

몸과 마음을 건강하게 유지하기 위해 일상생활 속에서 잠시라도 본인만의 휴식 시간을 가지는 것이 필요합니다. 이럴 때는 다른 가족에게 암 환자 옆에 잠시 있어달라고 요청해야 합니다. 이 잠깐의 시간이 보호자의 피로 회복과 기분 전환에 큰 도움이 됩니다. 그리고 일상생활에서 정기적으로 할 수 있는 여가, 취미 및 종교활동 등은 보호자의 기분을 달래고 스트레스를 감소시켜 줍니다. 이렇게 자신을 돌보기 위해서는 나를 이해하는 가족, 친구에게 도움과 협조를 적극적으로 요청하는 것이 중요합니다. 또한 자신의 건강을 위해 적절한 운동, 균형 잡힌 식사, 충분한 수면, 건강검진 등에 관심을 가지고 실천해야 합니다.

보호자의 개인 관계 유지 및 사회적 활동 하기

가까운 가족, 친한 친구와의 연락과 만남은 보호자에게 여유와 힘을 주는 긍정적인 역할을 합니다. 종교활동으로 영적 위로와 여유를 찾는 것도 정서적 안정에 도움이 되며, 의료기관에서 실시하는 다양한 교육 프로그램에 참여함으로써 유익한 정보를 얻고 다른 보호자와의 만남을 통해 답답하고 고립된 마음을 해소할 수 있습니다. 이외에 거주지의 지역사회 내 여러 문화 프로그램 및 행사 참여하는 것도 스트레스 관리에 도움이 될 수 있습니다.

보호자의 간병 부담 줄이기

간병의 어려움과 한계에 대하여 암 환자와 보호자, 다른 가족 모두가 충분히 대화하고 이해해야 합니다. 간병인 역할을 하는 보호자의 나이, 직업, 개인 생활을 고려하여 가족 간의 도움이 얼마나 중요한지 공감하고, 필요할 때는 실제로 도움을 주고받아야 합니다. 이를 위해서 간병 도움의 내용, 방법과 일시 등을 구체적으로 확인하고, 서로가 편하게 이야기할 수 있어야 합니다. 이외에, 간병과 관련된 지역사회 내 이용이 가능한 복지제도 및 자원을 파악하여 적절히 활용하는 것도 고려합니다.

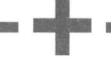

13

가족과의
대화

암이 주는 두려움과 불안, 걱정은 개방적인 의사소통(대화)을 방해할 수 있습니다. 가족 간에 비난, 경멸, 담을 쌓는 등 부정적인 대화가 일어나면 관계가 소원해지고 단절돼 가족이 붕괴될 수도 있습니다. 반면 긍정적이고 수용적인 대화가 이루어지면 암으로 인한 충격이 크다 해도 스트레스가 완화되고 관계가 친밀하게 유지됩니다.

잘 듣기만 해도 줄어드는 문제

대화를 할 때는 말하기도 중요하지만 듣기도 중요합니다. 사실 잘 듣기만 해도 많은 문제가 해결되지요. 사람들은 자기가 듣고 싶은 것만 듣고, 이에 자동적으로 반응하는 경향이 있기 때문에 상대방의 뜻을 잘못 이해하거나 비난할 때가 많습니다. 혼자 잘못 듣고 혼자 화를 내는 등 감정적으로 대응합니다. 그렇다면 제대로 잘 듣는다는 것은 무엇일까요?

대화할 때 TV를 보거나 핸드폰을 들여다보며 딴청을 피우거나 팔짱 끼고 삐딱하게 기댄 자세로 듣는다면 말하는 사람은 자신이 무시당하고 있다는 느낌을 받고 대화를 그만둘지도 모릅니다. 그러므로 '잘 듣고 있다'는 것을 보여주는 자세가 중요합니다. 가까이 다가가 팔짱을 풀고, 말하는 사람을 정면으로 보고 앉으세요. 눈을 맞추고 다양한 표정을 지으며 대화 중에 고개를 끄덕이면서 "응" "네"라고 호응해 주면 좋습니다. 제대로 잘 들어주면 상대방은 '나는 당신에게 관심이 있어. 당신은 내게 매우 중요한 사람이야'라는 마음을 느낄 수 있습니다. 잘 듣기는 상대방의 생각과 감정을 이해하고 공감하고 이를 표현하는 능동적인 활동입니다.

아래에서 소개하는 다시 말하기, 명료화하기, 공감적 피드백하기의 세 가지 방법은 상대방을 이해하는 데 도움을 줄 수 있습니다.

상대방의 말을 자신의 말로 다시 말해보세요

상대방의 말을 마음속으로 혼자 해석하지 말고, 자신의 말로 바꾸어 다시 말해봅니다. 이 방법은 듣는 사람의 잘못된 생각이나 오해를 줄여줍니다. 부정적인 말을 들었을 때도 차분하게 상대방의 말을 반복하면 공격적인 감정이 치솟는 것을 막을 수 있습니다.

〈예 1〉 식탁에서

(가) 환자(남편): 반찬이 이게 뭐야!

　보호자(부인): 다 당신이 좋아하는 거잖아. 툭하면 안 먹겠다고 하고, 정말 못 살아! (X)

(나) 환자(남편): 반찬이 이게 뭐야!

　보호자(부인): 반찬에 문제가 있어요? (O)

〈예 2〉 환자가 사소한 일에 신경 쓰는 모습을 보일 때

(가) 보호자: 왜 그런 일에 신경을 써요!

환자: 알았어! 잔소리 좀 그만해. (X)

(나) 보호자: 왜 그런 일에 신경을 써요!

환자: 내가 신경을 쓰는 게 걱정이 된다는 말이지? (O)

보호자: 그럼, 걱정되지. 난 당신이 치료만 열심히 받으면 좋겠어요.

〈예 3〉 바쁜 상황에서 환자가 병원에 태워달라고 부탁할 때

(가) 환자: 병원에 태워줄래요?

보호자: 나, 바빠. 택시 타고 가! (X)

(나) 환자: 병원에 태워줄래요?

보호자: 많이 아파? 나 시간이 없는데. (X)

환자: 알았어요. 택시 타고 갈게.

보호자: 그럼 태워줄 테니까 빨리 준비해. 나 시간 없단 말이야! (X)

(다) 환자: 병원에 태워줄래요?

보호자: 병원에 같이 가자는 말이지? (O)

환자: 마음이 불안해서 당신이 같이 갔으면 좋겠어요. 오늘 검사 결과가 걱정돼요.

보호자: 그렇구나, 나도 걱정이네. (가능할 경우: 일정을 뒤로 미뤄볼게. / 불가능할 경우: 그런데 오늘 중요한 일정이 있어서 미룰 수가 없는데, 어쩌지?)

상대방의 말을 이해하지 못했을 때 다시 질문하기

명료화하기란 상대방의 말을 이해하지 못했을 때, 질문을 하는 것입니다. 이 경우 질문은 조사나 심문하는 태도가 아니라 상대방을 이해하고 존중하는 태도로 이뤄져야 합니다. 가능하면 육하원칙(누가, 언제, 어디서, 무엇을, 어떻게, 왜)에 입각해 사실을 물으면 좋습니다. 그러지 않고 상대방의 말이 미심쩍어서, 자신의 주장을 내세우기 위해서, 또는 비난하거나 조정하려고 질문한다면 결코 좋은 결과를 기대할 수 없습니다.

〈예 4〉 간병 중에

(가) 환자: 목 말라. 물 줘!

보호자: 여기요.

환자: 누가 미지근한 물 달라고 했어? 찬물 달라고, 찬물! (X)

보호자: 알았어.

(나) 환자: 목 말라. 물 줘!

보호자: 목 말라? 따뜻한 물 줄까? (O)

〈예 5〉 진료 당일 병원에 가기 전에

(가) 환자: 힘든데 병원 안 가면 안 돼?

보호자: 무슨 소리야! 조금만 참아. 잘될 거야! (X)

(나) 환자: 힘든데 병원 안 가면 안 돼?

보호자: 어떻게 힘들어? (O)

환자: 힘든 것보다 병원만 가면 마음이 우울하고 답답해. 그래서 어
떤 때는 화가 나!

보호자: 그렇구나. 어떤 때는 나도 그런데. 그럼, 어떻게 할까?

〈예 6〉 고집을 부린다는 비난을 받을 때

(가) 보호자: 당신은 자기 생각만 해요! 애들이랑 나는 어떻게 하라고?

환자: 내가 뭘 어쨌다고? (X)

(나) 보호자: 당신은 자기 생각만 해요! 애들이랑 나는 어떻게 하라고?

환자: 내 맘대로 한다고 생각해서 기분이 상했구나. 당신은 어떻게
했으면 좋겠어? (O)

칭찬은 사막의 오아시스

힘든 치료 기간 중 진심이 담긴 칭찬은 환자와 배우자 서로에게 큰 힘이 됩니다. 사막의 오아시스처럼요. 하지만 형식적이고 의례적인 칭찬은 상대방의 감정을 무시하는 것 같이 보여 오히려 역효과를 낼 수도 있습니다. 도움될 만한 칭찬 요령을 소개합니다.

① 칭찬하려는 마음을 가지세요. 비난의 색안경을 끼면 상대방의 모든 행동이 마음에 들지 않습니다. 하지만 칭찬의 눈빛으로 이해하면 상대방이 어떻게 하든 칭찬할 만한 모습이 보입니다.

예) 당신이 옆에 있어서 너무 든든해. / 다행이야. / 힘이 돼.

② 즉시 칭찬하세요. 나중에 하는 칭찬은 칭찬의 효과를 떨어뜨립니다.

③ 근거 있는 내용으로 칭찬하세요.

예) 힘든데도 운동하고 왔구나, 정말 잘했어. 역시 당신이야. / 당신이 그렇게 해 주어서 고마워.

마음을 알아주는 표현하기

잘 듣기의 핵심은 상대방의 생각과 감정을 깊이 이해하고 이에 대해 표현하는 것입니다. 이를 공감적 피드백이라고 합니다. 상대의 말이나 행동이 나의 생각(기준)과 다르고 기분을 상하게 할지라도 상대방의 느낌과 욕구, 필요를 파악하고 이를 내가 알고 있다고 표현하는 방법입니다.

"당신이 ~하기 때문에 ~하게 느낀다는 말이구나" "당신 말을 들으니 나는 ~한 생각이 드네"처럼 말이죠.

공감적 피드백을 하기 위해서는 무엇보다 상대의 말 속에 있는 사실, 느낌, 필요 또는 욕구를 구분해 내는 것이 중요합니다. 상대방에게 공감한다고 해서 그 사람의 의견이나 행동에 모두 동의한다는 뜻은 아닙니다. 이런 오해 때문에 공감하기를 많이 주저하지요. 그러나 공감은 상대의 의견이나 행동을 이해하고 인정한다는 뜻이지, 무조건 찬성하는 것이 아닙니다. 따라서 공감을 토대로 대화하면서 타협의 과정이 필요합니다. 다음 사례에서 '공감적 피드백'을 연습해 보세요.

〈예 7〉 안부 전화를 받았을 때

(가) 보호자: 밥 먹었어?

환자: 당신은 할 말이 그것밖에 없어? (X)

(나) 보호자: 밥 먹었어?

환자: 여보, 내가 잘 먹지 못하니까 걱정하는구나. 고마워. 요즘 먹기가 좀 힘드네. 그렇지만 당신 생각해서 먹어봐야지. (O)

〈예 8〉 음식을 권할 때

(가) 보호자: 이것 좀 먹어봐. 이게 몸에 그렇게 좋대. 어렵게 구해왔어.

환자: 안 먹는다는데 왜 자꾸만 그래! 안 먹는다고!

보호자: 아니, 왜 이렇게 짜증을 내? 구해온 사람 성의를 생각해서 먹는 시늉이라도 해주면 안 돼? (X)

(나) 보호자: 이것 좀 먹어봐. 이게 몸에 그렇게 좋대. 어렵게 구해왔어.

환자: 안 먹는다는데 왜 자꾸만 그래! 안 먹는다고!

보호자: 여보, 속이 안 좋은데 자꾸 먹으라니까 짜증이 나지. 그래, 당신이 먹고 싶을 때 먹어. 나는 당신이 요즘 들어 잘 먹지 못해서 기운을 좀 나게 해주려고 그랬던 거야. (O)

환자: 이해해 줘서 고마워. 내가 먹고 싶을 때 먹을게.

〈예 9〉 식사를 앞두고 속이 울렁거릴 때

(가) 환자(부인): 나 오늘 정말 힘들어. 저녁은 당신이 알아서 해결하면 좋겠어.

보호자(남편): 중국집 전화번호가 뭐야? (X)

(나) 환자(부인): 나 오늘 정말 힘들어. 저녁은 당신이 알아서 해결하면 좋겠어.

보호자(남편): 당신이 식사도 못할 정도로 힘드니, 나도 마음이 안 좋네. 식사하기가 많이 어려울 것 같아? (O)

환자(부인): 응, 음식 냄새만 맡아도 뭐가 넘어오는 것 같아.

솔직한 표현으로 친밀한 관계 만들기

암 발병 이후에는 친밀한 부부 사이에서도 감정을 표현하기가 참 어렵죠. 긍정적인 감정은 쑥스러워서, 부정적인 감정은 상대방을 비난하거나 상황을 악화시킬까 봐 표현을 주저하기 쉽습니다. 하지만 긍정적 또는 부정적 감정을 솔직하게 표현하면 관계가 보다 친밀해집니다. 단, 가능하면 구체적으로 표현하세요.

첫째, 말할 때는 의미가 정확한 단어를 쓰세요. "힘들어" 등과 같은 애매모호한 단어보다는 "상처받았어" "화났어" 등이 낫습니다.

둘째, 수식어를 활용하는 것도 방법입니다. 느낌의 깊이나 기간을 설명할 수 있으니까요. "오늘 종일 걱정됐어"처럼요.

셋째, 감정을 일으킨 원인을 설명하는 것도 좋습니다. "나 오늘 많이 피곤한데 당신이 짜증 내서 너무 화났어" 등으로 말입니다.

넷째, 상대방은 모르는 자신의 경험과 감정 등을 알리세요. 과거의 경험이나 상황을 함께 설명하면 상대방은 덜 방어적이 되고 자신이 인정받고 있다고 생각하게 됩니다. 예를 들면 "예전에 사촌언니가 항암치료를 받았는데 너

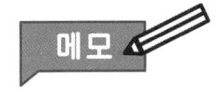

메모

부부 사이의 친밀감 높이기

원활한 의사소통은 부부 사이를 보다 가깝게 해줍니다. 이 밖에 부부의 친밀감을 높이는 방법에는 어떤 것이 있을까요? 가능한 한 많이, 자주 서로를 칭찬하세요. 배우자가 좋아하는 것의 목록을 만들어서 일주일에 한 개씩 실천하는 것도 좋습니다. 처음 두 사람이 좋아하게 된 이유, 배우자에게 고마운 점을 기억하는 노력도 필요합니다. 배우자를 내가 모르는 미지의 사람 또는 여행객이라고 생각하고 서로를 더 알아가세요. 마지막으로 암 이외의 다른 문제에 대해 어떻게 느끼는지 물어보세요. 배우자 일생에서 가장 행복했던 때, 가장 아픈 경험 등 다른 사람은 모르는 비밀스러운 사연을 알게 되면 한층 가까워진 느낌이 들 것입니다.

무 힘들어했어. 그래서 당신이 치료를 받는 게 많이 걱정돼"처럼 말입니다.

요청할 때의 요령

필요한 것을 다른 사람에게 요청하는 데 어려움을 느끼는 사람이 많습니다. 부부 사이도 예외는 아니지요. 어떤 때는 배우자가 내가 원하는 것을 알면서도 하기 싫어서 내 의견을 따르지 않는다고 오해하기도 합니다. 이런 이유로 요청을 할 때도 요령이 필요합니다.

첫째, 상대방이 나에게 무엇을 해줬으면 하는지 정확하게 생각해 보세요. "운동 좀 해"보다 "빠른 회복을 위해 좀 일어나 걸었으면 좋겠어"가 더 낫겠죠.

둘째, 어떻게 행동이 변했으면 좋겠는지 그 행동만 구체적으로 말하세요. "당신 왜 그 모양이야. 나 힘든 거 뻔히 알잖아" 대신 "회사 갔다 와서 당신 옷은 당신이 정리해 주면 좋겠어"라고 말하세요. 부정적인 감정이나 평가를 빼고 행동만 말하는 편이 훨씬 효과적입니다.

셋째, 요청을 할 때는 자신의 느낌을 함께 말합니다. 예를 들면 "당신 옷 좀 치우라니까"보다 "당신 옷이 여기저기 흩어져 있는 걸 보면 짜증 나. 앞으로 당신 옷만이라도 세탁실에 갖다 놓아줘"처럼요.

넷째, 부탁한다고 해서 항상 들어주지는 않습니다. 암이 발병하면 부부 간에 요청이 필요한 일이 많이 생기는데 현실적으로 그럴 때마다 상대방의 욕구를 완전하게 충족시켜 줄 수는 없겠죠. 따라서 고집이 세다고 상대방을 비난하지 말고, 서로 간의 욕구를 부분적으로나마 충족할 수 있도록 타협해야 합니다. 예를 들어 "지금 운동하는 게 힘들지? 그럼, 저녁 때 나랑 산책하면 어때?"라고 말할 수 있습니다.

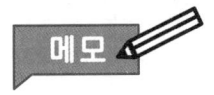

행복의 대화법

누구나 대화를 통해 행복해지기를 원합니다. 가장 좋은 방법은 내가 상대방에게 '내가 듣고 싶은 말'을 먼저 하는 것입니다. 듣고 싶은 말이 있다면 먼저 해보세요. 내가 원하는 그 말을 상대방도 원할 때가 많거든요. 사람의 마음은 다 비슷하기 때문에 듣고 싶은 말을 내가 먼저 하면, 행복의 말이 돌아올 것입니다.

재발에 대한
두려움 관리

치료를 마친 많은 암 환자는 암이 다시 찾아올지도 모른다는 두려움을 느낍니다. 이러한 두려움은 힘든 치료 과정을 다시 겪어야 할지도 모른다는 생각과 결국 암으로 인해 죽을지도 모른다는 생각에서 비롯됩니다. 아직 아무것도 확인되지 않았는데 암의 재발을 혼자서 확신하고 염려하는 마음은 감당하기 어려운 큰 공포감을 일으킵니다. 과도한 두려움은 사랑하는 사람들과의 관계에 부정적인 영향을 끼치고, 일상생활에 어려움을 야기할 수 있습니다. 건강하고 행복한 일상을 살아갈 수 있도록 암 재발에 대한 두려움을 극복하고 관리하는 방법을 알아봅니다.

암 재발에 대해 제대로 알기

재발은 아닌지 막연하게 두려움을 품기보다 암 재발에 대해 정확하게 알고 자신의 상태를 파악하는 것이 중요합니다. 암 재발이란 완치를 목적으로 시행한 모든 치료가 끝난 뒤에 다시 암이 발생한 것을 말합니다. 암 재발은 세 가지 형태로 나눠볼 수 있는데, 원래 있던 암이 다시 생기는 경우, 다른 곳으로 전이된 경우, 다른 부위에 2차암이 생긴 경우입니다.

재발 확률은 개인의 건강 상태, 생활 환경, 암의 종류와 진행 정도 등에 따라 달라서 예측하기가 매우 어렵습니다. 재발 확률이 낮다고 해서 안심할 수 있는 것도 아니지만, 재발에 대한 경계심을 가지면서도 현재에 집중하고 일상을 가꾸며 지금 이 순간을 즐기는 것이 중요합니다. 암이 아니라 삶에 집중하는 방법을 고민하고 실천할 필요가 있습니다.

Dr's Advice

재발이 의심될 때

모든 신체적 변화가 암 재발을 의미하지는 않습니다. 그렇다고 해서 중요한 증상을 무시해서도 안 됩니다. 수술 부위 통증이나 암과 관련한 신체적 증상 등이 2주 이상 지속되면 그 이유를 알아봐야 합니다. 특히 암을 처음 진단받았을 때와 비슷한 증상이 나타난다면 담당 의료진을 찾아 진료를 받으십시오.

암 재발에 대한 두려움 파악하기

일반적으로 치료를 막 마쳤을 때가 암 재발에 대한 걱정이 가장 심한 시기입니다. 다행히 시간이 지나면 조금씩 줄어들지만, 다음과 같은 상황을 마주하면 갑자기 두려움이 심해지기도 합니다.

- 정기검진 날짜가 다가오거나 정기검진을 받으러 갈 때
- 암 진단을 받은 날짜 혹은 치료를 종료한 날짜가 다가올 때
- 생일, 명절, 결혼식, 자녀 출생 같은 특별한 날이 다가올 때
- 주변에 아는 사람이 암 진단을 받았다는 소식을 들었을 때
- TV나 인터넷에서 누군가 암으로 죽었다는 이야기를 들었을 때
- 두통, 복통 등 갑작스러운 신체 증상이 나타날 때
- 피로 증상이 지속될 때
- 직업, 운동, 공부 등 새로운 것을 시작할 때

- 이혼, 이직, 금전적 어려움 등의 상황이 생길 때

이러한 상황에서는 재발에 대한 걱정과 섣부른 확신이 생기기 쉬운데 이는 우리 뇌의 본능적 특성 때문이기도 합니다. 우리 뇌는 스트레스 상황, 통증이나 고통을 유발했던 상황을 생존이 위협받는 순간으로 인식해 오랫동안 기억합니다. 이는 비슷한 상황을 다시 마주했을 때 미리 대비해 잘 생존하기 위함입니다. 그래서 행복했던 경험보다 힘들었던 경험을 더 오래 기억한다고 해요. 두려움은 생존에 도움이 되는 본능적 반응이지만, 지나치면 일상에 지장을 주고 삶의 질을 떨어뜨리기 때문에 제대로 파악하고 관리해야 합니다.

암 재발에 대한 나의 두려움 정도 알아보기

두려움을 관리하기 위해서는 우선 내 감정이 어느 정도인지 알아볼 필요가 있습니다. 다음은 암 경험자가 암 재발에 대한 두려움을 얼마나 심각하게 느끼는지 측정하기 위해 개발된 질문지입니다. 각 항목에 대해 지난 한 달간의 경험과 가장 일치하는 것을 골라 동그라미 표시를 해보세요.

동그라미 표시를 완료했다면 이제 표시한 칸의 점수를 모두 더합니다. 오른쪽으로 갈수록 점수가 커지지만, 5번 문항은 반대로 점수가 작아지니 계산하면서 주의하세요.

합산 점수가 클수록 재발 두려움이 크다는 것을 나타냅니다. 특히 22점 이상이라면 전문 의료진을 만나 생각과 감정에 대해 상의할 것을 권합니다. 또한 재발에 대한 두려움이 한 달 이상 지속된다면 정신건강의학과 진료나 심리상담사와의 상담을 통해 그 원인과 치료 방법을 알아보세요.

	전혀 그렇지 않다	조금 그렇다	다소 그렇다	많이 그렇다	매우 그렇다
1. 나는 암이 재발할까 봐 걱정되고 불안하다.	0	1	2	3	4
2. 나는 암 재발이 두렵다.	0	1	2	3	4
3. 나는 암 재발 가능성을 걱정하고 불안해하는 것이 당연하다고 생각한다.	0	1	2	3	4
4. 암 재발 가능성을 생각할 때 다른 불쾌한 생각이나 이미지가 떠오른다. (죽음, 고통, 내 가족에게 미칠 영향 등)	0	1	2	3	4
5. 나는 완치되었고 암이 다시 생기지 않을 것이라고 믿는다.	4	3	2	1	0
6. 스스로 생각하기에, 내게 암이 재발할 가능성이 있다고 생각한다.	0	1	2	3	4
	생각하지 않는다	한 달에 몇 번	일주일에 몇 번	하루에 몇 번	하루에도 여러 번
7. 암이 재발할 가능성에 대해 얼마나 자주 생각합니까?	0	1	2	3	4
	생각하지 않는다	몇 초간 생각한다	몇 분간 생각한다	몇 시간 생각한다	여러 시간 생각한다
8. 암 재발 가능성에 대해 생각한다면 하루 중 얼마 동안 생각합니까?	0	1	2	3	4
	생각하지 않았다	몇 주간 생각했다	몇 달간 생각했다	몇 년간 생각했다	여러 해 생각했다
9. 암 재발 가능성에 대해 얼마나 오랫동안 생각했습니까?	0	1	2	3	4

※ FCRI-SF (Simard & Savard, 2015)

재발에 대한 두려움을 다스리는 방법

암 환자가 느끼는 재발에 대한 두려움은 가족과의 관계가 변할 것에 대한 걱정, 힘든 치료 과정에 대한 염려, 안정된 일상을 잃어버리는 상실감, 죽음에 대한 공포 등과 복합적으로 연결되어 있습니다.

이러한 두려움은 삶의 질에 큰 영향을 미칩니다. 자신의 생각을 스스로 통제할 수 없다는 느낌에 사로잡히고, 재발 걱정만 하면서 일상생활을 제대로 즐길 수 없게 되기도 합니다. 다른 사람과의 관계에도 부정적인 영향을 미치고, 자잘한 일상의 계획을 세우는 것도 어려워집니다. 하지만 이러한 두려움은 얼마든지 조절하고 줄일 수 있습니다.

나를 불안하게 만드는 원인을 알아보고 특별한 계획을 세워보세요

어떠한 상황이 나를 가장 불안하게 만드는지 원인을 생각해 봅니다. 그 후 불안을 불러일으키는 원인이 무엇이든 그 두려움을 관리할 수 있는 계획을 세워보세요. 예를 들어 정기검진 날짜가 다가올수록 불안하다면, 정기검진 며칠 전부터 친구와 만나서 커피 마시기, 마사지 받기, 혹은 가까운 사람과 외식하기 등의 특별한 일정을 잡아보세요.

정기검진을 마친 날에는 나를 위한 특별한 선물을 주는 것도 좋습니다. 두려움을 이겨내고 검사를 잘 받은 것, 진료 시간에 맞추어 검사 결과를 들으러 간 것은 당연해 보이지만 사실 어려운 일입니다. 무사히 검진을 마친 자신을 칭찬해 주세요. 그러면 우리 뇌는 정기검진 시간을 편안하고 행복한 시간으로 기억하게 될 것입니다.

부정적인 생각을 현실적이고 긍정적인 생각으로 바꾸어보기

도움이 되지 않는 부정적인 생각이 들 때마다 다음과 같이 연습해 보세요.

부정적인 생각		긍정적인 생각
암이 재발하면 어쩌지? 나는 더 이상 힘든 치료와 통증은 견딜 수 없을 것 같아.	→	암은 재발할 수 있는 거야. 지난번에도 치료를 잘 마쳤으니 재발된다 해도 치료받으면 다시 이겨낼 수 있어. 힘들지만 난 할 수 있어.
며칠 동안 두통이 있는데 이건 분명 암이 재발해서 뇌로 퍼진 걸 거야.	→	암 진단을 받기 전에도 종종 긴장하면 두통이 있었어. 며칠 더 이러면 병원에 가보자.
매일 피곤하고 사는 게 힘들어. 혹시 암이 재발되어서 그런 건 아닐까?	→	힘들 땐 스스로를 몰아붙일 것이 아니라 자신에게 너그러워져야 한대. 많은 일을 겪었으니 치료 후에도 피곤할 수 있어. 그러니까 좀 쉬자.

도움이 되지 않는 생각에 맞서세요

재발에 대한 생각을 하지 않으려 해도 계속 떠오르고 걱정이 심해질 때도 있을 것입니다. 그럴 때는 하던 일을 멈추고 다음 질문을 스스로에게 던져보세요.

- 지금 이러한 생각이 계속해서 떠오르게 그냥 둘 것인가?
- 나의 두려움은 합리적이거나 논리적인가?
- 만약 나의 친구가 암 재발에 대한 두려움 때문에 이렇게 힘들어한다면 어떻게 위로하고 조언할 것인가?

위 질문을 하는 동안 두려움에 맞설 힘이 조금씩 내면에서 자라날 것입

376

니다.

나의 두려움에 대해 이야기하세요

내 안에 있는 두려움을 다른 사람에게 터놓고 이야기하면 큰 도움이 됩니다. 재발에 대한 걱정이 클수록 그 감정에 압도되기 쉽고 언어로 감정을 표현해 내기도 어렵지만, 그저 내 마음을 누군가에게 털어놓기만 해도 외로움과 고립감이 줄어듭니다. 안전하고 편안한 환경에서 내 이야기를 있는 그대로 들어줄 수 있는 사람에게 마음을 털어놓는 연습을 해보세요.

정기검진을 편안하게 받아들이세요

정기검진은 암 재발에 대한 두려움을 느끼게 할 수 있습니다. 하지만 불안하다고 해서 검사를 피할 수는 없습니다. 암 재발을 조기에 발견하고 적절한 치료를 하기 위해서는 정기적인 검진을 빠뜨리지 말고 제때 받는 것이 중요합니다. 담당 의료진을 만나 나의 두려움을 이야기하면 불안이 오히려 줄어듭니다. 필요하다면 간호사나 사회복지사, 심리상담사 등 다양한 전문가에게도 도움을 받을 수 있습니다.

건강 관리에 집중하세요

암 재발을 걱정하기보다 건강한 생활 습관을 실천하는 데 더 집중해 보세요. 금연, 금주, 바른 식생활, 적당한 운동, 스트레스 관리, 규칙적인 생활을 실천하는 것입니다. 쉬운 일은 아니겠지만 이를 잘 실천하면 매일매일 건강해지는 느낌이 들면서 암 재발에 대한 걱정도 줄어듭니다.

스스로에게 인내심을 갖고 친절하게 대하세요

암 치료 후 몸이 회복되려면 어느 정도 시간이 걸린다는 것을 기억하세요. 실망하거나 좌절하지 말고 인내심을 가지세요. 나는 아직 몸과 마음이 피곤하고 암이 재발될지도 모른다는 걱정 속에서 살아가고 있는데 바쁘고 충실하게 살아가는 다른 사람들을 보면 속상하기도 하고 뒤처진 느낌이 들 수도 있습니다. 하지만 내가 좀 느리다고 자책하거나 미안해하지 않아도 됩니다. 질병 자체는 비극이 아니며 그것을 온전히 받아들이지 못할 때 더 힘듭니다. 그럴 때일수록 자신을 친절하게 대해주세요.

계획을 세워 미래를 준비하세요

많은 암 환자가 미래에 대해 생각하거나 계획을 세우는 것을 어려워합니다. 암이 언제 재발할지 모르는데 계획이 무슨 소용인가 싶은 무력감도 느낍니다. 하지만 계획을 세워 뭔가를 시작하기만 해도 삶에 활력소가 생깁니다. 계획은 거창하지 않아도 됩니다. 다음 주말에 대한 계획일 수도 있고 암 진단을 받기 전에 즐기던 활동이나 취미 생활을 하겠다는 계획일 수도 있습니다. 아니면 치료가 끝나면 해보고 싶었던 일일 수도 있겠지요. 그러는 사이 암 재발에 대한 부정적인 생각은 옅어질 것입니다. 암이 전부인 삶이 아니라 '암을 곁에 두고 사는 삶'을 받아들이고, 하고 싶었던 일을 미루지 않으며 세상을 탐험하면서 여전히 나답게 살아야 합니다.

조혈모세포 이식 후 생활 안내

조혈모세포 이식 환자는 정상 생활로 돌아올 때까지 모든 것이 조심스럽고 자신 없을 수 있습니다. 하지만 너무 걱정하지는 마세요. 이식이라는 힘든 과정을 이겨냈 듯 이식 후 관리도 잘할 수 있습니다. 조혈모세포 이식 환자는 몸과 마음이 회복되는 데 수개월에서 1년 이상이 필요하니 편안한 마음을 갖는 것이 중요합니다. 소개된 지침을 준수하면 건강 회복에 많은 도움이 될 것입니다.

조혈모세포 이식 후 생활 관리

조혈모세포 이식 후 퇴원이 결정되면 가족은 집으로 돌아오는 환자를 위해 여러 가지 준비를 해야 합니다. 집안 청결 관리부터 집 안팎에서의 활동을 어떻게 도울지 준비할 필요가 있습니다. 이 부분은 자가조혈모세포 이식, 동종조혈모세포 이식 환자 모두에게 공통되는 사항입니다.

집안 환경은 최대한 청결하게 유지하세요

먼지와 더러움은 감염의 주범이므로 방의 청결과 환기는 필수입니다. 반려동물은 이식 후 3개월간은 환자와 함께 지내지 않도록 하고, 불가피하게 함께 지낸다면 최대한 털이나 분변을 환자가 만지지 않도록 신경 써주세요. 또 많은 수의 화분(흙)을 집 안에 두고 환기를 자주 하지 않으면 곰팡이 감염의 위험성이 증가합니다.

건조할 때는 가습기보다 젖은 수건을 이용하세요. 가습기는 곰팡이나 세균 등의 감염을 높입니다. 냉방 기구를 오랜만에 다시 사용한다면 필터를 교환하고 주기적으로 청소해야 합니다. 선풍기를 사용할 때는 날개에 먼지가 쌓이지 않도록 잘 청소해 주세요.

청소는 환자 본인에게 맡기지 말고 가족이 해주세요. 청소하는 공간에 환자는 머물지 않도록 합니다. (다른 방에 계시거나 산책을 다녀 오세요.) 부득이하게 환자가 청소하는 경우에는 마스크와 장갑을 착용하세요. 욕조나 화장실은 가족과 함께 사용한다면 매일 청소가 필요하고 혼자 사용한다면 일주일에 두 번 정도는 화장실용, 욕실용 세제를 이용해서 청소하세요.

직접 사용하는 식기는 세제와 뜨거운 물로 씻고, 타월과 침구는 규칙적으로 세탁하며 다른 사람과 따로 사용하는 게 좋습니다. 침구는 햇볕을 쬐거나 건조기 또는 드라이어를 이용해서 주기적으로 말려주세요.

학령 전 아동이 있을 때는 어린이집이나 유치원에서 감염될 수 있는 수두나 기타 전염병에 걸리지 않도록 주의해야 합니다. 어린 아동이 함께 생활하는 경우 호흡기 감염(감기)의 발병률이 높습니다. 아이들의 건강도 잘 살펴봐 주세요.

생백신 예방접종을 했다면[소아마비약, 수두, 홍역, 볼거리, 풍진(MMR), 일본뇌염 주사] 한 달 정도 격리해야 합니다. 동종 이식을 한 환자는 6개월 이후 면역력이 회복되면 의료진의 확인을 거쳐 예방접종을 시작합니다.

집에서 가족과 지낼 때에는 따로 마스크를 쓰지 않아도 되지만, 감기에 걸린 가족이 있을 때는 반드시 모두 마스크를 착용해야 합니다. 하지만 마스크가 완전한 안전장치가 될 수는 없으니 감기에 걸린 가족과는 한 공간에서 지내지 않는 것이 좋습니다. 감염을 예방하는 최고의 방법은 손을 잘 씻는 것입니다. 외출에서 돌아왔을 때나 음식을 먹기 전, 화장실 사용 후에는 반드시 손을 씻으세요(손세정제 또는 비누 사용). 환자를 비롯하여 함께 거주하는 가족 모두 외출복과 실내에서 착용하는 복장은 구분해 주세요.

마음을 편히 갖고 활동량은 서서히 늘리세요

회복에는 육체적 활동이 매우 중요합니다. 회복 초기에 몸이 나른하고 쉽게 피곤해질 때는 주로 휴식을 하며 지내다가 체력이 허락하는 한도 내에서 점차 운동량을 늘리는 것이 좋습니다. 몸이 완전히 회복되기까지는 시간이 필요하다는 것을 기억하세요. 집에서 할 수 있는 정규 운동 계획을 세우면 좋습니다. 누워서 하는 운동부터 시작해 서서히 운동량을 늘리고 무리하지 않도록 합니다. 가벼운 체조 또는 스트레칭으로 몸을 풀어준 다음 다른 운동을 시작하세요.

과격한 운동은 피하고, 걷기를 하거나 고정식 자전거를 타는 것이 도움이 됩니다. 가사는 정해진 기간은 없으나 무리하지 말고 천천히 시작하십시오. 생채소나 생고기는 맨손으로 만지지 마세요.

이식 후에도 몇 주간 피곤이 심해지고, 기운이 빠지며 우울한 기분을 느낄 수 있습니다. 그러나 이러한 느낌은 정상적이며 이 기간 중에도 건강은 지속적으로 회복되고 있습니다. 마음을 편안히 가지세요.

사회생활은 이식 후 3~6개월이 지나고 시작하세요

퇴원 후 집에서 친구나 친척을 만나는 것은 해롭지 않습니다. 다만 감염 가능성이 있으므로 감기나 다른 바이러스에 감염된 사람과는 접촉하지 않도록 하세요. 사람이 많이 모이는 공공장소(백화점, 극장, 대형마트 등)에는 이

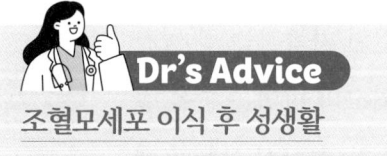
조혈모세포 이식 후 성생활

성생활의 회복도 중요한 부분입니다. 장기간 입원했으니 적응하는 기간이 필요하고 힘든 치료를 마친 후이므로 쉽게 피곤해질 수 있습니다. 긴장이 풀리고 정신적 압박감이 감소하면 자연스럽게 성생활도 회복될 것입니다.

성생활은 혈소판이 50,000/㎣ 이상이고 상대방이 감염되지 않았을 때 가능합니다. 청결한 환경과 상태에서 이뤄져야 하고, 윤활제 사용이 필요할 수도 있습니다. 방사선과 항암제 치료로 여성의 경우 질내 윤활 작용이 변할 수 있기 때문입니다. 성생활 후 생식기의 분비물, 타는 듯한 느낌이나 냄새, 가려움증이 있으면 의료진에게 알리기 바랍니다.

식 후 3~6개월이 지나서 방문해 주세요.

학교나 직장 생활을 다시 시작할 수 있는 시기는 회복 속도와 환자의 상황에 따라 조금씩 다릅니다. 사회생활을 다시 시작하는 계획은 이식 후 3~6개월 이후로 미루십시오. 가능하다면 처음에는 시간제 근무로 시작하도록 합니다. 소아인 경우 이식 후 회복되면 병원 학교를 다닐 수 있습니다. 그로부터 3~6개월 정도 더 지나 정규 학교를 다녀도 처음부터 종일 수업이나 운동은 힘들 수 있으므로 선생님과 상담해 조정하도록 합니다.

대중교통과 군중을 피할 수 있는 곳이라면 피곤하지 않을 정도의 여행은 가능합니다. 대중교통으로 이동한다면 KF94마스크를 착용해 주세요. 스스로 활동이 원활하고 체력과 힘이 돌아왔다고 생각이 들면 운전도 가능합니다.

자가조혈모세포 이식 후 관리

자가조혈모세포 이식 환자는 몇 개월간 음식과 감염을 주의하며 관리하면 상당 부분 회복할 수 있습니다.

식사 지침에 따르세요

면역력이 약하므로 음식을 통한 감염에 주의해야 합니다. 일반적으로 이

382

식 후 3개월 정도에 걸쳐 식품 선택, 조리 방법 등의 제한이 서서히 풀립니다. '자가조혈모세포 이식 후 식사 지침'에 따라 관리하세요. 식사 지침은 환자의 상태에 따라 다소 융통성 있게 적용될 수 있습니다. 하지만 위장관 내 점막 상태가 아직 회복되지 않은 상태에서는 유제품, 기름기가 많은 제품, 고섬유질·고농도의 음식에 주의해야 합니다. 이때는 식사 지침에 앞서 의료진의 안내에 따릅니다.

또한 이식의 치료 과정으로 입맛이 변하고 식욕이 없어 음식 섭취량이 매우 줄어들 수 있습니다. 식욕 회복에는 수개월이 걸립니다. 회복을 위한 노력이라 생각하고 매일 균형 있는 식사를 하세요. 특히 수분 섭취가 중요합니다. 메스꺼움, 구토가 지속될 때에는 의료진에게 알려 적절한 조치를 취하세요. 회복이 되지 않은 상태에서 시중의 건강식품을 섭취하면 해로울 수 있으니 삼가고 반드시 의료진과 상의하세요.

규칙적인 체온 측정으로 감염을 예방하세요

자가조혈모세포 이식 후 약 3개월 동안은 혈구의 수는 정상이라도 면역 체계가 아직 미성숙하므로 감염에 주의해야 합니다. 음식물과 주위 환경을 청결하게 관리하는 동시에 전염성 질환을 가진 사람과의 접촉을 피하도록 합니다. 아울러 감염의 증세가 없어도 체온을 규칙적으로 측정하세요. 체온은 감염의 정도를 나타내는 객관적인 지표이기 때문입니다.

메모

이런 증상이 있나 점검해 보세요

조혈모세포 이식 후 아래와 같은 증상이 나타난다면 감염을 의심할 수 있습니다. 아래의 경우에는 의료진에 전화로 알리고 열이 없으면 외래로, 열이 있다면 응급실을 찾으십시오.

✓ 38도 이상의 고열이 있다.

✓ 잦은 기침, 누런 가래, 흉통이 느껴진다.

✓ 신체의 한 부분에 통증이 있고 붉어지거나 부어올랐다.

✓ 배뇨 시 따갑거나 배변 시 복통이 느껴지고 설사를 한다.

✓ 입 주위나 팔과 등에 발진이나 수포가 생겼다.

건조하고 민감한 피부와 치아를 관리해 주세요

이식 후 피부는 평상시보다 더 건조하고 민감한 상태입니다. 샤워를 정기적으로 하고 샤워 후 로션이나 오일을 발라주는 것이 좋습니다. 제품 중 강한 향이 있거나 알코올, 라놀린 등의 자극제가 함유된 것은 민감한 피부를 자극할 수 있으므로 사용하지 마십시오. 피부가 가렵더라도 긁거나 딱지를 떼지 말고 자연스럽게 떨어지도록 놔두어야 합니다.

손톱과 발톱의 외형과 구조가 조금씩 변할 수도 있습니다. 손톱, 발톱을 자를 때 손톱을 찢거나 피부를 자르지 않도록 조심하고 너무 바짝 깎지 않도록 합니다. 몇 개월 동안은 머리카락이 어린아이의 것처럼 민감해질 수 있습니다. 비듬용 샴푸는 피하고 부드러운 중성 샴푸를 이용하세요.

이식 후에는 입안이 점점 건조해지는데 이때는 무설탕 사탕이 도움이 됩니다. 또 정상인보다 면역력이 약한 상태라 수개월 동안 계획적인 구강 관리가 필요합니다. 퇴원할 때 받은 가글 용액을 규칙적으로 사용하세요. 입안을 자극하는 음식(딱딱한 것, 뜨거운 것, 매운 것) 등은 피하고 구강 내 새로운 궤양이나 부종이 발견되면 의료진과 상의하십시오. 양치질은 매 식사 후 규칙적으로 해야 합니다.

동종조혈모세포 이식 후 관리

동종조혈모세포 이식은 자가조혈모세포 이식보다 회복에 시간이 오래 걸립니다. 그만큼 생활 전반에서 더 주의해야 하고, 이식편대 숙주 반응도 고려해야 합니다.

식사 지침에 따르세요

동종조혈모세포 이식 후는 면역력이 약한 상태라 음식을 통한 감염 예방이 중요합니다. 자가조혈모세포 이식과 마찬가지로 식품 선택, 조리 방법 등의 제한이 풀리는 데에는 3개월 정도 걸립니다. 각 병원에서 정해둔 '동종조혈모세포 이식 후 식사 지침'에 따라 식사 관리를 하십시오. 식사 지침은 환자의 상태, 면역 억제제 복용 정도 등에 따라 다소 융통성 있게 적용될 수 있습니다. 위장관의 이식편대 숙주 반응 증상이 있는 경우에는 음식 선택에 유의해야 합니다. 유제품, 기름기가 많은 제품, 고섬유질 음식, 고농도의 음식은 설사를 유발할 수 있으므로 제한하고 의료진의 안내에 따르세요.

메모 📝

이식편대 숙주 반응

외부 조직(조혈모세포)이 이식됐을 때 이식된 외부 조직이 원래 있던 인체 조직을 공격해 나타나는 면역반응을 '이식편대 숙주 반응'이라고 합니다. 이식 후 100일을 기준으로 그 이전에 발생하는 것을 '급성 이식편대 숙주 반응'이라고 하고 그 이후에 발생하면 '만성 이식편대 숙주 반응'이라고 합니다.

이식편대 숙주 반응은 시간이 경과함에 따라 일어날 가능성이 점차 줄어듭니다. 가장 흔한 증세는 발진과 홍피증, 가려움입니다. 손바닥과 발바닥에 가장 흔하게 잘 나타나지만 그 외 다른 어느 곳에서도 발생할 수 있습니다. 우선 피부 상태를 매일 살펴봐야 합니다. 또 메스꺼움, 구토, 설사가 심해질 수 있으니, 대변의 변화 양상과 함께 양과 배변 횟수를 잘 관찰하십시오. 간에 이상이 오기도 합니다. 이때는 피로감과 황달 증세가 나타나고, 혈액 검사 시 간 효소치나 빌리루빈치의 상승이 보입니다.

만성 이식편대 숙주 반응이라면 그 외에 구강과 눈의 건조감을 느낄 수 있고, 조금만 움직여도 숨이 차거나 숨이 가쁠 수 있습니다. 메스꺼움, 구토, 설사, 관절 부위의 뻣뻣함, 탈모도 나타날 수 있습니다. 피부의 발진, 홍피증, 손발톱 변성 등의 증상도 여기에 해당되니 발견 즉시 의료진에게 알리세요.

이식편대 숙주 반응은 특히 면역 억제제를 줄였거나 중단한 후에 잘 나타납니다. 반응의 정도에 따라 면역 억제제를 늘리거나 경구 스테로이드 복용으로 증상을 호전시킬 수 있습니다.

이식의 치료 과정으로 인해 입맛이 변하고 입맛을 잃어 식사량이 줄어들 수 있습니다. 어렵더라도 매일 균형 있는 식사를 하기 바랍니다. 특히 수분 섭취를 충분히 하고 메스꺼움, 구토가 지속될 때에는 의료진에게 알려 조치를 취하십시오. 회복이 되지 않은 상태에서 시중의 건강식품 섭취는 해로울 수 있으니 섭취 전 의료진과 상의하도록 합니다.

체온을 매일 측정해 38도가 넘으면 병원에 알리세요

혈구의 수는 정상이라 할지라도 이식 후 6개월은 면역체계가 미성숙하기 때문에 모든 감염에 주의해야 합니다. 특히 오염된 음식물 섭취와 불결한 환경은 위험합니다. 만약 전염성 질환을 가진 사람과 접촉이 있었다면 즉시 병원에 연락하십시오.

퇴원 이후에는 감염 증상이 없더라도 정기적으로 체온을 측정하고 38도가 넘으면 병원에 연락하세요.

자외선차단제를 바르는 것이 좋아요

평상시보다 피부가 더 건조하고 민감한 상태임을 잊지 마세요. 이식을 받은 후에는 피부가 햇빛에 매우 민감하므로 쉽게 화상을 입거나 착색되기 쉽습니다. 이식 후 6개월간은 강한 햇빛에 피부를 직접 노출시키지 마세요. 외출 시에는 챙이 있는 모자와 긴팔 옷을 입고 노출되는 부위에는 자외선차단제를 바르는 것도 좋습니다.

건조하고 민감한 피부와 치아를 관리해 주세요

384쪽의 자가조혈모세포 이식의 내용을 참고해 피부와 치아를 관리해 주세요.

환자의 변화 받아들이기

환자는 조혈모세포 이식술을 준비하는 과정에서부터 이식 이후 회복 과정 전반에 걸쳐 우울, 불안 등의 감정 변화를 겪습니다. 이러한 마음 상태는 자연스러운 현상입니다. 환자는 자신의 감정 변화를 있는 그대로 받아들이고 거부감 없이 표현하는 것이 좋습니다.

또한 대부분의 환자는 이식 전 '수술을 잘 이겨낼 수 있을까' 하는 걱정에 막연한 긴장과 두려움, 무기력감을 느낄 수도 있습니다. 이 또한 자연스러운 심리 상태입니다. 다만 치료를 계속하겠다는 의지와 이식술을 충분히 극복할 수 있다는 자신감이 있어야겠지요. 환자 스스로 자신을 격려하고 이겨내겠다는 인내심을 가질 필요가 있습니다.

이식을 받기 위해서는 약 3~4주 동안 이식 병동에서 생활하게 됩니다. 이 기간에 환자는 외로움과 우울감을 느끼기도 하지요. 특히 이식 병동에서 제한적으로 이루어지는 짧은 면회 시간은 환자로 하여금 고립감과 답답함, 가족에 대한 그리움을 느끼게 하기도 합니다. 환자가 가능한 한 외로움을 덜 느끼도록 이식을 준비하는 동안에도 가족의 관심과 사랑이 항상 함께한다는 사실을 알려주세요. 또 면회 시간에 가족의 근황과 환자의 회복을 바라는 사랑의 마음을 전해주세요.

환자 보살피기

조혈모세포 이식 이후의 건강 관리가 더욱 중요합니다. 일단 이식을 마치고 나면 환자는 예전의 건강과 생활을 찾고 싶어 합니다. 하지만 일상생활로 돌아가기 위해서는 여러 가지 조심할 사항이 있습니다. 그런 만큼 가족들의 세심한 관리가 필요하지요. 하루빨리 일상으로 돌아가고 싶은 마음 탓에 문제가 발생하기도 합니다. 환자에게 이식 후에도 장기간의 건강 관리가 필요하다는 사실을 사전에 충분히 설명해 주세요. 그리고 하루하루의 건강 관리에 최선을 다하도록 도와주십시오.

간혹 환자가 이식 후에 달라진 자신의 모습이나 가족의 말과 행동에 민감하게 반응할 수도 있습니다. 이럴 때는 환자의 심리적·정서적 어려움과 가족에게 바라는 점에 대해 충분히 대화를 나누면 좋습니다. 가족의 관심과 사랑을 적극적으로 표현해 주는 것도 잊지 마세요.

덧붙여, 조혈모세포 이식술의 치료비가 어느 정도인지 사전에 의료진 및 원무과 등에 문의해 비용을 준비할 필요가 있습니다. 치료비 마련에 어려움이 있다면 사회복지사와 상담하여 사회복지제도에 대한 정보나 후원 기관의 도움을 받을 수도 있습니다.

16

중심정맥관을 가진
환자의 생활 안내

중심정맥관을 삽입하면 별도의 주삿바늘을 꽂지 않고 주사를 맞을 수 있어 매우 편리합니다. 환자와 보호자는 관리 방법과 관 삽입 후의 일상생활, 의료진에게 알려야 하는 증상과 대처 방법을 숙지해야 합니다.

환자와 보호자 모두를 위한 중심정맥관 관리

중심정맥관은 정맥을 통해 심장 가까이의 굵은 혈관에 삽입되는 관입니다. 관 삽입 후 기능이 잘 유지되면 오랫동안 사용할 수 있어 정맥주사가 필요한 환자는 치료받을 때마다 주삿바늘을 꽂을 필요 없이 주사를 맞을 수 있어 매우 편리합니다. 특히 혈관 밖으로 새면 피부에 손상을 주는 항암제를 안전하게 투여받기 위해 관 삽입이 필요합니다. 관의 종류에는 팔에 있는 정맥으로 삽입하는 '말초 삽입 중심정맥관', 목 부위의 혈관을 통해 심장 근처에 있는 굵은 혈관까지 삽입되는 '히크만 카테터'와 피부 속에 심는

'매립형 포트'가 있습니다.

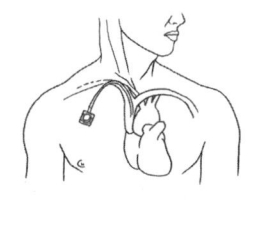

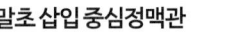 말초 삽입 중심정맥관 히크만 카테터 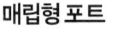 매립형 포트

말초 삽입 중심정맥관과 히크만 카테터 관리

관 삽입 부위는 정기적으로 소독해야 합니다. 소독 후 삽입 부위에 투명 필름(테가덤, IV 3000 등)을 붙였다면 7일, 거즈나 메딕스를 붙였다면 2일마 다 소독합니다. 하지만 진물, 출혈, 땀이 많이 나면 매일 또는 필요에 따라 자주 소독합니다. 관이 막히지 않도록 7일 간격으로 헤파린 용액을 주입 해야 합니다. 만약 헤파린 주입 날짜를 변경해야 한다면 일주일을 넘지 않 도록 예정일보다 일찍 관리를 받으세요. 일주일을 넘기면 관이 막힐 위험 이 높아집니다. 관 삽입 부위 소독과 헤파린 용액 주입과 관련해서는 가정 간호 제도를 이용하거나 관 관리가 가능한 근처 병원을 연계하여 관리받을 수 있습니다. 말초 삽입 중심정맥관의 경우 관이 빠지지 않도록 고정해 주 는 장치인 고정판(스태트락)이 있는데, 피부에서 떨어지지 않도록 주의해야 합니다. 고정판이 떨어지면 관이 빠질 위험이 있으므로 새 것으로 교환해 야 합니다. 고정판은 3~4주마다 새 것으로 교환해 부착하며, 병원에서 의 료진이 시행합니다.

관이 있더라도 샤워는 가능합니다. 대신 물이 들어가지 않도록 방수 필름(큰 테가덤) 두 개를 이용하여 샤워합니다. 히크만 카테터는 방수 필름(큰 테가덤) 한 개와 깨끗한 비닐봉투를 이용해 삽입 부위와 관을 완전히 덮은 후 샤워합니다. 말초 삽입 중심정맥관은 팔에 삽입되어 있으므로 방수용 샤워 토시를 끼고 샤워합니다. 샤워 후 소독 부위가 젖었을 경우에는 다시 소독해야 합니다.

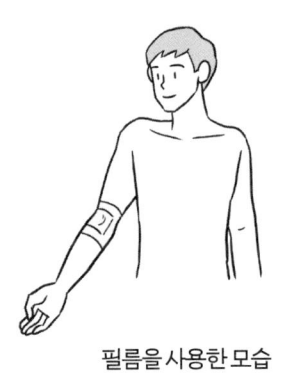

필름을 사용한 모습

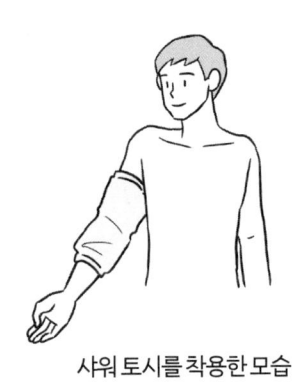

샤워 토시를 착용한 모습

매립형 포트 관리 방법

매립형 포트는 피부 속에 삽입된 것이라 피부 밖으로 노출된 부위가 없어 소독할 필요가 없습니다. 다만 포트 삽입 부위를 어떻게 봉합했는지에 따라 그에 맞게 관리를 해야 합니다. 종이테이프(스테라이스트립)가 붙어있다면 약 2주간 완전히 봉합될 때까지 종이테이프가 떨어지지 않도록 주의합니다. 샤워할 때는 절개 부위에 물이 들어가거나 종이테이프가 젖어서 떨어지지 않도록 깨끗한 티슈로 덮은 후 방수 필름(테가덤)을 붙인 상태로 합니다.

피부 본드(더마본드)가 붙어있다면 완전히 아물 때까지 피부 본드가 떨어지지 않도록 주의합니다. 피부 본드에 방수 기능이 있어 삽입 후 하루가 지나면 별도의 방수 처리를 하지 않아도 샤워를 할 수 있습니다.

매립형 포트를 통해 주기적으로 치료를 받는다면 병원에서 헤파린 용액을 주입하므로 환자가 별도로 헤파린 용액을 주입할 필요가 없습니다. 그러나 포트를 장기간 사용하지 않을 경우에는 4~6주 간격으로 주입해야 합니다. 이때에도 헤파린 용액 주입은 반드시 의료진이 시행해야 함을 명심하십시오.

중심정맥관을 가진 환자의 일상생활

관을 갖고 있더라도 일상생활은 가능하지만, 관을 갖고 있는 동안에는 일상생활에 주의가 필요합니다.

가벼운 샤워는 가능해요

가벼운 샤워는 가능하지만 반신욕은 할 수 없고 수영장, 목욕탕, 사우나, 찜질방은 가면 안 됩니다. 삽입 부위에 습기가 생기면 감염의 위험이 높아지기 때문입니다.

적당한 운동, 일은 해도 돼요

걷기나 가벼운 조깅, 고정식 자전거 등의 운동이나 일 등의 일상생활은 가능합니다. 지팡이, 스틱, 목발도 사용해도 됩니다. 단, 골프, 수영, 배드민턴, 테니스, 탁구, 팔굽혀펴기와 같이 팔을 반복적으로 들거나 내리는 운동, 4kg 이상의 무거운 물건이나 배낭을 메는 활동은 피합니다.

운전도 할 수 있어요

관을 삽입했더라도 운전은 가능합니다. 단, 마약성 진통제를 먹고 있는 경우나 항암제를 맞은 당일에는 운전은 피해주세요.

여행도 갈 수 있어요

가벼운 당일 여행은 괜찮지만 1박 2일 이상의 일정이라면 응급상황에 대비하여 소독 가능한 병원을 미리 알아두고 소독 재료를 미리 챙겨 가기 바랍니다. 만약 비행기를 타야 한다면 검문을 통과할 때 소리가 날 수 있으니 관이 있다고 미리 검문 직원에게 알려주세요.

관 삽입 부위에 보호대나 토시를 착용해도 됩니다

관이 움직이거나 보이지 않도록 보호대나 토시를 착용해도 됩니다.

Dr's Advice
의료진에게 알려야 하는 증상과 대처법

- 헤파린 용액 주입 후에 오한이나 38도 이상의 고열이 있는 경우
근처 병원 응급실을 방문하여 열이 나는 원인을 찾아 치료해야 합니다.
- 삽입 부위가 붉게 변하거나 고름이나 진물이 있는 경우
근처 병원을 방문하여 증상에 따라 치료합니다.
- 삽입 부위에서 피가 나는 경우
관 삽입 부위를 소독하고 피를 흡수할 수 있는 거즈 재질의 메딕스를 붙입니다. 만약 피가 계속 나면 근처 병원을 방문하여 치료를 받습니다.

- 관이 찢어지거나 관에 구멍이 뚫린 경우
고정장치를 손상된 부위 위쪽으로 옮겨 잠근 후, 되도록 빨리 근처 병원 응급실을 방문하여 관을 제거해야 합니다.
- 관이 당겨져 길이가 길어진 경우
빠진 관을 밀어 넣지 말고, 관이 더 빠지지 않도록 반창고로 단단히 고정한 후 되도록 빨리 근처 병원을 방문하여 재사용이 가능한지 확인해야 합니다.
- 관 삽입한 쪽 어깨와 팔/얼굴이 붓거나 통증이 있는 경우
하루이틀 지났는데도 부기가 더 심해지거나 아프거나 저리다면 혈전(혈관 속에서 피가 굳어진 덩어리)으로 혈관이 막혀 나타나는 증상일 수 있으므로 근처 종합병원을 방문하십시오.

장루 보유자의 장루 관리

장루를 보유하면 일상생활에 큰 변화가 생깁니다. 이러한 변화를 긍정적으로 극복하고 삶의 질을 높이기 위해서는 장루를 제대로 이해하고 건강하게 관리하는 것이 무엇보다 중요합니다.

치유와 삶의 질 향상을 위한 장루 관리

장루는 정상적인 대변 배설에 문제가 생겼을 때 수술을 통해 장의 일부분을 복부 벽에 고정시켜 대변을 몸 밖으로 배설할 수 있도록 만든 구멍입니다. 주로 대장암의 위치가 항문과 가까워 항문을 보존하지 못할 때 시행합니다. 장루를 보유하면 일상생활에 큰 변화가 생기는데 이러한 변화를 긍정적으로 받아들이고 극복하기 위해서는 장루를 제대로 이해하고 건강하게 관리해야 합니다. 이는 치유의 첫걸음이자 삶의 질을 높이는 방법입니다.

장루 합병증 관리

장루로 인한 합병증 및 관리 방법은 다음을 참고하시기 바랍니다.

장루 주변의 피부가 벗겨지고 진물이 날 때

대변이 피부에 닿아서 생기는 증상으로 피부보호판을 장루 크기보다 크게 잘라서 적용했거나, 장루에 붙여놓은 피부보호판 밑으로 대변이 새어 나오면서 발생하는 경우가 많습니다. 소화액과 대변에는 노폐물이 포함되어 있어 피부자극이 유발되므로, 장기간 피부가 대변에 노출되면 피부가 벗겨지고 진물이 납니다. 이럴 때는 피부 상태를 호전시키기 위해 피부보호판을 장루 크기에 맞게 잘라서 피부가 벗겨진 부분에 대변이 닿지 않도록 적용하고, 배설물이 피부보호판 밑으로 새지 않도록 피부 보호 연고나 링으로 잘 메워주어야 합니다. 최대한 장루 주변 피부에 대변이 닿지 않도록 피부보호판을 장루 주변 부위에 밀착되도록 적용하는 것이 핵심입니다. 약국에서 시판되는 피부 연고는 의료진과 상의하고 사용하는 것이 좋습니다.

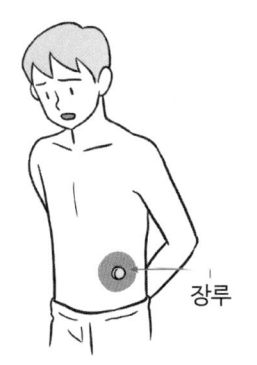

장루

피부보호판을 붙였던 부위의 피부가 붉게 변하거나 가려움, 두드러기가 생겼을 때

피부보호판이 부착되었던 모양 그대로 붉은 반점이 생기고 가려움이나 두드러기가 발생하는 것은 피부보호판이나 사용하는 제품에 대한 과민반응, 알레르기에 의한 피부 손상일 가능성이 높습니다. 알레르기를 일으키는 원인 제품이 무엇인지 파악하고 해당 제품을 사용하지 않아야 피부 상태를 호

장루

전시킬 수 있습니다. 만약 특정 제품에 알레르기가 있다면 다른 제품으로 바꾸어 사용해 보면서 자신에게 맞는 제품을 선택해 적용하는 것이 좋습니다. 증상이 심하거나 지속된다면 병원을 방문해 치료받아야 합니다.

장루 주위 복부가 볼록해졌을 때

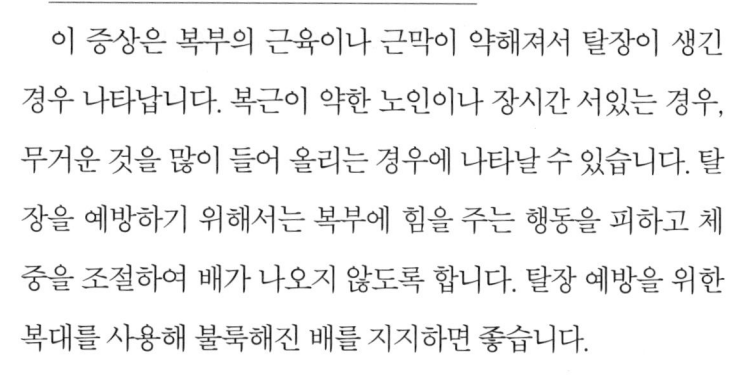

장루

이 증상은 복부의 근육이나 근막이 약해져서 탈장이 생긴 경우 나타납니다. 복근이 약한 노인이나 장시간 서있는 경우, 무거운 것을 많이 들어 올리는 경우에 나타날 수 있습니다. 탈장을 예방하기 위해서는 복부에 힘을 주는 행동을 피하고 체중을 조절하여 배가 나오지 않도록 합니다. 탈장 예방을 위한 복대를 사용해 볼록해진 배를 지지하면 좋습니다.

장루의 길이가 길어지고 장이 복부 밖으로 튀어나왔을 때

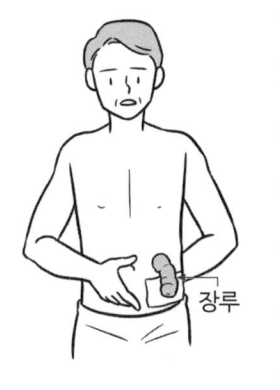

장루

장이 복부 밖으로 탈출하는 증상은 복부의 지지 근육이 약해졌거나 복수 등으로 복압이 상승되어 생깁니다. 장시간 걷거나 복부에 힘을 주는 행위를 하면 양상이 심해집니다. 가급적 복부에 힘을 주는 행동을 피하고, 장 탈출이 발생하였을 때 누워서 부드럽게 손으로 장루 부위 복부를 문질러 주면 서서히 장이 다시 복부로 들어가면서 길이가 짧아지며 회복되는 증상을 보입니다. 만약 장이 10cm 이상 탈출했거나 장루의 색깔이 어둡게 변했다면 억지로 장을 집어넣지 말고 병원을 방문하여 장루 상태를 확인하세요.

장루에서 출혈이 발생했을 때

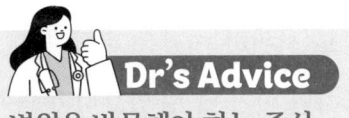
모세혈관이 많이 분포되어 있기 때문에 장루는 붉은색을 띠며, 작은 마찰에도 출혈이 생길 수 있습니다. 일상생활을 하며 마찰에 의해 미세 출혈이 발생했다면 출혈 부위를 거즈나 일회용 젖은 화장지로 5분 정도 눌러 지혈해 주면 멈춥니다. 장루 표면에서 미세 출혈이 발생한다면 피부 보호 파우더를 뿌려주는 것도 좋은 방법입니다. 만약 출혈이 멈추지 않고 출혈량이 많아진다면 병원에 방문해야 합니다.

장루 보유자의 일상생활 관리

장루가 있으면 목욕을 하고 옷을 입고 밥을 먹고 외출을 할 때 등 일상 활동 시 세심하게 신경 써야 할 일이 생깁니다. 하지만 대처 방법을 잘 알아두고 변화를 긍정적으로 받아들여 실천하면 그리 어렵지 않게 적응할 수 있으니 아래 사항을 유념해 주세요.

목욕

장루 보유자도 수술 전과 같이 목욕을 할 수 있습니다. 물이나 비누는 장루에 해롭지 않고 장루 속으로 들어가지 않으므로 목욕 시 주머니를 제거하여도 괜찮습니다. 지속적으로 묽은 변이 나오는 경우는 장루주머니를 부착한 채로 목욕을 시행하는 것이 좋습니다. 장루는 감각이 없으므로 너무 뜨거운 물로 샤워하는 것은 피하시고, 수압이 센 샤워기로 장루를 직접적으로 자극하면 피가 날 수 있으니 주의가 필요합니다.

의복

장루 부위를 너무 조이면 장루가 눌려 대변 배출을 방해할 수 있으므로 너무 꽉 조이는 옷은 입지 않는 것이 좋습니다. 특히 장루 부위를 직접 압박하는 벨트나 허리끈은 피하세요. 벨트를 착용해야 하는 옷은 멜빵으로 대체하는 것이 좋습니다. 안전벨트도 장루 위치를 피해서 매야 합니다. 조그만 쿠션을 벨트와 배 사이에 놓고 벨트를 매는 것도 좋은 방법입니다.

운동

적당한 운동은 쇠약해진 체력을 회복하고 장운동을 촉진시키는 데 도움이 됩니다. 단 너무 심하게 복압 상승을 유발하지 않는 범위 내에서 시행하는 것이 좋습니다. 신체 접촉이 심하거나, 과격한 운동기구를 들어 올려 하복부에 무리하게 힘이 들어가는 운동은 피하도록 합니다. 복압이 심하게 올라가면 탈장이나 장 탈출을 유발할 수 있습니다. 수영도 가능하며 필요시 미니 주머니를 부착할 수 있습니다.

식사

규칙적인 식사를 하며 골고루 영양을 섭취합니다. 수분도 충분히 섭취합니다. 특별하게 제한하는 음식은 없으나 매운 음식, 짠 음식 등 자극성이 강한 음식은 좋지 않습니다. 회장루(소장 장루)의 경우 지속적으로 묽은 변이 나오기 때문에 물을 충분히 마시는 것이 좋습니다. 섬유질이 많거나 딱딱한 음식으로 인해 회장루가 막히면 복통이 나타나는데, 이런 경우 먼저 주머니를 교환해 보고 부드러운 음식을 섭취하고 장루 주위를 마사지하면 도움이 될 수 있습니다. 만약 구토가 있거나 복통이 심해지면 병원을 방문해야 합니다. 냄새와 가스를 조절하기 위해서는 냄새를 유발하는 식품(마늘, 양파, 계란, 흰 살 생선 등)과 가스가 많이 생기는 음식(콩, 맥주, 탄산음료, 양배추, 양파, 마늘, 브로콜리 등)을 자제하시기 바랍니다.

외출과 여행

외출 시에는 항상 여분의 장루 용품을 소지하며, 장루주머니가 안전하게 부착되도록 장루 벨트를 착용하는 것이 좋습니다. 여행 시에는 여분의 피부보호판과 장루주머니를 충분히 준비하고 현지에서 장루와 관련하여 도움을 받을 수 있는 곳의 연락처를 미리 알아둡니다. 익숙하지 않은 장소의 물은 설사를 일으키기 쉬우므로 생수를 사서 먹거나 끓여서 마시세요.

피부 관리

장루 주위 피부 관리의 가장 기본적인 원칙은 피부의 청결과 피부를 보호할 수 있는 적절한 제품을 사용하는 것이며, 만약 피부가 손상되면 의료진과 상의한 후 그 원인을 정확히 파악하여 알맞은 치료를 받아야 합니다. 특히 항암치료나 방사선 치료를 받는다면 세심한 관리가 필요합니다.

직장암 환자의
건강한 배변 생활

직장암 수술을 한 이후에는 배변과 관련하여 여러 변화를 겪게 됩니다. 화장실을 자주 가게 되고 볼일을 보고 난 이후에도 개운하지 않은 증상 등이 나타납니다. 수술 전의 상태로 완전하게 돌아갈 수는 없지만 음식 조절과 운동 등으로 증상은 충분히 조절할 수 있습니다.

직장암 수술 후 생길 수 있는 배변 관련 증상

직장은 우리 몸에서 대변을 저장하고 배출하는 역할을 하는데, 직장암으로 직장의 일부 또는 전체를 절제하면 배변 습관에 변화를 겪게 됩니다. 수술 후에는 대변을 자주 보게 되거나, 화장실을 다녀온 후에도 변이 아직 남아있는 듯한 느낌(잔변감)이 들거나, 갑자기 화장실이 급해지거나(급박감), 의지와 상관없이 대변이 나오는 상황(변실금) 등이 발생할 수 있습니다. 대부분은 평균 6개월에서 1년 정도의 시간이 지나면 증상이 점차 개선되지만 수술 전 상태로 완전히 돌아가지는 않습니다.

배변 기능 자가 평가

아래의 다섯 문항으로 나의 배변 기능을 평가해 볼 수 있습니다. 총 점수가 21점 이상이라면 담당 의료진에게 알려, 적절한 증상 관리와 치료를 받으십시오.

질문에는 정답이나 오답이 정해져 있지 않으니, 평소 자신의 상태와 가장 가깝다고 생각되는 부분에 표시해 주세요. 만약 최근에 장염 등에 걸려 장 기능이 평소와 다르다면, 평소의 배변 기능에 가까운 부분에 표기하면 됩니다.

1	지난 한 주 동안 방귀를 참을 수 없었던 적이 있었습니까?	☐ 한 번도 없었다 ☐ 일주일에 한 번 미만 ☐ 일주일에 한 번 이상	0점 4점 7점
2	대변을 지린 적이 있었습니까?	☐ 한 번도 없었다 ☐ 일주일에 한 번 미만 ☐ 일주일에 한 번 이상	0점 3점 3점
3	대변을 보기 위해 화장실을 얼마나 자주 가십니까?	☐ 하루에 여덟 번 이상 ☐ 하루에 4~7번 사이 ☐ 하루에 1~3번 사이 ☐ 하루에 한 번 미만	4점 2점 0점 5점
4	대변을 보기 위해 화장실에 다녀온 후, 한 시간 이내에 다시 가신 적이 있습니까?	☐ 한 번도 없었다 ☐ 일주일에 한 번 미만 ☐ 일주일에 한 번 이상	0점 9점 11점
5	대변을 보기 위해, 급하게 화장실에 가신 적이 있었습니까?	☐ 한 번도 없었다 ☐ 일주일에 한 번 미만 ☐ 일주일에 한 번 이상	0점 11점 16점
		총 점수:	점

※ 본 도구는 Emmertsen과 Laurberg가 2012년 개발하고 이은이 2013년 번역하고 검증한 한국어판입니다.

어떻게 치료할 수 있나요?

우선은 자신의 배변 횟수, 시간, 음식 섭취 후 변화, 가장 불편한 증상을 정확히 파악하는 것이 중요합니다. 그리고 배변 횟수를 조절하기 위해서 지사제 또는 변비약을 복용할 수 있습니다. 영양 관리와 규칙적인 운동도 도움이 됩니다. 경우에 따라서는 항문 주변의 피부를 관리하고 통증을 조절하는 방법도 사용할 수 있습니다. 변실금이 심하다면 수술적 치료를 고려할 수도 있습니다. 담당 의료진과 상의해 증상에 맞는 치료를 받는 것이 중요합니다.

환자 스스로 할 수 있는 증상 완화 방법

좌욕

직장암 수술 후 배변 시 항문 통증, 근육 경련 등을 호소하는 경우가 있습니다. 이때 좌욕은 상처 부위를 청결하게 해주고, 혈액순환을 도와 상처를 빨리 낫게 해줍니다. 부종 및 근육 경련도 완화해 줍니다. 아래의 방법으로 매일 규칙적으로 3~4회 시행합니다.

•좌욕 방법

① 좌욕기에 따뜻한 물(38~40도)을 반 이상 채웁니다. 이때 소금이나 다른 소독액을 사용하지 않습니다.

② 물에 엉덩이를 담그고 항문 괄약근을 오므렸다 폈다 하며 5~10분 정도 앉아있습니다.

③ 좌욕 후 충분히 건조시킨 후 속옷을 입습니다. 드라이기로 말리는 것은 항문 가려움증의 원인이 될 수 있으니, 마른 수건을 이용하시는 것이 좋습니다.

운동

• 골반 저근육 강화 운동

골반과 복부 주변 근육 강화 운동은 잦은 배변, 급박감, 잔변감, 변실금의 증상을 개선해 줄 수 있습니다.

1단계: 누운 자세에서 골반 저근육 수축하기

① 누운 자세에서 양 무릎을 세우고 어깨너비만큼 벌립니다. 엉덩이 아래에 베개를 두어 골반이 약간 위로 가도록 합니다.

①

② 양손을 골반 앞 가장 튀어나온 부위에 올려놓습니다. 이때 소변을 보다가 멈출 때처럼 항문, 골반과 복부 근육에 힘을 줬다가 뺍니다.

②

③ 5~10초간 수축과 이완을 교대로 10회씩, 세 번 반복합니다.

2단계: 엉덩이 들기

① 1단계 자세에서 골반과 복부 근육의 수축을 유지하고, 엉덩이를 들어 올립니다. 만약 엉덩이를 들어 올릴 때 허리 통증이 있다면 운동을 중단하십시오.

② 엉덩이를 들어 올려서 다리와 골반이 일자가 되게 합니다.

③ 5~10초간 수축과 이완을 교대로 10회씩, 세 번 반복합니다.

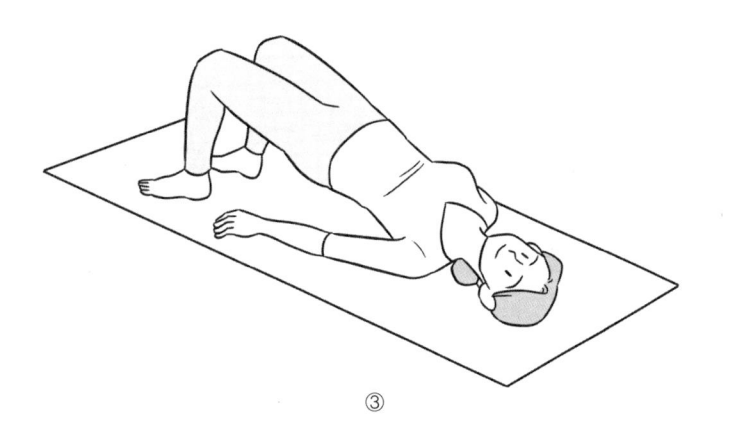

③

• **유산소 운동**

걷기, 자전거 타기, 요가와 같은 규칙적인 운동은 전반적인 건강 개선에 도움이 됩니다.

음식은 어떻게 먹어야 하나요?

직장암 수술을 받은 분들에게 특별히 권장되는 음식은 없습니다. 다만, 회복 상태에 따라 권장하거나 제한하는 음식은 있을 수 있습니다. 병원에서 제공하는 식사 지침에 따라 식습관을 조절하면 도움이 됩니다.

식사의 기본 원칙

① **규칙적인 식사** 과식을 피하고, 매일 비슷한 시간에 식사합니다.

② **충분한 수분 섭취** 매일 충분한 수분 섭취를 합니다. 단, 식사 중에는 적게 마시는 것이 좋습니다.

③ **적당한 음식 선택** 맵고 기름진 음식, 너무 뜨겁거나 차가운 음식은 피하는 것이 좋습니다.

④ **필요 시 유당 제거 제품 선택** 우유로 인한 설사가 문제라면 유당이 제거된 제품을 시도해 보면 됩니다.

증상별 식사법

① **변을 자주 지리거나 설사를 할 때** 섬유질이 많은 음식(잡곡, 질긴 채소, 과일 껍질과 씨), 유제품, 기름진 음식, 강한 양념, 커피나 콜라 등 카페인 음료 섭취를 줄입니다. 쌀밥, 국수, 감자, 흰 빵, 바나나와 같이 변을 단단하게 하는 음식을 먹으면 도움이 됩니다.

② **변비가 심할 때** 물을 충분히 마시고, 잡곡, 통밀, 채소, 해조류 등 섬유질이 풍부한 식품을 섭취합니다.

③ **가스가 많이 찰 때** 양배추, 양파, 마늘, 콩, 브로콜리, 고구마, 시래기, 탄산음료와 같이 가스를 많이 생성하는 음식 섭취를 줄이면 증상을 조절하는 데 도움이 됩니다.

나의 암 치유 이야기

건강해지는 그날까지 열심히 생활할 거예요

안녕하세요. 반갑습니다. 저는 남편을 따라 병원에 같이 다니고 있어요. 남편은 대장암 4기로 암이 간에까지 전이된 상태였어요. 1차는 대장암 수술, 2차는 간에 전이된 친구를 없애고, 3차도 간 수술, 4차도 간 수술. 큰 수술을 네 번이나 받고 항암을 서른두 번이나 했어요.

멀리서 네 시간을 달려 한 달에 두 번씩…. 열다섯 번은 표적치료제라는 보험도 되지 않는 엄청난 액수로…. 이제는 모두 마쳤나 싶었는데 다시 친구가 찾아왔대요. 그렇지만 우린 건강한 마음으로 서로 위로해 가며 힘내서 슬기롭게 헤쳐가고 있어요. 모든 환자분들, 실망하지 마시고 건강해지는 그날까지 열심히 생활하세요. 저희도 열심히 운동하고 식이요법 해가면서 잘 지내고 있으니까요.

마음이 아주 편안합니다

안녕하세요. 저는 거제도에 사는 사람입니다. 저는 유방암 수술을 받았습니다. 처음에는 정말 울기도 많이 울었습니다. 남편도, 아이들도. 훌륭하신 교수님께 수술을 받았지요. 너무 감사합니다. 그리고 역시 훌륭하신 교수님께 항암치료를 받았습니다. 이 또한 감사한 일이지요.

지금은 6개월 만에 검사를 받고 돌아가면서 이 글을 씁니다. 모든 분들께 너무도 고맙고 또 고맙습니다. 암 환자 여러분, 수술하고 치료하니까 이렇게 기분이 좋습니다. 힘내시고 선생님께서 시키는 대로만 하시면 저처럼 이렇게 마음이 편안할 겁니다. 행복하세요.

목표를 갖고 열심히 생활하니 아픈 것도 잊게 돼요

막상 암이라는 선고를 받았을 때는 잠깐 힘들고 나면 다시 제자리로 돌아올 수 있을 거라는 생각을 했어요. 오히려 나보다 더 힘들어하는 가족 때문에 제 마음도 같이 아팠어요.

저는 아프기 전에 아동 미술을 전공했고 호스피스 대상자에게 미술치료를 해준 경험이 있습니다. 직접 내가 경험해 보니 '그때 내가 남을 위로한다고 했던 말들이 너무나 가식이었구나' 하는 생각이 많이 들었어요. 앞으로는 더욱더 진실되게 살아야겠다는 생각을 했죠. 그리고 아픈 것은 누구와도 나눌 수 없고 혼자 견딜 수밖에 없다는 것을 알게 됐습니다.

가족의 사랑이 넘쳤지만 몸과 마음이 힘들 때는 나 자신이 극복해야 한다는 것을 깨달았어요. 하지만 가족의 사랑과 배려, 병원의 간호사 선생님들의 따뜻한 위로는 정말 큰 힘이 됐습니다. 요즘 저는 사회복지학과에 편입해서 남을 진심으로 도울 수 있는 방법을 배우고 있습니다. 이 배움을 통해 진심으로 남을 위해 봉사하는 삶을 살고 싶습니다.

내일 지구가 멸망하더라도 한 그루의 사과나무를 심는 것처럼 저는 불확실한 미래에 매달리지 않고 오늘 하루를 열심히 살아가려고 노력하고 있습니다. 여러분도 꿈을 꾸셨으면 좋겠습니다. 내가 해야 할 목표를 세우고 그 목표를 이루기 위해 열심히 살다 보면 아픈 것도 잊어버리게 되더라고요. 여러분! 우리 같이 꿈을 향해 도전하면서 행복하게 살아요!

긍정적인 생각이 행복을 가져옵니다

안녕하세요. 저는 2년 전 설암으로 수술을 받고 현재 통근 진료(4개월에 한 번)를 받고 있는 평범한 주부이자 두 아들의 엄마입니다. 처음엔 '아! 이젠 죽는구나' 하는 생각과 남겨질 두 아들을 어떻게 해야 하나 하는 걱정이 들었습니다. 아이들이 세상을 잘 살아갈 수 있을까 불안해하면서 신에게 모든 것을 맡겼습니다. 하지만 현재는 많이 건강해졌고, 직장 생활도 하고 있답니다. 환우 여러분, 힘내세요! 좋은 의사 선생님과 간호사 선생님이 잘 보살펴 준 덕분에 이제는 살만합니다. 모든 마음의 짐을 덜고 털어낸다면 좋은 결과가 있을 겁니다. 긍정적인 생각으로 웃으면 행복이 찾아온답니다. 운동 열심히 하시고 몸에 투자하세요. 행복하세요.

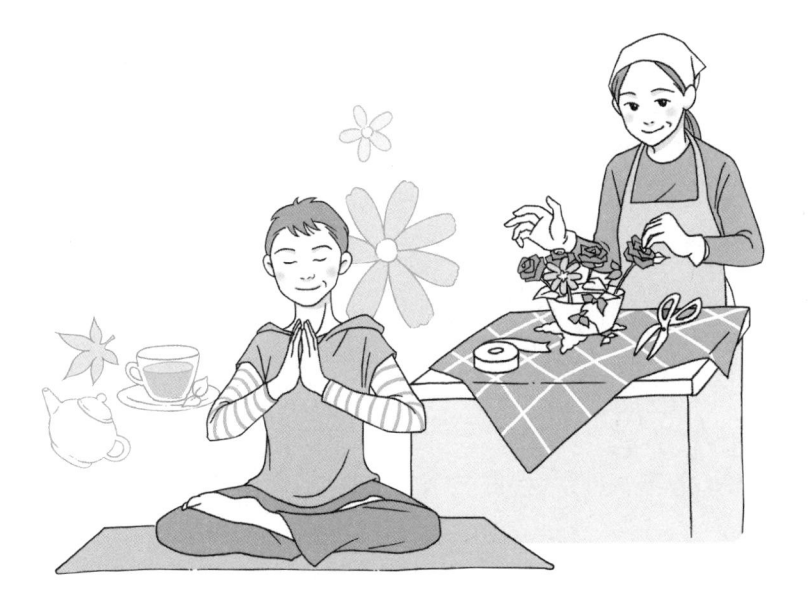

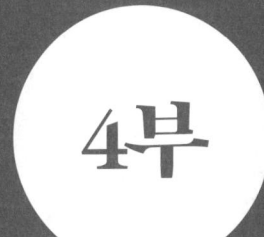

4부

영양·식생활 관리

좋은 영양 상태를 유지하는 것은 암의 치료 효과와 삶의 질에도 영향을 미치므로 매우 중요합니다. 4부에서는 암 환자의 평소 식생활, 항암화학요법 부작용이 있을 때의 식생활, 수술 후와 방사선 치료 시 식생활, 나아가 치료 후 식생활 관리에 도움을 주는 다양한 정보를 소개합니다.

01

평소 생활할 때의
식생활

좋은 영양 상태를 유지하는 것은 치료와 회복에 있어 매우 중요합니다. 치료 효과를 높이고 치료로 생기는 부작용을 극복하는 것은 물론 감염 위험을 줄이며 암 치료로 손상된 정상세포가 빨리 회복되게 도와주니까요. 단백질, 탄수화물, 비타민과 무기질 등 모든 영양이 균형을 이루도록 음식을 골고루 드십시오.

식생활에서 중요한 것은 우선 잘 먹는 것입니다. 그래야 좋은 영양 상태를 유지할 수 있습니다. 그리고 영양 균형을 위해 다양한 음식을 골고루 먹어야 하겠지요. 즉 하루 세끼 규칙적인 식사, 반찬 골고루 먹기, 고기·생선·계란·두부·콩·유제품 등의 단백질 반찬 충분히 먹기, 과일은 한 가지 이상 하루 1~2회 정도 먹기, 지나치게 맵거나 짜지 않게 요리하기 등을 지켜주세요. 환자는 식생활을 잘 챙기려 노력하고, 보호자는 환자가 잘 먹을 수 있도록 도와주세요.

몸에 필요한 영양소를 다 갖춘 단일 식품이 있으면 좋겠지만 그런 식품은 없습니다. 그렇기 때문에 골고루 잘 먹어야 하지요. 그러려면 우선 곡류,

채소류, 과일류, 어육류, 지방류 등 각 식품군에 대해 알아야 합니다. 식품군은 모든 식품을 영양소가 비슷한 것끼리 묶어 분류한 것으로, 이 식품군을 매일 빠짐없이 먹는 게 좋습니다.

곡류는 주요 에너지원

곡류는 주요 에너지원인 탄수화물을 가장 많이 함유하고 있습니다. 개인에 따라 다르겠지만 대략 하루 세끼 각 한 그릇씩 먹으면 충분합니다. 매끼 밥으로 한 공기를 먹지 못한다면 감자, 빵, 밤, 옥수수 등의 간식을 추가로 드세요. 그리고 가급적 섬유질이 풍부하면서 도정이 덜 된 현미로 지은 밥이나 잡곡밥, 잡곡빵을 먹는 게 좋지만, 소화가 잘 안 되고 현미밥이나 잡곡밥을 싫어한다면 흰밥이나 국수도 괜찮습니다.

내게 맞는 열량과 단백질 요구량

환자의 체중, 영양 상태, 치료의 종류 등에 따라 필요한 열량과 단백질의 양이 다르기 때문에 내게 맞는 열량과 단백질 요구량을 알아보려면 영양사와 상담하는 게 좋습니다.

채소류와 과일류 섭취하기

우리 몸의 윤활제 역할을 하는 채소류와 과일류에는 영양소 대사와 활동을 돕는 비타민과 무기질이 많습니다. 따라서 채소류는 매끼 한두 가지는 섭취하세요. 특히 푸른 잎 채소와 당근, 토마토, 마늘, 브로콜리, 양배추, 양파 등의 채소,

주의하세요

면역력이 떨어지거나 설사가 심할 때 생채소나 생과일을 먹으면 감염의 우려가 있고 설사가 심해질 수 있으니 의료진과 상의하세요.

김이나 미역 등과 같은 해조류, 버섯류 등을 생채나 숙채 형태로 다양하게 먹는 게 좋습니다. 과일류는 여러 색깔의 다양한 종류를 간식으로 매일 1~2회 정도 먹습니다. 만약 씹기 힘들면 갈아서 드세요.

어육류는 단백질의 주요 공급원

어류와 육류에는 우리 몸의 세포를 만들기 위해 꼭 필요한 영양소인 단백질과 무기질이 많습니다. 육류, 특히 소고기나 돼지고기 등 붉은 고기가 암에 좋지 않다며 많이들 피하는데 암 치료를 받기 위해서는 먹어야 합니다. 육류는 세포를 만드는 주 재료이고 면역력을 높이는 데 필요한 필수 아미노산이 가장 많이 들어있기 때문입니다. 특히 붉은 고기는 철분까지 함유하고 있어 암 환자의 빈혈 예방에도 도움이 됩니다. 매일 끼니마다 다른 종류의 어육류 식품을 다양하게 조리해 섭취하세요. 소고기, 돼지고기를 먹기 힘들면 계란, 생선류, 두부류를 먹어도 좋습니다. 그리고 육류는 종류에 상관없이 살코기로 만든 반찬을 하루 한 끼나 적어도 이틀에 한 번은 섭취하세요.

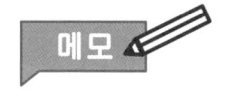

고기도 먹어야 합니다

육류는 양질의 단백질을 함유하고 있어 수술 및 항암치료 후 회복을 도와주고, 암 환자에게 흔한 빈혈을 개선하는 데 도움이 됩니다. 따라서 빈혈을 예방하고 수술 후 빨리 회복하려면 적당량의 육류는 드셔야 합니다. 단, 직접 굽거나 훈제한 음식은 발암물질이 생길 수 있으니 팬에 볶거나 삶기, 끓이는 방법으로 조리합니다.

우유와 유제품 매일 섭취하기

우유나 치즈는 하루 1~2회 먹는 게 좋습니다. 우유의 권장 섭취량은 하루에 한두 컵(200~400밀리리터) 정도입니다. 만약 우유가 소화가 잘되지 않는다면 따뜻하게 데우거나 다른 음식과 섞어 드세요. 두유나 요구르트 등 다른 유제품으로 대체해도 좋습니다. 여성의 경우에는 우유를 섭취하면 골다공증을 예방할 수 있습니다. 반면, 중년 이후 남성은 전립선암 위험이 높아지기 때문에 하루 두 컵 이내로 드시는 것이 좋습니다. 우유를 마실 때는 저지방 우유를 선택하세요.

지방류로 열량을 높이기

각종 식물성 기름과 견과류, 마요네즈에는 열량이 높은 지방과 지용성 비타민 등이 함유되어 있습니다. 열량을 높이고 고소한 맛을 살리기 위해 조리할 때 기름은 포도씨유, 참기름, 들기름, 올리브유 등 식물성 기름을 사용하세요. 식사량이 적다면 조리할 때 지방류를 사용하거나 간식으로 섭취하여 열량을 높이세요.

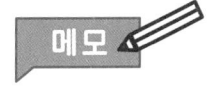

곰국 섭취

곰국은 기름기를 걷어내고 먹는 것이 좋고, 수술 초기에는 1회 섭취량을 적게 하세요. 위장의 적응 능력이 떨어지고 영양 불균형을 가져올 수 있어 간식으로 국물만 자주 마시는 것은 좋지 않습니다. 가급적 식사 시간에 건더기를 조금씩 넣어 먹습니다.

하루 여섯 컵 이상 물 마시기

일반적으로 성인에게 필요한 물은 하루에 6~8컵 정도로, 이 물은 인간의 생명 유지에 필수적인 요소입니다. 몸의 혈액과 신체 각 조직을 구성하면서 영양소와 노폐물을 운반하고 체온을 유지해 주는 역할을 하죠. 그렇기 때문에 구토나 설사를 할 때, 고열이나 땀이 계속 많이 날 때는 적절한 수분 섭취가 중요해요. 수분이 부족하면 탈수될 수 있으니까요.

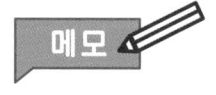

민간요법(홍삼 진액, 상황버섯 달인 물, 녹즙 등)을 해도 되나요

대부분의 민간요법은 과학적으로 효과가 입증되지 않았으며, 수술 후 식사 적응을 어렵게 하고, 간기능에 부담을 주어 항암치료를 어렵게 하므로 삼가는 것이 좋습니다.

나의 적정 체중과 영양 필요량은?

환자의 표준 체중과 현재 체중을 기록하고, 실제 체중이 변화하는 상태를 보면 잘 먹고 있는지 아닌지를 대략 알 수 있습니다.

체중은 매일 일정한 시각에 측정해 기록하고 현재 체중보다 10% 이상 줄지 않게 하세요. 많이 늘거나 줄면 의료진과 상의합니다.

첫 번째 방법

표준 체중=(자신의 키-100)x 0.9

※ 예시: (166-100)x 0.9=59.4

두 번째 방법

(남성)표준 체중=자신의 키(m)x자신의 키(m)x22

(여성)표준 체중=자신의 키(m)x자신의 키(m)x21

※ 예시: 1.66x1.66x21=57.8676

이렇게 이상적인 몸무게를 정하고 나서 필요한 열량을 아래 표를 참고하여 보면, 50kg의 경우 1,500~1,750칼로리가 필요한 상황이 되고, 그중에서 단백질은 50~60g을 먹는 것이 좋습니다. 보통 닭가슴살 100g에 18g의 단백질이 들어있으므로 최소 300g은 먹어야 50~60g을 채우게 됩니다. 이런 식으로 계산하여 식사하면 좋습니다.

정상적 영양 상태		
체중(kg)	열량(kcal)	단백질(g)
50	1,500~1,750	50~60
60	1,800~2,100	60~72
70	2,100~2,450	70~84

02

수술 후
식생활

수술 후 식생활과 관련해서는 병원 영양 교육실에서 개별적인 영양 교육을 받는 게 좋습니다. 수술의 종류, 진단명, 개인의 신체 상황에 따라 차이가 날 수 있기 때문입니다. 담당 의료진에게 요청하면 개별 영양 교육을 받을 수 있습니다.

암 수술 후 일반적인 식생활

수술을 하면 영양 필요량이 높아지니 충분한 단백질을 섭취하세요. 다양한 음식을 골고루 먹는 것도 잊지 마세요.

고기, 생선, 달걀, 두부, 콩 및 유제품은 수술 뒤 빠른 회복을 위해 먹어야 합니다. 육류가 재발, 전이 여부와 관련이 있을까 걱정하기도 하는데 그렇지 않습니다. 양질의 단백질이 들어있어 수술 후 회복과 빈혈 개선을 위해 적당량은 섭취해야 합니다. 단, 직접 불에 굽거나 훈제한 것은 발암물질이 생길 수 있으니 팬에 볶거나 수육 또는 찜으로 조리해 먹습니다.

밀가루 음식도 괜찮습니다. 물론 밥을 주식으로 하고, 국수, 빵, 자장면 등 밀가루 음식은 주 2~3회 정도로 섭취합니다. 입맛이 없다면 영양 달걀빵이나 바나나 영양 주스 등 간식을 먹는 것도 좋겠죠. 하지만 술과 담배는 좋지 않습니다. 다양한 암 발병의 원인이 될 수 있기 때문입니다. 특히 폐암, 식도암과는 밀접한 관련이 있기 때문에 수술했다면 반드시 금연, 금주하세요. 그리고 종종 녹즙, 달인 물, 진액 종류의 보조 식품을 먹어도 되는지 물어보는데, 암 치료에 권장할 만한 농축액, 민간요법, 건강기능 식품은 없습니다. 특정 음식을 특별히 제한하거나 몸에 좋다고 해서 과하게 먹으면 영양 불균형이 초래되어 오히려 건강에 좋지 않을 수 있습니다. 수술 후 회복 지연, 간을 비롯한 장기 손상 등의 문제도 나타날 수 있죠. 따라서 무분별한 섭취는 자제하는 게 좋습니다.

두경부암 수술 후 식생활

치료 전과 치료 후 식욕 저하, 입과 목의 통증, 연하곤란 등의 증상이 나타나서 영양 섭취 감소로 체중이 빠지고 영양 상태가 나빠질 수 있습니다. 그러다 보면 치료에 대한 적응도가 줄고 회복도 늦어질 수 있습니다. 그렇기 때문에 개인에게 필요한 양의 음식을 골고루 충분히 먹어야 합니다.

수술 후에는 필요한 영양소를 충분히 섭취하세요

수술 이후에는 평소보다 많은 영양소를 섭취해야 합니다. 상처 회복을 돕고, 감염 등과 같은 부작용을 최소화하기 위해서입니다.

또 두경부 수술로 특정 신체 부위를 절제하면 삼키거나 씹는 기능, 침의 분비 등에 영향을 줄 수 있습니다. 때에 따라서는 음식을 입으로 먹기 어려워 주사나 코를 통해 위로 연결된 튜브 또는 복부에서 위와 장으로 연결된 튜브로 영양을 공급하기도 합니다.

부작용을 최소화하고 보다 빨리 회복하려면 식사 방법, 음식의 형태에 변화를 주어 필요한 영양소를 충분히 섭취해야 합니다. 먼저, 균형 잡힌 식사를 합니다. 특정 음식을 먹기보다 다양한 영양소를 골고루 섭취하는 것

수술했을 때 먹기 좋은 음식

· **시금치 동태살죽** - 소화하기 쉽고, 단백질이 풍부한 동태살로 만든 고단백 영양죽이에요. 시금치와 어우러져 담백합니다. 굴을 넣으면 별미로 즐길 수 있고 영양도 높아져요.

· **순두부 흰 살 생선 달걀찜** - 부드러운 순두부, 하얀색 살 생선이 들어가 일반 달걀찜보다 고소하고 단백질 영양도 매우 높습니다. 생선 대신 깐 새우를 넣어도 맛있어요.

· **쇠고기 가지볶음** - 우수한 단백질과 철분이 풍부한 쇠고기, 비타민이 풍부한 채소가 만나 영양가가 높습니다. 위 수술을 하셨다면 고춧가루 사용량을 조절하세요.

· **흑임자 두부 닭고기전** - 잘게 다진 닭고기, 으깬 두부, 체에 친 흑임자 가루, 다진 풋고추, 파, 마늘을 넣고 섞은 뒤 부침가루, 달걀을 넣어 다시 섞은 다음 동그랗게 부쳐낸 것으로, 두부와 닭고기가 만나 영양이 높고 고소한 흑임자 때문에 맛있습니다. 흑임자가 깔끄럽다면 빼고 조리해도 좋습니다.

· **영양 달걀빵** - 달걀을 잘 풀고, 구수한 맛의 영양보충음료를 섞은 뒤 소금으로 간을 하세요. 그리고 식빵을 적신 후 팬에 부쳐내면 됩니다. 딸기잼이나 사과잼을 발라 먹어도 좋아요.

· **바나나 영양 주스** - 잘 익은 바나나, 딸기 맛 영양보충음료를 믹서에 넣고 갈아줍니다. 딸기를 3~5알 정도 넣어도 맛이 좋아요.

이 중요합니다. 식사량을 조절하여 적절한 체중을 유지합니다. 또 반드시 금연, 금주하세요.

연하곤란이 생겼을 때 영양 관리

연하곤란이 생기면 음식물의 대부분을 흘리거나 사레가 자주 들리고, 음식을 삼키지 못해 입안에 음식을 물고 있는 등의 증상이 나타납니다. 음식이 기도로 들어가는 흡인 현상으로 폐렴이 발생할 위험도 높아지고, 이런 증상이 오래 지속되면 음식 섭취가 충분하지 못해 체중 감소, 탈수, 영양 결핍이 생깁니다. 따라서 환자의 연하 기능에 적합한 음식을 제공해야 합니다. 기본 원칙은 다양한 식품으로 영양을 균형 있게 섭취해야 한다는 것입니다.

수술 초기에는 일반적으로 갈거나 다진 부드러운 음식을 제공하는데, 이때 식단을 짜면서 영양 섭취와 환자의 입맛을 고려합니다. 죽뿐 아니라 두부찜이나 달걀찜, 잘게 간 고기, 부드럽게 졸이거나 찐 생선 등 단백질이 들어간 반찬과 호박, 버섯류, 시금치 등의 섬유질이 적은 채소류로 만든 반찬을 번갈아 제공합니다. 또 간식으로 요거트나 과일도 먹습니다.

섭취량이 적다면 영양 밀도가 높은 상업용 특수영양보충음료(뉴케어, 그린비아 등)가 도움이 됩니다. 단, 이런 음료는 물과 같은 액체이기 때문에 흡인의 위험이 높으니 식품점증제를 사용해 점도를 높여 마시면 좋습니다.

식사하는 자세도 중요합니다. 먼저 환자를 또렷하게 깨우고 똑바로 앉게 합니다. 환자가 음식을 삼킬 때는 턱을 가슴 쪽으로 약간 숙인 상태를 유지하고 천천히 식사합니다. 식사 중에 기침을 하면 등을 두드려주고 잠시 식사를 중단했다 다시 시작하세요. 그리고 식후 적어도 20~30분 정도는 눕지 않고 앉아있도록 합니다.

연하곤란 환자의 식사 진행

연하곤란 환자는 증상이 나아지는 정도에 따라 음식을 잘게 간 형태의 연하 보조식 → 음식을 다진 형태의 치아 보조식 → 일반식의 순서로 점차 식사 요법을 진행합니다. 하지만 입으로 먹는 것이 위험할 때는 환자의 충분한 영양 섭취를 위해 튜브를 통한 경관 급식을 시행하기도 합니다.

상복부 수술 후 식생활

식도 수술, 위 수술, 췌담도 수술의 경우로 나눠 알아봅니다. 먹는 양은 서서히 늘리고 다섯 가지 식품군을 골고루 먹어 균형 잡힌 식사를 합니다. 또 사람마다 적응 정도와 먹는 양이 다를 수 있으니 상황에 맞춰 식사를 진행하세요.

식도 수술 후에는 식사 습관을 바꿔야 합니다

식도 수술을 하면 절제된 부분과 위장을 연결하기 때문에 위장이 본래 위치보다 위쪽으로 올라갑니다. 그래서 소량만 먹어도 포만감이 느껴지고 소화가 잘 안 될 수 있습니다. 또 식도와 위 사이의 괄약근이 없어져서 음식물이 역류되기도 합니다. 대부분 6개월 정도가 지나면 점차 적응이 되지만 식사 습관 중 몇 가지는 바꾸는 것이 좋습니다.

수술 초기에는 식사량을 서너 숟가락 정도로 시작하고 식사 후에 불편감이 없으면 조금씩 서서히 식사량을 늘립니다. 골고루 먹어 충분한 영양을 섭취하는 것이 중요합니다. 매끼 고기, 생선, 달걀, 두부 등 어육류를 비롯해 단백질이 든 반찬 한두 가지, 채소 반찬 한 가지 정도는 먹습니다.

또 부드럽게 조리하고, 딱딱하거나 거친 음식, 너무 차거나 뜨거운 음식은 피합니다.

식사 방법

- 1일 6~7회 정도로 나눠 조금씩 자주 먹고, 천천히 식사하며 30회 이상 많이 씹으세요.
- 수술 후 소화 적응 기간이 필요하므로 식사량은 조금씩 서서히 늘리세요.
- 채소류는 가급적 부드럽게 조리하고, 국이나 물 등의 액체보다 고형식을 먼저 먹습니다.
- 식후 앉은 자세로 30분 정도 휴식하고 산책 등의 운동을 합니다.
- 식후 역류 증상을 예방하기 위해 식후 두 시간 안에는 눕지 않습니다. 특히, 취침 전 음식물 섭취는 금물입니다.

위 수술 후에는 소화에 일시적인 어려움이 있어요

위의 일부분 또는 전체 절제 수술을 받으면 위의 저장 기능과 소화에 일시적으로 어려움이 생길 수 있습니다. 하지만 수술 후에는 점점 적응이 되면서 식사량과 소화 기능이 회복됩니다. 기본적으로 피해야 하는 음식은 없지만 특정 식품을 많이 먹으면 위에 돌(위석)이 생기거나, 위장 내 음식물 정체 등을 일으킬 수 있으니 식사 섭취 방법과 식사 진행에 관한 교육을 받으세요.

수술 초기의 식사

- 수술 초기에는 섭취량이 적어지고 소화 기능도 떨어져 여러 문제가 생깁니다. 하지만 시간이 지나면서 점차 소화와 저장 기능이 회복됩니다. 대체로 3~6개월이 걸립니다.

• 식사는 수술 초기에 장운동이 돌아오면 물을 마시는 것부터 시작하세요. 물이나, 건더기가 없는 달지 않은 음료수로 시작해서 잘 적응하면 미음, 죽, 밥 순서로 서서히 식사를 진행합니다. 사람에 따라 시간과 식사량은 다르겠지만 대체로 2~3주 정도 죽을 먹습니다.

• 수술 후 빠른 상처 빠른 회복과 영양 상태 개선을 위해 균형 잡힌 식사를 해야 합니다. 매일 곡류군, 어육류군, 채소군, 지방군, 우유군, 과일군의 여섯 가지 식품군을 골고루 섭취하세요. 하지만 수술 후 3~6개월까지는 지나치게 달거나 짠 음식, 과도하게 자극적인 음식, 말리거나 질긴 음식을 주의하세요.

• 수술 후 식사 시 가장 중요한 것은 25~30번씩 천천히 꼭꼭 씹는 것입니다. 평생 이런 습관을 유지하세요. 그리고 전체 식사량이 많아질 수 있으니 국은 반 그릇 정도만 먹고, 식사 도중이나 직전, 직후에 수분은 많이 섭취하지 마세요. 수분은 하루 5~6컵을 섭취하되 한 번에 마시는 양은 100~200밀리리터로 합니다. 또 식후 바로 눕거나 과격한 운동은 피합니다.

• 수술하고 1개월 후에는 식사량을 늘려도 되는데, 한 번에 먹는 양은 환자마다 다를 수 있습니다. 또 수술하고 3~6개월까지는 소화가 쉬운 쌀밥을 먹는 게 좋습니다.

• 수술 후 회복이 되면서 밥을 먹기 시작하면 서서히 외식도 할 수 있습니다. 단, 외식은 영양이 골고루 들어있지 않거나 지나치게 자극적인 경우가 많고 과식할 우려도 높으니 잘 선택하세요.

췌담도 수술 후에는 음식 배출 시간이 길어져요

췌담도 수술을 하면 소화된 음식의 배출 시간이 길어질 수 있습니다. 특히 지방 소화에 지장이 있을 수 있는데, 췌장과 담낭에서 분비되는 소화액의 양이 적어질 수 있기 때문입니다.

식사는 물 마시기부터 시작하세요. 물이나, 건더기가 없는 달지 않은 음료수부터 시작하고 잘 적응하면 미음, 죽, 밥 순서로 서서히 진행합니다. 사람에 따라 차이는 있지만 대체로 죽은 2주 정도 먹는데 적응하는 정도에 따라 점차 양을 늘리고 일반 밥으로 차차 옮깁니다. 이때 수술 이후 2~3개월 동안에는 가급적 쌀밥을 먹습니다.

위장의 소화를 도와주는 부드러운 음식 위주로 먹고, 췌장의 소화액이 부족할 수 있기 때문에 음식 선택에도 주의합니다. 적응 기간이 몇 개월 정도 필요하므로 서서히 진행하세요.

식사는 소량씩 자주 천천히 먹습니다. 위장 배출 시간 지연을 최소화하고 소화를 돕기 위해 두 시간 간격으로 하루 5~6회 정도로 나눠 먹는 게 좋고, 입안에서도 20번 이상 씹어 천천히 먹습니다.

음식은 부드럽게 조리하고 딱딱하거나 거친 음식은 주의합니다. 채소는 섬유소가 많으니 수술 초기에는 잘게 썰어 푹 익혀 먹고, 열량은 많이 내지만 음식물의 위장 통과 속도를 늦추는 지방(식물성 기름)은 적정량만 사용합니다. 예를 들어 튀김과 중국 음식은 지방 함량이 매우 높아 소화가 잘되지 않습니다.

또 수술 초기에는 혈당이 높아질 수 있는 당류를 많이 먹지 않도록 주의합니다. 반면에 육류, 생선, 달걀, 두부 등 단백질이 풍부한 음식은 수술 후 빠른 회복에 도움이 되므로 적당하게 드셔야 합니다.

단당류란

단당류는 탄수화물 중 분자가 작고 물에 잘 녹는 물질로 포도당, 과당, 유당 등이 여기에 속합니다. 설탕, 꿀, 과일, 과일 주스, 탄산음료 등 단맛이 나는 식품에 주로 많이 들어있습니다.

하복부 수술 후 식생활

대장절제술을 해도 영양소를 소화하는 데는 큰 문제가 없습니다. 하지만 수술 초기에는 수술의 부위와 절제 정도에 따라 변의 횟수가 잦아지고 변의 양상도 달라질 수 있습니다. 또 수술 후 6~8주까지는 일부 식품에 대한 적응도가 떨어질 수 있으니 식사 관리가 필요합니다. 수술하고 1개월 동안에는 비교적 소화하기 쉬운 부드러운 음식 위주로 먹고 자극적인 음식, 지나치게 기름진 음식, 질기고 딱딱한 음식은 주의합니다.

과량의 섬유소 섭취도 피합니다. 소화가 잘되는 쌀밥으로 시작해서 약 1개월 이후부터 잡곡밥을 드세요. 수술 직후에는 부드럽게 익힌 채소 위주로 조금씩 먹고, 회복 정도를 보면서 점차 채소의 양을 늘리세요. 생채소와 해조류도 조금씩 양을 늘려 먹으세요.

또 음식물은 잘 씹어 천천히 먹고 과식은 피하세요. 대장절제술 후 설사가 지속되면 전해질 불균형과 수분 부족이 일어날 수 있으니 물, 주스 등의 액상 식품을 적절히 활용해 수분을 충분하게 섭취합니다.

만약 과도한 가스 배출로 배가 불편하면 콩류, 양파, 양배추, 브로콜리, 아스파라거스, 마늘 등 가스가 많이 나오는 음식을 줄입니다.

장루와 식사

장루술은 개구부 위치에 따라 회장(소장)조루술과 대장(결장)조루술로 나뉩니다. 소장으로 만드는 회장루가 생기면 전해질과 수분 흡수 능력이 소실돼 배출물이 매우 묽습니다. 또한 회장의 일부를 절제한 경우에는 영양소의 흡수 불량도 발생할 수 있지요. 결장루는 남은 대장의 길이와 위치에 따라 장루의 입구로 나오는 배설물의 형태나 양이 달라지는데, 횡행 또는 하행 결장에 위치하면 수분 손실이 상대적으로 적고 배변 조절이 가능해 일반 식사가 거의 가능합니다. 반면 상행 결장의 앞부분에 조루술을 받았다면 묽은 변의 배설량이 많아져 수분 및 전해질 손실이 훨씬 크기 때문에 회장루와 유사한 관리가 필요합니다.

수술 직후에는 장루를 통한 배설과 자극을 적게 하기 위해 섬유소가 많고 찌꺼기가 많이 생기는 음식은 조금씩 먹습니다. 잡곡류, 생채소, 견과류, 씨앗류, 씨와 껍질이 포함된 과일, 옥수수 등이 이에 해당됩니다. 회장루의 경우 장루의 입구가 좁아 막힐 위험이 있는 견과류, 씨앗류, 말린 과일, 옥수수 등 완전 소화가 되지 않는 음식의 과량 섭취하지 않도록 주의하세요.

또 규칙적인 배변 습관을 위해 규칙적으로 식사하고 밤 사이 대변 배출량을 줄이기 위해 저녁 식사량은 줄이는 것이 좋습니다. 음식을 잘 씹어 먹어 소화와 흡수를 돕고, 하루 6~8컵 이상의 수분을 섭취하며, 먹었을 때 심하게 불편한 식품은 일시적으로 피하고 이후 다시 시도합니다. 더불어 가스를 발생시키는 식품, 불쾌한 냄새를 일으키는 식품은 먹지 않습니다.

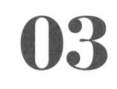

항암화학요법
부작용이 있을 때 식생활

수술, 항암화학요법, 방사선 요법 등의 다양한 치료는 몸의 정상세포에 영향을 주어 여러 부작용이 나타날 수 있습니다. 그중 식욕부진, 메스꺼움과 구토, 입과 목의 통증, 입맛과 후각의 변화, 입안 건조증, 체중 감소, 변비와 설사, 면역 기능 저하, 피로 등이 식사 섭취에 영향을 미치는 주요 부작용입니다. 이런 부작용은 사람마다 다르게 나타나지만 대부분 조절할 수 있고 치료가 끝나면 점차 사라집니다.

입안과 목이 쓰리고 아플 때

입과 식도는 우리 몸에서 가장 예민한 부분입니다. 그래서 방사선 요법, 항암화학요법 또는 감염 때문에 입안 통증, 잇몸의 손상, 인후염이나 식도염 등이 자주 발생합니다.

부드럽고 촉촉한 음식, 양념이 강하지 않으면서 최대한 목 넘김이 쉬운 음식을 드시는 것이 좋습니다. 따라서 음식은 작은 크기로 썰거나 믹서로 곱게 갑니다. 입안이 쓰릴 때는 빨대를 사용하는 것도 방법입니다.

또 음식을 차게 먹거나 얼음 조각을 입에 물고 있으면 통증이 좀 덜합니

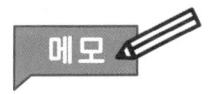

입안과 목이 아플 때 도움 되는 음식

〈구내염에 효과적인 음식〉

· **해물 미역죽** - 목 넘김이 좋아 구내염에 효과적입니다. 미역과 더불어 홍합, 바지락, 새우를 넣고 익히면 더 맛이 좋습니다.

〈입안 점막을 자극하지 않고 삼키기 쉬운 음식〉

· **감자 연두부국** - 부드럽고 자극적이지 않은 감자 연두부국은 꼭 식혀서 천천히 먹습니다. 너무 뜨거우면 약해진 점막을 더 아프게 하기 때문입니다.

· **간장 비빔국수** - 다진 쇠고기, 참기름, 다진 마늘을 볶다가 채썬 애호박, 느타리버섯, 당근을 넣고 또 볶습니다. 이때 물 다섯 숟가락 정도를 넣어 국물이 자작하게 남을 정도로 볶습니다. 삶은 소면에 채소, 고기, 양념장(간장, 설탕, 다진 파와 마늘, 참기름, 깨)을 넣고 버무립니다.

· **영양 브로콜리 감자 샐러드** - 삶은 감자와 달걀을 으깨고, 브로콜리는 살짝 데쳐 잘게 다져 설탕, 소금을 넣고 버무리면 완성입니다. 감자 대신 삶은 마를 사용해도 좋고, 점막의 빠른 회복과 개선에 도움이 되는 알로에를 잘게 다져 섞어도 좋습니다. 시판되는 간편 조리 알로에를 사용하면 됩니다. 더 부드럽게 하려면 영양보충 파우더를 넣으세요.

· **생굴 소면** - 냄비에 물, 맛술, 다진 마늘, 생강을 넣고 끓이다가 목이버섯, 청경채, 죽순을 넣고 또 끓입니다. 한소끔 끓으면 국간장, 소금으로 간하고 굴을 넣어 한 번 더 끓여 육수를 완성합니다. 삶은 국수에 육수를 부어 천천히 잘 식혀서 먹습니다. 4월 이후에는 냉동 굴이나 조갯살을 이용합니다.

· **굴린 만두** - 만두 속을 버무려 완자 모양으로 빚어 밀가루가 깔린 쟁반에 굴립니다. 그런 다음 찬물에 담갔다 구멍이 있는 국자로 건지기를 3~4회 반복하세요. 그리고 끓는 물에 굴린 만두를 넣고 익힌 뒤 양념장에 찍어 먹습니다. 만두피로 감싼 것보다 밀가루에 굴린 만두가 더 부드러워요.

다. 반면에 뜨거운 것은 입과 목을 자극하므로 충분히 식혀 먹습니다. 단, 옥살리플라틴(Oxaliplatin) 등과 같은 말초신경염을 일으킬 수 있는 항암제를 맞고 있다면 차가운 온도에 민감해져 통증을 일으킬 수 있으므로 차가운 음식을 피하세요.

그리고 음식을 다 먹고 나서는 깨끗이 입안을 헹구고 청결하게 유지하세요. 도움이 되는 음식으로는 죽류, 미음류가 있고, 채소를 먹을 때는 부드러운 채소를 푹 익히거나 데쳐 먹습니다. 고기나 생선도 부드럽게 조리해 곱게 다지거나 갈아 먹습니다. 과일은 바나나, 배, 수박, 과일 통조림 등 시 지 않은 것을 먹습니다. 피해야 할 음식으로는 오렌지, 포도, 레몬, 토마토 주스, 향신료를 많이 사용하거나 소금에 절인 음식, 딱딱한 토스트나 크래 커, 말린 음식 등이 있습니다.

미각 변화로 음식 맛이 변했을 때

항암제와 방사선은 혀의 미각 세포에 영향을 주어 입맛을 변화시킵니다. 그래서 항암치료 기간에는 음식을 먹을 때 모래를 씹는 것 같거나 짠맛이 강하게 들어 국이나 찌개를 먹기 힘들거나 음식에서 금속 맛 혹은 약품 맛 등을 느끼곤 합니다.

특히 고기나 생선 등 고단백 음식은 금속성 맛을 느끼게 해 입맛을 떨어 뜨릴 수 있으므로 달걀, 두부, 콩, 우유나 유제품을 이용하여 단백질을 보충 하세요. 또 금속류 식기가 아닌 나무 소재 식기를 사용하면 좋습니다. 너무 뜨겁거나 차지 않게 상온으로 식혀 먹으면 맛 이 더 좋게 느껴집니다. 신맛이 가미된 드레싱 이나 유산균이 많은 물김치, 겨자나 커리, 매 실 등 강한 향신료로 만든 음식도 도움이 됩 니다.

고기나 생선 요리에 와인·레몬즙 등 향이 좋은 양념류나 새콤달콤한 소스를 사용해도 좋습니다. 오렌지나 레몬처럼 새콤한 음식은 금속성의 맛을 없애는 데 도움을 주기 때문입

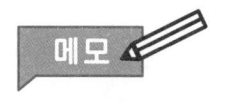

입맛이 변했을 때 도움 되는 음식

가든 샐러드 - 래디시, 파인애플, 치커 리, 적양파 등을 먹기 좋은 크기로 잘 라 삶은 달걀, 닭가슴살을 넣고 드레싱 (파인애플, 설탕, 물, 올리브오일, 소금, 후추 를 믹서에 넣고 간 것)을 뿌려 먹습니다.

니다. 하지만 입과 목에 통증이 있다면 피하세요. 염증을 자극하거나 불편하게 만들 수 있으니까요. 또 음식의 맛이나 냄새에 영향을 미치는 치과적인 문제가 없는지 확인하고 입안을 청결하게 하세요.

입맛이 없을 때

항암치료를 받을 때 가장 흔히 경험하는 증상 중 하나입니다. 불안하거나 우울할 때도 생길 수 있습니다. 이때는 조금씩 자주 먹는 게 좋습니다. 식사 시간에 얽매이지 말고 가까운 곳에 간식을 두었다가 먹고 싶을 때나 먹을 수 있을 때 먹고, 몸의 상태가 좋을 때는 충분히 먹습니다. 일반적으로 충분한 휴식을 취한 아침이 식사하기에 가장 좋은 경우가 많습니다.

식사할 때는 포만감을 주지 않게 수분은 소량만 섭취합니다. 간식으로는 죽, 미음, 주스, 수프, 우유 및 유제품 등이 적절합니다. 입맛을 돋우기 위해 평소 좋아하던 음식을 먹거나 음식 형태에 변화를 주어 메뉴를 다양하게 하는 것이 좋습니다. 가벼운 산책 등 규칙적인 운동, 식사 전후에 입안을 청결히 하는 것도 입맛을 찾는 데 도움이 됩니다.

입맛을 돋우는 음식

· **딸기 연두부 셰이크** - 연두부, 딸기, 설탕을 믹서에 넣고 곱게 갈아 마십니다. 단백질 보충에 좋아요.

· **흑임자 연두부 영양죽** - 검은 깨, 불린 쌀, 연두부를 함께 곱게 갈아 체에 거른 뒤 물을 넣고 끓이다 우유 또는 영양보충음료를 넣어 한소끔 더 끓여 간하면 됩니다.

· **바나나 스무디** - 바나나, 우유, 꿀을 믹서에 넣고 갈아줍니다. 우유 대신 영양보충음료 등을 이용하면 영양가를 높일 수 있어요.

식사 시간, 장소를 달리하거나 음악을 틀거나 식탁보나 식기를 바꾸는 등 분위기를 환기하는 것도 좋은 방법입니다. 또 전혀 음식이 먹고 싶지 않을 때는 음료 형태로 마셔도 괜찮습니다. 여러 음식을 골고루 넣어 수프로 만들거나 시중에 나온 영양 음료 등을 이용하면 도움이 됩니다. 요구르트, 우유, 두유 등을 기본으로 과일, 아이스크림, 단백질 분말 등을 섞어 마시는 것도 좋습니다. 만약 식사 섭취가 계속 힘들면 상업용 특수영양보충음료(그린비아, 뉴케어, 메디웰 등)를 이용하고, 입으로 식사하기 힘든 증상이 일주일 이상 지속되면 담당 의사와 상의해 영양제 주사도 고려할 수 있습니다.

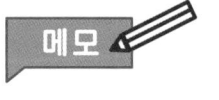

메스꺼움을 가라앉히는 음식

· **과일 시금치 샐러드** - 파인애플, 호두, 시금치, 방울토마토, 무화과, 사과를 먹기 좋게 썰어 접시에 담고 드레싱(사과식초, 오렌지, 오렌지 주스, 소금과 후추 약간, 올리브오일을 믹서에 넣고 갈아준 것)을 골고루 뿌리세요. 불포화 지방산이 많은 올리브오일은 건강에 좋고 신선한 채소 요리에 잘 어울립니다. 하지만 기름이 너무 많으면 메스꺼움이 심해질 수 있으니 양 조절을 잘해주세요. 신선함과 좋은 맛을 내기 위해서는 엑스트라 버진 올리브유 사용을 추천합니다.

· **배 셰이크** - 배, 우유, 레몬즙 약간을 믹서에 넣어 갈면 됩니다. 얼음을 넣고 갈면 더 시원하고 깔끔해요.

· **두유 영양 녹두죽** - 녹두를 불려서 깐 다음 삶아서 불린 찹쌀, 불린 쌀을 넣고 쌀알이 퍼질 때까지 끓입니다. 그리고 두유를 더 넣고 끓여 간하면 완성입니다. 두유 대신 영양보충음료를 넣어도 맛이 좋아요.

메스껍고 토할 것 같을 때

메스껍고 토할 것 같은 느낌을 오심이라고 하는데, 이 또한 흔한 증상입니다. 일반적으로 항암제를 맞고 4~6시간부터 시작되어 치료 후 2~7일간 지속되기도 합니다. 오심 때문에 음식을 충분히 먹지 못하면 영양이 부족해져 치료 효과가 떨어질 수 있으니 먹는 데 신경을 써야 합니다.

먼저 음식 냄새가 나지 않고 환기가 잘되는 쾌적한 장소에서 식사하세요. 조금씩 자주 천천히 먹고 식후 한 시간 정도는 휴식을 취하는 게 좋습니다. 배가 고프면 더욱 메스꺼울 수 있으니 배가 고프기 전에 먹고, 물은 포만감을 주지 않게 조금씩 천천히 마십니다. 옷은 조이지 않게 느슨하게 입고, 메스꺼움이 심하면 억지로 먹거나 마시지 않고 잠시 휴식합니다. 그리고 항암화학요법이나 방사선 치료를 받는 동안 메스꺼운 증세가 나타난다면 치료 한두 시간 전에는 먹지 않습니다.

미리 메스꺼움과 구토 증상을 완화하는 항구토제 사용에 대해 의사와 상의하세요. 또 언제, 무엇 때문에 오심이 나타나는지 체크했다가 의사나 간호사에게 말하면 도움이 됩니다.

메스꺼움이 있을 때는 신선하고 자극적이지 않으면서 위에 부담이 적은 소화가 잘되는 음식이 좋습니다. 여러 음식을 섞기보다 신선한 식재료 자체의 향과 고유의 맛을 살려보세요.

메스꺼움에 도움이 되는 음식은 누룽지, 토스트, 크래커, 과일 통조림, 부드러운 과일과 채소, 맑은 유동식 등이 있습니다. 반면 기름진 음식, 향이 강하거나 뜨거운 음식은 좋지 않아요.

계속 토할 때

구토는 메스꺼움 증상을 느낀 다음에 나타납니다. 항암제 치료 부작용, 음식 냄새, 위나 장에 있는 가스가 원인이죠. 구토를 예방하고 조절하려면 심호흡하거나 휴식을 취하세요. 만약 구토가 1~2일 이상 심하게 계속되면 의사에게 연락하세요. 구토를 억제하는 약물을 복용할 수도 있습니다.

구토 증상이 심할 때는 억지로 먹거나 마시지 마세요. 먹기 싫은 음식을 억지로 먹으면 오히려 좋지 않습니다. 또 메스꺼움과 구토 증상이 나아지고 나서도 그 음식에 대한 거부감이 생길 수 있습니다.

구토 증상이 조절된 후에 음료, 미음 등과 같이 맑은 유동식부터 조금씩 먹어보면서 점차 양을 늘리세요. 그리고 괜찮다 싶을 때 일반 유동식이나 부드러운 식사를 준비해 자주 조금씩 먹고, 그 또한 적응이 되면 일반 식사를 합니다.

맑은 유동식은 수분을 공급하려고 먹는 식사 형태입니다. 맑은 차, 기름기를 없앤 육수, 맑은 장국 등이 있습니다. 또, 토한 다음에는 머리를 약간 높인 상태에서 차가운 물로 입안을 헹구고 한두 시간 동안 먹지 않습니다. 구토 전에는 시원하고 부드러운 음식을 조금씩 여러 번에 걸쳐 나눠 먹고 구토가 가라앉으면 식혜, 미음, 동치미, 미역국, 맑은 된장국 등을 먹습니다.

음식 냄새 때문에 힘들 때 도움이 되는 음식

파인애플 수프 - 파인애플 1/6개, 꿀 2큰술, 레몬즙 1큰술, 소금과 후추 약간씩, 올리브오일 1작은술을 넣고 믹서에 간 뒤 차갑게 보관합니다. 그리고 먹고 싶을 때 차가운 상태로 먹습니다. 올리브오일의 향이 약간의 불쾌감을 일으킬 수 있으니 자신의 취향에 맞춰 양을 조절하세요.

음식 냄새에 예민해졌을 때

항암치료와 방사선 치료를 하면 코에서 뇌로 연결되는 신경에 영향을 주어 후각의 변화가 생깁니다. 그래서 환자는 세제나 먼지 등 특정 냄새가 싫어지거나 냄새를 잘 못 느끼기도 합니다. 또 냄새에 민감해져 음식을 보기만 해도 혐오감이 생기기도 합니다. 이때는 따뜻한 음식보다 시원한 음식, 향이 강하지 않은 음식이 좋습니다. 더불어 불쾌감을 일으키는 냄새가 나는 담배, 화장품, 방향제 등을 멀리하세요. 가능하면 음식도 만들지 말고요. 조리할 때는 향이 너무 강한 향신료나 두릅, 셀러리, 부추, 마늘 등은 사용하지 말고 두부, 닭가슴살, 차가운 국수류 등 냄새가 적은 음식을 만듭니다. 그리고 먹을 때는 뚜껑을 열어 음식 향이 날아가게 식힌 후 먹습니다.

입안이 너무 건조할 때

머리와 목 주위에 대한 항암화학요법이나 방사선 치료는 침 분비를 줄여 입안을 마르게 할 수 있습니다. 입안이 건조해지면 음식물을 씹고 삼키는 것은 물론 음식 맛을 느끼기도 어려워집니다.

이때는 가까운 장소에 물을 두고 조금씩 자주 마십니다. 식사 중간에도 자주 물이나 음료를 한 모금씩 마십니다. 빨대를 이용하면 삼키기 좀 더 쉽습니다. 또 음식을 육수나 국물에 담그거나 적셔 먹어도 도움이 됩니다.

부드럽고 곱게 간 음식, 침 분비를 늘리는 아주 달거나 신 음식도 도움이 됩니다. 단, 입안의 염증이나 식도의 통증이 있으면 주의하세요. 만약 입안 건조증과 통증이 심하면 의사와 상의합니다.

메모

입안이 건조할 때 효과적인 음식

바나나 샐러드 - 입안이 건조해서 불편하면 국물이 있는 음식, 침이 잘 나오게 하는 달고 신 음식이 도움이 됩니다. 유자 드레싱으로 맛을 낸 바나나 샐러드도 입안이 건조할 때 효과적입니다.

조리 방법 - 바나나 1개, 방울토마토 2개, 무화과 1개, 오렌지 1/4개를 먹기 좋게 썰고, 샐러드용(베이비 채소) 채소를 섞은 뒤 드레싱(유자청 50g, 올리브오일 50g을 믹서에 넣고 섞은 것)을 뿌립니다. 간은 소금과 후추로 합니다. 과일은 제철 과일을 이용하면 됩니다.

체중이 계속 빠질 때

체중이 줄면 체력도 떨어져 암에 대한 저항력과 치료 효과를 떨어뜨릴 수 있습니다. 이 때문에 치료하는 동안 적정 체중을 유지할 필요가 있습니다. 가장 좋은 방법은 규칙적으로 골고루 적당하게 먹는 것이겠죠. 열량과 단백질 등을 충분히 섭취해야 합니다.

열량을 보충하기 위해 먼저 식욕이 자극되도록 다양한 방법으로 조리해보세요. 예를 들어 그냥 밥보다 김밥, 초밥, 주먹밥, 볶음밥 등으로 조리합니다. 죽도 채소죽, 전복죽, 달걀죽, 닭죽, 깨죽 등 다양하게 조리하고요. 또 간식을 먹습니다. 간식으로는 감자, 고구마, 떡, 만두, 빵, 과일, 과일 주스, 과일 통조림 등이 적절합니다. 조리법을 바꿔 열량을 보충할 수도 있습니다. 빵이나 떡에 설탕, 꿀, 쨈, 버터, 땅콩 버터 등을 바르거나 감자에 버터를 발라 굽거나 나물을 무칠 때 기름을 이용하거나 채소 샐러드에 마요네즈,

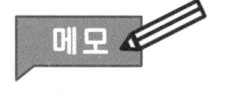

체중을 늘리는 데 효과적인 고영양 음식

· **방어 스테이크와 버섯구이** - 방어 살에 소금, 후추를 뿌린 뒤 팬에 올리브오일을 두르고 약한 불에서 천천히 구워주세요. 버섯도 같이 구워줍니다. 강낭콩은 삶아 차가운 물에 식힌 후 건져놓고 양파는 잘게 다집니다. 콩과 양파, 돌나물에 드레싱(올리브오일 1큰술, 레몬즙 1큰술, 소금과 후추 약간씩)을 뿌려 섞은 뒤 접시에 담고 그 위에 구운 생선과 버섯을 올립니다. 방어는 소고기와 돼지고기보다 불포화지방산이 많고 구수한 맛을 내는 아미노산인 글루타민이 들어있어 단백질 섭취에 좋은 식품입니다. 방어와 곁들인 버섯과 콩도 식물성 식이섬유가 풍부해 콜레

테롤 수치를 낮춥니다.

· **광어구이와 검은깨 드레싱을 곁들인 단감 샐러드** - 소금, 후추를 뿌려 간을 한 광어 살을 팬에서 구워 접시에 담으세요. 꽃상추, 치커리, 비트 잎, 백로즈, 양상추, 베이비 채소 등의 채소와 단감도 곁들입니다. 그리고 검은깨 드레싱(검은깨 가루 1큰술, 꿀 1작은술, 올리브오일 1큰술, 마요네즈 1작은술, 레몬즙 1작은술, 소금과 후추 약간씩)을 채소와 단감 위에 뿌리면 됩니다.

· **브로콜리 양송이 치즈 수프** - 치즈를 넣어 단백질과 열량을 높인 음식입니다. 브로콜리, 양송이버섯, 잘게 썬 양파를 넣고 볶다가 밀가루를 넣고 더 볶은 뒤 물을 넣고 곱게 갈아요. 그런 다음 우유, 생크림, 치즈를 넣어 끓이면 완성입니다.

샐러드 드레싱을 충분히 사용하세요.

우유와 두유를 마실 때도 설탕, 꿀, 초콜릿, 미숫가루 등을 타고, 과일 대신 과일 통조림을 먹거나 과일과 우유, 아이스크림을 섞어 셰이크로 만듭니다. 단백질을 보충하려면, 달걀, 콩, 두부, 생선 등으로 반찬을 만드세요. 달걀프라이, 달걀찜, 오믈렛, 메추리알 조림, 콩밥, 연두부찜, 두부조림, 된장찌개, 콩자반, 두유, 생선포, 생선전, 생선조림, 어묵 등으로 다양하게 드세요. 우유, 요구르트, 요거트, 아이스크림, 셰이크, 치즈 등 유제품도 좋습니다.

또 단백질 섭취가 용이하게 조리법을 바꿉니다. 미숫가루를 물 대신 우유나 두유에 타서 마시고, 채소 샐러드에 삶은 달걀을 다져 넣고, 부침 등에 물 대신 달걀을 많이 넣습니다. 크래커나 빵은 요거트와 같이 먹고, 간식으로 고기나 생선, 치즈, 달걀, 우유 등이 많이 포함된 음식인 만두, 피자, 샌드위치, 달걀 샐러드, 카스텔라 등을 선택합니다.

변비가 생겼을 때

변비는 수분과 음식 섭취가 충분하지 않을 때, 오랫동안 누워있을 때 생길 수 있습니다. 일부 항암제가 장운동을 저하시켜서 생기기도 하죠. 변비가 계속되면 구토와 통증이 생길 수 있고, 식욕이 떨어져 충분한 영양 섭취도 힘듭니다.

식이조절과 운동, 변 완화제 복용 등으로 변비에 적극적으로 대처해야 하는 이유가 여기에 있습니다. 우선 수분을 충분하게 섭취하

메모

변비에 도움이 되는 식이섬유가 풍부한 음식

요거트와 청오이 샐러드 - 꿀을 넣고 소금과 후추로 간을 한 플레인 요거트를 그릇에 담습니다. 그리고 방울토마토, 청오이, 베이비 채소를 뿌려준 뒤 올리브오일을 뿌려주면 됩니다.

세요. 변을 부드럽게 하기 위해 하루 8~10잔 이상의 수분을 섭취하는데, 아침에 일어나자마자 물을 마시면 장운동에 도움이 됩니다. 도정이 덜 된 곡류, 과일, 채소 등 섬유소가 많은 식품도 충분히 먹습니다. 또 채소류와 발효 식품은 대장운동을 촉진하는 데 도움이 됩니다.

특히 잡곡밥이나 고구마, 콩류, 신선한 채소와 과일, 다시마나 미역 등의 해조류를 많이 먹는 것이 좋습니다. 가벼운 산책이나 걷기 등 자신에게 맞는 운동을 규칙적으로 하고, 누워만 있다면 배를 부드럽게 문질러주어 장운동을 돕습니다. 만약 식이섬유가 많은 음식을 먹었는데도 변비가 조절되지 않는다면 의료진과 상의하세요.

설사를 자주 할 때

설사가 생기는 원인은 항암화학요법, 감염, 음식에 대한 과민 반응, 기분의 변화 등 다양합니다. 설사는 영양소의 흡수를 방해하고 과도한 수분 손실로 탈수를 일으킬 수 있기 때문에 설사 완화가 반드시 필요합니다.

설사가 있을 때도 변비와 마찬가지로 수분을 충분히 섭취해야 합니다. 설사로 수분이 부족해지기 때문이죠. 식사는 장의 소화 흡수 기능이 떨어진 상태이므로 한 끼 양을 2회로 나눠 먹는 등 조금씩 자주 먹습니다.

설사에는 지방이 많은 음식, 자극적인 음식, 식이섬유가 많은 음식은 피하는 게 좋습니다. 수분을 충분하게 공급하면서 염분을 비롯한 미량의 영양소를 공급할 수 있는 음식이 좋고 영양보충음료도 도움이 됩니다. 설사 완화에 효과적인 음식은 칼륨이 많은 바나나, 으깬 삶은 감자, 껍질을 벗긴 토마토, 이온음료 등입니다. 흰죽, 닭죽, 고기죽, 전복죽, 호박죽, 야채죽, 달걀죽 등의 죽류, 쌀미음, 조미음, 녹두미음 등의 미음류, 기름을 제거하고 부드럽게 조리한 고기, 달걀찜, 흰살 생선 조림도 도움이 되고, 채소는 부드러운 채소를 푹 익히거나 데쳐 먹습니다. 과일도 생과일보다 주스, 바나나, 곶감, 복숭아 등 섬유소 함량이 적은 과일을 선택하세요.

반면에 너무 뜨겁거나 차가운 식품과 음료는 피하고 상온의 음료를 마십니다. 커피와 초콜릿 등 카페인이 든 음료도 주의하는 게 좋습니다. 유당도 설사를 일으킬 수 있으니 우유 및 유제품을 먹을 때는 생우유보다 발효시킨 요거트가 좋습니다. 기름진 음식, 생채소, 껍질과 씨를 같이 먹는 과일류, 브로콜리, 옥수수, 말린 콩 등과 같은 섬유소 함량이 높은 채소도 피합니다. 설사가 심할 때는 12~24시간 동안 맑은 유동식만 먹어 장을 쉬게 하고 설사로 손실된 수분을 보충해야 합니다. 그리고 하루 3회 이상의 설사, 피가 섞인 설사, 이틀 이상 지속되는 설사가 있을 때는 의료진에게 연락하세요.

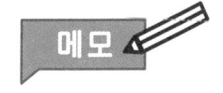

설사할 때 먹기 좋은 음식

· **마 감자죽** - 마는 수용성 섬유소가 풍부해 설사에 좋고, 마와 감자는 소화가 잘되는 식품으로 설사할 때 열량 보충용으로도 좋습니다. 단백질을 보충하려면 두부를 넣으면 됩니다.

· **대구살 진밥** - 흰살 생선은 설사할 때 먹기 좋은 고단백 식품입니다. 흰살 생선 대신 깐 새우를 넣어도 좋습니다.

· **된장 쌀국수** - 밀가루 면보다 쌀로 만든 면이 소화하기 쉽습니다. 국물에 된장을 풀면 입맛을 돋워줍니다.

· **바나나 사과설기** - 설사에 좋은 으깬 바나나, 간 사과, 쌀가루, 약간의 소금을 넣어 섞은 뒤 동그랗게 만들어 찜통에 쪄서 먹으면 설사에 좋습니다.

· **사과미음** - 불린 쌀, 껍질 벗긴 사과를 믹서에 갈아 묽게 끓인 뒤 소금으로 간합니다. 수분 보충을 위해 수시로 마십니다.

· **새우 게살 연두부탕** - 설사할 때는 담백한 국물 요리를 자주 먹어서 탈수를 예방하세요. 기호에 따라 새우나 게살 대신 달걀을 풀어 넣어도 좋습니다.

면역 기능이 떨어졌을 때

항암치료나 방사선 치료 후 백혈구 수치가 줄었을 때는 특히 감염에 주의해야 합니다. 음식을 통해 균에 감염되지 않도록 신선한 음식을 위생적으로 조리해서 먹어야 합니다.

이처럼 면역력이 떨어졌을 때는 적절한 영양 공급이 필수입니다. 면역력을 특별히 높이는 음식은 없지만 고단백 식이가 도움을 줄 수는 있습니다.

감염을 예방하기 위해 무엇보다 중요한 것은 위생적인 음식물 관리입니다. 음식을 만지거나 요리할 때는 손을 깨끗이 씻고, 만약 항암화학요법을 병행하거나 목과 머리에 방사선 치료를 받고 있다면 탈모가 있을 수 있으니 수건이나 스카프 등을 쓰고 조리해 머리카락이 음식에 들어가지 않게 하세요. 항암치료를 받는다고 해서 꼭 모든 음식을 익혀 먹어야 하는 것은 아닙니다. 담당 의료진과 먼저 상의하세요.

식품이나 음식을 구입할 때는 유통기한을 꼭 확인하고, 간 고기를 살 때는 직접 갈아주는 곳에서 구입하세요. 가는 과정에서 고기의 표면적이 넓어져 박테리아 등에 오염될 가능성이 커지기 때문입니다. 또 식품 구입 후 30분 이상 따뜻한 자동차로 운반했다면 곧바로 냉장고에 넣어 차갑게 합니다. 더불어 녹슬거나 움푹해진 캔은 사지 말고, 냉동 제품이 녹아있다면 구입하지 마세요.

보관은 어떻게 할까요? 상하기 쉬운 음식은 냉장고나 냉동고에 보관합

메모

면역 기능 강화에 도움이 되는 음식

토마토 살사를 곁들인 소고기 스테이크와 돌나물 무침 - 소고기 등심을 두께 1.5cm 정도로 자르고 소금과 후추를 뿌려 올리브오일을 두른 팬에서 천천히 구워줍니다. 이때 두께가 얇을수록 빨리 익겠죠. 그리고 먹기 좋게 다진 완숙 토마토와 양파에 올리브유, 사과식초, 꿀, 다진 파슬리를 넣어 잘 버무려 토마토 살사를 만들고, 돌나물도 소금, 참기름, 간장을 넣어 역시 버무립니다. 그런 다음 구운 소고기를 접시에 담고 토마토 살사와 돌나물 무침을 곁들입니다.

니다. 요리하기 전의 고기, 생선, 닭고기 등은 비닐팩이나 플라스틱통에 따로 분리해 보관하고, 다른 식품에 고기나 생선즙이 떨어지지 않게 하세요. 고기를 녹일 때도 냉장고에서 서서히 녹이세요.

냉동고에 식품을 보관할 때는 랩이나 팩에 포장하고, 해동 후 즉시 요리하는 게 좋습니다. 냉장고에 보관하던 남은 음식은 3~4일이 지나면 버리고, 곰팡이가 핀 음식은 먹지 않습니다.

식품의 냄새가 이상하거나 모양이 이상할 때도 절대 사용하지 않습니다. 조리할 때도 위생적인 관리가 필요하겠죠.

구입할 때 유통 기한을 확인한 것처럼 조리하기 전에도 유통 기한을 확인하세요. 조리 기구, 식기, 수저는 깨끗이 씻어 사용하고, 도마와 칼은 고기, 생선, 과일, 채소 용도 등으로 나누세요. 나누기 힘들면 소독한 다음에 사용합니다. 고기, 생선, 달걀 등의 동물성 식품은 등은 완전히 익히세요. 날달걀이나 덜 익힌 달걀도 먹지 마세요.

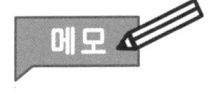

면역 기능이 떨어졌을 때 식사 관리는 이렇게 하세요

· **육류, 생선, 해산물** - 완전히 익혀 먹습니다. 굴이나 조개, 대합류는 가급적 피합니다.

· **발효식품** - 젓갈류, 게장 등도 피합니다. 된장, 고추장, 청국장 종류는 볶거나 끓여 먹습니다.

· **물** - 여름철에는 특히 끓여 마십니다.

· **과일과 채소** - 흐르는 물에 깨끗이 씻어 먹습니다.

· **음식물 관리** - 상온이나 오염 위험 온도(7~60도)에서 오래 방치하지 않습니다. 사용 전에 식품의 유통 기한을 꼭 확인합니다.

· **식기 관리** - 음식을 조리하는 곳과 음식을 담는 그릇은 청결하게 합니다. 개인 식기와 조리 기구를 깨끗이 씻어 사용합니다.

쉽게 피로하고 힘이 없을 때

피로는 암 질환 자체나 암 치료 때문에 흔히 생깁니다. 지치고 우울한 느낌으로 표현되죠. 피로의 원인은 영양이나 운동 부족, 빈혈, 우울, 수면 부족 등입니다.

이때는 충분한 휴식이 필요합니다. 오랫동안 잠을 자기보다는 낮에 잠깐씩 자거나 휴식하고, 일상적인 활동을 할 때도 짧고 간단하게 합니다.

또 식사가 충분하지 않으면 피로할 수 있으니 충분히 골고루 먹습니다. 하루 중 가장 먹기 좋은 시간에 되도록 자주 먹는데, 낮잠이나 휴식 후에 먹는 것이 더 편안합니다.

식사량은 적게 하고 간식을 자주 먹습니다. 산책이나 규칙적인 운동도 필요합니다. 피로감을 덜어주고 정신이 맑아지게 도와주기 때문입니다. 반면에 피로를 악화시키는 행동도 있습니다. 아이 돌보기, 밥하기, 집안일과 같은 일은 주변 사람에게 도움을 청하세요. 충분히 쉬고 노력하였는데도 일상생활을 하기 힘들 정도로 심하게 피곤하면 의료진과 상의해 원인을 찾아 치료합니다.

피로에 도움이 되는 보양 음식

브로콜리 수프와 감자 닭고기 구이 - 항산화 작용이 높고 칼슘이 많이 포함돼 피로 해소에 도움이 되는 브로콜리, 단백질이 많은 닭고기, 탄수화물이 풍부한 감자를 곁들인 좋은 영양 구성의 음식입니다. 먼저 물에 삶아 익힌 후 찬물에 식힌 브로콜리와 생크림을 믹서에 갈아 소금과 후추로 간을 해 브로콜리 수프를 만듭니다. 그런 다음 감자를 삶아 먹기 좋은 크기로 잘라두고 팬에 소금과 후추를 뿌린 닭다리 살과 방울토마토를 굽습니다. 브로콜리 수프를 데워 접시에 담고 그 위에 구운 닭다리 살, 토마토, 감자를 올린 뒤 올리브유를 살짝 뿌려줍니다.

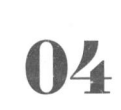

04

방사선 치료할 때
식생활

방사선 치료를 받는 부위와 방사선의 용량, 항암치료와의 병행 유무, 환자의 신체 상태와 영양 상태에 따라 부작용이 달라질 수 있습니다. 특히 목과 머리 같은 두경부와 소화기관에 방사선 치료를 하면 구내염, 메스꺼움, 구토, 설사 등이 생길 수 있고, 이 때문에 영양 부족도 올 수 있으니 적극적인 영양 관리가 필요합니다.

두경부 방사선 치료

두경부 방사선 치료를 하면 몇 주가 지난 후부터 입안 점막에 상처가 생겨 통증이 생기고, 감염 위험도 높아집니다. 그래서 음식물을 씹거나 삼키기 어려워집니다. 이때는 수분이 풍부한 식품, 삼키기 쉬운 부드러운 유동식 형태의 음식을 먹는 게 좋습니다.

또 맛을 느끼지 못하거나 음식 냄새에 예민해져서 식욕이 떨어지고 먹는 양도 줄어 치료 기간 동안에는 체중도 줄어듭니다. 이때는 적정 체중과 영양 상태를 유지하기 위한 식사 조절이 필요하며, 특수영양보충음료와 정맥영양제의 도움이 필요할 수 있습니다. 입안과 목이 쓰리고 아플 때의 식사 방법을 참고하세요. 증상이 심해 음식물 섭취가 어려울 경우 영양사의 도움을 받도록 합니다.

흉부 및 상복부 방사선 치료

가슴 및 상복부에 방사선 치료를 받을 때는 방사선 조사 영역에 소화관이 포함되어 있어서 치료가 진행될수록 식도의 통증, 소화 불량, 메스꺼움 등의 증상이 따를 수 있습니다. 하지만 치료 전부터 적극적으로 영양 관리를 하면 증상을 완화하고 좋은 영양 상태를 유지할 수 있습니다. 또 대부분 치료가 끝나고 몇 주가 지나면 이런 증상은 나아지기 때문에 다양한 식품을 고루 먹을 수 있습니다.

치료 중에는 식도에 통증이 있고 식사하고 나서는 목이 답답하거나 막히는 느낌이 있을 수 있습니다. 그래서 먹는 양이 점차 줄고 다양한 양념이 포함된 음식을 먹을 때 심하게 자극을 느끼죠. 점막을 지나치게 자극하는 신 과일이나 거칠고 단단한 생채소 등은 피하는 것이 좋습니다.

방사선 치료는 항암화학요법과 병행될 때가 많기 때문에 항암화학요법을 받을 때 발생하는 다양한 영양적인 부작용을 개선하고 완화할 수 있는 식사 방법을 참고합니다.

하복부 및 골반부 방사선 치료

하복부 및 골반부 방사선 치료를 받으면 배변 양상이 달라질 가능성이 높습니다. 주로 설사, 배변 횟수 증가 등의 증상이 나타납니다. 묽은 변을 많이, 자주 보면 체내 수분 손실로 다양한 영양 관련 부작용이 나타날 수 있습니다. 이때는 원인과 증상에 따라 의사의 치료가 필요할 수 있습니다. 또 면역 기능이 점차 떨어질 수 있기 때문에 의사와 영양사의 도움을 받아 식사를 조절하세요. 소화 불량, 배변 횟수, 배변 양상의 변화 때문에 식사를 어려워하거나 식사하는 데 거부감을 느끼기도 하는데, 항암화학요법과 병행되는 경우가 많으니 항암화학요법에 따른

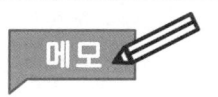

방사선 치료 중에도 약을 먹을 수 있어요

평소에 먹던 혈압약, 당뇨약, 아스피린 등의 약은 방사선 치료 중에 먹어도 치료에 영향을 주지 않습니다. 단, 치료 중 금식해야 할 때는 소량의 물과 함께 먹어야 합니다. 또 CT 촬영을 위해 금식할 때 당뇨약을 먹어도 되는지 미리 문의하여 준비하시기 바랍니다.

부작용을 관리하는 동시에 치료 전후 적극적인 영양 관리가 필요합니다.

방사선 치료 효과를 높이는 특정 음식은 없습니다. 다양한 음식을 충분히 골고루 섭취하는 게 중요합니다.

돼지고기, 닭고기, 소고기 등 육류에는 좋은 단백질이 많아 방사선 치료 중에 꾸준하게 먹으면 좋습니다. 버터, 크림 등의 동물성 지방과 설탕, 초콜릿, 꿀 등 단순당 식품도 많이 먹는 것은 바람직하지 않지만 어느 정도는 열량 보충이나 피로 해소에 도움이 되기 때문에 먹어도 괜찮습니다.

생과일, 생채소, 생선회, 육회, 발효음식 등은 평소에는 먹어도 되지만 면역력이 떨어지면 감염 위험이 늘기 때문에 이때에는 날음식을 제한합니다. 면역력이 떨어진 상황에서 어떤 음식을 먹으면 안 되는지는 의료진이 알려줄 겁니다.

반면, 건강보조식품 복용은 방사선 치료에 간 기능 저하와 같은 부정적인 영향을 미칠 수 있습니다. 주의할 건강보조식품을 예로 들면, 한약, 진액(홍삼, 인삼, 산삼, 수삼 등), 상황버섯, 영지버섯, 녹즙(케일, 신선초, 돌미나리 등),

달인 물(붕어, 잉어, 장어, 가물치 등), 동충하초, 아가리쿠스, 느릅나무즙, 노니 주스, 키토산, 스쿠알렌 등이 있습니다. 또 종합영양제, 비타민제 등의 과잉 복용도 간 기능에 영향을 줄 수 있으니 먹기 전에 의료진과 상담하세요.

05

치료 후
식생활

치료가 끝나면 담당 의사와 영양사에게 식사 조절 여부를 확인하세요. 그리고 건강한 식생활을 위해 지켜야 할 사항을 꼼꼼하게 살피세요. 암 치료가 끝나면 치료 과정에 길들여진 식습관을 정상적으로 변화시켜야 합니다. 고단백, 고열량 식사보다 일상생활에 맞는 열량과 건강에 유익한 식품 위주로 매일 다양하게 식사합니다. 무엇보다 중요한 것은 균형 잡힌 식사입니다.

암을 예방하는 식생활

건강한 식습관의 목표는 표준 체중을 유지하는 것입니다. 표준 체중은 암뿐만 아니라 당뇨, 고혈압, 심장질환 등 각종 성인병 예방에도 영향을 줍니다. 만약 치료 중에 식사량이 줄지 않고 체중이 과체중 이상으로 늘어난 상태라면 치료 후에는 열량과 단백질의 섭취량을 줄이세요. 반면 체중이 많이 줄었다면 치료 후 환자의 소화와 대사 능력 회복 속도에 맞춰 식사량을 늘려가며 체중을 증가시키는 게 좋습니다. 어느 정도 체중이 늘고 일상생활과 사회생활을 할 수 있으면 활동량에 맞춰 식사량을 조절합니다.

여기서도 물론 가장 중요한 것은 균형 잡힌 식사입니다. 신선한 채소와 과일을 매일 충분히 먹고, 섬유소가 많은 채소, 과일, 콩, 잡곡류, 해조류 등도 충분히 섭취합니다. 저지방 우유와 요거트, 요구르트 등 유제품도 섭취하세요.

반면, 동물성 지방은 적게 먹습니다. 삼겹살, 갈비, 닭 껍질 등 지방이 많은 육류를 줄이고 먹기 전에 기름 부위는 제거하세요. 너무 짜거나 매운 음식, 과음도 삼가는 게 좋겠죠. 또 곰팡이가 생기거나 부패한 음식, 불에 직접 구운 것, 훈제한 육류와 생선도 피하세요. 흡연 또한 안 됩니다.

암 종류에 따른 치료 후 식생활

유방암, 위암, 대장암, 폐암, 간암, 전립선암 등 암 종류에 따라 치료 후 어떻게 식생활을 하면 되는지 알아봅니다. 어떤 암이건 균형 잡힌 식사와 적절한 체중 유지가 가장 중요합니다.

유방암 치료 후에는 적절한 체중 관리가 필요해요

고지방식, 비만 등은 유방암의 재발 가능성을 키우는 요인으로 알려져 있기 때문에 치료 이후에는 균형 잡힌 식사와 꾸준한 운동으로 적절한 체중 관리를 하는 것이 중요합니다.

먼저 적정 체중 유지를 위한 식사와 운동을 시작하세요. 하루 세끼 식사는 일정한 양을 규칙적으로 섭취합니다. 등 푸른 생선은 주 2~3회, 다양한 색깔의 채소류와 해조류는 충분히 섭취하며, 여러 색깔의 과일은 하루 1~2회 정도 섭취합니다. 그리고 충분한 수분 섭취를 권장합니다. 골다공증을 예방, 치료하기 위한 영양 요법(칼슘이 풍부한 음식)을 지키는 것도 잊지 마세요. 육류는 주 2~3회 정도로 섭취하고 가급적 기름이 많은 부위는 피하고 살코기로 먹습니다.

또 지방 섭취량을 조절하기 위해 튀김이나 볶음보다는 조림, 찜, 무침 등의 조리 방법을 주로 이용하고 참기름, 들기름, 식용유, 올리브유 등 식물성 기름은 조리 시 소량씩 사용합니다. 유제품도 저지방 제품을 이용하고 하루 1~2컵 미만으로 섭취하세요.

위암 치료 후에는 건강 균형식을 유지하세요

위 절제 후에는 장기적인 부작용까지 고려해 표준 체중을 유지하면서 건강식을 유지합니다. 적당히 운동하는 습관을 들이고, 너무 강박적이거나 극단적인 채식은 하지 않습니다.

위암 치료 후에는 천천히 꼭꼭 씹어 먹고 과식하지 않는 습관을 들이세요. 짠 음식은 위암 발생의 가장 중요한 원인이니 가급적 싱겁게 먹고 국이나 찌개의 양을 줄입니다. 대신 신선한 과일과 채소를 매일 먹고, 김치보다 신선한 나물이나 샐러드가 좋습니다.

술, 담배도 안 됩니다. 담배는 피우지 말고 간접 흡연도 삼가세요. 또한 역류성 위염이 심해지거나 알코올 흡수가 빨라져 취기가 빨리 오고 간에 부담이 되므로 금주하세요.

빈혈을 예방하기 위해서 육류를 포함한 단백질 식품을 매끼 꾸준히 먹는데, 육류를 먹을 때는 주로 삶거나 볶아 먹고 불에 직접 구워 검게 탄 것은 피하세요. 그리고 체중을 늘려야 한다면 과일보다는 샌드위치, 만두, 주먹밥처럼 영양 밀도가 높은 간식을 꾸준히 먹습니다.

대장암 치료 후에는 식생활에 주의를 기울이세요

대장암의 원인은 활동량 부족, 비만, 술, 지방과 육류의 과다 섭취, 식이

섬유소 섭취 부족 등입니다. 이처럼 대장암은 평소 식습관과 관련이 많은 만큼 식생활에 더 주의를 기울여야 합니다.

대장암 치료 후 식생활에서도 역시 중요한 것은 다양한 영양소를 골고루 섭취하는 것입니다. 더불어 표준 체중을 유지하는 데도 신경 써야 합니다. 비만, 특히 복부 비만이 심할 때는 식사량 조절, 운동 요법으로 체중을 조절하세요.

대장암을 예방하려면 항산화물질과 섬유질이 많이 들어있는 채소와 과일, 칼슘과 좋은 유산균이 풍부한 유제품을 섭취하세요. 단백질 섭취를 위해 적정량의 육류도 먹어야 합니다. 하지만 육류와 동물성 지방의 과도한 섭취는 좋지 않습니다. 숯불구이나 훈제 요리, 가공 육류도 피하세요. 대장암인 만큼 변비 예방에도 주의합니다. 변비가 오랫동안 지속되면 장과 오염물질의 접촉 시간이 늘어나서 암 발생의 위험을 높일 수 있기 때문입니다. 충분한 섬유소와 수분 섭취, 운동으로 변비를 예방하세요.

술의 알코올 성분은 그 자체가 암을 일으키는 원인이므로 마시면 안 됩니다.

폐암 치료 후에는 다양하고 균형 잡힌 식사를 유지하세요

폐암은 대체로 음식과는 관련이 없습니다. 하지만 여전히 규칙적이고 균형 잡힌 식사는 중요합니다. 따라서 조금만 먹어도 숨이 차거나 복부 불편감이 있는 분들이라면 한꺼번에 많이 먹지 말고 적은 양을 자주 드세요. 다양한 간식으로 열량과 단백질을 보충하거나 특수영양보충음료를 드실 수도 있습니다.

폐암 예방을 위해서는 충분한 양의 과일과 채소를 먹는 것이 좋습니다. 다양한 항산화물질이 들어있기 때문이지요. 그러나 특정 성분이 과량으로 농축된 즙이나 액은 좋지 않습니다. 특별한 효과도 없고 오랫동안 복용하면 오히려 치료를 방해하거나 간에 부담을 줄 수 있기 때문입니다.

간암 치료 후에는 다양한 영양소를 충분히 섭취하세요

간암 치료 중에는 특별히 식사에 변화가 필요하지 않지만 치료 중에 영양소의 필요량이 늘거나 부작용, 합병증 등으로 식사량이 적어져 영양 상태가 나빠질 수 있습니다. 그러니 환자의 영양 상태 유지, 회복, 합병증과 부작용의 최소화, 상처 회복, 좋은 치료 효과를 위해 본인에게 필요한 영양소를 다양하고 충분하게 섭취합니다.

적절한 체중을 유지하는 것이 좋은데, 식욕이 없거나 체중이 빠진다면 식사 횟수를 늘리거나 간식을 먹도록 하세요. 간기능 저하로 면역력이 떨어질 수 있으니 비위생적인 음식, 특히 여름철 날생선, 육회 등에 주의합니다. 또한 땅콩과 같은 견과류나 곡식을 덥고 습한 온도에서 장시간 보관하면 곰팡이가 잘 생기고 그 곰팡이에서 아플라톡신이라는 독소가 나옵니다. 이 독소는 간암 발생의 주요 발생 원인이므로 오래된 곡식이나 견과류는 먹지 않도록 합니다. 특히 냉동실에 보관하면 곰팡이가 더 잘 생길 수 있으니 냉동실에서 오래 보관된 음식은 먹지 않도록 합니다. 건강보조식품이나 민간요법 등 농축된 특정 식품도 피하세요.

전립선암에는 항산화 영양소가 풍부한 채소가 좋습니다

지방과 육류 섭취가 과도한 서구형 식습관과 비만 역시 전립선암의 위험을 높입니다. 전립선암에 좋다고 특정한 음식을 집중해서 먹기보다 균형 잡힌 영양을 위해 골고루 먹고, 적정 체중을 유지하세요. 식사할 때 육류는 1회 섭취량을 100g(1/2인분) 미만으로 하여 주 1~2회 이하로 먹고, 기름이 많은 부위보다는 살코기를 선택하세요. 수육, 조림, 찜 등의 조리법을 활용하고 참기름, 들기름, 식용유 등 식물성 기름은 적절히 사용합니다. 고등어,

꽁치와 같은 등 푸른 생선은 주 3~4회 드시고요.

채소는 다양한 색깔로 하루 여섯 접시 이상, 한 끼 두 접시 정도 먹는데, 채소 중에서도 전립선암 예방에 효과적인 양배추, 브로콜리, 콜리플라워, 케일, 당근 등의 녹황색 채소가 좋습니다. 특히, 라이코펜이 풍부한 토마토는 자주 드세요.

나의 암 치유 이야기

수술할 수 있어서 고맙다고, 긍정적으로 생각했어요

유방암이라는 말을 듣고 순간 가슴이 덜컹 내려앉으면서 하늘이 무너지는 것만 같았어요. '암은 남의 일인 줄만 알았는데 내가 암이라니' 하는 생각밖에 들지 않았죠. 그런 충격 속에서 일사천리로 수술을 받고 항암치료를 하게 됐어요. 그런데 어느 날 모자를 사러 남대문에 갔는데 그 시장에 있는 사람들이 어렵지만 바쁘게 살아가고 있는 모습을 보았어요. 그 사람들 속에 섞여있는 나약한 저 자신을 발견했죠. 부끄럽다는 생각이 들었어요.

하루하루를 나도 열심히 살아야겠다는 생각이 들었어요. 그래서 자신감을 얻기 위해 내가 좋아하는 모자를 직접 예쁘게 만들어서 쓰고 다녔고 다른 환자들에게도 내가 직접 만든 모자를 선물하면서 베푸는 즐거움을 알게되었지요. 앞으로는 나처럼 아픈 사람들을 위해 자원봉사를 하면서 살아야겠다는 새로운 목표를 정했어요. 유방암 수술을 받은 지 벌써 5년이 지났네요. 요즘에도 저는 항상 바쁘게 살아가고 있어요. 여기저기 봉사활동을 다니고 댄스, 헬스와 같은 취미 생활을 즐깁니다. 이런 말씀을 전해드리고 싶어요. 수술할 수 있어서 고맙다는 긍정적인 생각이 정말 중요합니다. 잘할 수 있다는 자신감과 해낼 수 있다는 긍정적인 생각이 최고예요. 자, 우리 희망을 잃지 말고 자신감을 가져요!

희망을 갖고 모든 일에 최선을 다하세요

안녕하세요. 저는 유방암 3기로 수술을 받고 5년 5개월 만에 전이가 됐습니다. 하지만 항암 6차로 결과가 좋아서 지금은 3주에 한 번씩 검사를 받습니다. 그 전에는 산에만 열심히 다녔는데 병원에 참 좋은 프로그램이 있는 걸 알고 아트테라피, 스트레스 다스리기, 암 치료 후 생활 관리 등 다양한 교육에 참여하고 있습니다. 무엇보다 감사한 것은 훌륭한 교수님의 치료와 언제나 웃는 얼굴로 친절하게 자세히 설명해 주는 선생님들이 있다는 것입니다. 환우 여러분도 혼자 있지 말고 좋은 프로그램에 참석해 함께 이야기하면서 희망을 갖고 모든 일에 최선을 다하시길, 종교도 꼭 하나는 갖고 계시길 바랍니다.

환우 가족분들, 힘내세요!

안녕하세요. 저는 유방암 수술을 마치고 이제 재활치료를 받고 계신 어머니를 둔 지극히 평범한 사람입니다. 저희 어머니는 저와 동생을 유학시키고자 참 많은 고생을 하셨습니다. 항상 그런 어머니가 안쓰럽고 또 죄송했지만 나중에 다 보답해 드리자는 마음으로 고맙다는 말도 제대로 못 전한 못된 딸이었습니다. 그런데 어머니가 암이라는 이야기를 듣고 '아, 이런 일이 진짜 일어날 수 있는 거구나. 이제 어떻게 해야 하는 거지?' 하는 생각만 들었습니다. 하지만 감사하게도 이곳의 친절하고 뛰어난 의사 선생님과 간호사님들 덕택으로 어머니는 지금 재활치료를 잘 받고 계십니다. 약으로 인한 부작용으로 힘들어하시는 어머니를 볼 때면 여전히 안쓰럽습니다. 때로는 저도 지쳐 힘이 빠지기도 합니다.

암을 이겨내야 하는 환자가 제일 아프고 힘들다는 건 당연한 말이지만, 암 환자의 가족으로서 저는 가족들도 그만큼 힘이 들고 지칠 때가 많다는 것을 알고 있습니다. 간병하는 것도, 항상 힘을 북돋워 주려 하는 것도 가끔은 힘들고 많이 어려운 일이라는 걸 알기에 이 글을 만약 가족들이 본다면 꼭 힘을 내시길 바랍니다. 분명 가족이나 친구가 여러분의 위로와 관심, 응원을 통해 힘을 얻고, 그 힘은 병을 이겨낼 수 있는 원동력이 될 거라고 장담합니다. 우리 모두 파이팅! 아자 아자!

저는 아버지를 믿습니다. 힘내세요!

안녕하세요. 저희 아버지는 중환자실에 계십니다. 아버지가 왜 백혈병이라는 병에 걸렸는지 이유를 모르겠습니다. 지금 와서 이런 말을 한다는 것 자체가 바보 같지만, 평상시에 얼마나 건강하고 잘 지내셨는데, 몸 관리도 얼마나 잘하셨는데요.

아버지가 암이라는 말에 처음에는 너무 놀랐습니다. 하지만 아버지가 힘들어하면서도 잘 버티시는 모습을 보면서 지금은 저도 한결 여유로워졌습니다. 저는 우리 아버지를 믿습니다. 앞으로도 아버지가 치료를 잘 버티시길 바라며 저도 아버지와 함께 한 걸음씩 나가볼 생각입니다. 아버지, 힘내세요!

아빠를 존경하고 사랑합니다

안녕하세요. 저희 아빠는 방금 수술을 끝내고 중환자실에 계십니다. 면회는 저녁부터 가능하다고 해서 현재 기다리는 중입니다. 평소 체격도 건장하고 식성도 좋아서 항상 우리 아빠는 슈퍼맨인 줄로만 알았는데 위암 진단을 받아 얼마나 놀랐는지 모릅니다.

이제는 모든 활동에 제재가 들어가 생활이 조금 불편해질지도 모르겠지만 우리 아빠가 다 나을 수 있다면 저도 최대한 노력해 볼 생각입니다. 제가 좀 무뚝뚝해서 아빠가 수술실 들어갈 때도 그냥 넘겼는데요. 초등학교 어버이날 의무적인 편지에 아빠한테 사랑한다고 쓴 이후로, 말로도, 편지로도, 그 무엇으로도 아빠에 대한 애정 표현을 하지 못했던 것 같습니다. 우리 가족의 막내이면서 애교도 없이 무뚝뚝하기만 한 제가 오늘은 정말, 참 답답하게 느껴지네요. 아빠한테 부끄러워서 애교도 잘 못 부리지만, 제 진심은 누구보다도 아빠가 필요하고 아빠를 존경하고 사랑한다는 것입니다. 아빠, 건강하세요.

친구와 나, 이제 건강할 일만 남았네요

친구를 만났네요. 저는 4년차 유방암 정기검진으로 초음파 검사를 하러 왔고, 친구는 항암 6회차 마지막 치료를 하러 왔는데, 우연히 날짜가 맞아서 이곳에서 보게 되었네요. 중학교 동창으로 친구 사이에 좋지 않은 일로 이곳에서 만났지만 먼저 치료를 마친 저를 보고 친구도 머지않은 날에 건강을 찾을 거라는 즐거운 마음으로 오늘 손을 잡았네요. 지금 친구는 항암 6회 마지막 주사를 맞고 있겠죠. 친구의 부군과 이곳에 들러 글을 남깁니다. 환우 여러분, 좋은 날을 기다립니다. 파이팅 하세요!

마음을 편히 먹으니 제 몸도 컨트롤할 수 있게 됐어요

안녕하세요. 저는 유방암 수술 후 병기가 2기 초라 항암치료를 여섯 번 했답니다. 항상 건강에 자신 있던 제가 막상 암에 걸렸다 하니 도무지 믿기지 않고 또 많이 슬펐습니다. 왜냐하면 저희 엄마가 54세란 젊은 나이에 간암으로 돌아가셨기 때문입니다. '나도 어쩌면 엄마처럼 될 수 있겠구나' 하는 생각에 절망스럽기도 했죠. 하지만 정신을 차리고 좋은 선생님께 수술도 받고 또 힘든 항암치료를 거치면서 많이 적응을 했습니다. 지금은 약을 복용하면서 예전의 저로 되돌아가고 있는 중입니다. 식이요법과 운동도 열심히 하고 또 산에도 다니면서 마음을 편하게 가지니 몸이 제멋대로 움직이는 것이 아니라 이젠 제가 제 몸을 컨트롤할 수 있게 되어 정말 감사함을 느낍니다. 모든 환우 여러분! 다들 용기 내시고 행복한 사람으로 사셨으면 좋겠습니다. 우리 모두 파이팅!

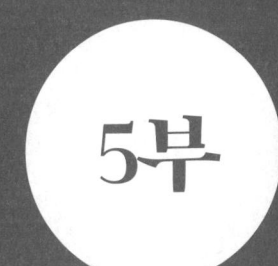

5부

암에 대한 궁금증 248가지

5부에서는 환자와 가족이 암 치료와 일상생활에 잘 적응하고, 심신의 안정과 더불어 삶의 질을 높이는 데 유용한 정보를 소개합니다. 환자들이 많이 질문하는 내용에 대한 답변을 항목별로 모아두었으니 궁금한 부분을 필요할 때마다 찾아보면 도움이 될 것입니다.

1장

암종별
궁금증

01 간암

Q1 평소에 건강했는데 간암 진단을 받았습니다. 증상이 없을 수도 있나요?

네, 그렇습니다. 상당수는 특별한 증상이 없는 경우도 많습니다. 증상이 있더라도 간경변증이나 만성간염이 있다면 기존 질환의 증상과 혼동돼 암으로 인한 증상인지 잘 모를 때가 많습니다.

Q2 간암에 걸리면 얼마 못 산다고 하던데요?

간암 진행 정도와 환자의 간 기능 상태에 따라 다릅니다. 간암의 크기가 큰 경우, 간암이 혈관으로 파고들어 간 경우, 간암이 여러 개인 경우, 간암이 간 밖으로 퍼진 경우 그리고 간기능이 심하게 저하된 경우 등은 예후가 나쁜 것으로 알려져 있습니다. 그러나 초기에 진단을 받고 치료를 잘하면 오래 살 수 있습니다. 가장 효과적인 치료 방법인 간 이식의 경우는 10년 이상 장기 생존할 확률이 70%가 넘습니다.

Q3 간에 좋다는 약을 먹어도 되나요? 간암에 특효약이 있나요?

특효약은 없습니다. ○○즙, ○○차, ○○버섯, ○○나무 등 우리 주변에는 암의 특효약이라고 소문난 것이 너무나 많습니다. 그러나 이들의 효과는 과학적으로 검증되지 않았고, 오히려 부작용을 일으켜 치료 과정에 방해가 되기도 합니다. 일부는 심각한 간 손상을 입히기도 하므로 객관적으로 효과가 입증되고 투약 방법이 확립된 것이 아니라면 복용하지 않는 것이 바람직합니다. 여기에만 의존하다가 치료 기회를 놓치는 경우도 드물지 않습니다.

Q4 술을 많이 마시면 간암이 더 잘 생기나요?

네, 그렇습니다. 술을 마시는 사람은 그러지 않은 사람보다 최고 여섯 배까지 간암 발생 위험률이 높습니다. B형 간염, C형 간염 등 바이러스성 간염 환자가 술을 마시면 간경변증의 발생률이 높아지고 간암으로 진행할 확률도 더 높아집니다.

Q5 담배를 끊어야 할까요?

담배를 피우는 경우, 비흡연자에 비해 간암 발생 확률이 최고 3~4배가량 높습니다. 특히 술도 마시고 담배도 피우면 간암 발생 확률은 기하급수적으로 높아집니다.

Q6 간암은 유전되는 병인가요? 혹시 전염되나요?

간암 자체는 전염되지 않습니다. 간암 환자 가족이 간암에 걸리기 쉬운 이유는 간암을 일으키는 환경적 요인, 특히 간염 바이러스에 같이 노출되기 때문입니다. 따라서 B형 간염 바이러스의 가족 내 감염이 다른 가족 구성원의 간암 발생 위험을 높일 수 있습니다.

바이러스 간염은 일상적인 생활, 즉 침구와 식기를 같이 쓰거나 악수, 포옹, 입맞춤, 기침 등의 일상적 신체 접촉으로는 거의 감염되지 않습니다. 주로 혈액과 체액을 통해 일어나므로 면도기, 손톱깎이, 칫솔 등 피가 묻을 수 있는 것은 공동으로 사용하지 않고, 씹은 음식은 절대 다른 사람에게 주지 마세요. 또 B형 간염 바이러스에 대한 항체가 없는 사람은 B형 간염 백신을 맞아야 합니다. C형 간염은 아직 백신이 없으니 문신 등 타인이 사용한 주사나 바늘에 찔리지 않게 하고, 무분별한 성생활은 하지 않아야 바이러스 감염 가능성을 낮출 수 있습니다.

Q7 간암은 왜 걸리나요?

간암이 어떤 경로를 거쳐 발생하는지는 아직 정확하게 밝혀지지 않았습니다. 단, 만성 간질환이 악화되어 간암이 발생하는 것을 가장 큰 이유로 꼽는데, 만성 간질환의 원인으로는 만성 바이러스 간염과 알코올성 간질환이 흔하며, 최근 비알코올성 지방 간질환이 증가하고 있습니다. 우리나라 바이러스 간염의 주요 원인은 B형과 C형 간염 바이러스로, 만성 간질환 및 간암 환자의 70%가 B형 간염이고, 나머지 20% 이상이 C형 간염이 원인이 되어 발병합니다.

Q8 간암의 원인은 무엇인가요?

지금까지 알려진 가장 흔한 간암 발생 원인은 B형, C형 간염 바이러스 감염입니다. 간경변증, 술, 담배, 비만, 대사증후군도 간암 발생의 위험을 높이는 위험 인자입니다.

Q9 간암 수술 후 항암치료, 방사선 치료는 모두 받나요?

그렇지 않습니다. 일반적으로는 받지 않고, 수술 후 재발 시 그에 맞게 치료합니다.

Q 10 간은 수술하면 암이 더 퍼진다고 들었는데 정말인가요?

수십 년 전, 진단 기법이 발전하지 않았을 당시, 증상으로 진단하고 수술에 들어가면 이미 너무 진행된 상황일 때가 많아서 이와 같은 인식이 팽배했습니다. 하지만 근래에는 CT, MRI 등 최신 진단 장비로 보다 정확하게 질환의 병기를 알고, 암의 진행 정도와 환자의 남은 간기능을 검사해 수술 가능성 여부를 먼저 판단한 다음 수술을 결정하기 때문에 이런 걱정은 불식되고 있습니다. 수술은 일반적인 생각보다 상당히 안전한 방법이고, 간 내 재발 가능성을 효과적으로 줄입니다. 간 이식은 간세포암과 같이 병든 간을 모두 같이 제거하기 때문에 초기에 이식을 받으면 재발률이 20% 정도이며 장기 생존율도 우수합니다.

Q 11 간암 수술 전후 특별히 주의할 음식이 있나요?

간암 수술 전후 특별히 주의할 음식은 없습니다. 평소대로 일반적인 음식을 골고루 드시면 됩니다.

Q 12 간암 진단을 받았습니다. 어떤 음식을 먹어야 되나요?

평소대로 일반적인 음식을 골고루 드세요. 술과 담배를 제한한다면 음식의 제한은 없습니다. 단, 간경변증이 있는 경우 충분한 단백질 섭취가 반드시 필요하며, 간기능 저하로 복수나 부종이 있는 경우 저염식을 하여야 합니다. 민간요법의 효과는 과학적으로 검증되지 않았고 일부는 심각한 간 손상을 유발하므로 객관적으로 효과가 입증되고 투약 방법이 확립된 것이 아니라면 복용하지 않는 편이 좋습니다.

Q13 간암 진단을 받으면 모두 수술하나요?

간암의 진행 정도와 환자의 남은 간기능에 따라 다릅니다. 간암이 많이 진행되어 너무 크거나 개수가 너무 여러 개인 경우, 간 외 장기로 퍼진 경우는 수술이 불가능합니다. 또 간암은 비교적 초기 단계라 하더라도 환자의 간기능이 너무 나쁘면 수술을 할 수 없습니다. 암의 특성과 여러 사항을 고려해 환자에게 맞는 최선의 치료 방법을 결정하는 것이 중요합니다.

Q14 간암 진단을 받았습니다. 어떠한 치료를 받을 수 있나요?

간암의 치료 방법에는 간 이식, 간 절제술, 고주파 치료술, 화학 색전술, 방사선 색전술, 방사선 치료(양성자 치료 포함), 전신 항암제 치료(면역치료, 표적 치료제 포함) 등이 있습니다. 환자의 전신 상태, 종양 주위 간의 상태, 간기능, 간암의 성질과 진행 정도에 따라 치료 방법을 결정합니다.

Q15 B형 간염으로 항바이러스약을 복용하고 있는데 언제까지 먹어야 하나요?

항바이러스약은 바이러스 증식과 간의 염증을 억제하는 작용을 합니다. 보통, 경과를 관찰하며 장기간 투여합니다. 치료 기간 동안 임의로 약을 중단하지 않도록 하고 매일 꾸준히 복용하는 것이 중요합니다. 투약 중단 여부는 경과에 따라 신중하게 결정합니다.

Q 16 만성 B형 간염은 꼭 간암이 되나요? 간염 환자는 아무리 관리해도 20년 뒤면 간암이 온다고 하던데요. 꾸준히 의료 검진을 받는데도 간암으로 진행되는지 알고 싶습니다.

반드시 간암으로 진행되는 건 아니지만 만성 간염 환자는 간암 고위험군입니다(국내 한 연구 결과에 의하면 만성 B형 간염자의 20년 후 간암 발병률은 35%로 보고되었습니다). 꾸준한 의료 검진을 하는 이유는 간암을 조기 발견하여 치료 시기를 놓치지 않기 위해서입니다.

- 만성 간염 → 간경화 → 간암
- 만성 간염 → 간경화
- 만성 간염 → 간암
- B형 간염 바이러스 보유자 → 간암

위와 같이 경과가 진행되는 경우도 있지만 간기능이 나빠지지 않은 상태에서 정기적으로 관리 의료기관을 방문하고, 초음파/CT 검사, 혈액 검사, 필요에 따른 약제 복용만 잘한다면 최악의 상황은 대개 피할 수 있습니다. 단, 만성 질환은 관리를 어떻게 하느냐가 중요하므로 금연, 금주, 바른 식생활, 규칙적인 운동을 통해 건강 관리를 잘해야 합니다.

02 갑상선암

Q 17 갑상선암은 어떤 방법으로 진단하나요?

갑상선 결절(종양 또는 혹)은 갑상선에 다양한 이유로 생긴 혹을 통틀어서 말합니다. 초음파 검사를 하거나 손으로 만져서 종양을 발견하고, 갑상선

암이 의심되면 가는 바늘로 갑상선 결절에서 미세침 흡인세포 검사를 실시합니다. 세포 검사는 갑상선 결절의 악성 암과 양성을 구별하는 가장 중요한 검사이지만 암을 확진할 수는 없습니다. 따라서 최종적인 진단을 하려면 수술 후 병리 조직검사를 해야 합니다. 혈액 검사로는 갑상선암을 진단할 수 없습니다. 갑상선 초음파 검사를 해서 갑상선 종양의 위치, 크기, 수, 형태(낭성, 고형성, 혼합형)를 확인할 수 있습니다. 그 밖에 혈중 칼시토닌 농도 측정과 갑상선 스캔도 진단에 도움이 될 수 있습니다.

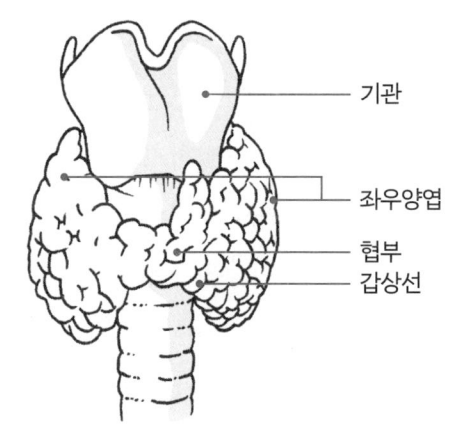

기관

좌우양엽

협부
갑상선

갑상선암 가능성이 높은 증상 또는 징후

- 종양이 매우 크거나 최근 수주 또는 수개월에 걸쳐 커진 경우
- 종양이 커서 호흡곤란이 생기거나 음식물을 삼키기 힘들 때
- 갑상선에 종양이 있으면서 목소리 변화가 같이 있을 때
- 종양이 주위 조직과 붙어있어 잘 움직이지 않을 때
- 종양이 매우 딱딱하게 만져질 때
- 종양과 같은 쪽에서 경부 림프절이 만져질 때
- 가족 중에 갑상선암(특히 갑상선 수질암) 환자가 있고 갑상선에 종양이 만져질 때

Q 18 미세침 흡인세포 검사에서 갑상선암으로 진단되면 암이 100% 확실한가요?

미세침 흡인세포 검사는 가장 정밀하고 신뢰도가 높은 검사로 검사의 정확도는 95%로 알려져 있습니다. 우리나라에서 갑상선암은 대부분 갑상선 유두암으로 진단되는데 수술 후 진단이 바뀌거나 수술 후에야 비로소 암인지 여부가 밝혀지는 경우도 있습니다. 갑상선 여포암의 경우, 수술 전 미세침 흡인세포 검사에서는 여포종양(Follicular Neoplasm)이라고 진단돼 양성과 악성을 구분하기 어려워 중간형이라고도 합니다.

또 양성 여포종양과 여포암의 세포 모양이 같아서 수술 후 세포가 종양을 싸고 있는 피막이나 혈관을 뚫고 나간 조직 소견을 확인한 다음에야 여포암이라고 진단되기도 합니다.

최근에는 갑상선암 진단의 신뢰도를 높이기 위해, 미세침 흡인세포 검사가 애매한 일부 경우에는 세포 검사 때 얻은 조직의 일부로 암 유전자 검사(BRAF 변이 등)를 시행해서 진단의 정확도를 높일 수 있습니다.

Q 19 크기가 작은 경우에도 미세침 흡인세포 검사 등 진단을 위한 검사를 해야 하나요?

갑상선 초음파상 의심 소견이 있으나 크기가 작은 결절(0.5cm 미만 및 1cm 이하)에 대해서는 주변 경부의 림프절이나 다른 부위로의 전이가 의심되지 않으면 6개월~1년(이후 변화가 없으면 관찰 주기 연장 가능)마다 결절의 크기나 모양이 변하는지 초음파 검사로 추적 관찰하는 것을 권장합니다(2023 대한 갑상선학회 갑상선 결절 진료 권고안). 크기가 작아서 경과를 추적 관찰할 때는 이후에 갑상선암으로 진단되더라도 극히 일부를 제외하고는 암 진행 속도가 느리므로 수술 시기를 놓치거나 위험해지는 경우는 거의 없습니다.

Q 20 갑상선 초음파 검사는 어떤 주기로 해야 하나요?

수술 전 변화에 대한 관찰은 주치의와 상의해 6개월~2년 주기 중 적절한 시기를 정해 정기검진합니다. 수술 후에는 6개월~1년마다 정기적으로 검진해 림프절 전이 등의 변화를 지속적으로 관찰합니다. 이후 질환의 증거가 없고 재발 위험성이 낮아지면 주기를 더 연장할 수 있습니다.

Q 21 갑상선암은 반드시 수술해야 하나요?

갑상선암을 치료하는 가장 효과적인 방법은 수술입니다. 단, 진행 속도나 상태에 따라 차이가 있습니다. 극히 일부를 제외하고는 수술적 치료가 아주 급하지는 않습니다. 종양의 크기나 위치, 환자의 상태에 따라 적정한 수술 시기를 결정합니다. 최근에는 저위험군 미세갑상선 유두암 진단 후 즉각적인 수술적 치료 대신 적극적 관찰 요법을 주의 깊게 시행하는 경우도 있습니다.

갑상선암이 주위 조직인 기도나 식도, 주위의 신경으로 파고들어 자라면 호흡곤란이 오거나 음식을 삼키기 어려운 상태가 되거나 목소리가 변하는데, 이때는 되도록 빨리 수술하는 게 좋습니다.

Q 22 갑상선 수술 방법에는 어떤 것이 있나요?

일반적으로 목에 6~7cm 정도의 상처가 생기는 일반 절개술, 목에 상처를 내지 않고 겨드랑이와 유두의 작은 구멍을 통해 수술기구를 삽입해 갑상선을 적출하는 내시경적 수술 및 로봇 수술, 경구(입술 안쪽)를 5cm 절개하여 턱을 넘어 갑상선에 접근하는 방법이 있습니다. 수술 범위는 환자의 연령,

종양의 크기, 주위 조직으로의 침범 범위, 원격 전이 유무 등을 고려해 적용합니다. 수술 방법도 의료진과 상의해 선택할 수 있습니다.

Q 23 수술 후 목소리가 변하거나 고음이 나오지 않을 때 회복을 앞당길 수 있는 방법이 있나요?

목에는 성대의 움직임을 조절하는 좌우 회귀후두신경, 고음을 조절하는 상후두신경이 있습니다. 두 신경은 모두 갑상선과 위치가 가까워서 수술할 때 다치지 않게 신경을 씁니다. 특히 회귀후두신경은 갑상선 밑에서 기도를 따라 성대로 들어가는데 갑상선암의 위치에 따라 불가피하게 이 신경이 손상되기도 합니다.

이 경우 쉰 목소리가 나오고 물을 마실 때 사레가 들기도 합니다. 하지만 대부분 일시적인 손상이고 3~6개월이 지나면 목소리가 돌아옵니다. 영구적으로 쉰 목소리가 나오는 경우는 0.1% 정도이니 크게 걱정할 필요는 없습니다. 신경이 완전 손상되면 절단된 신경을 이어주거나 이비인후과에서 성대에 보형물을 넣어 목소리가 나오게 하기도 하고 음성 치료 등의 재활치료를 하기도 합니다.

Q 24 갑상선암으로 진단되면 치료는 어떻게 하나요?

갑상선암은 예후가 대부분 좋기 때문에 전이가 있다 해도 적극적인 치료로 좋은 결과를 기대할 수 있습니다. 수술을 치료 원칙으로 하고 부분 혹은 전절제술을 합니다. 전 절제술을 받은 후 조직검사 결과에서 유두암이나 여포암으로 진단될 때 림프절 전이나 주변 조직으로의 침범이 예상되면 방사성 요오드 치료를 합니다.

방사성 요오드 치료는 수술 후 치료가 결정되면 치료 준비를 위해 3~4주 간 갑상선 호르몬제 복용을 중단하거나, 약 중단과 동일한 효과를 내는 갑상선 자극 호르몬주사(타이로젠)를 이틀에 걸쳐 둔부에 근육주사를 하는 방법으로 진행합니다(치료 전 준비 방법은 동위원소 용량이나 의사의 판단에 따라 선택합니다). 또한 공통사항으로 치료 전 일주일간 엄격한 요오드 제한 식사를 합니다. 그런 다음 캡슐 형태의 요오드를 복용하고 2~3일 후 전신 촬영을 해서 잔여 병변이 있는지 확인합니다. 병 상태에 따라 용량을 결정하는데 30mCi(밀리큐리)를 넘는 방사성 요오드 치료 용량은 바로 귀가하면 주변 사람들에게 방사선 노출의 위험이 있어 격리된 입원실에서 2~3일 동안 머물다가 방사능이 충분히 줄어든 뒤에야 퇴원합니다.

그리고 퇴원 후 5일 정도는 침, 땀, 소변의 직접적 접촉을 피하고, 세탁물이나 식기류 등을 분리세척하고 친밀한 접촉은 가급적 피하는 등 생활에서 약간의 주의가 필요합니다. 퇴원 후 일반적인 일상생활은 가능합니다(치료 시 제공되는 안내 책자 상세설명 참조). 또한 방사성 요오드 치료 준비를 위해 갑상선 호르몬제를 중단한 경우에 생긴 갑상선기능 저하증의 증상(부종, 피로 감, 소화 부진, 변비, 두통 등)은 치료 후 다시 갑상선 호르몬제를 복용하면 서서히 회복됩니다.

Q 25 방사성 요오드 치료를 할 때 시행하는 요오드 제한 식이는 무엇인가요?

방사성 동위원소 복용 일주일 전부터 전신 스캔 촬영일까지는 요오드 제한 식이를 실시합니다. 이때는 해조류(김, 미역, 다시마, 파래 등), 바다 생선, 조개 및 갑각류(게, 새우 등), 멸치, 달걀 노른자, 유제품(우유, 치즈, 아이스크림, 요거트, 유산균 등), 붉은 색소가 들어간 가공식품(시리얼, 게맛살, 어묵, 소시지, 햄 등), 요

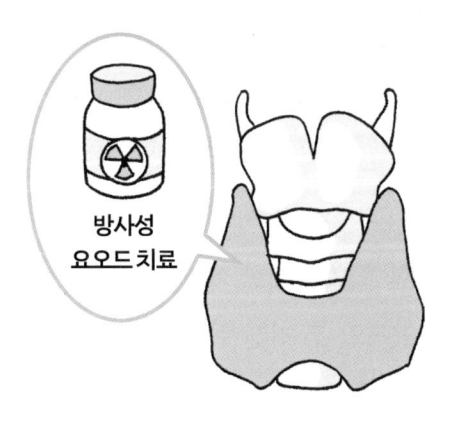

방사성
요오드 치료

오드 강화 소금, 천일염, 다시다, 시판되는 제
빵류, 외국산 빵이나 면류, 통조림류, 동물성
우유로 만든 생크림, 초콜릿, 홍차, 두유, 종합
비타민제, 감기 시럽, 천일염을 이용한 장류
와 김치류를 먹지 않습니다.

먹어도 되는 식품으로는 육류(하루 150g 이하),
채소, 생과일류(통조림 제외), 채소 및 나물류,

각종 양념류(우리나라 정제 소금, 맛소금 포함), 정제염을 사용한 장류와 김치류,
달걀 흰자, 커피(프림, 우유 제외), 녹차, 국산 콩으로 만든 두부가 있습니다. 기
타 다른 약(칼슘, 당뇨, 혈압, 골다공증, 심장약 등)은 계속 복용 가능합니다.

Q 26 갑상선 수술 후 어떤 증상이 생기나요?

수술 후에는 두통과 메스꺼움이 생기는데, 이는 마취에서 완전히 깨지 않
아 생기는 증상입니다. 따라서 심호흡을 잘하면 다음 날 대부분 사라집니
다. 목의 통증도 서서히 사라져서 다음 날부터는 일상생활이 가능하고, 일
주일 후에는 샤워, 한 달 뒤에는 목욕도 가능합니다.

상처 벌어짐을 염려해 목을 움직이지 않는 분이 있는데 목 부위 스트레칭
등을 게을리하면 목과 어깨 부위에 불편한 증상이 추가로 생길 수 있습니
다. 그렇기 때문에 수술 후 다음 날부터 목을 좌우로 스트레칭하는 운동을
시작하고 조금씩 운동 각도를 넓혀가세요.

그리고 수술 부위나 목 주변이 딱딱하고 감각에 이상이 느껴지는 등의 불
편한 증상은 3개월 정도 지속되거나 그보다 더 오래 지속되기도 합니다.
또 수술 후 부갑상선기능(혈중 칼슘 농도 조절)이 회복되기 전까지 손발 저림
현상이 있을 수 있습니다. 손발 저림 현상이 지속된다면 혈액 검사 등으로

경과를 확인하고 일정 기간 칼슘과 비타민D를 복용합니다.

Q 27 갑상선 호르몬제를 복용하면서 임신, 출산, 수유 등에는 문제가 없나요?

갑상선 호르몬제는 생체 내의 갑상선 호르몬과 형태가 아주 똑같습니다. 그렇기 때문에 주기적인 혈액 검사로 혈중 농도만 적절하게 유지하면 평생 복용해도 괜찮습니다. 임신 중에도 안전한 약제입니다. 오히려 임신 중에는 태아의 적절한 발달을 위해 복용량을 늘려야 할 때가 많습니다.

수유할 때도 소량 유즙으로 분비될 수 있지만 부작용과 관련이 없고 아이에게도 문제가 없습니다. 수유하고자 할 때는 의료진과 상의해 결정하고 임신 중에는 정기 진료를 받는 병원에서 출산 전후 적절한 상담과 관리를 받으세요.

Q 28 재발 방지를 위해 식사나 생활에서 주의할 점은 무엇인가요?

갑상선암 재발 방지를 위한 특별한 식이요법이나 생활 요법은 없습니다. 식사는 방사성 요오드 치료를 받는 환자라면 치료 전 정해진 기간에 요오드 제한 식사를 합니다. 하지만 그 밖에는 일반인과 동일하게 균형 잡힌 건강한 식사를 하면 됩니다. 갑상선암으로 수술을 했다고 해서 김, 미역, 다시마나 해산물을 피할 필요는 전혀 없습니다. 검증되지 않은 민간요법이나 성장인자들이 포함될 수 있는 보약, 주사 등은 오히려 치료에 방해되거나 건강을 악화시키는 원인이 될 수 있습니다. 평소의 일상으로 돌아가 편안하고 즐거운 마음으로 생활하면서 면역력을 높이고, 처방된 갑상선 호르몬제를 잘 복용하고, 정기검진을 꾸준히 잘 받는 것이 중요합니다.

Q 29 수술 후 퇴원하고 며칠이 지났는데 입 주위나 손끝이 저릿저릿 합니다. 손발 감각이 마비되는 증상, 수전증, 기운이 없는 증상이 나타나는데 왜 그런가요?

갑상선 수술을 하면 우리 몸의 칼슘 대사에 관여하는 부갑상선의 일부가 손상돼 일시적으로 저칼슘혈증이 나타날 수 있습니다. 이런 경우 수술 이후 주의 깊게 증상을 관찰하면서 처방받은 칼슘제를 복용합니다. 또 3개월에서 6개월 정도 약을 복용한 후 혈중 칼슘 농도를 검사해 가면서 칼슘약을 중단할지를 결정합니다.

손이 뻣뻣해지고 꼬이면서 손발 감각 마비 등의 증상이 심각하면 가까운 병원으로 가 칼슘을 주사해 증상을 완화할 수도 있습니다. 칼슘 함량이 높은 음식을 섭취하는 것도 도움이 됩니다. 유제품(우유, 연유, 분유, 요구르트, 치즈, 아이스크림), 어류(멸치, 미꾸라지, 뱅어포, 우렁이, 굴, 대하, 생선 통조림), 달걀 노른자, 해조류(김, 미역, 다시마), 두부, 깨, 호두 등이죠. 또 비타민D는 칼슘의 흡수를 높이는 역할을 하므로 자외선을 통한 비타민D 합성을 위해 하루 30분 이상 햇볕을 쬐는 것도 좋습니다.

03 뇌종양

Q 30 뇌종양은 왜 생기나요?

뇌종양이 왜 발생하는지 정확한 원인은 아직 밝혀지지 않았습니다. 뇌종양은 모든 연령층에서 발생할 수 있고, 뇌종양의 발생과 관련된 몇 가지 유전적·환경적 위험인자가 보고되기도 했지만 대부분의 환자에게서는 특정한 원인이나 위험인자를 찾을 수 없습니다.

Q 31 제 가족이 뇌종양으로 돌아가셨는데요. 혹시 뇌종양도 유전 가능성이 있나요?

직계가족 중에 특정 뇌종양이 있으면 해당 뇌종양이 발생할 위험이 높다는 역학조사 보고가 있기는 합니다. 하지만 지금까지 알려진 바에 의하면 대부분의 뇌종양은 유전되지 않습니다. 그러나 유전되는 뇌종양도 있습니다. 뇌종양이 잘 생기는 유전 질환의 예로 신경섬유종증, 폰히펠-린다우 증후군(Von Hippel-Lindau Syndrome)이 있는데, 전신의 여러 장기에 다양한 병변이 나타나고 뇌종양이 높은 빈도로 발생합니다. 이러한 경우에는 유전 가능성에 대한 상담이 필요합니다.

Q 32 요즘 스트레스 받는 일이 많아서인지 머리가 자주 아픕니다. 두통이 지속되면 뇌종양을 의심해야 하나요?

두통의 원인은 다양합니다. 두통은 여러 질병에서 나타날 수 있는 하나의 증상이고 또 증상 자체가 비특이적이기 때문에 두통 증상 하나만으로는 원인을 알아내기 힘든 경우가 많습니다. 따라서 전문의에게 정확하게 진단받고 적절한 조치를 따르는 게 중요합니다.

메모

뇌종양에 의한 두통의 특징은 오랜 시간 누워있는 새벽에 심해지는 경향이 있고 자고 일어나도 지속되며 진통제가 잘 듣지 않는 것입니다. 또 메스꺼움과 구토를 동반하는 경우가 많고 두통 후 구토를 하면 일시적으로 두통이 완화되는 경우가 흔합니다. 더불어 두통 이외에 다른 신경학적 증상을 동반하는 경우가 많기 때문에 두통과 구토, 시력 장애, 운동 또는 감각 이상 및 발작 등이 동반되면 정밀 검사가 반드시 필요합니다.

두통은 뇌종양의 가장 대표적인 증상이지만 뇌종양 환자 중에서 두통이 주 증상인 경우는 약 50% 정도밖에 되지 않고 전체 두통 환자의 1% 미만이 뇌종양 진단을 받고 있습니다.

Q 33 뇌에 종양이 있다는데 수술하지 않고서는 무슨 종양인지 알 수 없나요?

병력 수집과 신경학적 검진 후에 뇌종양이 조금이라도 의심되면 CT나 MRI 등 영상 검사를 시행합니다. 이러한 검사의 도움으로 최근에는 직경 1cm 정도의 종양에 대해서도 95% 이상의 정확도로 뇌종양의 유무를 확인할 수 있습니다. 그러나 아직은 영상 의학적 검사 소견만으로는 종양의 종류를 확인할 수 없는 경우가 많아 정확한 진단을 위해서는 수술로 조직을 얻은 뒤 조직 검사를 하는 것이 거의 필수입니다.

Q 34 양성 뇌종양과 악성 뇌종양은 어떻게 다른가요?

양성 뇌종양은 수술만으로 완치되는 경우가 많고 종양의 성장 속도가 매우 느리다면 수술하지 않고 경과를 관찰하기도 합니다. 또 종양이 일정한 시간 이후에는 더 이상 성장하지 않기도 하며 완치되면 재발하는 경우가 매우 드뭅니다.

그러나 양성 뇌종양도 완치가 불가능한 경우가 있는데 예를 들어 생명에 중요한 기능을 담당하는 뇌간(숨골)과 같은 특정 부위에 위치한 종양은 심각한 후유증을 일으킬 수 있기 때문에 수술 자체 또는 완전한 제거가 불가능합니다. 이런 경우 조직학적으로는 양성이더라도 임상적으로는 악성과 같다고 봅니다.

악성 뇌종양은 양성 뇌종양에 비해 성장 속도가 훨씬 빠르고 정상 뇌조직으로 침윤되며 정상 뇌조직과의 경계가 불분명해 치료가 어려운 편입니다. 악성 뇌종양의 치료 목적은 부작용을 최소화하면서 종양의 성장을 억제하는 것입니다.

악성 뇌종양에는 보다 적극적인 치료가 요구되는데 방사선 치료, 항암화학 요법, 감마나이프 방사선 수술 등의 다양한 치료법을 병행하여 치료 효과를 높입니다.

Q 35 뇌종양 치료는 어떻게 하나요? 수술하지 않고 치료하는 방법은 없는지 알고 싶습니다.

뇌종양의 중요한 치료 방법으로 수술, 방사선 치료, 방사선 수술, 항암화학 요법 등이 있고, 이들 방법을 조합해 치료할 수도 있습니다. 각 방법에 대해 알아보겠습니다.

수술

수술은 가장 많이 이용되는 치료 방법입니다. 수술의 목적은 크게 두 가지인데 하나는 종양 조직을 얻어 정확한 진단을 하는 것이고 또 하나는 종양 자체를 가능한 한 완전히 제거하는 것입니다. 조직을 얻는 방법은 두개골을 열고 종양을 노출시켜 조직을 잘라내는 방법, 종양에 주삿바늘만 삽입해 아주 적은 양의 조직을 얻는 방법이 있습니다. 종양을 완전히 제거하기 위해서는 전신 마취를 하고 두개골을 열어 시행하는 미세현미경 수술법을 시행합니다.

방사선 치료

방사선 치료는 수술로 완전히 제거할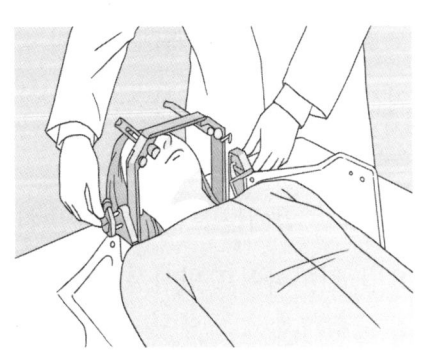
수 없는 종양을 치료할 때 주로 쓰입
니다. 드물게는 방사선 치료만을 단
독으로 하기도 합니다. 대체로 수술
2~3주 후에 시작하고 여러 주에 걸쳐
시행합니다. 방사선을 조사하는 양과
기간은 종양의 종류, 환자의 나이 등을 고려하여 결정합니다.

방사선 수술(감마나이프)

방사선 수술은 정상 뇌조직을 피하면서 종양 부위에만 다량의 방사선을
1회에 집중적으로 조사해 수술과 같은 효과를 얻고자 하는 방법입니다. 수
술이 용이하지 않은 위치에 있는 양성 종양이나 전신 마취와 수술을 견디
기 어려운 환자의 종양을 치료할 때 흔히 이용합니다. 또 전이 뇌종양, 악성
신경교종 등인 경우에는 다른 치료법과 병행해 해당 종양에 대한 치료 성
적을 향상시키고 있습니다.

항암화학요법

일부 악성 종양에 대해서는 수술, 방사선 치료 등과 병행해 항암제를 투여
합니다. 종양 세포를 죽이거나 종양 세포의 성장을 억제하는 약물을 주기
적으로 투여하는 방법입니다.

Q 36 뇌종양 수술의 합병증에는 어떠한 것이 있나요?

뇌종양 수술의 가장 큰 합병증은 출혈과 부종입니다. 출혈은 혈관이 풍부

한 종양을 수술했을 때 발생하는 경우가 많고 수술 직후에 발생할 가능성이 높습니다. 출혈의 양이 적을 때는 저절로 흡수되지만 출혈량이 많으면 이를 제거하기 위한 수술을 하기도 합니다. 또 출혈은 주로 종양을 떼어낸 그 자리에서 발생하지만 종양의 위치와 상관없는 원격 부위에서 발생하기도 합니다. 출혈이 생기면 환자의 신경학적 결손이 발생할 수 있고 경우에 따라서는 회복이 늦어지기도 합니다.

부종은 종양을 제거한 후 주로 뇌 혈류 역학의 급격한 변화나 혈액뇌장벽의 손상 등이 원인이 되어 발생하는데, 수술 전에 이미 부종이 있었거나 종양의 크기가 크거나 혈관이 풍부했던 경우에는 더 흔히 발생합니다. 부종은 수술 직후부터 약 일주일 사이에 심해질 수 있습니다. 높은 용량의 스테로이드로 잘 치료되지만 증상이 심하고 약물치료에 반응하지 않으면 수술로 뇌의 일부를 제거하거나 두개골을 떼어내 뇌압 상승으로 인한 부작용을 완화하기도 합니다. 발작도 중요한 수술 후 합병증입니다. 수술한 병변이 대뇌피질에 위치해 있는 경우, 종양과 정상 뇌 사이에 경계가 불분명해 수술 후 심한 뇌부종이 발생했거나 수술 후 두개강 내 공기가 많이 주입된 경우 발생할 수 있습니다. 그 밖의 합병증으로 뇌척수액 누출, 감염, 해당 부위의 신경 손상 등이 있습니다.

Q 37 뇌종양 수술 후 수술 부위가 먹먹하고 상처 부위에 변형이 있습니다. 무슨 문제가 있는 것은 아닌가요?

수술 부위의 무감각 또는 감각 이상은 보통 수주에서 수개월, 길게는 1~2년까지 있을 수 있으니 시간을 두고 경과를 지켜보기 바랍니다. 상처 부위의 변형 또한 수술 중 두개골(머리뼈)을 떼었다가 복원하는 과정 중에 생길 수 있습니다. 안쪽의 뇌에 문제가 있는 것은 아니기 때문에 안심해도 됩니다.

Q 38 뇌종양의 치료 결과와 예후는 어떤가요?

뇌종양은 치료하기 어려운 질병이지만 치료가 불가능하지는 않습니다. 뇌종양 치료에 대해서는 수술이 가장 대표적인 방법이지만 수술 이외에도 여러 치료 기법을 종합적으로 시도해 환자의 예후를 개선하고자 노력하고 있습니다. 상당수의 양성 종양은 수술로 완치될 수 있고, 악성 종양도 수술, 방사선 치료, 항암화학요법 등으로 생존율이 크게 좋아지고 있습니다. 하지만 일정 치료가 끝난 후에도 재발 가능성이 있기 때문에 정기적인 진찰을 받아야 합니다.

Q 39 뇌종양의 재발이나 전이를 예방하기 위해서는 치료 후 관리를 어떻게 하나요?

뇌종양은 조기 진단만이 최선이고, 재발이나 전이를 예방할 수 있는 방법도 특별히 없습니다. 치료 후에는 MRI나 CT를 정기적으로 시행해 재발 여부를 추적 관찰하는 것이 중요합니다. 이러한 검사는 종양의 종류와 환자 상태에 따라 3~6개월 또는 1~2년 정도 간격으로 시행합니다. 점차 간격은 늘어나지만 일생 동안 추적 관찰해야 합니다.

Q 40 뇌종양 수술 후 어떤 경우에 재활치료를 받나요?

뇌종양은 발생 부위에 따라 수술 후 다양한 후유증이나 장애가 나타납니다. 환자의 신체 기능과 인지 기능에 어떤 문제가 있느냐에 따라 적절한 재활 프로그램(감각 운동 및 기능 훈련, 언어 장애 치료, 인지 재활, 심리적·사회적 재활 등)을 시행합니다.

가장 흔한 문제는 팔다리에 힘이 없는 것인데, 특히 다리에 힘이 없으면 혼자 일상생활을 하기 어렵습니다. 이때는 되도록 빨리 일상생활을 할 수 있도록 근육의 힘을 키워주는 집중적인 재활치료를 받아야 합니다.

또 소뇌 등에 문제가 있어 균형을 잡기 힘들 수도 있습니다. 심하면 앉아있기도 힘듭니다. 이때는 반복적인 재활치료가 필요합니다. 하지만 어지럼증 때문에 치료 자체가 힘든 경우도 있습니다.

말이 어눌하고 대답을 잘 못 하고 잘 따라 하지 못하는 경우에도 재활치료가 필요합니다. 또 말이나 글을 이해하고 기억하고 생각하여 판단하는 지적 능력이 떨어지는 인지 장애가 생기면 도구나 컴퓨터 프로그램을 이용한 인지재활치료를 합니다.

Q41 뇌종양 수술 후 특히 주의해야 할 점은 무엇인가요?

뇌종양 수술 후 일상생활에서 특히 주의해야 할 점은 발작입니다. 따라서 보호자 없이 혼자 있거나 다니는 일은 가급적 없어야 하고 운전은 하지 말아야 합니다. 발작이 있을 때 너무 놀라지 마십시오. 단, 발작 과정에서 정신을 잃으면서 넘어져 다칠 수 있기 때문에 우선 환자를 안전한 바닥에 편안하게 눕히세요. 이때 호흡곤란이나 질식을 피하기 위해 고개를 옆으로 돌려줍니다. 발작이 끝나면 편안하게 자게 하고 깨어날 때까지 관찰합니다. 발작이 잦아지거나 지속되면 병원에 가야 합니다.

Q42 뇌종양 치료 후 식사는 어떻게 해야 하나요? 고기를 먹어도 되나요?

먹어도 됩니다. 수술 후 회복된 뇌종양 환자에게는 특별한 식사 요법이 필요하지 않습니다. 일반인과 동일하게 규칙적이고 균형 잡힌 식사를 하면 됩니다. 하지만 치료 후 인지기능의 변화, 신체마비, 체내 전해질의 불균형, 연하곤란 등의 합병증이 나타나면 환자 스스로 먹을 수 없어서 영양이 부족하게 됩니다. 또 방사선 치료나 항암화학요법을 병행하면 부작용으로 음식 섭취량이 갑자기 줄어 영양불량 상태가 되기 쉽습니다. 따라서 환자의 상태와 증상에 맞는 적절한 관리가 필요합니다.

호르몬이나 스테로이드 등 약물치료를 받는 환자도 체중 및 식이조절이 필요합니다. 약물치료 자체가 몸 안에서 영양소의 대사 및 에너지 조절에 영향을 주어 음식 섭취량을 적절히 조절하지 않으면 영양 불균형으로 지속적인 체중 증가가 일어날 수 있기 때문입니다.

Q43 뇌종양 수술 후 운동은 어떻게 하나요?

뇌종양 수술 후 운동 시기와 종류는 환자의 상태에 따라 매우 다르니 담당의사와 꼭 상의하세요.

특별한 문제가 없다면 수술 후 가벼운 운동과 산책, 즉 천천히 걷기, 맨손체조 등부터 시작하여 1개월이 지나면 아침저녁으로 30분 정도 걷는 운동을 추천합니다. 수술 후 3개월이 지나면 본인이 원하는 운동을 시작할 수 있습니다. 만약 운동 장애가 있다면 걸을 때 지지할 수 있는 보행기, 지팡이 등을 이용하고 근육 수축을 예방하기 위해 관절운동을 시행하는 게 좋습니다. 운동도 잘못하면 해가 될 수 있으니 다음 사항을 지키세요.

첫째, 무엇보다 안전을 고려합니다. 신체 기능에 문제가 있는 환자는 낙상 등으로 다치기 쉽기 때문에 운동할 때 안전을 최우선으로 생각합니다.

둘째, 자기 수준에 맞는 운동을 합니다. 수술이나 치료로 오랫동안 움직이지 못해 약해진 상태에서 갑자기 운동을 몰아서 하면 문제가 생길 수 있습니다. 가벼운 단계부터 시작해 점차 시간을 늘리고, 운동 중 발생할 응급상황을 대비해 보호자를 동반하세요.

Q44 직업 복귀는 언제쯤 가능한가요?

직업 복귀 시점은 환자의 상태에 따라 달라질 수 있으니 담당 의사와 상의해 결정하세요. 보통 신경학적으로 이상 소견이 없다면 방사선 치료나 항암화학요법 중이라도 직업 복귀가 가능합니다. 하지만 과도한 업무로 인한 무리한 활동은 곤란하고, 치료 중 신체 상태가 나빠지면 요양이 더 필요할 수 있습니다. 뇌종양에 의한 신체적 장애나 전신 발작 등의 증세가 발생했을 때는 일정 기간 재활치료나 약물치료가 필요하므로 직업 복귀 시기가 늦춰질 수 있습니다.

Q45 성생활은 금해야 하나요?

아닙니다. 오히려 서로가 애정표현을 많이 할수록 정신적으로 안정되고 면역력도 강해져 회복에 도움이 될 수 있습니다. 그러나 상대방이 뇌종양에 걸리면 자신이나 환자에게 나쁜 영향을 미치지 않을까 걱정해 서로의 관계를 멀리하는 경우가 많습니다.

말로는 표현하지 못하지만 성생활은 환자와 배우자 모두에게 주요 관심사이고 서로에게 죄책감이나 불안감을 느끼게도 합니다. 수술 후 생긴 성 장애 문제는 수술 부위와 대상자의 성격, 이전의 성 경험과 상담 효과에 따라 달라질 수 있습니다. 성생활에 대한 문제를 조용히 이야기할 수 있는 시간적 여유를 갖고 대화할 수 있는 계기를 마련하는 게 좋습니다.

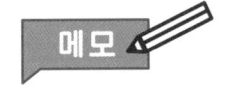

뇌종양 환자의 수술 후 일상생활 복귀 시기를 조사해 발표한 최근 연구가 있습니다. 아래 결과를 토대로 조금 더 안전하면서도 구체적으로 복귀 시기에 대해 담당 의료진과 상의하시기 바랍니다.

복귀 범위	복귀 확률	구체적 활동	복귀 시기
기본적 일상생활 활동	환자의 90%	혼자 힘으로 걷기, 식사하기	6일 이내
		절개 부위를 포함한 머리 감기, 샤워하기	약 1개월 이내
		옷 입기	13일 이내

※ 수술 부위 문지르면서 머리 감기, 물건 들어 올리기/나르기/옮기기, 성생활을 제외한 일상생활 활동은 환자의 89% 이상이 1개월 이내 복귀(중앙값은 18일 이내)

복귀 범위	복귀 확률	구체적 활동	복귀 시기
보다 어렵고 복잡한 일상생활 활동	환자의 50%	파트타임	약 2개월 후
	환자의 25%	하루 8시간 근무	약 2개월 후
	환자의 50%		4개월 이내
	환자의 75%	집안일	약 1개월 후
	환자의 25%	사회활동	

※ 도구적 일상생활 항목 중 직업, 사회활동, 취미/스포츠/휴가, 운전, 독립적으로 살기, 새로운 것 배우기를 제외한 항목에서 환자의 69% 이상이 1개월 이내, 87% 이상이 2개월 이내에 복귀하였음(중앙값은 18일 이내)

Q 46 비행기를 타는 장거리 여행도 가능한가요?

뇌종양 수술 후 뇌압은 고도 상승에 매우 민감한 상태입니다. 뇌출혈의 위험성이나 뇌압 상승으로 인한 부작용 가능성이 커질 수 있으니 수술 직후 장거리 여행은 피합니다. 적어도 2~3개월 후 안정되고 뇌압이 정상화된 시점에 담당 의사와 상의해 결정하세요.

Q47 뇌종양 치료 후 장애인 등록 신청을 하고 싶은데 어떻게 하나요?

장애인 등록은 장애인복지법에서 정한 기준에 의해 선정되며 장애가 경미하거나 치료가 진행 중인 환자는 대상이 아닙니다. 장애인 등록을 위해서는 해당 읍면동 행정복지센터를 방문하여 '장애인 등록 및 서비스 신청서'를 작성한 다음 신청하고, 의료기관에서 발급받은 진단서 및 필수 구비 서류를 제출하면 됩니다.

04 대장암

Q48 대장 용종은 크기가 클수록 암세포를 포함하고 있을 가능성이 높나요?

네, 높습니다. 용종의 크기에 따라 암세포를 포함하고 있을 확률은 크기가 1cm 미만일 경우 1%, 2cm일 경우 10%, 3cm 이상일 경우 40%까지 높아집니다. 만약 1cm 크기의 선종을 내버려두면 5년 이내에 2.5%, 10년 이내에 8%, 20년 이내에 25% 정도가 암으로 변할 수 있습니다.

Q 49 대장에 생긴 용종은 한 번 제거하면 다시 생기지 않나요?

아닙니다. 용종을 제거한 후에도 재발하거나 새로운 용종이 생길 수 있습니다. 용종 제거술을 한 후에도 환자의 1/3~1/2에서 용종이 재발한다고 보고되며, 선종성 용종의 병력을 가진 사람은 대장암 발생 위험률도 높으므로 정기적인 내시경 검사가 필요합니다.

Q 50 대장암 수술 방법에 있어 개복, 복강경, 로봇 수술 중 더 좋은 것이 있나요?

암의 진행 정도, 환자의 기저 질환 등을 고려하여 수술 방법을 정하기 때문에 어느 특정한 방법이 좋다고 할 수는 없습니다. 복강경, 로봇 수술은 개복수술에 비해 작은 구멍을 통해 수술을 진행하므로 작은 흉터, 적은 통증, 빠른 회복 및 입원 기간의 단축 등의 장점이 있습니다. 하지만 종양 치료 성적에 있어서는 개복, 복강경, 로봇 수술 간 차이는 없는 것으로 발표되고 있습니다. 직장암 수술 역시 종양의 치료 성적에 있어서는 세 가지 수술 방법이 큰 차이를 보이고 있지 않습니다.

Q 51 항암치료를 받는 동안 일이나 운동을 하는 것은 중단해야 할까요?

아니요. 항암치료를 받는 동안에도 일과 운동을 하는 것이 좋습니다. 일상 생활을 유지할 때, 신체적·정신적으로 더 건강하게 치료를 이어나갈 수 있습니다.

Q 52 수술 후 재발 방지를 위한 항암/방사선 치료는 평생 받아야 하나요?

아니요. 수술 후의 최종 병기, 직장암의 경우에는 암의 위치에 따라 항암/방사선 치료를 받습니다. 암의 최종 병기에 따라 차이가 있지만 평균적으로는 약 6개월 정도 소요됩니다.

Q 53 대장암 환자는 모두 방사선 치료를 하나요?

아닙니다. 우측결장암, 횡행결장암, 하행결장암, 구불결장암, 상부직장암의 경우 방사선 치료를 받지 않습니다. 중부 및 하부 직장암은 진행성 직장암일 경우 수술 전 항암 방사선 치료를 받습니다. 반면, 직장 아래 부분에서는 방사선 치료 효과가 입증돼 있어 직장암일 경우에는 병기에 따라 방사선 치료를 받습니다.

Q 54 방사선 치료가 뜨겁거나 아프지 않나요?

네, 아프지 않습니다. 다만, 치료가 누적되면 항문 주변 피부 발적, 방사선 직장염으로 인한 잦은 설사 등의 증상이 생길 수 있습니다. 방사선 치료를 종료하고 2~3주 후면 대부분 호전됩니다.

Q 55 직장암 환자는 모두 인공 장루(항문)를 갖게 되나요?

아닙니다. 보통 직장암으로 수술을 받는 환자는 암 자체보다 임시 혹은 영구적으로 장루를 가지고 있어야 할지도 모른다는 두려움을 더 크게 느낍니다. 초기 직장암, 상부 직장암 환자의 경우 임시 장루를 갖게 되는 경우가 많지는 않습니다. 진행성 직장암, 중/하부 직장암 환자는 암의 위치, 수술 전 치료 여부, 나이, 기저 질환 등에 따라 임시 혹은 영구 장루 보유 여부를 결정합니다.

최근 들어 수술 전 항암 방사선 치료, 수술 기법의 발전 등으로 항문을 없애고 영구 장루를 시행하는 비율은 현저히 낮아졌습니다. 직장암이 괄약근을 광범위하게 침범했을 때는 항문을 없애고 영구 장루를 시행해야 하지만, 그 외의 경우에는 항문 보존술을 시행합니다.

하지만 진행성 직장암으로 수술 전 항암 방사선 치료를 받은 환자는 근치적 절제술을 하며 임시 장루를 갖는 경우가 있습니다. 대부분은 수술 후 항암치료 완료 후 임시 장루를 이전 상태로 복원할 계획을 세웁니다.

Q 56 항암치료 중에 영양제를 맞아도 되나요?

네, 맞아도 됩니다. 항암치료 중 식욕 저하, 메스꺼움·구토 등으로 인한 식사량 감소, 식사가 어려울 때 영양제가 도움이 될 수는 있습니다. 하지만 영양제 주사보다 경구로 음식을 섭취하는 것이 훨씬 더 좋습니다. 치료가 끝나고 2~3일이 지나면 식사량이 회복되므로 영양제보다는 영양가 높은 식사를 권합니다.

Q 57 항암치료 중에 치과 치료를 받아도 되나요?

아니요. 항암치료 중에는 면역 기능이 저하되기 때문에 치과 치료에 대해서는 담당 의사와 상의하는 것이 좋습니다. 따라서 항암치료 전에 미리 치과 검진을 받는 것이 좋습니다. 하지만 항암치료 도중 치과적 문제가 발생하였을 경우에는 담당 의료진 및 치과 전문의와 상의하여 치료 여부를 결정하시기 바랍니다.

Q 58 육류는 절대 먹으면 안 되나요?

그렇지 않습니다. 육류는 양질의 단백질이므로 수술 후 회복을 위해 적당량 드시는 것이 좋습니다. 단, 육류를 불에 직접 굽거나 튀기고 훈제하는 과정에서 발암물질이 생성되므로 가볍게 볶거나 삶거나 끓인 형태로 섭취하는 것이 좋습니다.

Q 59 방귀가 자주 나오고, 냄새도 심하게 납니다. 어떻게 해야 하나요?

방귀는 입으로 마신 공기와 음식물을 소화하는 과정에서 장내 세균에 의해 발생된 가스로 이루어져 있습니다. 장에서 발생된 가스의 대부분은 대장 점막에서 흡수되고 일부가 방귀로 배출되는데 수술을 받으면 대장이나 직장의 일부를 잘라내기 때문에 수술 후 잦은 방귀와 냄새로 인해 불편함을 겪게 됩니다. 적당한 잡곡밥, 채소는 도움이 되지만 많이 먹으면 가스 및 냄새가 많이 유발될 수 있으므로 방귀가 심하면 자제하는 것이 좋습니다.

Q 60 술은 언제부터 먹을 수 있나요?

술의 알코올 성분은 장내 발암물질의 침투를 돕는 역할을 합니다. 특히 남성의 과다한 음주는 대장암의 위험 요인으로 밝혀지기도 했습니다. 따라서 술은 마시면 안 됩니다.

Q 61 커피는 먹어도 되나요?

대장을 수술했다고 해서 커피를 제한해야 하는 이유는 없습니다. 단, 커피의 카페인 성분은 심혈관 질환을 유발할 수 있으니 하루에 한 잔 정도 마실 것을 추천드립니다. 또한 위장관 점막을 자극할 수 있으니 설사가 지속될 때는 제한하는 것이 좋습니다.

Q 62 항암제 투여 중에 민간요법을 병행하면 어떻습니까?

삼 종류(인삼, 산삼, 홍삼), 한약, 약용 버섯이나 나무껍질 달인 물, 스쿠알렌, 키토산을 비롯한 건강보조 식품 섭취 및 민간요법은 삼가는 것이 좋습니다. 이와 같은 요법은 과학적으로 효능이 입증되지 않았으며, 병원에서 투여하는 약제와 예기치 않은 상호작용을 일으켜 치료 효과를 줄이거나 간기능이 나빠질 수 있습니다.

Q 63 수술 이후 별다른 문제가 없는데 대변이 시원하게 나오지 않습니다.

대장암 수술을 하면 배변 양상이 예전과 달라질 수 있습니다. 대장은 정상적으로 그 부위에 따라 기능을 크게 두 가지로 구분할 수 있습니다. 우측에 위치한 대장은 소장에서 넘어온 무른 변에서 수분을 흡수하여 고형 변이 되게 하는 기능을 하며, 좌측에 위치한 대장은 대변을 저장하고 배출하는 기능을 합니다. 따라서 우측 대장 절제술을 받은 환자는 무른 변을 보는 경우가 있으나, 생활에 불편을 느낄 정도는 아닙니다.

반면에 좌측에 위치한 대장, 특히 직장 혹은 S상 결장암으로 수술을 받은 환자는 대장의 대변 저장 기능이 상대적으로 떨어지기 때문에 소량의 변을 자주 보거나 대변실금까지 경험하기도 합니다. 특징적으로 대변이 한 번에 시원하게 배출되지 않고, 10~30분 간격으로 4~5회에 걸쳐 소량씩 배변하는 증상이 가장 흔합니다.

이러한 증상의 정도나 지속 기간은 절제 범위, 절제 위치 그리고 환자의 건강 상태에 따라 개인차가 있으며, 평균적으로 수술 후 1년 정도 지나면 증상이 호전되고 어느 정도 안정을 찾습니다. 무른 대변을 자주 보는 경우 지사제 사용으로 증상 개선에 도움을 줄 수 있으며, 항문이 헐어서 통증이 있는 경우에는 좌욕을 해서 항문 주위를 청결하게 하고 연고를 바르는 것이 도움이 됩니다.

05 두경부암

Q 64 두경부암은 무엇인가요?

두경부는 머리와 목 부위를 말하며, 숨 쉬고 먹고 말하는 등 인간 생존에 필요한 기본적인 기능뿐 아니라 사회 활동에서도 중요한 기능을 담당합니다. 두경부암은 뇌, 뇌신경, 눈 등을 제외한 머리와 목 부위에 발생하는 암을 통틀어 부르는 말로, 후두암, 인두암, 구강암, 비부비동암, 침샘암 등이 여기에 속합니다.

Q 65 두경부암의 원인은 무엇인가요?

일반적으로 알려진 대표적인 발병 원인은 흡연과 음주입니다. 흡연자는 비흡연자에 비해 두경부암의 발생 확률이 15배 높습니다. 음주 역시 그 자체로도 해롭지만, 흡연에 의한 발암을 더 가중시켜 음주와 흡연을 같이 하면 두경부암의 발병 위험이 20~30배나 증가합니다.

또한 두경부암은 바이러스 감염과도 밀접한 관련이 있습니다. 두경부암의 한 종류인 비인두암은 엡스타인-바 바이러스(EBV), 구인두암은 인유두종 바이러스(HPV)가 주요한 원인으로 알려져 있습니다.

Q66 HPV와 두경부암이 관계가 있나요?

인유두종 바이러스, 즉 HPV(Human Papilloma Virus)는 자궁경부암 등을 유발하는 바이러스로 알려져 있는데, 최근 두경부암의 일종인 구인두암, 편도암의 중요 원인이기도 하다는 사실이 밝혀졌습니다.

HPV 관련 두경부암은 최근 미국, 유럽 등지에서 증가하고 있습니다. 우리나라도 흡연인구 감소에 따라 흡연과 관련된 두경부암은 줄어들고 있지만 HPV 관련 두경부암의 발병률은 증가하고 있습니다. HPV 관련 두경부암 예방을 위해 안전한 성생활을 하시기 바랍니다.

Q67 후두암을 치료하면 목소리를 잃나요?

과거에는 후두암을 치료할 때 후두를 모두 절제하는 '후두 전 절제술'을 많이 시행했고, 이때는 목소리 상실을 피할 수 없었습니다. 그러나 요즘에는 수술 기법이 발달하여 암을 완전히 제거하는 동시에 목소리는 최대한 보존하는 보존적 후두 절제술, 후두 레이저 수술, 다빈치 로봇 수술 등을 대부분 시행합니다. 또한 경우에 따라서는 수술적 치료가 아니라 항암 방사선 치료를 시행해서 암은 치료하고 음성은 보존하는 방법을 사용합니다. 치료 방법은 환자의 기본 건강 상태, 암의 위치와 진행 정도 등에 따라 결정됩니다.

Q68 두경부암의 치료는 어떻게 이루어지나요?

치료 방법은 처음 진단 당시 발견한 암의 크기 및 림프절 전이 등의 병기에 따라 결정되며, 종양이 작고 림프절 전이가 없는 초기 암은 주로 수술이나 방사선 치료 가운데 하나를 시행하는 단독 요법을 시도합니다. 하지만 림프절 전이 등을 동반한 진행 암의 경우, 수술 및 수술 후 방사선 치료를 시행하거나, 항암화학요법 등의 병합 치료를 시행합니다.

두경부암을 치료할 때는 단순히 암 제거뿐 아니라, 먹고 말하고 숨 쉬는 기능 그리고 외모 등 환자의 삶의 질도 최대한 고려해야 하기 때문에 이러한 치료를 위해서는 여러 과의 협진이 중요합니다. 특히 이비인후과, 방사선 치료의 방사선종양학과, 항암치료의 혈액종양학과를 비롯해 암 진단을 위한 영상의학과, 핵의학과, 병리과뿐 아니라 병의 위치에 따라 흉부외과, 신경외과, 안과, 성형외과 등 여러 과가 협진합니다. 병기, 환자의 전신 상태와 더불어 각 치료법의 장단점을 충분히 고려해서 치료 방법을 결정합니다.

Q69 두경부암 방사선 치료 후 임플란트를 할 수 있나요?

일반적으로 방사선 치료 후 1년 뒤 시술을 권하기는 하나, 발치나 임플란트를 할 때는 먼저 방사선종양학과를 방문해 이전에 받았던 방사선량을 확인하고 임플란트가 가능한 시기를 확인받을 것을 권합니다. 왜냐하면 암이 있었던 근처의 치아와 잇몸에 높은 선량의 방사선이 조사된 경우에는 발치 시 상처가 잘 아물지 않아 골수염이 생길 수 있고, 임플란트가 실패할 확률이 높기 때문입니다.

Q 70 수술 후 언제부터 운동을 할 수 있나요?

보통 수술 후 7~14일 사이에 피부 절개 봉합사를 제거하는데, 그때부터 유산소 운동, 스트레칭 등 가벼운 운동을 할 수 있습니다. 그리고 수술 후 한 달 정도가 지나 가벼운 근력운동을 시작할 것을 권장합니다.

Q 71 암이 모두 절제되었는데 항암/방사선 치료를 하는 이유는 무엇인가요?

수십 년간 두경부암 환자를 치료한 성적을 분석한 결과, 수술로 원래 발생한 암과 림프절을 모두 절제해도, 병기가 진행된 경우나 림프절로 전이가 된 경우에는 항암/방사선 치료를 하면 재발 확률이 감소된 것으로 보고되었습니다. 이에 따라 현재는 수술 후 병기, 림프절 전이 유무에 따라 항암/방사선 치료가 추가로 진행됩니다.

Q 72 두경부암에서의 양성자 치료의 장점은 무엇인가요?

양성자 치료의 장점은 기존의 방사선 치료에 비해 부작용이 거의 없다는 것입니다. 두경부는 중요한 정상 장기인 안구, 시신경, 시신경교차, 중뇌, 연수, 와우, 각종 뇌신경, 침샘 및 점막 등이 모여있어 두경부암에 대한 방사선 치료 시 이러한 중요 부위에 전달되는 방사선량의 누적으로 인하여 부작용이 발생할 수 있습니다. 부작용은 환자의 일상생활에 크게 영향을 미치며 삶의 질 저하의 주요 원인이 되고 일부에서는 심각한 후유증을 초래할 수 있습니다. 양성자 치료는 방사선 치료에 비해 주변의 중요한 장기에 방사선 노출을 더 줄일 수 있습니다. 특히 중저선량의 감소로 인해, 점막염 및 구강건조증의 부작용 또한 방사선 치료에 비해 낮출 수 있습니다.

06 부인암

Q 73 부인암은 왜 발생하나요? 특별한 발생 요인이 있나요?

가장 흔한 부인암으로는 자궁경부암, 난소암, 자궁내막암이 있습니다. 먼저, 자궁경부암을 유발하는 주요한 원인은 인유두종 바이러스 감염이라고 알려져 있습니다. 이는 성관계를 매개로 하는데, 대체로 시간이 지나면 저절로 소실되는 경우가 많지만 감염 상태가 지속되면 자궁경부암을 일으킨다고 알려져 있습니다.

난소암은 그 원인이 아직까지 명확하게 밝혀지지는 않았지만 난소를 구성하는 세포가 지속적으로 배란되는 과정에서 비정상적인 암세포가 발생하는 것으로 보입니다. 상피성 난소암의 발생과 관련해 알려져 있는 몇 가지 위험요인은 다음과 같습니다.

우선 배란을 많이 할수록 난소암의 위험이 증가합니다. 예를 들어 임신한 적이 없거나, 초경이 빠르거나, 폐경이 늦을 때는 배란을 많이 하기 때문에 난소암의 발생 위험이 증가합니다. 또 난소암은 유전적 요인과 관련이 있는데, 직계가족(어머니, 자매, 딸)에게서 난소암이 진단될 때, 직계가족이 유방암이나 대장암을 진단받은 여성일 때 난소암 발생 위험이 증가하는 것으로 알려져 있습니다. 그러나 난소암 환자의 95%에서는 가족력이 없고 약 5~10% 내외에서만 유전적 소인이 확인되는 것으로 보고됩니다.

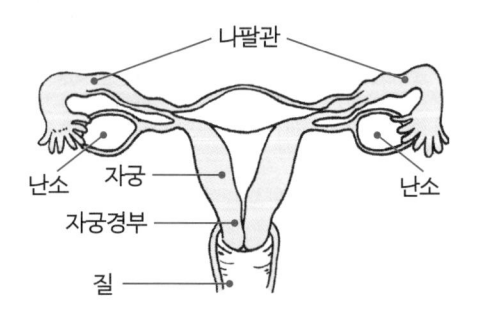

나팔관

난소　자궁

자궁경부

질

난소

자궁내막암의 정확한 원인도 아직 밝혀지지 않았습니다. 하지만 여성호르몬 중 하나인 에스트로겐과 밀접한 연관성이 있습니다. 예를 들어 초경 연령이 빠른 경우, 폐경 연령이 늦은 경우, 임신 및 분만 경험이 없는 경우, 비만, 에스트로겐의 무계획적인 사용 등이 위험인자로 알려져 있죠. 또 자궁내막 증식증이라는 질환이 자궁내막암의 전암 병변이 될 수 있습니다.

Q 74 부인암 검진은 얼마나 자주 해야 하나요? 특히 난소암은 초기 발견이 어렵다는데 난소암 검진은 어떻게 해야 하나요?

부인암 검진은 1년에 한 번씩 받는 게 좋습니다. 만약 검진에서 이상이 발견된 부분이 있다면 3~6개월 간격으로 추적 검사를 하세요. 반면 모든 검사에서 정상 소견이 나오면 1년에 한 번 검사하세요. 난소암 조기 발견을 위해 가장 흔히 사용하는 방법은 골반내진, 혈청 CA-125, 질식 초음파입니다. 그러나 아쉽게도 이들 검진은 단독으로 해도, 병용해도 검사 정확도가 높지 않습니다. 가족 중에 BRCA 유전자 변이가 있다면, BRCA 유전자 변이 검사를 받는 것을 권고합니다.

자궁경부암은 10년 이상 암 전 단계인 상피내종양을 거친 후 침윤성 암으로 발전하는 경우가 대부분이기 때문에 조기 진단이 가능합니다. 따라서, 30세가 넘으면(결혼한 경우 25세부터) 1년에 한 번 정도는 자궁세포 검사를 받을 것을 권장합니다.

자궁내막암의 증상은 비정상적인 질 출혈 혹은 질 분비물의 양이 갑자기 증가하는 것으로, 환자의 10명 중 9명은 이 증상으로 병원을 찾아 진단을 받습니다. 이렇듯 다른 암에 비해 암 발병 초기에 진단받을 확률이 높기 때문에 증상이 나타났을 때 병원을 방문하는 것이 중요합니다.

Q 75 암 치료 후 언제까지가 가장 주의해야 하는 기간인가요? 5년이 지나면 정말 완치되나요?

부인암은 2년 이내에 가장 많이 재발하므로 이 기간에 가장 주의해야 합니다. 따라서 치료 후 2년 동안은 3개월 간격으로, 2년 이후부터 5년까지는 6개월 간격으로 정기검진을 시행하고, 그 이후에는 매년 1회 정기검진을 합니다. 정기검진과 함께 매년 1회는 영상 방사선 검사를 통해 재발 유무를 확인합니다. 보통 5년까지 재발이 없으면 완치된 것으로 보지만, 아주 드문 경우 5년 이후에 재발되기도 합니다.

Q 76 부인암 치료 후 다리가 붓는 현상(림프부종)이 발생될 수 있다고 들었는데요. 부종은 언제 어떻게 발생하나요? 예방할 수 있는 방법이 있나요?

림프부종은 림프선의 기능이 완전, 또는 불완전하게 상실돼 림프관으로 배출되던 체액과 단백질 등의 물질이 흡수되지 못하고 그대로 축적돼서 생긴 부종을 말합니다. 림프절 절제술을 받은 경우, 임파선에 방사선 치료를 받은 경우, 그리고 임파선에 암이 전이되는 경우 발생할 수 있습니다.

이런 증상은 언제든지 나타날 수 있고, 심지어 치료하고 10년 이상이 지난 후에도 나타날 수 있습니다. 이를 완전히 예방할 수는 없지만 다음과 같은 방법이 예방에 도움을 줄 수 있습니다. 꽉 조이는 스타킹, 장신구, 속옷은 피하고, 무리하게 사지를 이용해 무거운 물건을 들지 않고, 다리에 의존한 채 너무 오래 서있지 않고, 앉을 때 다리를 꼬지 않습니다. 또 자기 전에 다리를 쿠션 위에 45도 정도로 올려놓는 것과 부종이 발생한 부위를 몸통 쪽으로 쓸어 올리듯이 마사지하는 것도 도움이 됩니다. 운동을 한다면 수영과 걷기가 좋고, 에어로빅 등 심한 강도의 운동은 피하세요.

Q 77 부인암 치료 후 운동은 어떤 종류로 얼마나 하는 것이 좋은가요?

각자의 운동 능력, 개인적인 기호, 직장 등 생활 주변 여건에 따라 전문가와 상의해 선택하세요. 운동을 선택할 때는 걷기, 속보, 조깅, 자전거 타기, 수영 등 유산소 운동과 근력강화를 위한 근력 운동을 겸하는 것이 좋습니다. 운동량은 주당 3~5회, 최대 능력의 40~60% 즉, 중간 정도의 강도로 20~60분간 하세요.

Q 78 암 재발이 의심되는 특별한 증상이 있나요?

추적 관찰 중에 재발을 의심할 수 있는 증상으로는 체중 변화·피로 등 일반적 증상, 기침·각혈 등 호흡기계 증상, 복통·메스꺼움·구토 등 소화기계 증상, 배뇨 곤란·혈뇨·질 출혈·혈변·요통·골반통 등 비뇨기계 증상 등이 있습니다. 그러나 증상이 없는 경우도 많기 때문에 정기적인 검사가 필요합니다. 정기검사에는 신체 진찰, 종양 표지 검사, 영상의학 검사 등이 있습니다.

Q79 자궁경부암은 성생활과 관련해서 발생하는 것으로 알고 있는데, 자궁경부암으로 치료를 받은 후 다시 성생활을 유지하면 위험하나요?

전혀 그렇지 않습니다. 오히려 정상적인 성관계를 오랜 기간 회피하면 질 위축이 초래돼 수술 이후에 기능 회복이 더 어려워질 수 있습니다. 따라서 적절한 시기에 시도해 보는 게 좋습니다. 부부관계는 수술 후 질 봉합 부위가 회복되는 6~8주부터 가능하고, 방사선 치료를 받는 경우에는 방사선 치료 종료 1개월 후부터 가능합니다.

자궁경부암 치료 후 성생활과 관련된 구체적인 문제점으로는 질 분비물(윤활성 점액)의 감소, 질 주위 조직의 경련, 통증 및 복부 불편감 등이 있습니다. 이럴 때는 수용성 젤리나 에스트로겐 질정(호르몬 질정) 사용, 여성호르몬제 복용이 도움이 될 수 있습니다. 회음부 근육 강화 운동을 해볼 수도 있습니다(280쪽 참조).

Q80 부인암과 관련성이 있는 다른 암에는 어떤 것이 있나요? 우리 가족을 위해 유전성 암에 대한 검사를 받을 필요가 있을까요?

부인암과 관련 있는 암에는 대표적으로 유방암과 대장암이 있습니다. 또 난소암과 자궁내막암이 관련이 있다고 알려져 있습니다. 유전성 암 발생 확률은 모든 암의 5~10%를 차지하는 것으로 알려져 있습니다.

유전성 난소암은 BRCA1 또는 BRCA2라는 유전자 돌연변이 때문에 발생하고 이 유전자의 돌연변이가 있을 때 난소암에 걸릴 확률은 28~44%에 이르며, 유방암에 걸릴 확률은 56~87%입니다. 모든 경우에서 유전성 암에 대한 검사를 시행할 필요는 없습니다. 유전자 결함을 발견하기 위한 유전 의학적 검사 대상 가족은 다음과 같습니다.

① 가족 중 최소한 두 명의 여성(자기 자신, 어머니, 이모, 딸)에서 유방암이나 난소암이 나타나는 경우로, 이때 최소한 한 명의 여성이 50세 이전에 발병한 경우

② 가족 중 한 여성(자기 자신, 어머니, 이모, 딸)이 한쪽 유방에 암을 얻었고 발병 시기가 30대이거나, 자신, 어머니, 이모, 딸이 양쪽 유방 모두에 암을 얻었는데 발병 시기가 40대이거나 그보다 이른 경우

③ 가족 중 한 여성(자기 자신, 어머니, 이모, 딸)이 난소암이 있는 경우로 발병 시기가 40대이거나 그보다 이른 경우

④ 가족 중 한 여성(자기 자신, 어머니, 이모, 딸)이 유방암과 난소암이 모두 있는 경우로 발병 시기가 40대이거나 그보다 이른 경우

⑤ 남성 친척 중 한 명이 유방암이 있는 경우

Q 81 부인암을 예방하려면 어떻게 하나요?

자궁경부암 발생에서 가장 주요한 요인은 HPV 감염으로 알려져 있고, 이는 성관계를 통해 매개되며 일상적인 접촉으로는 전염되지 않습니다. 성관계를 할 때 콘돔을 착용하면 HPV 전파를 막는다는 보고가 있지만, 이것만으로는 전파를 완전히 막을 수는 없습니다. 이에 자궁경부암 백신이 개발됐고 그 효과는 거의 100%라고 알려져 있습니다.

질병관리청의 권고안에 따르면 자궁경부암 백신은 HPV에 노출되기 전, 즉 성 접촉을 시작하기 전에 접종하는 것이 가장 유리합니다. 현재 국내에서 시판되고 있는 HPV 백신은 9세부터 25~26세까지 접종 허가를 받았으며, 허가 연령 이후의 여성에서 암 예방 효과는 입증되지 않았습니다. 하지만 26세 이상이더라도 성생활을 시작하지 않았거나 HPV에 노출 기회가 적은 여성이라면 이론적으로 암 예방 효과를 기대할 수 있습니다.

자궁내막암의 원인으로 비만, 단독 에스트로겐 요법 등이 있습니다. 그렇다 해도 자궁내막암을 근본적으로 예방할 수 있는 방법은 알려져 있지 않습니다. 비만을 피하기 위해 적절히 운동하고 폐경 후에는 호르몬 치료 시 에스트로겐 단독 요법은 피하는 것 등이 도움이 될 수 있습니다. 난소암은 피임약으로 위험률을 어느 정도 낮출 수 있다고 알려져 있습니다. 5년 이상 피임약을 복용한 여성에서 난소암 발생 확률이 50% 낮았다는 보고가 있습니다. 고위험군 여성에서는 예방적으로 나팔관과 난소를 제거하는 수술을 할 수 있지만 복막암의 발생까지는 막을 수는 없습니다.

Q 82 혹시 부인암이 재발되면 어떤 치료를 받나요? 또 수술하나요?

또 수술을 할 수도 있고 다른 치료를 할 수도 있습니다. 수술 여부를 판단하기 위해서는 진단 후 받았던 첫 치료의 종류가 무엇인지가 중요하고, 수술 여부는 암의 종류에 따라서도 달라집니다.

자궁경부암이 재발하면 기본적으로 항암치료를 하지만 국소적으로만 재발했을 때는 방사선 치료(이전에 방사선 치료를 받지 않은 경우)를 할 수 있습니다. 그리고 수술적으로 완전 절제가 가능할 때는 방광, 직장과 함께 암세포를 모두 제거하는 수술을 하기도 합니다. 한편 대부분의 자궁내막암은 1차 치료로 수술을 하고, 이후 국소적으로 재발한 경우 방사선 치료를 하며, 광범위하게 재발하면 항암치료나 호르몬 치료 등을 시행합니다.

재발했을 때는 수술은 잘 하지 않지만 국소 재발인 경우에 방사선 치료나 호르몬 치료에 더 잘 반응하도록 하기 위해 수술을 하기도 합니다.

더불어 난소암의 경우 1차 치료는 광범위 수술과 함께 항암치료를 합니다. 이후 재발하면 항암치료를 반복합니다. 또, 재발한 난소암의 범위가 국소적이어서 수술적으로 완전 절제가 가능하다면 다시 수술할 수도 있습니다.

최근 부인암의 치료에도 표적 항암제와 면역 항암제 등의 치료를 진행하고 있어 재발 후에도 완치의 기회가 열려있습니다.

07 비뇨암

Q 83 전립선암 수술 후 주의해야 할 음식은 무엇인가요? 또 어떤 식이를 하면 좋나요?

식생활과 영양이 전립선암에 영향을 미친다는 사실은 잘 알려져 있는데, 지방 섭취가 큰 비중을 차지하는 서구에서 아시아보다 전립선암이 많이 발생합니다. 특히 동물성 지방이 암 발생에 중요한 역할을 하는 것으로 여겨집니다. 따라서 지방 함량이 높은 육류의 섭취량을 줄이고 채소나 과일은 일주일에 다섯 번 이상 먹도록 하세요.

또 빵이나 시리얼, 곡물류, 쌀, 콩 등을 추천합니다. 라이코펜은 토마토 등 붉은색 채소나 과일의 색소 성분으로 항산화와 항암 작용이 있다고 알려져 있고, 비타민E(토코페롤), 셀레늄, 베타카로틴 등도 전립선암 예방에 어느 정도 효과가 있는 것으로 보고됐습니다. 콩에 포함된 이소플라본 성분도 전립선암 발생을 억제하는 것으로 알려져 있는데, 통계에 따르면 콩 섭취가 많은 나라는 전립선암으로 인한 사망률도 낮습니다.

Q 84 전립선암 수술 후 요실금은 언제까지 지속되나요?

수술 후 소변 배출을 조절하는 괄약근이 손상됐거나 마취와 관련해 방광의 불규칙한 수축으로 요실금이 나타납니다. 증상의 정도는 수술 전 환자 나이, 배뇨 기능에 따라 차이를 보일 수 있습니다. 대체로 시간이 지나면서 서서히 나아지고 자연적으로 괜찮아집니다. 하지만 지속적으로 요실금이 있으면 요도 주위로 인공 괄약근을 삽입하는 치료를 하기도 합니다. 통상적으로 수술 후 1년 안에 80% 정도 나아지는데, 수술 후 1년 이후까지 심각한 요실금으로 일상생활이 곤란하면 비뇨의학과 배뇨 장애 클리닉을 방문해 바이오 피드백, 인공 괄약근 삽입술 등의 치료를 할 수 있습니다. 요실금 회복에 도움을 주는 운동은 골반 저근육 강화 운동(403쪽 참조)이 있습니다.

Q 85 전립선암 수술 후 성불구가 되나요? 성생활은 가능한지, 가능하다면 언제부터 가능한가요?

근치적 전립선 적출술을 시행하면 정낭과 전립선을 모두 적출하기 때문에 정자 및 정액 배출이 이루어지지 않아 아기를 가질 수 없습니다. 하지만 근치적 전립선 적출술을 시행했다고 해서 성관계를 가지지 못하는 것은 아닙니다.

질환의 예상 예후 및 최종 병기에 따라 다르고, 신경혈관 보존술을 시행하면 발기 부전의 유병률이 낮아지며, 발기 부전이 발생해도 약물치료 등 다양한 치료법이 있습니다. 성생활은 수술 후 1개월이 지나면 시도할 수 있지만 수술 후 발기 기능이 회복되기까지는 일반적으로 3~18개월 정도가 걸릴 수 있습니다. 수술 후 3개월이 지나면 성기능의 빠른 회복을 위해 비뇨기과 외래 성클리닉(비보험)에서 도움을 받을 수 있습니다.

Q 86 전립선암 수술 후 부부관계를 하면 아내에게 암이 전염되나요?

아닙니다. 치료 후나 치료 중에 부부간 성생활을 한다고 해서 암이 전염되는 것도 아니고, 암이 더 퍼지지도 않습니다. 환자의 신체적 상태가 허락하는 한 성관계는 무방합니다. 오히려 원만한 성생활은 친밀감을 형성하여 환자와 보호자의 심리적 안정에 도움이 될 수도 있습니다.

Q 87 전립선암 재발 예방을 위해 지켜야 할 것은 무엇인가요?

수술 후 정기검진 및 검사를 하세요. 가족이나 친척 중에 전립선암에 걸린 사람이 있다면 40대부터 매년 전립선암 검진을 합니다. 또 된장, 두부 등 콩이 많이 함유된 식품을 먹고, 동물성 고지방 식이는 피하세요.
신선한 채소와 과일도 많이 먹습니다. 항산화물질인 라이코펜이 풍부한 토마토를 익혀서 먹고, 오래 앉아있는 것은 피하며, 한 번에 30분 이상, 일주일에 세 번 이상 운동하세요.

Q 88 전이성 신장암으로 경구항암약(표적치료제)을 복용 중인데 언제까지 먹어야 하고 또 식이는 어떻게 해야 하나요?

표적치료를 할 때는 입안이 헐거나 미각 이상, 식욕부진, 소화 장애, 구역 또는 구토 등으로 영양 상태가 나빠질 가능성이 있습니다. 따라서 자극이 적은 음식, 기호 식품 위주로 자주 먹는 게 좋습니다. 특히 구토나 설사가 심하면 수분을 충분히 섭취하고, 잘 먹지 못할 때는 의사와 상의해 수액 및 영양제 투여도 고려해야 합니다. 또 너무 기름기 많은 음식이나 섬유질 위주의 식사는 설사를 악화시킬 수 있으니 주의하세요. 자몽이나 자몽주스, 성요한풀(St. John's wort) 등도 표적치료제의 흡수에 영향을 주므로 피하세요. 경구항암약은 병이 진행되지 않는 이상 계속 복용합니다. 부작용 및 증상을 관리하면서 긍정적으로 생각하고 꾸준히 복용할 것을 권고합니다.

Q89 근치적 방광 적출술 및 요루 수술 후 몇 년이 지나면 요루를 다시 없앨 수 있나요?

아니요. 없앨 수 없습니다. 근치적 방광 적출술로 남성은 방광, 전립선, 정낭을, 여성은 방광, 자궁, 난소, 난관을 적출하고 림프 절제술과 요로 전환술을 실시합니다.

방광을 제거하면 소변을 저장하는 기관이 없어져 요로 전환술이 필수적인데 요루(회장도관술)가 그중 하나입니다. 소장의 일부인 회장을

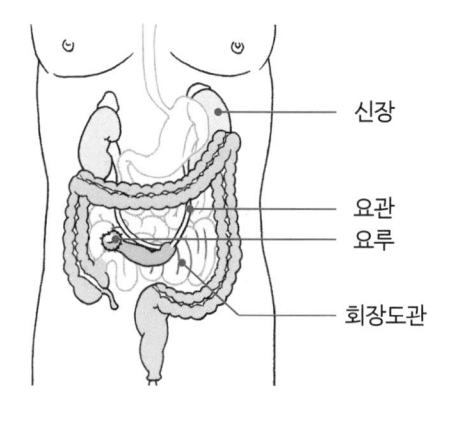

20cm 정도 절제해 회장도관을 만들어 양측 요관을 연결하고 소변의 배출을 위해 피부에 요루(Urostomy)를 만드는 것이죠. 따라서 요루는 인공방광으로 없앨 수 없습니다.

Q90 비뇨기암(전립선,신장,방광) 수술 후 술, 담배를 해도 되나요?

아니요. 좋지 않습니다. 흡연은 비뇨기암 치료 후 부작용 및 재발을 증가시키고, 예후도 악화시킵니다. 따라서 꼭 금연하세요. 술은 비뇨기암에서 연관성은 모호하지만 전립선암에서는 수술 후 요실금을 악화시킬 수 있어 각별한 주의가 필요합니다.

Q91 비뇨기암 수술 후 운동은 언제부터 할 수 있고 비행기는 언제부터 탈 수 있나요?

수술 후 다음 날부터 수술 후 합병증 예방(폐합병증, 혈전 예방) 등을 위해 무

리가 되지 않는 범위 안에서 되도록 일찍 걷는 것이 좋습니다. 따라서 걷기 운동이나 가벼운 산책은 퇴원 후 바로 가능합니다.

직장 생활은 보편적으로 수술 후 3~4주부터 가능하고 다소 힘든 운동은 개인의 회복 정도에 따라 2~3개월 이후부터 가능합니다.

비행기는 단거리 30분~한 시간 정도는 가능할 수 있지만, 이 또한 환자 상태나 여러 정황을 고려해야 합니다. 하지만 장거리 장시간의 비행은 수술 부위의 압박(기압 영향)과 통증 등 예기치 못한 문제를 발생시킬 가능성이 있으니 의료진과 상의하세요.

Q 92 고가의 최신 로봇 수술(비뇨기암)을 하면 재발이 없나요(완벽한 수술인가요)?

로봇 수술을 하면 절개를 최소한으로 하기 때문에 출혈과 감염의 합병증이 덜하고 큰 화면으로 확대된 화면으로 시야가 확보되어 정밀한 수술이 가능하다는 장점이 있습니다. 그렇기 때문에 고가의 비보험 수술이라는 단점에도 불구하고 많이 시행되고 있습니다. 하지만 로봇 수술을 했다고 해서 재발이 되지 않는 것은 아닙니다. 수술적으로 암이 얼마나 잘 제거되었는지가 관건이죠. 또 수술 전 예후 예측 인자의 범위, 수술 후 조직검사 결과, 최종 병기에 따라 다르기 때문에 5년간 정기적인 검진을 통해 재발 여부를 확인합니다. 수술 후 재발률을 줄이기 위해 방사선 치료, 항호르몬 치료, 항암치료, 표적치료, 면역치료 등을 추가로 시행하기도 합니다.

08 식도암

Q93 식도 수술 후 식사는 어떻게 해야 하나요?

수술로 인해 음식물을 담을 수 있는 공간이 줄어들었으므로 소량씩 여러 번 나눠 먹어야 합니다. 1일 5~6회로 나누어서 소량씩 섭취하고, 과식하지 않는 것이 좋습니다. 수술 후 처음 한 달 동안은 죽 위주로 먹고 한 달 후부터 밥과 죽을 병행합니다. 식사 시간은 30분 이상, 먹을 때는 30회 이상 씹어서 삼켜야 소화가 잘됩니다. 또 식사 중에 물을 많이 마시면 포만감이 빨리 올 수 있으니 물은 식사 후에 마십니다. 식사 중 포만감이 들면 억지로 먹지 말고 식사를 끝내고, 대신 한 시간 정도 후 간식으로 보충하세요. 그리고 다음 번 식사는 더 천천히 하는 것이 좋습니다.

Q94 식도 수술 후 먹지 말아야 할 음식이 있나요?

고기, 생선, 두부, 콩, 치즈 등 단백질 음식을 잘 먹고, 맵고 짠 음식(젓갈, 장아찌)이나 거친 채소는 피하는 것이 좋습니다. 만약 설사를 한다면 당분간은 유산균 음료나 자극적인 음식, 지나치게 기름진 음식은 피하세요.
반면에 비타민은 먹어도 좋습니다. 또 건강보조식품 등은 수술 후 3개월 안에는 피하고 이후에는 의사와 상의해 복용하세요. 만약 항암치료 중이라면 먹지 마세요.

Q95 식도 수술 후 통증은 언제까지 지속되나요?

개인마다 통증 양상은 다르지만 급성 통증은 한두 달 정도면 어느 정도 완화됩니다. 하지만 온몸이 쑤시거나 수술 부위가 둔하게 울리는 만성 통증은 수술 후 1~2년 동안 지속되기도 합니다. 그러나 대부분 일상생활에 지장을 줄 정도는 아니고 진통제도 필요하지 않은 경우가 많습니다. 만약 일상생활을 하기 어려울 정도로 통증이 지속되면 의사와 상의하세요.

Q96 식도 수술 후 식도의 역할은 얼만큼 회복되나요?

식도는 음식물이 지나가는 통로의 역할, 음식물을 아래로 내려보내 주는 역할, 역류를 방지하는 역할을 합니다. 식도 수술 후 음식물의 통로는 다시 생기지만 음식물을 아래로 내려보내는 기능과 역류를 억제하는 기능은 돌아오기 어렵습니다. 따라서 식후 두세 시간은 상체를 세우고 있는 자세(앉아있거나 걷는 자세)를 유지하세요. 걷기 운동을 하면 음식이 잘 내려가고 역류 방지에 도움이 됩니다. 특히 취침 세 시간 전에는 물이나 음식을 먹으면 안 됩니다.

Q97 식사 후 역류되는 느낌이 있어요. 언제까지 이런 증상이 계속되나요?

위식도 역류는 수술 후 생길 수 있는 흔한 증상입니다. 원래 식도에는 위 내용물의 역류를 방지하는 식도 괄약근이 있는데, 수술 후에는 그 기능이 사라지기 때문이죠.

지속적인 역류는 역류성 폐렴을 일으킬 수 있으니 역류가 되지 않도록 노력해야 합니다. 음식을 먹은 후 바로 누우면 위에 남아있는 음식이 역류되므로 소화가 다 될 때까지 식사 후 두세 시간 정도는 상체를 세운 자세를 유지해야 합니다. 이것은 중력에 의해 음식이 잘 내려가도록 도와주는 역할도 합니다. 저녁은 소량으로 먹는 게 좋고, 취침 전 세 시간 동안은 음식을 먹지 않는 게 좋습니다. 잘 때는 머리 쪽을 20도 정도 올려주어야 합니다. 또 채소 위주 식단이나 초콜릿, 커피 등을 먹으면 역류가 더 잘 일어나니 삼가세요. 먼저 자세 유지와 식습관을 점검해 보고, 그래도 증상이 계속된다면 의료진과 상의하십시오.

Q 98 식도 수술 후 식도 협착은 모두에게 나타나나요?

식도 협착은 수술 부위에 군살이 자라면서 식도가 좁아지는 증상입니다. 보통 식도 수술 후 12~30% 정도 발생하는 것으로 알려져 있으며, 수술 후 1~3개월 이후에 나타나는 경우가 많습니다.

천천히 먹는데도 음식을 삼키기 어렵고 증상이 3~4일 이상 지속된다면 담당 의사와 상의해야 합니다. 협착된 식도를 넓히는 식도 확장술이 필요할 수도 있습니다.

09 위암

Q 99 민간요법(홍삼, 인삼, OO버섯 달인 물)은 언제부터 해도 되나요?

수술, 항암치료가 끝난 뒤에 고려할 수 있습니다. 왜냐하면 우려낸 물, 진액, 즙 등을 먹으면 수술 후 식사량을 늘리는 데 어려움이 따를 수 있고, 민간요법은 그 효과도 과학적으로 입증되지 않았기 때문입니다. 따라서 적극적인 치료가 끝난 뒤 담당 의사와 상의 후 결정하기 바랍니다. 특히 항암화학요법을 하는 중에는 대체요법이나 민간요법을 병행하면 안 됩니다. 무분별한 민간요법 또는 건강보조식품은 간 및 신장 독성을 초래할 수 있고, 항암제 효과에 악영향을 미칠 수 있기 때문입니다.

Q 100 고기를 먹어도 되나요?

네, 먹어도 됩니다. 암세포는 정상세포에 비해 빨리 자라기 때문에 고기를 먹으면 더 빨리 자란다고 오해를 할 수 있습니다. 물론 많이 먹는 것은 좋지 않지만 먹으면 안 되는 것은 아닙니다. 적당량을 지켜서 드시면 됩니다. 육류는 양질의 단백질이므로 수술 후 회복을 위해 적당히 먹으면 오히려 도움이 됩니다. 단, 육류를 태우거나 훈제하는 과정에서 발암물질이 생기므로 가급적 가볍게 볶거나, 찌거나 삶은 형태로 섭취하는 게 좋습니다.

Q 101 회를 먹어도 되나요?

네, 먹어도 됩니다. 다만 소화가 잘 안 될 가능성이 있으니 가능하면 소화기능이 회복된 후에 먹을 것을 권합니다. 그리고 익히지 않은 날음식은 배탈이 날 가능성이 높으므로 계절을 고려하고 위생상의 문제에 특히 주의하십시오.

Q 102 수술 후 직장 생활은 가능한가요?

직장 생활 복귀는 직장의 종류와 개인에 따라 차이가 있습니다. 사무직일 경우 대체로 수술 후 3~4주가 지나면 복귀가 가능합니다. 힘든 육체적 노동이나 활동을 해야 한다면 의사와 상의 후 복귀 여부를 결정하세요.

Q103 위암을 예방할 수 있나요?

위암 발생과 관련이 있다고 알려진 여러 생활 양식을 근거로, 예방을 위해 일반적으로 추천되는 사항은 다음과 같습니다.

① 영양가 있고 균형 잡힌 식사를 합니다.

② 맵고 짜거나 태운 훈제 음식은 피합니다.

③ 신선한 과일과 야채를 충분히 먹습니다.

④ 금연합니다.

⑤ 스트레스를 줄입니다.

현재까지 위암으로 인한 사망률을 줄일 수 있는 가장 좋은 방법은 조기 진단입니다. 즉 증상이 없는 상태에서 정기적인 검사를 받는 것이 좋습니다. 일반적으로 40세 이상 남녀는 최소 2년에 한 번 내시경 검사 또는 상부 위장관 촬영을 권하고 있습니다.

Q104 내시경 절제술은 어떤 환자에게 적용되나요?

내시경 절제술은 개복하지 않고 위내시경을 하면서 위암 조직을 제거하는 수술 방법입니다. 모든 위암 환자를 내시경적으로 치료할 수 있는 것은 아니며, 대상이 되는 경우는 다음과 같습니다.

내시경 점막하 박리술의 대상

① 점막층에 한정된 위암

② 암의 크기가 2cm 이하

③ 조직 검사상 분화도가 좋은 위암

위 조건을 만족하는 위암은 전체의 5% 전후입니다. 위치가 좋지 않을 경우에는 매우 작은 위암도 내시경 치료가 불가능할 수 있습니다. 내시경을 이용해 위암을 절제한 후 표본을 현미경으로 관찰해 완전 절제 여부를 판정합니다. 암세포가 점막하층까지 침범했거나, 절제된 경계에서 암세포가 확인되거나, 조직 내 림프관이나 혈관 내부에서 암세포가 보이면 개복 수술을 해야 합니다.

Q 105 수술 전후 식사는 어떻게 하나요?

수술 전에 특별한 음식 제한은 없습니다. 평소대로 일반적인 음식을 골고루 먹으면 됩니다.

위 절제 수술 후에는 위에서 저장할 수 있는 음식의 양이 적어집니다. 따라서 수술 전보다 식사량을 적게 하고 식사 횟수를 늘리세요. 위의 소화 기능이 일시적으로 떨어지기 때문에 음식물을 오래 씹어서 천천히 삼키는 습관을 들여야 합니다.

대체로 위 일부를 절제하는 위아 전 절제술 후에는 1일 5~6회로 나눠 식사하고 전체를 절제하는 위 전 절제술 후에는 8~9회로 나눠 식사합니다. 식사 후에는 가급적 20~30분 정도 가벼운 산책을 습관화하세요.

Q 106 위 수술을 받은 후 위는 다시 생기나요?

아닙니다. 어느 정도 시간이 지나면 남아있는 위가 늘어나 정상적인 식사가 가능한 것뿐이지 위가 새로 생기지는 않습니다. 위를 전부 절제한 경우에는 소장이 위의 역할을 대신하게 됩니다.

Q 107 위 수술을 받았는데 감기약 등 다른 약을 복용해도 되나요?

일반적인 약은 복용해도 무방합니다. 그러나 특수 질병이 있다면 의사와 상의하세요.

Q 108 항암치료는 어떤 경우에 하나요?

항암제 투여 여부는 환자의 전신 상태, 병기 및 투여 목적 등을 고려해 결정합니다. 일반적으로, 중요한 다른 장기에 심각한 질환이 없고 근치적 수술 이후 전신 상태가 양호한 2~3기 위암 환자에게는 보조 항암치료를 시행합니다. 4기 위암(전이암 또는 재발암)의 경우에도 항암치료가 필요합니다. 항암화학요법의 일정과 치료 기간은 항암제의 종류, 치료 목적에 따라 다릅니다.
① 수술 후 보조 항암치료 - 위암은 수술로 눈에 보이는 암을 모두 제거한 후에도 미세 잔존암에 의한 재발 위험도가 있으므로 재발률을 줄이기 위해 수술 후 보조 항암치료를 시행합니다.
② 증상 완화를 위한 항암치료 - 진행 위암이 다른 장기로 전이돼 수술이 불가능한 경우에 증상 완화 및 생명 연장을 목적으로 시행합니다.
③ 선행 항암치료 - 전이암은 명확하게 없으나 위암의 진행 소견이 다른 장기와 인접해 있거나 임파선 전이가 심할 경우 외과, 혈액종양내과 의사와 상의하여 위암 선행 항암화학요법을 시행할 수 있습니다. 선행 항암화학요법 이후 재평가한 후 근치적 위 절제수술을 진행합니다.

Q 109 위 절제술 후 전화 문의 및 병원 방문은 어떤 때 해야 하나요?

음식을 조금만 먹어도 구토 증상이 계속될 때, 덤핑 증후군 증상이 심각하게 계속될 때, 변비와 설사 정도가 심하고 오랜 기간 지속될 때, 상처에 염증 증상(수술 부위 발적, 통증, 분비물 등)이 있을 때, 배가 지속적으로 심하게 아플 때에는 병원을 방문하여 정확한 원인에 따른 치료를 받아야 합니다.

Q 110 위암은 유전성 질환인가요?

위암은 일반적으로 말하는 유전성 질환은 아니지만 위암 발생에도 가족성 경향이 있는 것은 사실입니다. 위암의 10~15%에서 위암 가족력이 있고, 형제자매 중 위암 환자가 있으면 위암 발생률이 2~3배 증가합니다. 이런 위암의 가족성 경향이 유전 때문인지 아니면 공통적인 환경 요인 때문인지는 아직 밝혀지지 않았습니다. 따라서 1차적으로 일상생활에서 예방을 하고 조기 발견을 위해 검진을 주기적으로 받는 것이 가장 중요합니다.

다만, 위암 환자 중 일부에서 유전성 경향이 있을 수 있습니다. 유전성 미만성 위암의 경우 관련된 유전자의 돌연변이로 인해 일생 동안 70% 이상의 확률로 위암이 발생할 가능성이 있습니다. 이 밖에 일부 유방암, 유전성 대장암 등과 관련하여 위암이 발생할 가능성이 증가할 수 있습니다. 따라서 35세 이하에 진단된 미만성 위암 환자, 가족 중 위암 환자가 두 명이고 한 명이 50세 이전에 발병한 경우, 가족 중 위암 및 유방암 환자가 세 명 이상 있는 경우에는 유전 상담이 필요합니다. 유전 가능성은 검사를 통해 알 수 있으며, 검사 결과에 따른 예방과 조기검진이 가장 중요합니다.

10 유방암

Q 111 유방 재건술에 대해 알고 싶습니다.

유방 재건수술은 유방 전 절제술을 시행한 후 잃어버린 유방을 원래의 유방과 비슷하게 만들어주는 수술을 말합니다. 유방 재건 방법에 따라 보형물이나 자가 조직을 이용한 복원으로 나눌 수 있으며, 유방 재건 시기에 따라 유방 전 절제와 동시에 시행되는 동시 재건술과 유방암 수술 후 보조 치료가 끝난 뒤 일정기간 관찰하여 재발이 없는 경우 시행하는 지연 재건술로 나눌 수 있습니다. 초기 유방암의 경우에는 유방 절제술과 동시에 재건 수술이 가능하지만, 병기나 상태에 따라 유방 절제술을 시행하고 2~3년 뒤에 재건 수술을 해야 할 수도 있습니다. 병기나 개별적인 상태에 따라 재건 수술 시기와 방법이 달라질 수 있으므로 의료진과 충분한 상담 후 결정하시기 바랍니다.

Q 112 같은 시기에 수술한 다른 환자와 정기검사 항목이 다르던데 왜 그런가요?

추적 검사 항목과 검사 시기는 개인의 상태와 병기에 따라 조금씩 다를 수 있습니다. 하지만 전체적인 유방암의 전신 전이를 확인하는 검사는 큰 차이가 없습니다. 일반적으로 전신 전이 검사는 1년에 한 번 합니다.

Q 113 저는 43세로 항암치료 후 타목시펜을 1년 6개월째 먹고 있습니다. 그런데 지난달부터 생리가 돌아왔습니다. 현재 약을 먹는데 어떻게 생리를 할 수 있을까요?

타목시펜은 생리를 중단시키는 약제가 아닙니다. 그러나 타목시펜 복용 후 생리의 양이나 기간이 불규칙해지거나 생리가 중단될 수도 있습니다. 항암치료 이후 타목시펜을 복용하는 경우에는 항암치료로 인해 생리가 중단되었다가 타목시펜 복용 중에 생리가 다시 시작되기도 하는데, 이러한 변화에 대해 너무 불안해하거나 걱정하지 않아도 됩니다.

타목시펜 복용 중에는 특별한 증상이 없더라도 정기적으로 산부인과 검진을 받아야 하며 산부인과 진료 시에는 타목시펜 복용 중임을 알려야 합니다. 또한, 평소와 달리 생리의 양상에 변화가 있으면 가까운 산부인과를 방문하여 확인하도록 합니다.

Q 114 유방암 수술을 한 지 벌써 1년이 지났어요. 그런데 가끔씩 유방이 뜨끔뜨끔 아프고 특히 겨드랑이가 너무 아파요. 재발된 것이 아닐까요?

유방암 수술 후 유방 및 겨드랑이 통증과 감각 이상 증상은 수개월에서 수년 동안 지속될 수 있지만, 시간이 지남에 따라 점차 좋아집니다.

대부분은 유방암 수술 후 나타나는 일시적인 증상으로, 유방암 재발과의 관련성은 매우 낮습니다. 그러나 평소와 다르게 갑자기 유방이나 겨드랑이 통증이 심해지거나, 해당 부위에서 만져지는 것이 있다면 전문가의 진료와 상담이 필요합니다.

Q 115 수술 후 정기검진 중인데 온몸의 관절이 너무 아파요. 한의원에서 침을 맞아도 되나요?

수술한 쪽 유방과 팔에는 침을 권하지 않습니다. 유방암 수술 부위를 제외한 다른 부위는 침을 맞아도 됩니다. 수술한 팔을 의식적으로 사용하지 않으면 오히려 어깨 가동 범위에 제한이 생길 수 있으며, 반대편 팔이나 어깨에 무리가 될 수 있으므로, 일상생활에서 양팔을 균형 있게 사용하세요.

Q 116 저는 상피내암 0기암이라고 들었습니다. 그런데 왜 유방 전체를 모두 다 제거한 것일까요? 3기 환자도 부분 절제하셨던데, 왜 저는 전체 절제를 했을까요?

유방암은 병기와 상관없이 유방 내 종양의 크기, 종양의 분포, 종양의 위치 등에 따라 부분 절제, 전 절제 등의 수술 방법이 결정됩니다. 0기암은 전이 가능성이 낮지만, 병변이 유방에 넓게 분포되어 있거나 다발성 병변인 경우에는 전 절제를 해야 합니다. 유방 촬영, 유방 초음파, 유방 MRI 등 여러 가지 진단검사를 종합하여 환자와 상의 후 수술 방법을 결정합니다.

Q 117 유방 정기검진을 하고 있으면 다른 암 검사도 하고 있는 것인가요?

아니요, 그렇지 않습니다. 유방암 정기검진은 유방암의 재발 및 전신 전이를 확인하기 위해 시행합니다. 그러므로 유방암을 제외한 다른 암은 국가암검진프로그램(https://www.cancer.go.kr/lay1/S1T261C262/contents.do)을 이용하거나 개인적으로 정기 건강검진을 해야 합니다.

Q 118 유방암에 걸리면 자궁경부암이나 갑상선암에도 걸리나요?

아니요, 그렇지 않습니다. 유방암은 자궁경부암, 갑상선암 발생과 직접적인 관련이 없습니다. 유방암을 제외한 다른 암은 국가암검진 권고에 따라 관리하시기 바랍니다.

Q 119 항호르몬 약을 먹는데 치과에서 임플란트를 하라고 하네요. 괜찮을까요?

항호르몬제 복용 중에도 치과 치료는 가능합니다. 다만, 건강 상태나 복용 중인 약제(골다공증 치료제, 항혈전제, 아스피린 등)에 따라 치과 치료에 제한이 있거나, 치료 일정의 조정이 필요한 경우가 있으므로 과거와 현재의 질병력이나 복용 중인 약을 치과에 알려야 합니다.

Q 120 항암치료 후 항호르몬제를 먹고 있습니다. 갱년기 증상이 너무 심해 지인이 달맞이꽃 종자유나 식물성 에스트로겐 함유제, 콩 등을 추천해 주었는데요. 먹어도 되나요?

항암치료나 항호르몬제 복용으로 난소의 기능이 떨어지면 안면홍조, 발한, 우울, 불면, 질 분비물의 변화와 같은 갱년기 증상이 생길 수 있습니다. 이러한 증상은 시간이 지나면 대부분의 환자가 적응합니다. 검증되지 않은 건강보조식품이나 민간요법은 복용 중인 항호르몬제의 효과를 변화시키거나 부작용을 증가시킬 수 있으므로 갱년기 증상이 심한 경우에는 의료진과 상의해야 합니다.

11 육종암

Q 121 육종암은 어떤 질환인가요?

내장기관에서 발생하는 악성종양을 암종(Carcinoma)이라 부르고, 전신의 뼈, 근육, 지방조직 등 연부조직에 생기는 악성종양을 육종(Sarcoma)이라고 합니다. 이렇게 다르게 부르는 이유는 종양 세포가 발생하는 조직이 서로 다르기 때문입니다.

연부조직 육종은 주로 팔다리, 몸통, 후복막, 두경부 등 여러 부위에서 생깁니다. 후복막(장기를 싸고 있는 복막 외측으로, 등쪽의 근육과 신경, 척추와 인접한 곳)에 생긴 종양은 악성이 50%, 양성이 50%를 차지합니다. 또한 전이보다는 주변 장기인 신장, 췌장, 대장 및 대혈관 등에 침습하는 형태로 자랍니다. 악성이라도 특별한 증상이 없어 상당히 진행된 후에 진단되기도 합니다.

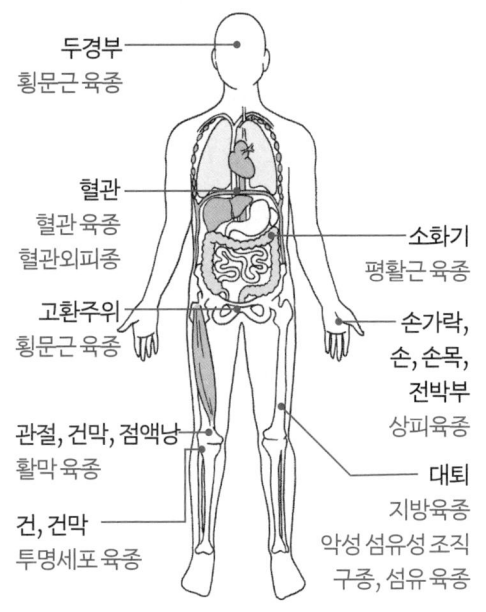

두경부
횡문근 육종

혈관
혈관 육종
혈관외피종

고환주위
횡문근 육종

관절, 건막, 점액낭
활막 육종

건, 건막
투명세포 육종

소화기
평활근 육종

손가락,
손, 손목,
전박부
상피육종

대퇴
지방육종
악성 섬유성 조직
구종, 섬유 육종

연부조직 육종의 발생 부위

뼈에 생기는 육종은 크게 원발암과 전이암으로 나뉩니다. 원발암이란 종양 자체가 뼈에서 발생한 경우고, 전이암은 다른 암이 혈액을 타고 뼈로 전이된 경우입니다. 다양한 암종에서 뼈로 전이가 가능하고 나이에 상관없이 모든 부위의 뼈로 전이될 수 있으며, 주로 나이 많은 환자에게 많이 발생합니다.

골육종은 뼈에 생기는 원발성 악성종양 중 대표적 질환입니다. 종양세포에 의해 정상 뼈 조직이 파괴되고, 종양을 형성하며 주위 조직(근육, 신경, 혈관,

인접 뼈)으로 퍼집니다. 폐나 다른 뼈 등으로 혈액을 타고 전이되는데, 진단 후 6개월 안에 치료하지 않으면 치명적인 상황이 발생할 수도 있습니다.

Q 122 후복막 육종의 증상과 진단 방법에는 어떤 것이 있나요?

후복막 육종의 가장 흔한 증상은 아무 증상 없이 우연히 복부에 혹이 만져지는 경우가 대부분입니다. 통증을 느끼는 경우는 드문데 환자의 약 15~30%만이 통증을 느낀다고 알려져 있습니다. 후복막 육종은 촉진을 통해 혹이 만져질 경우 CT, MRI, 초음파 등의 검사로 확인할 수 있습니다. 양전자단층촬영(PET) 검사는 모든 환자에게 시행되지는 않지만, 경우에 따라 다른 장기로의 전이 여부 및 종양 범위를 확인할 때 시행합니다. 가장 정확한 진단 방법은 수술적 절제로 얻은 조직을 검사하는 것입니다.

Q 123 육종암으로 진단되면 어떤 치료를 받나요?

후복막 종양의 가장 확실한 치료 방법은 수술적 절제이고, 수술 후 진단 결과에 따라 항암치료나 방사선 치료 등을 합니다. 재발된 종양도 수술이 우선이지만 수술적 접근이 어렵다면 항암치료나 방사선 치료 등의 보조적 요법을 사용할 수 있습니다. 종양의 종류에 따라 보조적 요법은 달라질 수 있습니다. 후복막에 위치한 종양이 신장과 가까이 있을 경우 침습 여부를 알기 어렵고 재발 가능성이 있기 때문에 신장을 포함해 대장, 소장, 췌장 일부, 비장 등의 주변 장기를 일부 동반 절제하기도 합니다.

골종양에서도 현재 널리 사용되는 종양의 치료 방법은 수술, 항암화학요법, 방사선 치료를 복합적으로 적절히 사용하는 것입니다. 특히 골육종은 항암화학요법과 수술적 치료가 조화롭게 이뤄져야 치료의 성공률을 높일 수 있습니다. 또 사지 육종은 임파선을 통한 전이보다 혈관을 통한 전이가 훨씬 빈도가 높습니다. 암의 전이 여부를 확인하고자 할 때는 뼈 주사 검사, 폐 CT, 복부 골반 CT 및 PET 검사 등을 시행하기도 합니다.

Q 124 위장관 기질 종양(GIST)은 어떤 질환이고, 진단과 치료는 어떻게 하나요?

주로 위에서 생기고, 식도, 소장, 대장 등 소화기관에 발생하는 종양으로 Kit 단백(11번, 9번)의 변이로 발생한다고 알려져 있으며 면역 검사에서 C-kit 양성반응을 보입니다. 진단은 CT, 내시경 검사, PET, 유전자 검사를 활용하고, 악성의 정도는 종양의 크기와 위치, 유사 분열 수, 재발/전이 여부에 따라 결정됩니다.

치료는 수술적 절제와 수술 전후 보조 치료로 약물(글리벡, 수텐, 타시그나) 복용 치료를 하는데, 다른 육종에 비해 약물치료 결과가 우수하다고 알려져 있습니다.

Q 125 육종암은 어떻게 관리해야 하나요?

모든 육종암은 수술 후 최소 5년간 정기적인 추적 관찰이 필요합니다. 후복막 종양은 복부 CT 검사로 재발과 전이 여부를 관찰합니다. 골육종은 병원마다 정책에 약간의 차이가 있을 수 있지만 일반적으로 1년까지는 매달 단순 방사선 촬영과 혈액 검사를 시행하고 3개월에 한 번씩 흉부 CT 검사를 합니다. 이후, 2년까지는 2개월마다 병원을 방문하고 흉부 CT는 4개월에 한 번씩 시행하는 것이 좋습니다.

그 밖에 필요할 때 소변 검사나 심장 초음파 검사 등을 시행할 수 있습니다.

2년 이후로도 정기적인 검진과 검사는 필수입니다.

Q 126 골육종의 증상은 어떠하고, 진단 방법은 무엇인가요?

가장 흔한 첫 증상은 뼈의 통증입니다. 특히 통증은 과격한 운동 후나 다친 후에 잘 발생합니다. 대체로 진단 2~4개월 전부터 통증을 호소하는 경우가 많고, 통증은 지속적이며 시간이 흐를수록 점점 심해집니다.

통증으로 발을 디딜 때 절뚝거리지만 아주 초기 단계에서는 육종이 겉으로 만져지지 않을뿐더러 엑스레이 사진에도 잘 나타나지 않을 수 있습니다. 통증 부위가 최근 다친 부분이라면 외상에 의한 통증으로만 생각해 진단이 늦어지는 경우도 종종 있습니다. 뼈가 부러질 정도의 극심한 충격이 아니라면 외상에 의한 통증은 점차 완화되는 것이 정상이기 때문에 수주에 걸쳐 통증이 점점 심해지면 악성 골종양을 의심해 봐야 합니다.

악성일 경우에는 쉬거나 밤에 잘 때도 통증이 있을 수 있습니다. 특히, 체온은 정상이면서 아픈 부위에만 열감이 느껴지고 점차 부어올라 반대쪽 같은 부위보다 암이 있는 쪽 둘레가 커졌다면 이미 종양이 상당히 커져있다는 증거입니다. 종양 발생 부위는 충격에 약해져 주의하지 않으면 뼈가 부러져서 급작스럽게 극심한 통증을 호소할 수 있습니다.

양성종양이 생긴 환자의 통증은 주로 종양이 매우 커져 뼈가 약해지기 때문에 생기는 것으로 이해됩니다. 그러나 전혀 통증이 없는 경우도 있습니다. 이럴 때는 대개 다른 문제로 병원을 들렀다가 우연히 혹을 발견합니다. 이때는 방사선 사진상의 특징적인 소견만으로 단순 관찰만 하는 경우가 많습니다.

통증이 반드시 악성을 의미하지는 않지만 통증을 동반한 뼈의 종양성 질환은 정확한 진단과 치료가 필요합니다. 단순 방사선 촬영(엑스레이), 골주사 검사, PET, CT, MRI, 초음파, 혈액 검사 등을 통해 진단하고 병변이 광범위하고 명확치 않을 때는 조직 검사를 통해 확진합니다.

Q 127 뼈의 통증이 있으면 항상 종양을 의심해야 하나요?

절대 그렇지 않습니다. 4~10세 정도의 아이가 뼈가 아프다는 증상으로 종종 병원을 방문하곤 하는데, 대부분 성장통이 원인입니다. 성장통은 성장기 아동의 약 20%가 겪을 정도로 흔한 증상으로 뼈의 성장 속도를 주변 근육의 발육이 따라가지 못해 생기거나 뼈의 급속한 성장으로 뼈를 싸고 있는 골막이 늘어나면서 주위 신경을 자극해 생깁니다. 성장통은 특징적으로 저녁에 발생하며 통증 부위의 열감이 없고 대체로 양쪽에 대칭적으로 통증을 느낀다는 점에서 종양과 구별될 수 있습니다.

한편, 통증과 함께 아픈 부위에 열감이 동반되면서 열이 나면 골수염이나 세균성 관절염과 같은 감염에 의한 질환일 수도 있으므로 어떤 질환 때문인지 세심한 감별 진단이 필요합니다. 16세 미만에서 발생하는 연소형 류마티스 관절염에서는 관절이 붓고 통증이 수반되며 관절 움직임에 제한이 생깁니다. 이 경우 한 개의 관절보다 여러 관절에서 비슷한 증상이 흔히 생기고 경우에 따라 전신적 발열을 동반하기도 합니다.

Q 128 골육종의 발생률과 잘 발생하는 부위는 어디인가요?

골육종은 모든 암 중 0.05% 미만으로 극히 드물게 발생합니다. 어린 나이에는 원발성 악성종양이 많지만, 연령이 높아지면 전이성 종양인 유방암, 폐암 등에서 뼈로 전이된 경우이거나 골수종일 확률이 수십 배 더 높습니다. 전체 뼈종양 중 암은 50%를 넘지 않고 나머지는 양성 종양입니다. 따라서 뼈의 종양이 의심될 때는 증상과 진찰 소견 및 검사 결과를 종합해 최종 진단을 합니다.

골종양의 약 20% 정도는 30대 이후에 발병합니다. 나이가 들수록 기존의 다른 병변에 2차적으로 발생한 경우가 많습니다. 특히, 과거 방사선 치료를 받았던 부위에 혹이 발견된다면 골육종을 강력히 의심해야 합니다. 이 경우 방사선 치료 후 2차성 골육종 발생까지의 평균 소요 기간은 10년 이상입니다. 성별 및 가족력이 중요하고, 특히 나이가 중요한데 연령대별로 자주 발생하는 종양의 종류가 다른 것이 특징입니다.

모든 뼈에 생기지만 주로 무릎 관절 주위와 어깨 부위 상완골의 윗부분과 같이 긴 뼈의 끝부분에 잘 생깁니다. 소아 연령에서는 90%가 긴 뼈에 발생하지만 성인이라면 골반이나 척추뼈 등과 같이 몸의 중심축을 이루는 편평한 뼈에도 잘 생깁니다.

Q 129 치료 후 시간이 많이 지나도 합병증이 생길 수 있나요?

네, 생길 수 있습니다. 이렇게 치료 종결 후 수년에서 수십 년에 걸쳐 발생하는 합병증을 후기 합병증이라고 합니다. 골육종 치료를 마친 환자가 특히 유념해야 할 후기 합병증으로는 심장 독성, 불임, 만성 신부전, 신경독성(주로 청력 장애) 등이 있습니다.

이런 합병증의 발생 여부는 병원을 방문할 때 환자의 진찰 소견, 검사 소견, 환자가 호소하는 증상 등으로 의심할 수 있습니다. 단순 흉부 방사선 촬영만으로도 심장 크기가 정상인지 확인 가능하고 의심스러운 증상이 있을 때는 심장 초음파 검사로 심장 기능을 확인할 수 있습니다.

또 혈액 검사를 통해 악성 혈액 질환이나 신장 기능 이상을 의심할 소견이 있는지 확인할 수 있습니다. 특히, 심장에 발생하는 합병증은 제때 발견해서 적절히 치료하지 않으면 급작스러운 사망으로 이어질 수 있으니 가장 주의해야 합니다. 더불어 청력에 이상을 느낀다면 검사를 통해 확인해야 합니다. 불임은 특히 남성에게 더 흔하고, 정자의 수와 운동 능력에 따라 확정됩니다.

Q 130 유건종, 데스모이드 종양(Desmoid Tumor)은 어떤 질환인가요?

침습적인 섬유종증이라 불리고 국소적으로 주변 침습은 할 수 있지만 전이는 매우 드문 양성 질환입니다. 흔하지는 않지만 가족성 대장 용종이 있는 사람에게서 더 잘 발생한다고 알려져 있습니다. 상처 치유와 관련해 특히 외상, 제왕절개, 경구 피임약을 사용하는 사람들에게서 발생하는 빈도가 높습니다. 먼저 수술로 제거하고 재발을 막기 위해 보조적 방사선 치료 및 술린닥(비스테로이드성 진통소염제)을 복용해 치료합니다.

12 췌담도암

Q 131 어떤 증상이 생기면 췌담도암을 의심하고 병원을 방문해야 하나요?

췌장, 담낭, 담도를 총칭해 췌담도라고 합니다. 췌담도암의 종류로는 췌장암, 담도암, 팽대부암이 있습니다. 아래와 같은 증상이 발생하면 전문의의 진료가 필요합니다.

① 식욕부진과 함께 6개월 동안 10% 이상

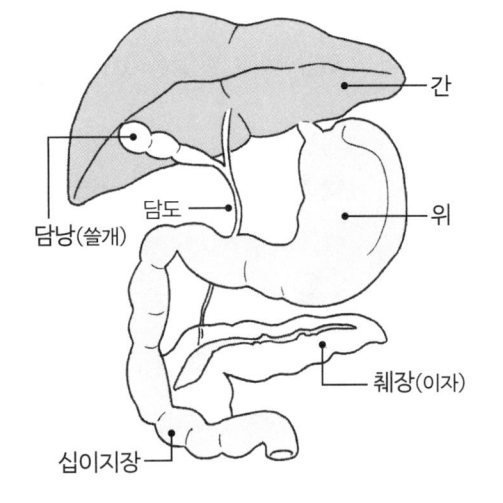

체중이 감소할 때

② 상부 복부에 덩어리가 만져지거나 배나 등에 통증이 발생할 때

③ 눈이나 피부가 노랗게 되고 짙은 갈색 소변이 나오는 황달이 발생할 때

④ 최근 갑작스럽게 당뇨병이 발생했을 때

⑤ 만성 췌장염을 앓는 사람이 갑작스러운 체중 감소를 보일 때

Q 132 췌담도암으로 진단받으면 어떤 치료를 하나요?

췌담도에 암이 발생하면 우선 수술이 가능한지 알아봅니다. 췌장암이나 담도암은 전이가 없는 경우에도 병변의 범위나 주변 장기, 특히 혈관과의 관계성에 따라 절제가 불가능하기도 합니다. 만약 절제가 가능하면 수술을 하는데 수술 방법은 암의 진행 정도, 위치, 췌장 상태 등에 따라 결정합니다. 수술이 끝난 후에는 병의 진행 정도에 따라 방사선 치료를 병행한 화학요법이나 항암화학요법으로 단독 치료를 합니다. 수술이 불가능한 경우에도 다양한 치료 방법이 있습니다. 전신 전이가 있다면 화학요법을 우선 선택하고 전신 전이가 없다면 방사선 치료를 겸하는 화학요법이 선택됩니다. 절제가 불가능한 상태의 환자는 기본적인 치료 사이에 증세를 완화할 수 있는 치료 방법을 고려할 수 있습니다.

Q 133 수술 후 식사는 어떻게 하나요?

- 상처 치유 및 건강 회복을 위하여 골고루 먹습니다.

- 수술 후 2주 정도는 죽을 먹고 그 이후에 진밥, 일반 밥 순서로 먹습니다.

- 충분한 양을 먹지 못하면 소량씩 자주 먹어 영양을 보충합니다.

Q134 수술 후 피해야 할 음식이 있나요?

아주 맵거나 짠 음식, 기름진 음식, 비위생적인 음식, 특히 여름철에는 날 생선, 육회 등을 주의하세요. 한약 및 민간요법은 간기능 이상 등의 문제를 일으킬 수 있으므로 복용을 금합니다.

Q135 암 수술 후 언제부터 운동해도 되나요?

수술 직후부터 가벼운 운동(걷기 운동)이 권장됩니다. 보다 강화된 운동은 수술 2주 후부터 무리하지 않는 범위 안에서 시행합니다. 가벼운 산책(아침 저녁 30분~한 시간 걷기)을 권장하며, 무거운 물건은 들지 마세요. 보통 수술 1개월 후면 수술 전과 같은 일상생활을 할 수 있습니다. 무리하지 않는 범위 안에서 직장 생활 및 가사 활동을 하세요. 수술 2~3개월 후에는 달리기나 골프 같은 운동 및 육체적인 활동도 가능합니다.

Q136 수술한 후 전화 문의 및 병원 방문이 필요한 경우는 언제인가요?

출혈 – 맥박이 빨라지면서 식은땀이 나고 어지러운 경우, 대변색이 검거나 대변에 붉은색 피가 섞여있는 경우(단, 철분제제 복용 시 대변이 검을 수 있습니다.)

발열 – 추운 듯한 느낌이 나면서 체온계로 쟀을 때 37.7도 이상 열이 나는 경우

통증 – 진통제를 먹어도 나아지지 않거나 더욱 심해지는 경우

장기능 이상 – 방귀가 나오지 않거나 변이 나오지 않는 경우

황달 – 눈의 흰자위가 노랗게 변하거나 소변색이 진해지는 경우

기타 – 몸무게가 갑자기 늘거나 배가 불러오는 경우

Q137 췌담도암을 막을 수 있는 방법은 없나요?

췌담도암을 막을 수 있는 확실한 방법은 없습니다. 그러니 지금까지 밝혀진 암을 유발하는 위험 요인을 제거하는 것이 중요합니다.

우선 금연, 금주, 규칙적인 운동을 통한 비만 예방이 중요합니다. 담낭암, 담도암·간흡충증을 예방하기 위해 익히지 않은 민물고기는 먹지 말고 간흡충 감염 시 치료약을 복용합니다. 또 간 내 담석증, 석회화 담낭 혹은 도자기화 담낭, 담관낭종 같은 선천성 기형 등은 절제 수술을 합니다. 담낭용종, 궤양성 대장염, 원발성 경화성 담관염, 선천성 간섬유증 등의 질환이 있다면 꼭 의사와 상의해 정기적 검진 및 적절한 치료를 받습니다.

Q138 담석을 수술하지 않으면 담낭암이 되나요?

담낭암 환자의 80%가량에서 담석이 동반됩니다. 담석이 있으면 담석이 없는 사람보다 5~10배가량 담낭암이 발생할 위험이 높습니다. 담낭 점막의 만성적인 자극과 염증으로 상피세포의 이형성 및 암을 초래하며 거대 담석과 연관성이 높습니다. 하지만 담석 환자에게서 담낭암이 생길 확률은 1~2%입니다. 예방적 담낭 절제술에 따른 이환율, 치사율을 고려해 무증상 담낭, 담석 환자에게 예방적 담낭 절제술을 시행하지는 않습니다.

Q139 췌장암은 진행되면 통증이 심해진다고 하던데 어떻게 하나요?

췌장암은 초기에는 전혀 증상이 없는 경우가 많지만, 진행되면 대개 통증이 동반됩니다. 통증은 암 환자가 겪는 매우 흔하고 고통스러운 증상 중 하나입니다. 하지만 대부분의 통증은 조절될 수 있습니다.

우선 통증을 효과적으로 관리하기 위해서는 의사의 지시대로 약을 규칙적으로 복용합니다. 즉 통증이 나타날 때까지 기다리지 말고 정해진 시각에 약을 복용합니다. 통증 조절의 궁극적인 목표는 통증을 예방하는 것이기 때문입니다. 통증 조절에는 많은 약이 사용됩니다. 환자마다 약의 효과나 부작용이 다르기 때문에 처음 처방한 약이 효과적이지 않다면 약의 효과를 기록해 의사나 간호사에게 알려야 합니다. 통증 조절을 위한 진통제 복용은 습관성이 되거나 중독되지 않기 때문에 걱정할 필요가 없고 통증이 줄면 약도 줄일 수 있습니다. 규칙적인 약 복용이 통증 조절에 효과적임을 기억하세요.

Q 140 췌장암은 예후가 좋지 않나요?

췌장암의 빈도는 지난 20년간 증가하는 추세이고 미국에서는 악성종양에 의한 사망 원인 중 4위를 차지합니다. 우리나라에서도 췌장암 빈도가 점점 높아지고 있고 암 발생 빈도로는 9위를 차지하지만 사망 원인으로는 5위를 차지해 예후가 좋지 않은 편입니다.

췌장암의 예후가 불량한 이유는 첫째, 황달 이외의 자각증상이 없어 조기 진단이 어렵기 때문입니다. 따라서 열 명 중 한 명은 근치적 절제가 불가능한 병기, 즉 국소적으로 진행됐거나 원격 전이를 동반한 상태에서 진단됩니다. 둘째, 무증상 환자를 대상으로 하는 효과적인 선별 검사 방법이 없습니다. 셋째, 췌장암은 암세포의 특성상 공격적인 성향을 보이고 항암제 치료에 내성을 보이는 경우가 많습니다. 그뿐 아니라, 근치적 절제를 받은 환자라고 해도 대부분 1~2년 내에 높은 재발률을 보이기 때문에 췌장암 절제 후 5년 생존율은 20~30%에 불과합니다. 하지만 과거에 비해 생존율이 조금씩 좋아지고 있고, 완치의 희망도 점차적으로 커지고 있습니다.

Q 141 췌담도암이 진행되면 황달이 왜 생기나요?

담도암으로 인해 담도가 막힐 수 있기 때문에 그리고 췌장암의 경우 췌장 머리 부위에 암이 발생하면 총담관에서 십이지장으로 이어지는 담도가 막혀 담즙의 흐름이 막히고, 배출되지 않은 담즙이 혈액 내에 쌓여 황달 증상이 생깁니다. 황달은 담도암과 췌장 머리 부위 암 환자에게서 매우 흔한 증상입니다. 황달이 생기면 진한 갈색 소변 혹은 붉은색 소변을 보는데 황달인 것은 모르는 채 붉은색 소변을 먼저 호소하는 경우가 많습니다. 또한 대변색이 흰색 또는 회색으로 변하고 피부 가려움증이 동반됩니다. 혈액 내 빌리루빈 수치가 상승해 황달이 나타난 경우에는 피부와 눈의 흰자위가 노란색으로 변하고, 소변색이 갈색이 되며 피부의 가려움증이 유발됩니다. 이때 막힌 부분을 신속히 뚫지 않으면 패혈증이 발생할 수 있고, 심하면 사망에까지 이를 수 있습니다. 막힌 담도를 뚫기 위해서는 여러 방법이 사용되는데 내시경을 이용한 시술이 가장 많이 사용됩니다.

13 폐암

Q 142 평생 담배를 피우지 않았는데도 폐암에 걸리나요? 폐암을 예방할 수 있는 방법은 무엇인가요?

네, 담배를 피우지 않아도 폐암이 생길 수 있습니다. 폐암 환자 중 약 20%는 평생 담배를 피우지 않은 사람들이라고 합니다. 이 환자들은 폐암에 걸린 원인을 알 수 없는 경우도 있고, 동양에서 많이 관찰되는 특정 유전자 변이가 원인일 수도 있습니다. 그 외 가능성이 있는 폐암의 위험인자는 대기 오염, 간접흡연에 대한 노출, 작업장에서의 흡입성 발암물질 노출, 요리나 난방 연기가 있습니다. 작업장에서 노출되는 물질로는 석면, 방사선, 라돈, 비소, 크롬산염, 니켈, 클로로메틸에테르, 다환식 방향족 탄화수소, 겨자 가스, 또는 코르크 제조 가마 배출물 등이 있습니다. 이 중 일부는 국내에서 폐암과의 연관성을 인정하여 산업재해 보상 대상이 되기도 합니다.

하지만 폐암의 원인 중 85%는 흡연으로 알려져 있습니다. 폐암에 걸릴 위험은 흡연 기간과 흡연량에 따라 다릅니다. 금연을 하면 폐암 발생 위험이 감소하지만 전혀 흡연을 하지 않은 비흡연자에 비해 폐암 발생 위험이 높습니다. 하지만 금연을 실시한 후 3년 이상이 지나면 폐암 발병 위험이 현저히 줄어드는 것을 볼 수 있고, 금연한 지 15년 이상이 지나면 폐암 발생률은 비흡연자 수준으로 떨어진다고 하니 지금부터라도 금연을 권합니다. 결국 폐암의 가장 효과적인 예방법은 금연이라는 사실을 명심하시기 바랍니다. 또한 45세 이상의 남성이면서 하루 30개비 이상의 흡연력이 있는 고위험군이라면 저선량흉부시티촬영을 통해 폐암 발생 여부를 매년 확인하는 것이 좋습니다.

Q143 수술 후 가래, 기침이 심합니다. 어떨 때 병원을 찾아야 하죠?

폐 절제 후 1~2개월간 잔기침이 생길 수 있습니다. 숨을 크게 들이켜거나 말을 할 때, 기도에 어떤 형태의 자극이 있을 때 반복적으로 나오는 기침입니다. 보통 수술 2주 후에 발생하고 수술 후 첫 달이 가장 심합니다. 이후에 서서히 줄어들어서 수술 6개월 뒤에는 대부분 잔기침이 없어집니다. 때로는 가래가 같이 나오기도 합니다. 시간이 지나면 자연적으로 좋아지지만 기침이 심하면 수술 부위 통증이 오래갈 수 있으므로 기침약과 가래약을 복용하는 것이 도움이 됩니다.

하지만 기침, 가래가 6개월 이후에도 나아지지 않고 지속되거나 기간에 관계없이 선홍색 피를 뱉어내거나 갈색 액체와 같은 가래를 다량 뱉어내는 경우, 또한 호흡곤란, 흉통, 고열 등의 증상이 있다면 외래 일정을 앞당겨 병원을 찾거나 응급실을 방문해야 합니다.

Q144 수술 후 통증은 언제까지 지속되나요? 수술 후 1년이 지났는데도 통증이 있어요.

폐 수술 후 통증의 원인은 피부 절개 범위, 폐 수술 시 갈비뼈를 벌리거나 견갑골을 당기는 정도, 늑간 신경의 손상 정도에 따라 다릅니다. 특히 체형 상, 갈비뼈 사이 공간이 좁고 유연하지 않은 사람은 통증이 오래 남기도 합니다.

대부분 폐 수술 후 통증은 수술 후 이틀째에 가장 심하고 이후 차츰 좋아집니다. 흉강경 등 최소 침습수술을 한 경우에도 수술 후 통증은 퇴원 시에도 일부 남아있는데 진통제로 조절 가능합니다. 퇴원 후 10일 전후로 첫 외래에 올 때 이런 통증은 진통제를 복용하지 않아도 될 정도로 좋아집니다.

그런데 수술 부위가 저리거나 쓰린 느낌의 통증은 늑간 신경의 손상과 관련이 있습니다. 신경 회복의 정도에 따라 수술 후 단기간에 회복될 수도 있고 장기간 지속될 수도 있습니다. 특히 개흉술 후에는 통증 정도가 심하지 않지만 보통 1~3년까지 장기간 남을 수 있습니다. 대부분 일상생활에 지장이 없는 정도의 불편감입니다. 이런 불편감은 수술 부위가 아니라 늑간 신경의 말단 부위인 명치 주위에서 발생하는데, 만약 일상생활에 지장을 줄 정도의 통증이라면 담당 의사와 상의하기 바랍니다. 이때 다른 원인에 의한 통증인지, 수술 후 통증인지 감별 후에 적절한 치료를 받을 수 있습니다.

Q145 폐 수술 후 영양 섭취는 어떻게 하나요?

폐암 발병은 음식과 연관이 없는 것으로 알려져 있습니다. 따라서 특정 음식만을 먹거나 제한할 필요가 없습니다. 간혹 고기를 먹으면 암이 재발할 것이라고 생각해 채식만 고집하기도 하는데, 이는 잘못된 생각으로 고기도 먹어야 합니다. 단백질, 탄수화물, 지방, 미네랄, 비타민 등을 골고루 균형 있게 섭취하는 것이 좋습니다. 그래야 우리 몸이 에너지를 얻어 회복에 도움이 되고 수술 부위 상처도 빨리 아뭅니다.

커피도 수술 후 몸 상태가 안정되었다면 하루에 한두 잔 정도는 마셔도 됩니다. 홍삼, 건강보조식품, 한약 복용이 가능한지 궁금해하는 분들도 많습니다. 폐암 수술 후 경과와의 연관성은 알려져 있지 않아서, 회복을 위하여 복용하는 것은 바람직하지 않습니다. 하지만 식약처에서 허용한 식품이라면 건강상 문제를 일으키지 않을 것으로 평가하기 때문에 복용이 가능하다고 보고 있습니다. 단, 복용 전에 주치의와 상의가 필요합니다.

Q146 수술 후 독감 예방접종이나 폐구균 예방접종을 하면 도움이 되나요?

네, 도움이 될 수 있습니다. 독감 예방접종(인플루엔자)과 폐구균 예방접종은 수술 후 호흡곤란, 발열 등의 증상이 없고 일상생활과 가벼운 운동에 지장이 없을 때 시행합니다. 그래서 일반적으로 수술 3개월 후에 접종하는 것을 권하고 있습니다. 수술 후 항암치료나 방사선 치료를 받는 경우, 해당 진료과 의사와 상의 후 접종하는 것이 좋겠습니다.

Q 147 수술 후 일상생활 및 운동은 어느 정도까지 가능한가요?

수술 직후부터 일상생활이 가능합니다. 수술 후에는 통증과 호흡곤란이 점차 회복되는데, 이 속도에 맞추어서 가벼운 활동부터 시작하여 일상생활의 범위를 늘릴 수 있습니다. 또한 퇴원 후에 경사가 없는 평지를 걷는 산책도 가능합니다. 퇴원 2주 후부터는 가벼운 운동인 수영, 골프, 공원 산책을 시작할 수 있습니다. 자전거 타기나 근력운동(헬스)은 1개월 이후부터 시작해 보세요. 단, 운동을 시작할 때는 단기간에 수술 이전처럼 하지 말고 기초부터 다시 차근차근 진행하여 호흡 기능 회복 상태와 속도를 맞추는 것이 좋습니다. 대부분은 수술 후 6개월에서 1년 후에 수술 전의 운동량을 회복할 수 있습니다.

Q 148 수술 후 직장에 다녀도 될까요?

개인의 상태에 따라 다르지만 대부분은 수술 후 직장에 다닐 수 있습니다. 어떤 면에서는 암 진단 후에 금주, 금연하고 규칙적인 생활과 균형 잡힌 식생활을 하면 오히려 수술 전보다(암을 진단받기 전보다) 훨씬 건강하게 지낼 수 있습니다. 서서히 활동 시간을 늘려가면서 수술 후 1개월 정도가 지나면 직장 생활이나 평소 하던 일을 시작해 보세요. 처음부터 너무 무리하지 않게 조절하면서 시작하십시오. 그러나 심한 육체 활동이 필요한 일이라면 수술 3개월 이후에 시작하는 게 좋습니다.

Q 149 수술 후 입맛이 없어요.

수술 후 기력이 떨어져 입맛이 없는 경우가 있습니다. 평소에 좋아했던 음식 위주로 식사를 시도해 보고, 식사의 간을 강하게도 해보세요. 평소 먹지 않았던 간이 강한 음식으로 오히려 입맛을 찾는 경우가 많습니다. 하지만 도저히 식사가 불가능할 때는 의사와 상의 후 식사 대용제나 식욕 촉진제 처방을 고려할 수 있습니다.

Q150 폐암으로 수술을 받았는데 담당 의사는 수술이 깨끗하게 잘됐다고 했습니다. 그런데 왜 항암치료를 받아야 하죠?

수술이 깨끗하게 잘됐다고 해도 주변 세포로 침윤하는 암세포의 특성상 눈에 보이지는 않지만 잔존하는 암세포가 남아있을 수 있기 때문입니다. 폐암을 포함한 대장암, 위암 등의 고형암은 수술로 완전히 절제하더라도 일부 환자에게서 재발이 됩니다. 재발 확률은 수술 시 병기와 밀접한 연관이 있습니다. 수술로 완전 절제한 경우라도 병기가 2기 혹은 3기인 환자의 5년 내 재발률은 절반이 넘습니다.

하지만 폐암 2기 이상에서 수술 후 항암치료를 하면 재발률이 감소합니다. 따라서 과거에 시행되었던 연구들을 바탕으로, 현재 수술로 완전 절제되었더라도 폐암 2기 이상의 환자에게는 보조적 항암치료를 시행하고 있습니다. 수술 후 잔존하는 암세포를 조금이라도 없앰으로써 재발률을 떨어뜨리기 위한 목적으로 시행합니다.

그러나 모든 환자가 이 원칙을 따르지는 않습니다. 즉 수술 후 전신 상태가 회복되지 않아 보조적 항암치료의 독성이 클 것으로 예상되면 항암치료를 하지 못할 수도 있습니다. 다만 수술로 완전 절제된 2기 이상의 폐암 환자는 보조적 항암치료가 재발 억제에 도움이 되므로 담당 의사와 상의 후에 결정하십시오.

Q 151 최근 신문이나 뉴스에서 '표적치료제'를 사용해 암이 완치됐다는 기사를 보았습니다. 표적치료제란 무엇인가요? 폐암에도 사용이 가능한가요?

표적치료제란 암의 성장과 증식에 필수적인 물질을 선택적으로 공격해 부작용을 최소화하면서 항암효과는 극대화하려는 목적으로 만들어진 약물입니다. 이레사, 타세바, 타그리소가 폐암에 사용하는 대표적인 약물입니다. 이 약물 모두 일부 암세포에서 매우 활동적이거나 높은 농도로 존재하는 효소인 타이로신 키나아제를 선택적으로 억제시켜 암 성장을 저지합니다.

표적치료제의 효과는 모든 폐암에서 나타나지는 않고, 유전자 돌연변이가 있는 폐암에서 효과가 크다고 알려져 있습니다. 왜냐하면 암의 성장을 억제하는 유전자의 돌연변이를 표적으로 공격하기 때문에 표적이 없으면 주사를 맞아도 효과가 없기 때문입니다. 암 억제 유전자의 돌연변이 유무는 폐암 조직의 유전자 분석을 통해 알 수 있습니다. 유전자 분석 결과 암 억제 유전자의 돌연변이가 있으면 치료를 하고 없으면 할 필요가 없습니다. 표적치료제가 효과적인 것은 사실이지만 아직 발견되지 않은 무수한 표적들이 있기 때문에 새로운 표적치료제의 약물 개발이 활발히 연구되고 있습니다.

Q 152 방사선 치료 후 몸에 방사능이 남아있지 않나요? 아기와 함께 지내도 될까요?

방사선 치료는 방사선 치료기에 환자가 들어가고 전기적 작동을 해야만 방사선이 방출됩니다. 치료 전 옷을 갈아입거나 치료 준비를 하는 단계에서는 치료기가 작동하지 않기 때문에 전혀 방사선이 발생하지 않습니다. 따라서 실제 치료 시간을 제외하고는 방사선에 노출될 일이 없습니다.

치료할 때 발생된 방사선도 몸속 종양세포에 영향을 주고 소멸되기 때문에 치료 후 몸속이나 옷 등에 방사능이 남지 않습니다. 방사선 치료를 할 때 방사선 동위원소를 체내에 삽입하는 경우에는 환자의 몸에서 방사선이 방출될 수 있지만 이때에는 방사선이 차폐되는 병실에 환자가 입원하며, 주위 사람에게 영향을 주지 않는 수준까지 안전해지면 퇴원합니다. 외래 통원하며 시행하는 방사선 치료는 치료받는 동안 환자의 치료 부위에만 영향을 줄 뿐 치료 후 주변 사람들에게는 아무런 영향을 주지 않습니다. 안심하고 아기를 안고 보듬어도 됩니다. 방사선 치료는 아이를 포함해서 주위 사람에게 전혀 해가 되지 않습니다.

Q 153 방사선 치료 기간 중 많이 피곤한데 왜 그럴까요?

방사선을 쪼이면 여러 가지 화학적인 반응이 몸 안에서 일어나 칼로리 소모가 늘어나기 때문에 특별한 활동을 하지 않아도 피곤함을 느낄 수 있습니다. 또한 방사선 치료로 식욕이 떨어지고 치료받는 각 부위별 합병증으로 영양 섭취가 힘들어져 더 피곤할 수 있습니다.

피곤함의 정도는 환자의 체력에 따라 다를 수 있습니다. 피곤함을 이겨내기 위해서는 잘 먹고 잘 자고 적당한 휴식을 취해야 하며, 자신의 신체 상태에 맞는 운동을 해야 합니다. 다른 사람의 증상을 보고 불길한 암시를 받아 안 좋은 감정에 휘둘릴 수 있으니 다른 사람의 영향을 받지 않는 것도 중요합니다.

14 피부암

Q 154 피부암은 어떤 질환인가요?

일반적으로 피부에 발생하는 악성종양을 의미합니다. 처음부터 피부에서 발생하는 암으로, 크게 악성흑색종과 비흑색종 피부암으로 나눌 수 있습니다. 대표적으로는 기저세포암, 편평세포암, 흑색종이 있습니다.

Q 155 피부암 종류는 어떤 것이 있나요?

대표적인 피부암은 기저세포암, 편평세포암, 흑색종입니다.

기저세포암은 가장 흔한 피부암으로, 피부 표피의 가장 아래에 있는 기저세포와 모낭의 생성과 재생에 중요한 역할을 하는 모낭세포의 일부가 암세포로 변한 것으로 보고 있습니다. 편평세포암과 함께 가장 흔한 비흑색종 피부암이며, 주로 자외선에 노출되는 코 및 눈 주위, 이마 등에 검정색, 회색, 살색 등 점으로 오인하기 쉬운 모양으로 자라고 점차 커지는 특징이 있습니다.

편평세포암은 표피의 각질형성세포에서 유래한 악성종양으로, 전구성 병터인 광선각화증이나 보웬병에서 발생합니다. 자외선 노출이 잦은 얼굴, 목, 팔 등에서 잘 발생하고 붉은 표면에 인설(건조하거나 습한 각질의 층상 덩어리)을 형성하거나 잘 낫지 않는 상처, 궤양 등의 형태로 나타납니다.

흑색종은 자외선으로부터 피부를 보호하는 멜라닌 세포에서 기원하는 암입니다. 흑색종은 악성흑색점 흑색종, 표재확산 흑색종, 말단 흑자 흑색종, 결절 흑색종으로 분류되는데 우리 나라와 같은 아시아 국가에서는 말단 흑자 흑색종이 가장 흔하고 주로 손발바닥과 손발톱에 발생합니다. 처음에는 단순한 점으로 오인하기 쉽고, 병이 진행될 경우 다른 조직으로 전이되기가 쉬워서 안 좋은 예후를 보이는 경우가 많기 때문에 주의가 필요합니다.

Q 156 피부암의 원인은 무엇인가요?

피부암의 주원인은 자외선입니다. 자외선이 유전자의 돌연변이를 유발하고 면역반응을 억제하는 것으로 알려져 있습니다. 이외에도 타르, 비소와 같은 화학물질, 반복적인 방사선 노출, HPV 감염 등으로도 피부암이 발생할 수 있습니다. 그러나 흑색종 가운데 한국인에게 많이 발생하는 말단 흑자 흑색종은 손톱이나 발바닥 등 신체 말단 부위에 많이 생기는데 이 경우는 자외선 노출과는 큰 상관이 없으며 아직 원인은 밝혀지지 않았습니다. 최근의 연구 결과로는 만성적인 자극과 외상이 원인이라는 보고도 있습니다.

Q 157 피부에 점이 새로 생겼는데, 피부암과 점을 구분할 수 있는 방법이 있나요?

중년 이후에 손톱, 발바닥, 얼굴 등에 없던 점이 생기거나, 있던 점이 커진다면 주의 깊게 살펴볼 필요가 있습니다. 경고성 징후로는 흑색종의 ABCDE가 알려져 있습니다.

• A – 비대칭(Asymmetry): 비대칭(불규칙) 모양 (점의 양쪽 절반이 동일하지 않음)

• B – 경계(Border): 불규칙한 경계(경계가 주변 피부와 섞여있는 것처럼 보이거나 원형이나 타원형이 아님)

• C – 색깔(Color): 기존 점의 색깔 변화, 특히 갈색, 검정색, 붉은색, 흰색, 푸른색 색소가 퍼지거나 색이 크게 달라지거나 다른 모반에 비해 어두움

• D – 지름(Diameter): 약 6mm 이상으로 큰 경우

• E − 진화(Evolution): 시간이 지나면서 점차 튀어 올라오거나 색이나 크기가 변하고, 출혈이나 궤양 등의 변화가 있는 경우

Q 158 자외선을 피하려면 어떻게 해야 하나요?

피부를 보호하는 의류를 착용하는 것이 중요합니다. 긴 소매 셔츠, 긴 바지, 챙이 넓은 모자 등이 도움이 될 수 있습니다. 태양광선이 강한 오전 10시에서 오후 4시 사이에는 가급적 외출을 자제하고, 흐린 날에도 자외선은 구름을 뚫고 나올 수 있으므로 자외선차단제를 정기적으로 바르는 습관을 들이는 것이 좋습니다.

Q 159 피부암 예방을 위한 방법에는 무엇이 있나요?

피부암을 일으키는 주원인은 자외선입니다. 암 예방에 도움이 되는 자외선 차단 방법은 다음과 같습니다.

태양 노출 피하기 − 그늘 찾기, 오전 10시에서 오후 4시 사이의 실외 활동 최소화하기(일광이 가장 강한 때), 일광욕 및 태닝 침대 사용 피하기

피부를 보호하는 의류 착용하기 − 긴 소매 셔츠, 긴 바지, 챙이 넓은 모자 등

자외선차단제 사용하기 − UVA와 UVB가 차단되는 SPF 30 이상의 제품을 용법대로 4시간마다 사용하고 수영이나 땀을 흘린 뒤 덧바르기(자외선차단제를 사용해도 너무 많은 태양광 노출은 좋지 않습니다).

Q 160 자외선을 피하는 것 외에도 피부암을 예방하는 방법이 있나요?

비타민B3의 하나인 니코틴아마이드(Nicotinamide)가 피부암의 주된 위

험 요인인 태양 자외선 노출로부터 피부를 보호한다는 연구 결과가 있습니다. 하지만 비타민B3 보충제 사용은 편평세포암의 위험 감소와는 관련성이 있을지 모르지만 흑색종과는 관련이 없으며, 또한 과도한 섭취는 오히려 신체에 해를 끼치고 간 손상을 초래할 수 있어 니코틴아마이드가 포함된 음식(닭, 쇠고기, 참치, 연어 등의 육류와 생선, 곡물, 채소 등 거의 모든 음식에 소량씩 들어있음)을 골고루 드실 것을 권장합니다.

Q 161 피부암에는 뭘 먹어야 좋은가요? 고기는 먹어도 되나요?

최근 연구에는 비타민B3의 하나인 니코틴아마이드가 피부세포의 DNA 수리 기능을 강화하고, 염증 효소를 감소시키는 것으로 나타났습니다. 따라서 일상적인 식사를 통해 손쉽게 얻을 수 있는 비타민B3 섭취를 늘리는 것이 피부암에 도움이 될 수 있습니다. 니코틴아마이드는 생선과 육류, 닭고기, 버섯 등에 많이 들어있어 적당히 섭취하면 도움이 될 수 있습니다.

Q 162 피부암은 어떻게 진단하나요?

피부에 생긴 병변을 육안으로 관찰했을 때 의심 소견이 보이면 피부 조직 검사를 통해 확진합니다. 피부 조직검사는 일반적으로 국소마취를 한 뒤 직경 3~5mm 정도의 펀치로 조직을 떼어냅니다. 30분 이내로 끝나는 비교적 간단한 검사이며 결과는 대부분 1~2주 이내에 확인할 수 있습니다.

Q 163 피부암으로 진단되면 치료는 어떻게 하나요?

피부암은 수술적으로 제거하는 것이 가장 좋은 치료법입니다. 비흑색종 피부암은 적기에 수술하면 95% 이상 완치됩니다. 특히 모즈 미세현미경 수술은 종양의 경계가 불분명하고 재발한 기저세포암에 가장 좋은 치료법입니다. 하지만 모든 피부암에 모즈 수술법이 적용되지는 않습니다.

이외에도 항암제 연고제를 도포하는 방법, 화학약품과 레이저를 피부에 사용하는 광역학 요법, 전기침(소파술 및 전기건조법)을 사용하여 종양을 긁어내고 태우는 방법, 냉동 치료를 시행할 수 있습니다. 이러한 치료 방법은 대부분 초기 피부암에 적용됩니다.

흑색종은 전이나 재발의 위험이 있어 수술 후에도 방사선 치료나 항암치료를 시행하는 경우가 있는데, 병기 결정을 위한 검사를 시행한 후 종양 내과와 협의하여 시행합니다.

Q 164 면역 항암치료도 할 수 있다던데, 가능한가요?

재발 또는 전이된 흑색종의 치료로 면역 항암치료를 시행할 수도 있습니다. 면역 항암치료란 암세포의 면역 회피기능을 차단해, 암세포를 인식하는 T세포의 기능이 제대로 작동하게 하는 역할을 합니다. 원래 우리 몸에는 자연 면역반응이 있습니다. T면역세포가 그 역할을 담당하는데, 정상세포가 분화되는 과정에서 시스템의 오류로 자연스럽게 생기는 암세포를 없애기 위해 우리 몸을 구석구석 순찰합니다. 그러다가 뭔가 수상한 세포를 만나면 탐지기 역할을 하는 T면역세포의 수용체가 세포 표면의 특별한 모양을 분석하여 그 세포가 암세포인지 아닌지 확인을 합니다. 탐지 결과 암세포라고 인식되면 주변에 있는 면역세포에 모두 연락해 암세포를 공격해서 죽입니다. 이러한 면역체계가 있기 때문에 우리 몸은 건강하게 살아갈 수 있습니다.

하지만 암세포도 우리 몸에서 살아남기 위해 전략을 만들어 자연 면역세포를 막거나 속이는 기능을 획득하게 되는데, 이것을 면역 회피기능이라고 합니다. 우리 몸에는 암세포보다 정상세포가 많기 때문에 우리 몸을 보호하기 위해 아무 세포나 죽일 수 없게 되어있습니다. 그래서 아무리 T면역세포라고 해도 암세포라는 사실이 확인되지 않으면 공격을 못 하는데, 이 사실을 암세포가 알아내서 이러한 상황을 역이용하는 전략을 세운 것이죠. 즉, 암세포가 어떤 물질을 만들어내서 면역세포가 가지고 있는 특정 수용체와 결합해 자신을 알아보지 못하게 만들어버립니다. 그러면 암세포가 면역세포 앞을 지나가도 공격당하지 않게 되니까 아무리 면역세포가 많아도 암세포는 살아남을 수 있습니다. 아무리 경찰이 많아도 범인이 누구인지 모르기 때문에 잡을 수 없는 상황이 돼버린 겁니다. 이때 면역 항암제가 투입되면 암세포가 만들어내는 면역 항체를 차단시키기 때문에 면역세포의 탐지 기능이 제대로 작동하게 되어 암세포가 보이는 족족 공격할 수 있게 되는 것입니다. 이런 원리의 면역 항암치료의 등장 이후 과거 20% 미만이었던 흑색종의 5년 생존율이 50% 이상으로 크게 개선되었습니다.

Q 165 피부암도 유전이 되나요?

일반적인 피부암은 유전이 되지 않습니다. 하지만 기저세포모반 증후군이나 색소피부건조증과 같이 일부 유전자에 돌연변이가 생기는 경우는 가족성으로 피부암이 발생할 수 있으며, 여러 군데 동시에 생기는 특징이 있습니다. 하지만 이런 경우는 매우 드뭅니다.

그러나 흑색종은 유전적 요인이 크다는 보고도 있습니다. 따라서 가족 중에서 흑색종이 발생했다면 다른 가족도 특이한 모양의 점은 없는지 주의 깊게 관찰할 필요가 있습니다.

Q 166 몸에서 검버섯 같은 것이 생깁니다. 혹시 피부암일까요?

기저세포암이나 흑색종의 경우 초기 병변이 검버섯과 비슷하게 보일 수 있습니다. 전문의는 눈으로 차이를 구분할 수도 있지만, 구분하기 어려운 경우도 많습니다. 그러므로 의심되는 병변이 있다면 조직검사를 해보는 것이 바람직합니다.

Q 167 화상 흉터가 있는데 계속해서 궤양이 생깁니다. 암일까요?

화상 흉터가 있는데 계속해서 궤양이 생긴다면 피부암이 의심되는 상황이므로 피부과 전문의를 방문해 조직검사를 실시해야 합니다. 이럴 경우 주로 편평세포암을 의심할 수 있는데, 이 피부암의 발생 요인이 바로 화상이나 외상의 흉터, 반복적인 상처, 장기간 열에 노출되는 경우이기 때문입니다.

Q 168 자외선차단제만 바르면 피부암은 발생하지 않는 것일까요?

그렇지 않습니다. 자외선차단제는 일정 비율의 자외선을 차단하기 때문에 피부 노화는 예방할 수 있겠지만 피부암을 완전히 예방한다고 보기는 어렵습니다. 따라서 자외선차단제를 바르더라도 피부에 잘 낫지 않는 상처가 있거나 계속 커지는 병변이 있다면 피부과 전문의를 방문하는 것이 좋습니다.

Q 169 피부암에는 기저세포암, 편평세포암, 흑색종만 있나요?

아닙니다. 기저세포암, 편평세포암, 흑색종 외에도 카포시육종, 유방외파젯병, 균상식육종, 융기피부섬유육종, 혈관육종, 머켈세포암 등 다양한 피부암이 있습니다.

Q170 카포시육종이라는 피부암 진단을 받았습니다. 제가 에이즈에 걸린 걸까요?

아닐 수 있습니다. 카포시육종은 에이즈 외에 다른 질환에서도 발생할 수 있습니다. 먼저 전신 상태를 살펴보아야 합니다. 또 에이즈 관련 검사도 시행해 봐야 확인할 수 있으므로 섣불리 판단하지 말고 피부과 전문의와 상의하기 바랍니다.

15 혈액암

Q171 혈액암은 어떤 질환인가요?

혈액암은 조혈모세포로부터 혈액세포가 생성되는 조혈 과정에서 비정상적인 증식, 분화가 발생하여 생기는 악성종양입니다. 골수는 조혈모세포를 생산하고 혈액세포로 분화시키는 기관으로서 골반, 허리 등의 뼈 중심 부분에 위치합니다. 성숙된 혈액 세포에는 적혈구, 백혈구, 혈소판이 있습니다.

Q172 혈액암은 위암, 폐암과 같은 고형암과 어떻게 다른가요?

혈액암은 조혈모세포에서 혈액세포로 진화되는 일련의 과정에서 생기는 질환으로 백혈병, 다발 골수종, 악성림프종 등이 있습니다. 특정 장기에 생기는 고형암과 달리 전신 질환으로 항암화학요법이 기본적인 치료입니다.

Q173 혈액암은 왜 발생하나요?

혈액암의 발생 원인은 명확하지 않지만, 보통 유전적 측면과 환경적 측면으로 설명할 수 있습니다. 환경적 요인으로는 바이러스 감염, 흡연, 방사선 조사, 화학약품에 대한 노출, 항암제 등이 알려져 있습니다.

Q174 림프종은 어떤 질환인가요?

림프종은 백혈구 중 림프구의 비정상적인 분화·증식으로 발생하는 혈액암입니다. 림프종은 림프절이 커지고, 림프계나 혈액을 통해 장기에 종양 (덩어리)을 형성해서 나타나는 장기 침윤이 다른 혈액암에 비해 흔하게 발생합니다. 조직 형태에 따라 호지킨 림프종과 비호지킨 림프종으로 구분되며, 비호지킨 림프종은 B세포 림프종과 T세포/NK-T세포 림프종으로 분류됩니다.

Q175 림프종은 어떻게 진단하나요?

림프종은 조직생검을 시행하여 진단합니다. 이때 림프종의 종류, 분자유전학적 검사를 진행합니다. 질병의 아형, 환자의 상태에 따라 골수 검사, 요추 천자를 시행할 수도 있습니다. 병의 퍼진 정도는 CT, PET 스캔을 통하여 확인합니다.

Q176 림프종에는 어떤 치료를 하며, 치료 경과는 어떻게 확인하나요?

림프종의 치료는 악성도의 정도, 병기, 세부 아형 등을 고려하여 선택합니다. 림프종은 혈액암의 한 종류로 특수한 경우를 제외하고는 기본적인 치료 방법으로 수술은 거의 하지 않습니다. 방사선 치료는 종양을 제거할 수 있는 용량을 사용해야 하므로, 림프종의 위치와 개수가 방사선 치료 방향을 설정하는 데 있어 중요한 요인입니다. 항암화학요법이 기본 치료로 사용되며, 일반적으로 여러 가지 약제를 조합하여 사용하는 복합 치료를 시행합니다.

Q177 림프종 치료 중인데 반려동물은 계속 키워도 되나요?

림프종 진단을 받았다고 해도 개나 고양이 등 이전부터 키우던 반려동물은 계속 키워도 됩니다. 다만 면역력이 떨어진 상태에서는 감염 위험이 높아지기 때문에 담당 의료진과 상의가 필요합니다. 항암치료를 시작하기 전에는 동물병원에서 반려동물의 건강검진을 실시하고, 필요한 치료나 예방접종이 있으면 반드시 시행하십시오. 반려동물이 사백신이 아니라 생백신을 맞아야 한다면 담당 의료진과 꼭 상의하기 바랍니다. 반려동물과의 밀접한 접촉, 예를 들어 입맞춤이나 혀로 핥는 것, 함께 잠을 자는 것 등은 피하도록 합니다. 반려동물에게 물리거나 긁히지 않도록 주의하고, 만약 피부에 상처가 나거나 발적, 부종, 열감 등이 동반된다면 즉시 담당 의료진과 상의하세요. 강아지 산책이나 목욕 등은 되도록 직접 하지 않는 것이 좋습니다. 치료 도중 몸 상태가 나빠진 경우에는 회복될 때까지 반려동물을 잠시 지인이나 위탁기관에 맡기는 것이 좋습니다.

파충류, 설치류, 가금류 등은 살모넬라균과 캄필로박터균에 감염될 위험이 높기 때문에 키우지 않는 것이 좋습니다. 또한 원숭이와 같은 야생동물도 감염 위험 여부를 알 수 없기 때문에 권장하지 않습니다. 유기견이나 유기묘와 같이 야외에서 오래 지냈던 동물도 감염 위험을 높일 수 있기 때문에 접촉하지 않는 것이 좋습니다.

Q 178 다발 골수종은 어떻게 진단하나요?

다발 골수종의 진단을 위해서는 혈액 및 소변 검사, 골수 검사, 뼈 촬영, 필요 시 연부 종양 조직검사를 시행합니다. 혈액 검사로 빈혈, 혈중 칼슘농도, 신기능, M-단백을 측정하며, 소변 검사로 M-단백의 양을 측정합니다. 골수 검사는 엉덩이 뼈에서 골수 흡인을 하거나 골수 조직의 일부를 채취하여 골수종의 존재와 양을 확인합니다. 뼈의 침윤 정도를 확인하기 위해 뼈 단순 촬영, CT, MRI, PET 촬영을 시행하기도 합니다.

Q 179 다발 골수종은 어떤 치료를 하며, 치료 경과는 어떻게 확인하나요?

다발성 골수종의 치료는 증상에 대한 치료와 함께 질병 자체에 대한 치료로 나뉘는데 기본적인 치료 방법은 항암화학요법이지만, 질환의 진행 정도나 상태에 따라 치료를 다르게 시행합니다. 최근에는 보르테조밉, 탈리도마이드, 레날리도마이드 등 면역조절제가 많이 사용되고 있으며, 표적치료제, CAR-T 세포치료, 자가조혈모 이식 등이 시행되고 있습니다.

Q 180 다발 골수종인데 너무 연세가 많고 몸이 약합니다. 치료받을 수 있을까요?

네, 대부분은 치료받을 수 있습니다. 실제로 연령에 따른 치료 결과를 분석해 보니 75세 이상의 환자에서도 항암치료의 효과가 큰 것으로 나타났습니다. 따라서 단지 고령이라는 이유만으로 치료를 포기하는 것은 옳지 않습니다. 비록 연세가 많고 허약한 분이라도 적극적인 항암치료가 권고되고 있습니다.

Q181 다발 골수종인데 1차 치료 후 재발되었다는데 어떻게 해야 하나요?

다발성 골수종은 재발이 흔합니다. 재발의 속도, 질병의 상태, 환자의 나이, 동반 질환, 전신 상태를 점검하고, 1차 치료로 사용한 약제의 종류, 반응 정도, 반응 기간, 부작용을 고려하여 다음 치료제를 결정합니다. 또한 이전에 자가조혈모세포 이식 대상이었는데 시행받지 않은 경우 이식을 하게 될 수도 있습니다. 또는 담당 의료진이 신약임상시험 참여를 권유한다면 신약으로 치료받을 수 있는 기회를 가질 수 있으니 고려해 보기 바랍니다.

Q182 급성 백혈병은 어떤 질환인가요?

급성 백혈병은 조혈모세포가 악성 세포로 변하여 골수에서 무한 증식되면서 정상적인 백혈구, 적혈구, 혈소판 생성을 방해하는 질병입니다. 암세포로 전환된 조혈모세포에서는 비정상적인 혈구 세포가 생산되어 말초혈액으로 나오고 이 혈액이 전신에 퍼지면서 간, 비장, 림프절 등을 침범합니다. 세포의 종류에 따라 급성 골수성 백혈병과 급성 림프구성 백혈병으로 분류됩니다.

Q183 급성 백혈병은 어떤 치료를 하며, 치료 경과는 어떻게 확인하나요?

항암화학요법을 진행합니다. 환자의 상태(나이), 유전자 변이, 혈액암 종류에 따라 치료 과정은 다를 수 있는데, 목적에 따라 아래와 같이 구분됩니다.

관해 유도 요법 – 완전 관해 상태(골수 내 백혈병 세포가 5% 미만, 말초혈액 검사 시 혈액 수치의 정상 회복, 백혈구 세포가 보이지 않으며 골수 외 다른 조직에 침범된 백혈병 세포가 보이지 않는 상태)에 도달하기 위한 과정입니다.

중추신경 예방치료 – 질환에 따라서 백혈병 세포의 중추신경계 침범을 방지하기 위해 중추신경계 예방치료를 합니다. 가장 일반적인 치료법은 척수천자를 통하여 뇌척수액에 항암제를 직접 투여하는 것입니다. 중추신경계에 침범이 된 경우에는 뇌 부위 방사선을 진행하기도 합니다.

공고 요법 – 완전 관해 후 잔존 백혈병을 제거하여 완치율과 장기 생존율을 올리기 위해 항암화학요법을 진행합니다.

유지 요법 – 공고 요법 이후 재발을 막고 완치율을 높이기 위해 일정 기간 항암화학요법을 유지합니다.

Q184 급성 백혈병 치료 동안 생선회나 김치를 먹어도 되나요?

술을 제외한 어떤 특정한 음식이 골수 기능에 영향을 미치지는 않습니다. 하지만 백혈구 수치가 떨어져 면역력이 약해진 경우에는, 잘못 처리된 음식을 먹고 혹여 식중독이나 장염이 생기면 안 되기 때문에 생선회는 먹지 않고 김치도 먹지 않도록 하고 있습니다. 하지만 완전 관해가 되어 백혈구 수치가 정상으로 회복되면 채소나 과일도 섭취 가능하고 위생적으로 문제가 없는 식품은 드셔도 됩니다. 이렇게 어떤 치료를 어떻게 받고 있는지에 따라 다를 수 있으니 담당 의료진과 상의하시기 바랍니다.

Q 185 만성 골수성 백혈병은 유전병인가요?

아니요, 유전병이 아닙니다. 비록 9번과 22번 염색체 이상에 의해 발생한다는 유전적 원인이 밝혀져 있지만 가족에게 유전이 되는 유전병은 아닙니다. 9번과 22번 염색체 이상에 의한 필라델피아 염색체는 성염색체가 아니라 상염색체이기 때문에 유전되지 않습니다.

Q 186 만성 골수성 백혈병 치료제로 먹는 약을 먹고 있는데 매일 같은 시간에 먹어야 하나요?

네, 되도록이면 시간을 정해서 먹는 것이 좋습니다. 약물의 농도를 일정하게 맞추기 위해서인데, 농도를 일정하게 맞추지 않으면 치료 효과가 떨어지거나 부작용이 더 많아질 수도 있기 때문입니다. 닐로티닙, 다사티닙, 이메티닙은 각각 복용 방법에 차이가 있으므로 잘 숙지하여 복용하는 것이 중요합니다. 예를 들어 타그시나의 경우 하루 두 번 처방해 준 용량대로 먹는데 씹지 말고 물과 함께 삼켜야 합니다. 열두 시간의 간격을 두고 먹어야 하며 복용 전 두 시간 공복, 복용 후 한 시간 공복 상태를 유지해야 합니다. 타그시나를 음식과 같이 먹으면 약물의 흡수 정도가 달라져 혈중 약물 농도가 변화되어 치료 효과가 떨어지기 때문입니다. 만약 타그시나의 복용을 깜빡 잊어버렸다면 다음 번 약을 그 시간에 먹으면 됩니다. 이전 약을 안 먹었으니까 두 번의 용량을 한꺼번에 먹어야 하는 것이 아닌가 생각할 수 있지만 그렇지 않습니다. 못 먹은 약은 못 먹은 대로 가지고 있다가 진료 시 의사에게 보여주면서 말씀하세요. 글리벡의 경우 하루 한 번 처방받은 용량대로 드시되 음식과 다량의 물과 함께 드시는 것이 좋습니다. 글리벡을 먹어야 할 시간이 지났는데도 깜빡하고 먹지 않았다면, 약 복용 시간이 여섯 시간이 지난 경우에는 다음 날 먹도록 하고 여섯 시간이 지나지 않은 경우에는 생각난 즉시 복용해야 합니다. 그리고 다음 날 복용 시간을 한 시간씩 당겨서 원래의 시간대로 돌아오도록 조정하시기 바랍니다.

Q 187 만성 골수성 백혈병 치료 중인데 부부 생활을 해도 되나요?

만성 골수성 백혈병 치료를 한다고 해서 성생활을 하지 못하는 것은 아닙니다. 백혈병에 대한 약물치료를 받고 있다는 정신적 압박감으로 위축될 필요는 없습니다. 원만한 성생활은 건강한 삶에 매우 중요한 부분이므로 잘 상의하여 안전한 성생활(피임 필요)을 하시도록 권유합니다. 다만, 임신 준비는 약 중단 후에 진행합니다.

2장

암 치료별
궁금증

16 항암제 치료

Q 188 항암제를 투여하면 정상세포가 다 파괴돼 오히려 위험하다는데 정말인가요?

암 치료를 위해 사용되는 항암제는 일반적으로 성장·분열이 빠른 암세포에 작용하여 효과를 나타냅니다. 따라서 암세포뿐 아니라 정상세포 중에도 성장 속도가 빠른 위장관 점막세포와 골수세포, 모낭세포 등이 영향을 받아 부작용이 발생할 수 있습니다.

하지만 항암제는 정상세포보다 빨리 자라는 암세포에 더 선택적인 독성을 나타내고 항암제로 인해 손상받은 정상세포는 대부분 시간이 지나면 저절로 회복됩니다. 또 부작용을 예측해 이를 최대한 예방하기 위한 보조 치료가 함께 진행되며 부작용이 발생하면 적절한 치료를 시행하므로 항암치료에 의해 심각한 위험에 빠지는 경우는 드뭅니다.

Q 189 항암화학요법을 하면서 면역 증강 식품을 먹거나 약제를 투여하면 도움이 되나요?

면역 증강 식품이나 약제의 안전성과 효과에 대해 현재 과학적으로 증명된 자료는 매우 부족한 상태입니다. 이러한 식품과 약제는 경우에 따라 환자의 간이나 신장기능에 손상을 일으킬 수 있으며 혈액 독성을 유발하기도 합니다. 특히 항암제 치료와 함께 병행하면 발생할 수 있는 이롭거나 해로운 반응에 대해 체계적으로 검증된 바가 없어 함부로 시행하지 않는 것이 좋습니다. 따라서 병원에서 사용되는 치료제 이외의 다른 건강보조식품이나 약제를 병용하고자 한다면 반드시 담당 의사와 상의한 후 결정하는 것이 바람직합니다.

Q190 항암화학요법의 부작용이 적으면 항암제의 효과가 없는 건가요?

항암제의 부작용과 효과 사이에는 상관관계가 없습니다. 즉 항암제의 부작용이 심하다고 해서 약효가 더 좋은 것은 아닙니다. 현재 항암제의 부작용을 예방하거나 조절할 수 있는 약제와 보조 치료법이 많이 개발되고 있어 이전에 비해 부작용 정도가 많이 감소하는 추세입니다. 그리고 대부분 이러한 보조 치료를 병행하고 있습니다. 따라서 부작용 정도를 기준으로 항암제의 효과를 예측할 수는 없습니다.

Q191 항암제 주사는 꼭 입원해서 맞아야 하나요?

주사 항암제는 약물이 투여되는 시간이나 투여 방법에 따라 입원 병실 또는 외래 주사실로 치료 장소가 정해집니다. 며칠 동안 항암제가 반복적으로 투여된다면 입원 치료가 필요하지만 짧은 시간 동안 항암제를 투여한다면 외래로 통원하며 치료받을 수 있습니다. 치료 방법에 따라, 중심정맥관(장시간의 반복적인 약물치료를 위해 정맥 혈관에 삽입한 관)과 특수약물 주입기를 이용해 집에서 항암제를 투여받기도 합니다.

Q192 투여하는 항암제의 수가 많을수록 치료 효과가 더 좋은가요?

항암제의 치료 효과를 증대시키기 위해 여러 약물을 병합해 투여하는 복합 치료를 시행하고 있습니다. 하지만 복합화학요법이 단일 요법보다 꼭 효과가 좋은 것은 아닙니다. 항암화학요법에 사용되는 항암제의 종류와 방법은 암의 종류와 병기, 환자의 치료 이력, 전신 상태에 따라 다릅니다. 환자에게 가장 적합한 치료 방법은 항암화학요법을 전문으로 하는 의사가 이전 환자들의 치료 결과를 분석하고 최신 연구 자료에 근거하여 결정합니다.

Q 193 항암제를 투여하다가 치료를 중단하면 암이 더 빨리 퍼지나요?

아닙니다. 일반적으로 환자가 항암제 치료의 부작용을 견디기 어렵거나 더 이상 치료 효과를 기대할 수 없을 때는 치료를 중단합니다. 그러면 암세포를 없애거나 더 이상 자라지 못하게 하는 항암치료가 중단되기 때문에 결국 암이 악화되겠지만 항암치료 중단이 암을 더 빨리 퍼지도록 하는 것은 아닙니다. 암의 악화 속도는 암의 종류, 진행 상태, 병기, 환자의 전반적인 신체 기능에 따라 다릅니다.

Q 194 요양 시설이나 공기 좋은 곳에 머물면 치료에 도움이 되나요?

어렵고 힘든 치료를 받는 환자에게 편안한 환경을 유지해 주는 것은 중요합니다. 반면 갑작스러운 환경 변화는 오히려 환자의 불안을 키우고 환자에게 부정적인 영향을 줄 수 있습니다.
가족과 떨어져 특정한 장소에 격리되면 환자는 고립감이나 우울을 느낄 수 있습니다. 환자의 심리적 안정을 도와 치료 의지를 북돋기 위해서는 환경에 갑작스러운 변화를 주기보다 편안한 마음으로 가족과 함께 생활하면서 일상생활을 최대한 유지하는 것이 좋습니다.

Q 195 항암화학요법을 받는 환자가 가족과 함께 생활해도 되나요?

항암제는 여러 부작용을 일으킬 수 있습니다. 하지만 이런 부작용은 항암제를 투여받은 환자가 겪는 것이지, 함께 생활하는 가족에게는 전혀 해가 되지 않습니다. 일부 암 환자는 면역력이 약한 영유아나 노인 가족에게 병을 옮기거나 부정적인 영향을 줄까 봐 걱정하지만 이는 잘못된 생각입니다. 암이나 항암제 부작용에 의한 증상은 전염되지 않습니다. 따라서 가족과 함께 식사하고 신체적인 접촉을 하는 데 특별한 제한을 둘 필요는 없습니다.

Q 196 항암치료 중 과거에 복용하던 다른 약물을 같이 복용해도 되나요?

일반적으로 고혈압약, 고지혈증약, 당뇨약, 소화제, 변비약 등은 치료 중에도 대부분 복용할 수 있습니다. 단, 약제에 따라 항암제와 상호작용을 일으켜 부작용이 생기거나 치료 효과가 떨어질 수 있으므로 치료 전에 의료진과 상의하여 복용하십시오.

Q 197 항암치료 중 예방접종을 맞을 수 있나요?

일반적으로 인플루엔자 백신(독감 예방접종)은 항암치료 중에도 투여할 수 있지만 접종 시기는 의료진과 미리 상의해야 합니다. 그 외에는 백신의 종류와 항암 약제에 따라 예방접종 가능 여부가 다를 수 있으니 의료진과 상의 후 결정하세요.

17 표적항암제

Q 198 표적항암제는 무엇인가요?

표적항암제란 정상세포에는 없고 암세포에만 있는 특정 유전자의 돌연변이, 즉 표적을 가진 암세포를 공격함으로써 암세포의 성장과 증식을 억제하는 치료제입니다. 따라서 정상세포는 공격하지 않고 암세포만 골라서 공격하기 때문에 세포독성항암제에 비해 부작용이 적다는 장점이 있습니다.

Q 199 표적항암제의 종류에는 무엇이 있나요?

암세포에 특징적으로 과하게 발현되어 있는 단백질을 표적으로 하여 개발된 약제로 단일클론항체와 저분자약제로 구분합니다. 단일클론항체는 우리 몸의 면역 물질인 항체의 일종으로, 세포 표면에 있는 분자 단위의 물질을 정확히 인지하는 특이성과 친화력을 갖고 있습니다. 따라서 암세포에 과하게 발현되는 표적을 찾아내어 암세포의 활동을 방해하거나 파괴하는 역할을 합니다. 저분자약제는 암세포의 성장을 조절하는 스위치를 작동하지 못하게 하여 암세포의 분열을 막는 역할을 합니다.

Q 200 표적항암제는 어떤 경우에 사용할 수 있나요?

만성 골수성 백혈병에 사용되는 글리벡이 임상에 도입된 이후 현재 표적항암제는 유방암, 폐암, 대장암, 간암 등에서 여러 종류가 다양하게 개발되어 사용되고 있습니다. 무엇보다 표적이 된 암세포(표적이 되는 암유전자나 단백질)가 발현되어야 효과가 더 높기 때문에 표적치료제의 대상인지 확인하는 유전자 검사가 중요합니다.

과거에는 조직검사상 눈에 보이는 모양과 처음 발생한 위치에 따라 같은 암이면 치료도 같은 방법으로 시행했으나, 유전적 진단과 치료 기술이 발전함에 따라 같은 암이라도 유전자가 다르면 다르게 치료하는 시대가 되었습니다. 따라서 표적항암 치료를 하기 위해서는 어떤 유전자적 특성이 있는지 검사를 해야 합니다.

Q 201 표적항암제는 어떤 암에 사용할 수 있나요?

모든 암을 표적항암제로 치료할 수 있는 것은 아닙니다. 표적 치료를 하려면 우선 조직검사나 수술로 떼어낸 종양의 유전적인 특성을 파악해야 합니다. 종양의 암 유전체 정보를 정밀하게 분석하여 특정 표적 인자(유전자의 돌연변이)를 찾은 다음 해당 돌연변이에 표적으로 작용하는 약물을 투여합니다. 하지만 동일한 부위의 암이라고 해도 위치에 따라 유전자 돌연변이가 다양해서, 같은 표적치료제라도 어떤 부위에는 약효가 있는 반면, 내성을 가진 부위에는 약효가 없을 수도 있습니다. 따라서 개인의 암 종류와 검사 결과를 토대로 전문의와 상의하여 치료를 받는 것이 중요합니다.

Q 202 유전자 검사를 하면 폐암 표적항암제 사용에 도움이 될까요?

네, 도움이 될 수 있습니다. 폐암은 표적항암제를 가장 많이 사용하는 대표적 암으로 유전자 조직검사를 시행하여 돌연변이 유전자를 발견하면 그 유전자에 맞는 표적항암제를 사용할 수 있습니다.
폐암 진단 → 유전자 조직 검사 시행 → 돌연변이 유전자 발견 시

Q 203 표적항암제는 어떤 부작용이 있고 어떻게 대처하나요?

표적항암제의 부작용은 어떤 유형의 표적 치료를 받는지에 따라 다르게 나타나며, 부작용 또한 사람마다 다를 수 있습니다. 탈모나 메스꺼움, 구토, 골수 독성, 말초신경병증 등을 유발하는 세포독성항암제와 달리 표적항암

제는 각기 고유한 부작용이 있으며 낮은 빈도이지만 발생하면 치명적일 수 있는 폐렴이나 간염의 사례도 보고되고 있습니다. 흔히 나타나는 부작용으로는 피부 발진과 가려움, 손발톱 염증, 수족피부반응(수족증후군), 설사, 구내염, 고혈압, 간질성 폐렴, 심장독성 등이 있습니다.

표적항암제의 부작용은 세포독성항암제나 면역항암제의 부작용과 다르기 때문에 치료 기간 동안 부작용을 지속적으로 모니터링해야 합니다. 부작용의 정도에 따라 용량을 조절하거나 치료를 중단하는 경우도 있기 때문에 이러한 부분에 대해서는 담당 의료진과 잘 상의하세요.

Q 204 표적항암제 복용 중에 주의해야 할 사항이 있나요?

표적항암제는 약제에 따라 공복에 복용하거나 식사와 함께 복용합니다. 또한 자몽이나 자몽이 들어간 음식은 일부 표적치료제의 농도를 변화시킬 수 있습니다. 의료진의 설명에 따라 일정한 시간대에 규칙적으로 복용하는 것이 매우 중요하며, 복용 중 이상이 있다면 반드시 상의가 필요합니다. 알약은 통째로 물과 함께 삼키세요. 부수거나 씹어서 먹으면 안 됩니다. 약물의 흡수력이 떨어져 치료 효과에 영향을 주기 때문입니다.

Q 205 다른 약물을 복용 중이거나, 계획 중인 경우 다른 약제가 있다면 어떻게 해야 하나요?

표적항암제에 영향을 주거나 영향을 받을 수 있는 약제가 있는지 확인이 필요하므로 해당 의료진과 상의하십시오.

Q 206 임신을 하거나 수유를 해도 괜찮은가요?

표적항암제는 세포독성항암제에 비해 부작용이 적지만, 임신 중이거나 임신 계획이 있다면 표적항암제 복용 전에 반드시 의사와 상담하십시오. 출산 가능한 연령대의 여성, 임신 계획이 있는 남성의 경우 치료 중에는 피임을 해야 합니다. 모유 수유를 하는 경우 유아에게 이상 반응이 나타날 잠재적 가능성이 있으므로 표적항암제 치료를 시작하기 전에 의료진과 상의하십시오.

Q 207 보험이 안 되는 비싼 약이나 최신 치료제가 더 좋은 것인가요?

항암치료를 시작할 때 최신 치료제 또는 보험이 적용되지 않는 고가 약제에 대해 문의하는 환자가 있습니다. 또한 이러한 약제를 사용하면 치료 효과가 더 좋을 것이라고 생각하는 경우도 있습니다. 하지만 비급여의 고가 약제나 새로 개발된 최신 치료제가 반드시 효과가 좋은 것은 아닙니다.

18 면역항암제(면역관문억제제)

Q 208 면역치료가 무엇인가요?

면역치료제란 몸의 면역 기능에 초점을 두고 만들어진 항암제입니다. 면역항암제, 면역관문억제제, 면역치료제라고도 하죠. 면역항암제는 암세포가 아닌 면역세포를 자극해 면역세포가 암세포를 공격하도록 돕습니다. 즉 환자의 면역체계 강화를 도우면서 암세포의 면역 회피기전을 억제해서 면역세포가 암세포를 잘 제거할 수 있도록 촉진하는 항암제를 뜻합니다.

Q 209 면역항암제는 평생 맞아야 되나요?

아니요, 평생 맞아야 하는 것은 아닙니다. 보통 2년 정도 맞는데 그 이유는 2년 정도 맞고 중단하더라도 그 효과가 지속되는 경향이 있기 때문입니다. 하지만 만약 효과가 떨어져 암이 커지면 다른 약제로 변경해야 합니다.

Q 210 면역항암제는 어떤 상황에서 사용하나요?

주로 수술 등 완치가 불가능한 진행성·전이성 암에 사용합니다. 최근에는 수술 전 선행 항암 요법이나 수술 후 보조 요법으로 면역항암제 사용이 효과가 있는지 알아보는 임상연구가 진행되고 있습니다. 임상연구에서 면역항암제의 효과가 좋다는 결과가 나오면 더 많은 환자가 혜택을 누릴 수 있을 것입니다.

Q 211 암 진단을 받으면 무조건 면역항암제를 쓸 수 있나요?

아니요, 모든 암에 면역항암제를 쓸 수 있는 것은 아닙니다. 흑색종, 폐암, 간암, 신장암, 위암, 유방암, 방광암 등의 암을 진단받은 환자 중 일부에게만 효과가 있습니다.

면역항암제의 효과와 관련 있는 PD-L1(정상세포와 일부 암세포의 표면에서 발견되는 단백질)의 발현 정도와 암 조직에서 DNA(유전자 정보) 불일치 복구 유전자(유전자 복제에 오류가 생겼을 때 오류를 고치는 유전자)의 결함 여부가 면역항암제 치료를 결정하는 지표가 될 수 있습니다.

암이 기관지나 신경 등 중요 장기에 전이가 되어 치명적인 증상이 생길 가능성이 높다면 가급적 면역항암제의 투약은 피하고, 다른 종류의 약제를 투약하거나 다른 약제와 같이 투여하는 방법을 고려합니다. 면역항암제는 면역체계를 활성화시켜 치료하는 약이기 때문에 효과가 나타날 때까지 시간이 오래 걸리기 때문입니다. 면역 억제제를 복용하거나 만성 폐쇄성 폐질환으로 폐의 기능이 좋지 않은 환자는 득과 실을 따져 신중하게 검토해야 하며, 검토 결과 사용하지 못할 수도 있습니다. 따라서 담당 의료진과 충분히 상의하기 바랍니다.

Q 212 면역항암제 치료 시 주의해야 할 약물이나 제한해야 하는 음식이 있나요?

약물에는 많은 주의가 필요합니다. 스테로이드와 같이 면역을 억제하는 약물은 면역항암제 효과에 영향을 미칠 수 있습니다. 관절염이나 피부염 등염증 질환과 잘 낫지 않는 감기에 염증을 줄이기 위한 목적으로 스테로이드를 처방하는 경우가 있어 주의가 필요합니다. 또한 성분이나 함량을 잘알 수 없는 건강기능식품도 되도록 피하기 바랍니다.

음식에는 특별한 제한이 없습니다. 적당한 양의 신선한 음식을 골고루 드시면 됩니다. 하지만 술과 담배는 안 됩니다.

Q 213 면역력에 좋은 음식을 먹거나 면역력을 높이면 암을 치료할 수 있나요?

아니요. 면역항암제는 항암치료의 일종으로, 면역력을 높이는 것과는 다릅니다. 면역세포가 우리 몸을 순찰하다가 암세포를 발견하면 주변에 알려 암세포를 죽이기 때문에 예전에는 면역력을 높이면 암세포가 사라질 것으로 생각했습니다. 하지만 실제로는 그렇지 않았습니다. 아무리 면역력을 높여도 암세포는 다시 생겼습니다. 그래서 좀 더 연구를 한 결과 암세포에도 우리 몸에서 살아남기 위한 생존전략이 있었습니다.

앞서도 설명했지만 우리 몸의 면역세포는 확실하게 암세포로 인식을 하면 공격하게 되어있습니다. 암세포로 착각해서 정상세포를 죽여선 안 되기 때문입니다. 따라서 면역세포는 암세포가 누군지 모르면 잡을 수가 없습니다. 선량한 시민을 보호하기 위해 아무나 잡아 가둘 수 없도록 되어있는 것입니다. 따라서 아무리 경찰이 많아도 범인이 누구인지 모르면 잡을 수 없습니다. 암세포도 마찬가지입니다. 면역세포를 피해 살아남기 위한 비밀 무기가 있습니다. 아무나 죽일 수 없는 면역세포의 허점을 이용해 암세포가 아닌 척하거나 면역세포가 암세포를 알아차릴 수 없도록 면역세포의 인식 능력을 무력화합니다.

따라서 전문적인 치료 없이 면역력을 높이는 것만으로는 치료가 불가능합니다. 물론 균형 잡힌 식단과 운동을 하면 건강을 회복하고 면역력을 높이는 데 도움이 됩니다. 하지만 면역력을 강화한다고 해서 이미 생긴 암을 치료하지는 못한다는 사실을 잊지 마세요.

19 방사선 치료

Q 214 다른 진료과에서 검사 때 CT를 찍었는데, 방사선종양학과 모의 치료 시 또 CT를 찍어야 하나요?

네, 그렇습니다. 방사선 치료 계획을 세우기 위해서는 방사선 치료를 받을 때와 같은 자세와 기준에 따라 찍은 CT 영상이 필요합니다. 그 영상을 이용해 몸 안의 구조를 3차원적으로 재구성해야 치료할 종양 부위와 주변 정상 조직을 구분하여 정확한 방사선 치료를 시행할 수 있으며, 부작용 발생의 가능성도 줄일 수 있습니다. 따라서 진단을 위해 검사를 받았더라도 방사선 치료용 CT를 다시 찍어야 합니다.

Q 215 방사선을 많이 쪼여도 되나요?

적정량의 방사선 치료를 받는 것이 중요합니다. 어떤 환자는 방사선을 많이 쪼이면 치료 효과가 더 좋지 않을까 생각하기도 하는데 그렇지 않습니다. 평소 식사량보다 적게 먹으면 배가 고프고 많이 먹으면 탈이 날 수 있듯이 방사선 치료량도 마찬가지입니다. 하루하루 치료할 때마다 적당한 양의 방사선을 쪼이는 게 가장 좋습니다. 너무 많은 양의 방사선을 한꺼번에 쪼이면 부작용이 늘고 너무 적은 용량을 쪼이면 치료 효과가 떨어집니다.

Q 216 방사선 치료를 받을 때 아프지 않나요?

진단용 엑스레이나, CT를 찍을 때 아프지 않은 것처럼, 방사선 자체는 통증을 유발하지 않습니다. 하지만 방사선량이 치료 부위 정상 장기에 누적되면서 발생하는 점막염과 같은 부작용으로 인해 통증이 있을 수 있습니다. 또한 방사성 동위원소를 이용한 근접 조사의 경우, 치료 기구를 삽입하는 과정에서 치료 부위에 불편감이 발생할 수 있습니다.

Q 217 방사선 치료 중에 정상적인 부부관계가 가능한가요?

네, 가능합니다. 기계를 이용한 외부 방사선 치료에서 방사선 노출은 치료 중에만 일어나며 전염되는 것이 아니므로, 일반적으로 부부관계를 비롯한 타인과의 접촉에 제약 없이 일상생활을 해도 됩니다. 다만, 골반을 포함하는 부위에 방사선 치료를 받으면 방사선으로 인한 골반 장기의 손상이 있을 수 있으므로, 치료 종료 후 골반 조직이 회복되는 4~6주가 지난 후에 부부관계를 할 수 있습니다.

자궁암으로 방사선 치료를 받을 때는, 장기적으로 질 협착, 질점막 위축으로 인한 성교통 등의 문제가 발생할 수 있으므로 정기적인 검진과 검사가 필요하고, 질 협착 예방을 위한 조치를 해야 하니 담당 의료진과 상의하십시오.

Q 218 혈압약, 당뇨약을 복용하고 있는데 방사선 치료 중에 계속 먹어도 될까요?

네, 복용해도 됩니다. 일반적으로 혈압약, 당뇨약은 치료 전에 복용하던 약이 있다면 계속 복용해야 됩니다. 다만 질병의 상태, 필요한 검사에 따라 약물 조절이 필요할 수 있으니 치료 전부터 먹던 약이 있다면 반드시 담당 의사에게 알리고 계속 복용해도 되는지 상의하십시오. 치료 중에도 다른 진료과에서 받은 약이 있거나 다른 진료과에서 치료를 병행할 경우 담당 의사에게 꼭 알려주십시오. 이는 담당 의사에게 정확한 정보를 제공하여 효과적으로 치료를 하기 위함입니다.

Q 219 방사선 치료 시 제한해야 할 음식은 무엇일까요?

특별히 제한해야 할 음식은 없습니다. 골고루 충분한 영양 섭취를 하는 것이 가장 중요합니다. 암을 치료하는 과정에서 영양은 환자가 치료를 잘 이겨낼 수 있는 체력을 유지하게 해줍니다. 따라서 치료를 하면서 환자가 가장 신경 써야 하는 부분은 식사를 맛있게 잘하는 것입니다.

"고기를 많이 먹으면 암세포가 빨리 자란다는 말을 들었어요. 그럼 고기를 먹으면 안 되나요?"라는 질문을 많이들 하는데, 육류는 너무 기름진 것만 빼고 살코기 위주로 잘 익혀서 드시면 됩니다.

골반 부위에 방사선 치료를 받는 환자는 설사가 잘 생길 수 있으므로 날음식은 피하시기 바랍니다. 또한, 항암치료를 병행하는 환자도 감염 우려가 있으니 피하는 것이 좋습니다. 생야채는 잘 씻어 먹으면 됩니다. 단, 건강보조식품, 농축액, 술, 담배는 금지입니다.

Q 220 방사선 치료를 받으려면 매일 병원에 가야 하는데 집이 멀어요. 입원해서 방사선 치료를 받을 수는 없나요?

방사선 치료는 하루에 한 번, 10~30분 정도 진행하기 때문에 방사선 치료만을 위한 별도의 입원실이 준비되어 있지는 않습니다. 통원치료가 힘들 정도로 환자의 상태가 좋지 않다면 다른 진료과에 의뢰하여 입원을 하는 경우도 있지만, 기본적으로 방사선 치료는 외래로 통원하면서 진행합니다. 만약 개인적으로 타 병원에 입원해 방사선 치료를 진행하는 경우 입원한 병원에서 병행하는 치료는 반드시 방사선종양학과 담당 의사와 상의 후 진행하기 바랍니다.

20 양성자 치료

Q 221 양성자 치료는 기존 방사선 치료와 어떻게 다른가요?

양성자 치료는 양성자라는 입자를 이용한 치료로, 양성자 치료 역시 방사선 치료의 일종입니다. 입자 빔에는 '브래그 피크(Bragg Peak)'라는 고유한 특성이 있는데, 이는 인체 내의 암 조직에 도달하는 순간 막대한 양의 방사선을 쏟아부어 암세포를 죽이고, 그 이후로 방사선량이 급격히 사라지는 현상을 말합니다. 이러한 물리적 특성 덕분에 양성자 빔 진행 경로에서 종양의 앞뒤에 위치하는 정상조직에 미치는 영향을 최소화할 수 있습니다. 따라서 양성자 치료는 방사선 치료 이후 나타날 수 있는 성장 지연, 기능 장애, 2차암 발생 등의 문제를 줄일 수 있습니다.

Q 222 양성자 치료 비용이 어떻게 되나요?

치료 단계마다 치료 비용이 발생합니다. 치료 계획을 위한 모의 치료비, 치료 설계비, 회당 치료비로 나뉘는데, 치료 횟수만큼 비용이 발생합니다. 적게는 4~5회에서 많게는 30회 이상까지 치료를 하고, 암종과 치료 목적에 따라서 치료 횟수가 결정됩니다. 양성자 치료 횟수가 증가하면 새로운 치료 계획이 필요할 수 있고 이에 따른 계획비가 추가될 수 있습니다.

양성자 치료는 대부분 건강보험이 적용되는데, 유방암 및 골반 부위 암종은 건강보험이 적용되지 않습니다. 단, 동일 부위에 방사선 치료를 다시 해야 하는 경우에는 건강보험이 적용됩니다(방사선 조사 부위에 재치료를 하는 경우). 건강보험이 적용되면 환자의 본인부담금은 5%입니다.

Q 223 양성자 치료는 보통 얼마나 대기하나요?

예약 상황에 따라 유동적이지만 대략 3~8주 정도의 대기 기간이 발생합니다. 또한 첫 외래에서 바로 치료를 받을 수는 없는데, 이는 환자의 상태와 대기 상황에 따라 양성자 치료 계획을 수립하는 과정이 필요하기 때문입니다.

Q 224 양성자 치료 횟수는 어떻게 되나요?

적게는 5회 미만, 많게는 30회 이상 치료합니다. 최근 여러 논문을 기반으로 가급적 횟수를 줄이려고 하는 추세이나, 치료 횟수는 환자의 상태, 종양의 조직 유형, 크기, 위치, 정상조직과의 관계 등을 종합적으로 고려해 결정합니다. 부작용을 최소화하면서 종양 조직에 많은 양의 방사선을 안전하게 전달하는 것이 목표입니다.

Q 225 양성자 치료에 시간은 얼마나 소요되나요?

치료 부위에 따라 조금씩 차이가 있을 수 있으나 일반적으로 20~40분 정도 소요됩니다. 이 시간 동안 계속 양성자 빔을 조사하는 것은 아니며 양성자 치료 전 치료 자세 확인 및 오차 확인 등 정확한 치료를 위한 사전작업이 진행됩니다. 양성자 치료기가 움직이는 시간 및 종양의 모양에 맞춰 양성자가 준비되는 시간까지 포함하여 20~40분 정도 소요됩니다.

Q 226 양성자 치료는 어떤 과정으로 진행되나요?

양성자 치료는 일반 방사선 치료 과정과 크게 다르지 않으며 아래 과정을 거쳐 진행됩니다.

① **치료 전 진료** - 담당 의사에게 치료 횟수 등 대략적인 수립 계획에 대해 설명을 듣습니다.

② **모의 치료** - 치료 예행연습이자 치료 준비 조건을 갖추는 과정이며 CT 촬영을 합니다.

③ **치료 계획 설계** - 담당 의사가 모의 치료 시 촬영한 CT 영상을 이용해 종

양 부위에 방사선을 최적으로 조사할 수 있도록 설계합니다.

④ **양성자 치료 전** - 치료하는 날짜에 맞춰서 병원을 방문하면 담당 치료방사선사의 안내에 따라 해당 양성자 치료에 대한 전반적인 안내를 받고 치료실로 입장합니다.

⑤ **오차 확인** - 모의 치료 시와 동일한 자세로 치료대에 누운 후 치료 전 자세가 잘 맞는지, 실제로 내부 장기의 위치나 종양의 위치가 모의 치료 때와 같은지 확인합니다.

⑥ **양성자 치료 실시** - 오차 확인 후 설계한 양성자 치료 계획에 맞춰 실제로 양성자 빔을 조사합니다.

⑦ **진료** - 양성자 치료가 진행되는 기간 동안 일주일에 한 번 담당 의사가 정기적인 진료를 봅니다.

Q 227 양성자 치료의 부작용은 무엇인가요?

방사선 치료를 시행하는 부위에 따라 다릅니다. 양성자 치료 시 나타날 수 있는 부작용은 일반 엑스레이 방사선 치료의 부작용과 크게 다르지 않지만, 양성자 빔의 특성상 엑스레이를 이용한 방사선 치료에 비해 주변 정상조직 손상이 적어 부작용이 적습니다. 하지만 피부염의 발생 가능성이 증가할 수 있거나 종양과의 위치 관계에 따라 엑스레이 치료와 부작용 가능성이 크게 차이 나지 않는 경우도 있습니다.

① **피부염** - 양성자가 조사되는 부위에 피부염이 발생할 수 있습니다. 종양이 피부와 가까운 경우 피부염이 더 심하게 나타날 수 있습니다. 치료 과정 중에 해당 부위가 건조해지지 않도록 하는 것이 중요하기 때문에 보습제를 바르면 효과가 있을 수 있습니다. 피부염은 양성자 치료 후에 천천히 회복되며 길면 두 달 정도의 회복 기간이 필요합니다.

② **탈모** - 머리 쪽 치료가 아닌 이상, 양성자 빔이 두피를 통과하지 않기 때문에 머리카락이 빠지는 부작용은 없습니다. 다만 머리 쪽에 치료를 받는다면 양성자가 조사되는 방향에 따라 탈모가 진행될 수 있으며, 빠진 머리카락은 대부분 다시 나지만 나는 시기에는 개인차가 있습니다. 높은 선량이 두피에 조사되는 일부 경우에는 영구 탈모가 발생할 수 있습니다.

③ **식욕부진** - 양성자 치료를 받는 동안 식욕부진이 나타날 수 있습니다. 이럴 때에는 식사량을 조절할 필요가 없으며 음식은 골고루 잘 먹고 체중을 유지하는 것이 중요합니다.

21 CAR T-세포치료

Q 228 CAR T-세포치료는 혈액암 환자만 치료받을 수 있나요?

네, 현재 식약처에 승인되어 있는 CAR T-세포치료제는 재발/불응성 거대 B-세포 림프종, 급성 B-림프구성 백혈병(소아) 환자 치료에 사용하도록 허가되어 있습니다. 고형암에 대해서는 아직 임상연구를 준비하는 단계에 있습니다.

Q 229 CAR T-세포치료를 받고 재발하면 다음 치료는 없나요?

아닙니다. CAR T-세포치료는 선택할 수 있는 항암제 중 하나일 뿐입니다. CAR T-세포치료 후에 재발한다면 다른 항암화학요법 및 방사선 치료 등을 받을 수 있습니다.

Q 230 CAR T-세포치료를 받으면 암이 다 나을 수 있는 건가요?

아니요. 현재 시판되고 있는 CAR T-세포치료제의 완전 관해율은 약 40% 정도입니다. 미만성 거대 B세포 림프종 진단 후에는 보통 첫 항암치료로 R-CHOP이라는 항암제를 사용하는데 이 항암화학요법으로 완전 관해에 도달할 확률은 약 50%, 이후 재발/불응하여 다른 표준 항암화학요법으로 변경하여 완전 관해에 도달할 확률은 약 10% 정도입니다. CAR T-세포치료제는 완전 관해율이 40% 정도이므로 재발/불응성 환자가 선택하여 사용할 수 있는 항암제 중에서는 좋은 편입니다.

Q 231 CAR T-세포치료를 받은 후 계속 준멸균식을 먹어야 하나요?

아니요, 반드시 그렇지는 않습니다. CAR T-세포치료를 받은 후에는 준멸균식보다는 청결한 환경을 유지하며 식사하는 것이 좋습니다. 주방을 깨끗하게 사용하고 오래된 음식이나 식재료는 정기적으로 정리하세요. 식사는 가려서 할 필요가 없으며 구운 고기, 깨끗하게 씻은 생야채나 과일, 국수나 라면 등과 같은 밀가루 섭취에 제한이 없습니다. 오히려 식사를 즐겁게 잘해서 일상으로 복귀할 힘을 기르는 것을 목표로 하면 좋습니다.

Q 232 CAR T-세포치료제를 투약하고 난 뒤 다른 병원에서 주는 약을 먹어도 되나요?

네. CAR T-세포치료 후 감기에 걸리거나 피부 알레르기가 일어났는데도 몸 안의 CAR T-세포가 죽을까 봐 병원 진료를 보지 않고 집에서 견디는 분이 있는데 이는 더 위험한 상황을 초래할 수 있습니다. 감기나 피부 병변이 약하게 나타났을 때는 집 근처 병원에 방문하여 적절한 진료를 받고 약을 복용하는 것이 오히려 일상생활을 하는 데 도움이 됩니다.

Q233 CAR T-세포치료를 하면 불임이 되나요?

아니요, 반드시 그렇지는 않습니다. 하지만 임신과 관련된 정확한 데이터는 없기 때문에 CAR T-세포치료 후 2년 정도는 임신을 미루고 물리적 피임(예: 콘돔 사용)을 하는 것을 권장합니다.

22 조혈모세포 이식

Q234 조혈모세포 이식은 어떤 치료인가요?

고용량의 항암제 및 방사선 치료로 병든 골수 또는 종양세포를 없애고 환자 자신이나 다른 사람의 조혈모세포를 주입하여 손상된 골수 기능을 회복시키는 치료입니다. 환자 자신의 조혈모세포를 미리 모아두었다가 주입하는 경우를 자가조혈모세포 이식, 자신이 아닌 다른 사람의 조혈모세포를 주입하는 경우를 동종조혈모세포 이식이라고 합니다.

조혈모세포는 백혈구, 적혈구, 혈소판과 같은 혈액 세포를 만들어내는 조상세포로 주로 골수에 있지만 제대혈과 말초 혈액에도 소량 있습니다.

Q235 골수 이식이 조혈모세포 이식인가요?

조혈모세포 이식이 더 포괄적인 의미이고 골수 이식은 조혈모세포 이식의

한 종류입니다. 조혈모세포를 얻는 장소에 따라 골수 이식, 제대혈 이식, 말초혈 조혈모세포 이식으로 분류합니다. 과거에는 동종 이식의 경우 거의 대부분 다른 사람의 골수를 채취해 이식했지만 최근에는 대부분 공여자의 말초 혈액에서 조혈모세포를 채취해 이식합니다.

Q 236 동종조혈모세포 이식이 필요한 경우 부모나 형제, 또는 자녀들이 이식해 주면 되나요?

동종 이식은 환자의 '조직적합항원'과 일치해야 공여자가 될 수 있습니다. 조직적합항원이란 흔히 HLA라 부르는데, 자신과 남을 구분하는 표시 같은 것입니다. 동종 이식을 하려면 환자와 공여자 간에 최소한 HLA-A, HLA-B, HLA-C, HLA-DR 값이 일치해야 합니다.

조직적합항원은 부모로부터 유전되는 것으로 부모와 자식 간에는 일치할 수 없고, 같은 부모를 둔 자녀 간에 일치할 확률이 25%입니다. 따라서 동종 이식이 필요한 경우에는 환자의 형제, 자매, 남매가 1차적으로 조직적합항원 검사 대상자가 됩니다.

Q 237 공여자의 조직적합항원 검사는 어떻게 하나요? 골수 검사를 하나요? 그리고 환자와 혈액형이 같은 경우만 가능한가요?

소량의 혈액을 채취해 검사하면 되어 간단합니다. 혈액형은 환자와 달라도 상관없습니다.

Q 238 환자와 조직적합항원이 일치하는 형제가 없으면 동종 이식을 할 수 없나요?

장기이식관리본부 조혈모세포 정보 시스템을 통해 환자의 조직적합항원과 일치하는 공여자를 검색합니다. 일치자가 있을 때 조혈모세포은행협회를 통해 일치자 중 기증 동의자가 확인되면 몇 가지 과정을 거친 후 이식을 받을 수 있습니다. 국내 일치자 또는 동의자가 없다면 국외에서도 알아볼 수 있습니다. 실제 환자의 절반 이상이 조직적합항원이 일치하는 비혈연 타인 공여자로부터 이식을 받고 있습니다. 최근에는 형제 및 비혈연 간 일치자가 없으면 혈연 간 반일치 이식도 많이 시행하고 있습니다.

Q 239 치료 기간은 보통 얼마나 되나요?

자가 이식의 경우에는 3주 정도, 동종 이식의 경우에는 4주 정도 입원 치료가 필요합니다. 이후에는 질병 상태나 합병증 발생 유무를 확인하고 적절한 치료를 하기 위해 정기적인 외래 방문이 필요합니다.

Q 240 이식편대 숙주병은 언제부터 발생하나요?

동종조혈모세포 이식 후 공여자의 조혈모세포가 환자의 골수에 자리 잡고 혈액 세포를 만들어내기 시작하는 시기부터 발생할 수 있습니다. 보통 이식 후 2~4주 경과된 시점입니다. 또 복용 중이던 면역 억제제를 줄이기 시작하거나 중단한 후 발생 가능성이 높습니다. 혈연 공여자보다 비혈연 공여자로부터 이식받은 경우, 환자나 공여자의 나이가 많은 경우에 이식편대 숙주병의 위험성이 더 높습니다. 하지만 이 모든 가능성은 의료진의 면밀한 추적 조사로 충분히 조절 가능하니 미리 걱정할 필요는 없습니다.

Q 241 공여자와 환자 간의 혈액형이 다른 경우 환자의 혈액형은 언제 공여자의 혈액형으로 바뀌나요?

이식 후 최소 6개월이 지나면 혈액형이 바뀔 수 있고 이 시기는 경우에 따라 많이 달라집니다. 정기적인 혈액형 검사로 변화를 확인할 수 있습니다. 이식의 성공 여부와 혈액형의 변경 시기가 꼭 일치하지는 않으니 변화에 크게 신경 쓸 필요는 없습니다.

Q 242 이식 후 중심정맥관은 언제 제거하나요?

대부분 이식병동 퇴원 시 제거합니다. 단, 치료를 추가로 해야 하거나 잦은 수혈을 해야 한다면 중심정맥관 제거 시기가 미뤄질 수 있습니다.

Q 243 음식 섭취는 언제까지 제한하나요? 음식은 익혀 먹어야 하나요?

이식 치료 초창기에는 이식 후 환자에 대한 음식물 섭취 기준이 까다로웠고 제한 시기도 길었습니다. 하지만 최근 연구 결과나 여러 이식 관련 지침서에서는 위생적으로 다뤄진 음식이라면 크게 제한하지 않습니다. 다시 말해 위생적인 음식이라면 감염 위험성이 크지 않다고 보면 됩니다.

Q 244 학교나 직업 복귀와 같은 사회 활동은 언제부터 할 수 있나요?

조혈모세포 이식 후 별다른 합병증이 없다는 전제하에 자가 이식의 경우에는 이식 3개월 후 정도, 동종 이식의 경우에는 이식 6개월~1년 이후입니다. 하지만 이식 후 전신 상태의 회복 정도는 개인마다 다르기 때문에 의료진과 충분히 상의한 후 결정하는 것이 좋습니다.

23 암 정밀치료

Q 245 암 정밀/개인 맞춤 의료는 무엇인가요?

정밀 의료는 개인의 유전자적 특성을 분석해 병을 진단, 개별화된 치료를 적용하고 효과를 예측하는 최신 의료를 의미합니다. 같은 암이라고 해도 환자마다 그 원인이 되는 유전자 변이는 다를 수 있고 그에 따라 치료가 다를 수 있습니다. 최근 시행하는 차세대 염기서열 분석(NGS)이라는 검사법은 대량의 염기서열을 빠르게 분석하여 암 환자 개인이 가진 유전자 변이를 밝혀내고 있습니다. 이를 토대로 효과적인 항암치료제를 선택하여 최상의 치료를 받을 수 있습니다.

Q 246 이미 조직검사를 통해 암 진단을 받았는데 고가의 유전자 검사가 추가적으로 필요한가요?

네, 필요합니다. 이 유전자 정보는 최근 수십 년간 눈에 띄게 발전한 표적항암제와 면역항암제 치료에도 많이 활용되고 있습니다. 점점 기술이 발전되고 있어 과거에는 유전체의 일부만 검사했지만 차차 검사 범위를 확대해 여러 유전자를 동시에 확인할 수 있게 되었습니다. 따라서 치료에 도움이 될 만한 변이를 찾는다면 그 치료적 이득은 상당하기 때문에 진단 초반부터 차세대 염기서열 분석 검사가 권고되고 있습니다.

Q 247 NGS 검사만 하면 누구나 표적/면역항암제를 쓸 수 있나요?

아니요, 그렇지는 않습니다. 유전자 검사를 해도 해당 표적 유전자는 없을 가능성이 있고, 유전자 검사상 돌연변이가 발견되어도 현재 승인되었거나 임상에서 활용할 수 있는 치료제가 없을 수 있기 때문입니다. 하지만 표적이 될 만한 유전자 변이가 발견될 가능성이 높지 않아도 딱 맞는 유전자를 찾아서 최적화된 약물을 사용했을 때 우수한 치료 효과를 내는 경우가 많기 때문에 검사하는 것이 유리합니다. 당장 적용할 만한 표준 치료제는 없다 할지라도 잠재적으로 치료제가 개발될 만한 유전자 변이가 있을 수 있고 이는 환자 개인에게 적합한 임상시험에 참여할 기회를 줄 수 있는 장점이 있습니다.

Q 248 피 한 방울로도 유전자 검사를 통해 암 진단, 나에게 맞는 치료제를 결정할 수 있는 건가요?

현재 암 환자에게 시행하는 검사는 유전자 돌연변이를 밝혀내 개인에게 맞는 치료제를 선택하고, 예후를 예측하기 위한 목적으로 사용됩니다. 암 진단을 위해 혈액을 사용한다면 혈장 내에 존재하는 아주 작은 양의 유전자를 찾아내야 하는데 현재의 의료 기술로는 피 한 방울로 암을 진단할 수 없습니다. 암 진단 시 이미 확보된 조직을 활용하는 것이 일반적이며 조직검사가 어려운 일부 환자는 약 10cc의 혈액을 채취하여 시행하기도 합니다.

《암 치유 생활백과》 참여 후기

진료실에서 만나는 암 환자분들의 특징은 당연하게도 궁금한 것도 많고 걱정도 많다는 것입니다. 그러나 정해진 짧은 진료 동안 다 설명할 수 없기 때문에, 이러한 책을 통해서나마 정보를 드릴 수 있는 기회가 있어 다행이라고 생각합니다.

인터넷, 유튜브 등 근거를 알 수 없는 정보들에 시간을 쓰기보다 저희가 열심히 준비한《암 치유 생활백과》를 통해 진짜 필요한, 근거 있는 지식을 얻어가시기를 바랍니다.

산부인과 김성은

진료실에서 환자분들과 대화를 하다 보면, 서로 관심사가 나르다는 것을 느낍니다. 의사들은 암 환자의 치유와 관련된 의학적 소견과 근거에 치중하지만 환자분들은 암을 치료하면서 변화된 일상을 어떻게 지내면 좋을지 더욱 관심을 보이곤 합니다. 진료 중 환자분들이 그러한 관점에서 묻는 질문에 대답할 때, 제가 그 질문에 대답할 만큼 잘 알고 있지 못하다고 느낄 때가 많고 의학적으로 그런 질문에 대답할 만큼 충분한 근거가 없는 경우도 많다고 느낍니다. 더군다나 진료 시간의 제한으로 환자분들의 궁금한 점에 대해서 좀 더 자세히 대답하지 못했던 점이 늘 아쉬웠습니다. 이 책자가 환자분들이 가진 궁금증을 해결하는 데 도움이 되었으면 합니다.

폐식도외과분과 이정희

'암 치유'라는 긴 여정에 든든한 동반자로 함께하겠습니다. 우리는 항상 당신의 곁에 있습니다.

폐식도외과분과 **전영정**

진료실에서 차마 다 전하지 못한 비뇨기암의 실생활에 관한 알찬 정보를 환자분들께 전달할 수 있어 기쁩니다.

비뇨의학과 **이종훈**

항암치료를 받는 것은 많이 힘들고 두려운 일입니다. 이 책을 통해서 본인 증상에 대해서 잘 파악하고 대처하여 암을 치료하는 과정을 보호자분들 및 의료진과 함께 잘 이겨내시기를 바랍니다. 감사합니다.

혈액종양내과분과 **임성희**

우리가 겪는 막연함, 불안감, 걱정, 그리고 알 수 없는 감정들을 떨쳐내고, 당당하고 멋지게 삶을 만드시길 바라는 마음을 이 작은 글에 담았습니다. 스트레스를 호소하시는 분들과의 상담으로 찾아낸 것은 나의 삶에 대한 확신, 그리고 자신감이었습니다. 이제 여러분들의 용기와 열정으로 자신만의 스트레스 대처 방법을 찾아 힘차게 실천하시기를 응원합니다. 감사합니다.

사회복지공헌파트 **김도윤**

세상의 모든 일에는 시간이 필요합니다. 그러니, 열매 맺을 시간을 기다리는 농부와 같이 우리 삶에 최선을 다하시고 감사로 하루하루를 의미 있고 평안하게 보내시기를 기원합니다. 저의 작은 지식이 여러분의 삶 속에서 더 큰 열매로 성장하기를 간절히 바랍니다. 감사합니다.

사회복지공헌파트 한대흠

이 책을 보시는 모든 환자분들 및 보호자분들께 도움이 되었으면 하는 마음에서 열심히 작성하였습니다. 모두 건강하고 행복하시기를 바랍니다.

감염내과분과 양진영

치료와 관리에 대한 정확한 정보를 얻고 환자분마다 적절한 치료가 잘 진행 되시기를 바라며, 이 책의 내용이 큰 도움이 되었으면 합니다.

외래간호팀 김현경

암 환자분들은 치료가 종료되고 나서, 이제 어떻게 지내며 관리해야 되는지에 대한 질문을 많이 합니다. 최근에 상담했던 환자분의 이야기가 기억에 남습니다. "선생님, 이제 치료가 끝났는데, 오히려 치료할 때보다 걱정과 불안감이 더 큽니다." 이번《암 치유 생활백과》개정 작업을 진행하면서 부인암의 최근 치료 이슈와 같은 부분들에 대해 조금 더 담으려고 했습니다. 암 치료를 진행하는 환자분들이 언제든 의문이 있을 때 확인할 수 있는 암 치료의 든든한 조력자의 역할을 하길 소망합니다.

부인암센터 종양전문간호사 김상희

암 환자의 구강과 치아 관리에 대해 집필하면서, 이 부분이 얼마나 중요한지 다시 한번 깨닫게 되었습니다. 많은 환자분들이 암 진단 후 두려움에 사로잡혀 구강 건강을 뒷전으로 미루는 경우를 봅니다. 하지만 제가 진료하면서 느낀 점은, 암 치료 이후의 삶도 매우 중요하며, 적절한 구강 관리가 그 삶의 질을 크게 좌우한다는 것입니다.

암 치료로 힘든 시기를 보내더라도, 조금만 더 신경 써서 구강 관리를 하는 것이 치료 후 행복한 삶을 사는 첫걸음이 됩니다. 건강한 치아와 구강은 오복 중 하나라고 해도 과언이 아닙니다. 이 책을 통해 환자분들이 구강 건강의 중요성을 인식하고, 암 진단부터 치료, 그 이후까지 적절한 관리를 하실 수 있기를 바랍니다. 앞으로도 환자분들의 전반적인 삶의 질 향상을 위해 실질적이고 유용한 정보를 제공하는 데 힘쓰겠습니다.

치과 권도현

매일 환자분들과 대화하면서 상담하다가 병원을 잠시 떠나서 학교로 온 이 시점에 참여한 《암 치유 생활백과》 개정판 공동 집필은 제게 매우 의미 있는 경험이었습니다. 환자분들에게 도움이 되고 실질적인 정보를 제공해 줄 수 있기를 희망합니다. 감사합니다.

임상간호학연구소(성균관대학교 임상간호대학원) **옥오남**

집필진 소개

권도현	박정원	이아영
김경문	배가령	이정아
김나연	서미현	이정희
김도윤	서성욱	이종훈
김민경	송병근	이진희
김상희	신상현	임동희
김성은	신정경	임성희
김은미	신정훈	전영정
김은혜	심민섭	정부연
김지연	심준호	조성준
김진영	안지현	조인영
김현경	양진영	최대호
김현숙	옥오남	최민진
남민선	윤상은	최혜진
박민경	이선미	한대흠
박세훈	이세영	홍선영
박용철	이송미	

암 치유 생활백과

1판 **1쇄 발행** 2012년 4월 5일
개정2판 1쇄 발행 2024년 12월 2일

지은이 삼성서울병원
펴낸이 고병욱

기획편집2실장 김순란 **책임편집** 조상희 **기획편집** 권민성 김지수
마케팅 이일권 함석영 황혜리 복다은 **디자인** 공희 백은주
제작 김기창 **관리** 주동은 **총무** 노재경 송민진 서대원

펴낸곳 청림출판(주)
등록 제2023-000081호

본사 04799 서울시 성동구 아차산로17길 49 1010호 청림출판(주)
제2사옥 10881 경기도 파주시 회동길 173 청림아트스페이스
전화 02-546-4341 **팩스** 02-546-8053

홈페이지 www.chungrim.com **이메일** life@chungrim.com
인스타그램 @ch_daily_mom **블로그** blog.naver.com/chungrimlife
페이스북 www.facebook.com/chungrimlife

ⓒ 삼성서울병원, 2024

일러스트 김세옥

ISBN 979-11-93842-23-2 (13510)